U0336174

[清]郑钦安原著◉唐步祺阐释

郑钦安
医书阐释

winshare文轩

巴蜀书社

图书在版编目（CIP）数据

郑钦安医书阐释／（清）郑钦安著；唐步祺阐释.
—4 版．—成都:巴蜀书社,2017.12
ISBN 978－7－5531－1327－2

Ⅰ.①郑…　Ⅱ.①郑…②唐…　Ⅲ.①《伤寒论》－
研究－中国－清代②中医临床－研究－中国－清代
Ⅳ.①R24②R222.29

中国版本图书馆 CIP 数据核字（2020）第 108121 号

郑钦安医书阐释　　　清·郑钦安原著　　　唐步祺阐释

策划组稿	何　锐
责任编辑	何　锐　白亚辉
封面设计	何东琳
封面题签	吴阶平
出　版	巴蜀书社
	成都市锦江区三色路 238 号新华之星 A 座 36 层
	邮编:610023
	总编室电话:(028)86361843
网　址	www.bsbook.com.cn
发　行	巴蜀书社
	发行科电话(028)86361852
经　销	新华书店
印　刷	成都东江印务有限公司(028)82601551
版　次	2020 年 7 月第 4 版
印　次	2024 年 1 月第 3 次（总第 18 次）印刷
成品尺寸	140mm×203mm
印　张	28.25
字　数	600 千字
书　号	ISBN 978－7－5531－1327－2
定　价	95.00 元

本书如有印装质量问题,请与工厂调换

总　目

医理真传卷二

医法圆通

医法圆通卷一

医法圆通卷二

医法圆通卷三

医法圆通卷四

伤寒恒论

伤寒恒论卷六

伤寒恒论卷七

伤寒恒论卷八

伤寒恒论卷九

伤寒恒论卷十

伤寒恒论外附

伤寒恒论附录一

伤寒恒论附录二

阴阳为纲，辨证论治
（代序）

清末著名伤寒学家郑寿全，字钦安，四川邛州固驿镇（今邛崃固驿镇）人。生于清道光四年（1824），卒于清宣统三年（1911），享年87岁。学医于一代通儒兼名医刘止唐先生（刘氏著有《十三经恒解》及有关子、史、诗文集等书数十种），教其熟读深思《内经》、《周易》、《伤寒》诸书。郑氏穷二十余年之精力，探索三书的精髓，始知人身阴阳合一之道，仲景立法垂方之义。故其学术思想之基础，上溯《周易》、《内经》，中得《伤寒》心法，下览历代医家著述而兼采其长，故医理医术造诣，俱臻上乘。著有《医理真传》、《医法圆通》、《伤寒恒论》三书传世，兹就其对仲景学术的发挥作初步探讨。

一、阴阳为纲，尤重心肾阳气

《医理真传》自序云："医学一途，不难于用药，而难于识症。亦不难于识症，而难于识阴阳。"《医法圆通》自序亦说："以病参究，一病有一病之虚实，一病有一病之阴阳，知此始明仲景之六经还是一经，人身之五气还是一气，三焦还是一焦，万病总是在阴阳之中。"从这两篇自序可以看出郑氏抓住仲景以阴阳为总纲的核心思想，贯穿在全书之中而大加发挥。他以《周易》丰富的辩证法和天地整体运动为指导，用八卦原理阐发人体生理病理的阴阳法则，堪称精妙之至。其中坎卦解、离卦解、辨认一切阳虚症法与一切阴虚症法，尤属切要。他说："坎为水，属阴，血也，而真阳寓焉。中一爻，即天也。天一生水，在人身为肾，一点真阳，含于二阴之中，居于至阴之地，乃人立命之根，真种子也。""离为火，属阳，气也，而真阴寄焉。中二爻，即地也。地二生火，在人为心，一点真阴，藏于二阳之中……人身之主也。"从此论点出发，则心肾为人身立命之本，人身赖以生存的元阴元阳，彼此互为其根，相互依存转化，体现出分之则二，合之则一的对立统一观。他说："坎中真阳，肇自乾元，一也；离中真阴，肇自坤元，二也。一而二，二而一，彼此互为其根。"这也是对《素问·生气通天论》"阴平阳秘，精神乃治；阴阳离绝，精气乃绝"的阐发。以此立论，联系人体病理则认为"此阴阳二气原是均平，自然百病不生"。如果不能使之均平，故有盛衰之别，水盛则火衰，火旺则水弱，此阴症、阳症所由来也。并强调"要知阴阳、调和之人，六邪不侵，七情不损"。"发病损伤即有不同，总以阴阳两字为主"。在辨证论治中，也始终突出阴阳这个总纲，阴盛者阳必衰，阳盛者阴必弱，不易之理也。他总结的辨认一切阳虚症法与一切阴虚症法，是临床数十年之经验所形成，也是对仲景学术的丰富与充实。在辨认阳虚症时说："阳虚病，其人必面色唇口青白无神，目瞑倦卧，声低息短，少气懒言，身重畏寒，口吐清水，饮食无味，舌青滑，或黑润青白色，浅黄润滑色，满口津液，不思水饮，即饮亦喜热汤，二便自利，脉浮空，细微无力，自汗肢冷，爪甲青，腹痛囊缩，种种病形，皆是阳虚的真面目，用药即当扶阳抑阴。"在辨认阴虚症时说："阴虚病，其人必面目唇口红色，精神不倦，张目不眠，声音响亮，口臭气粗，身轻恶热，二便不利，口渴饮冷，舌苔干黄或黑黄，全无津液，芒刺满口，烦躁谵语；或潮热盗汗，干咳无痰，饮水不休，六脉长大有力，种种病形，皆是阴虚的真面目，用药即当益阴以破阳。"这两节阳虚、阴虚辨证纲要，在《医理真传》卷二、卷三中，并列举31条阳虚病症，29条阴虚病症，采取问答形式，详加论证，反复推明，最切实用。又在《医法圆通》卷一、卷二中，对心病不安、肺病咳嗽等51种病症，逐症逐条分辨，充分体现了仲景辨证论治以阴阳为纲，并联系实际的具体运用方法。然而郑氏在阴阳两纲中，特别着重阳气，认为"有阳则生，无阳则死。夫人之所以奉生而不死者，唯赖此先天一点真气耳。真气在一日，人即活一日，真气立刻亡，人亦立刻亡，故曰人活一口气，气即阳也，火也，人非此火不生"。故论治时即强调"治之但扶真阳，内外两邪皆能灭，是不治邪而实治邪也"。在论气血二者，气占主导地位，指出"人体合而观之，一阴一阳而已，更以阴阳凝聚而观之，一团元气而已"。他特别强调坎中一点真阳的作用，为人立命之根，真种子也。其说："阳者阴之根也，阳气充足，则阴气全消，百病不作。""真气命根也，火种也，藏于肾中。"故其治病立法，首重扶阳，临症时必首先考虑元气盈虚损伤情况，以扶阳救逆，抑制阴邪。他善用大辛大热的姜、桂、附之类来治疗阳虚虚损之症，而且屡用大剂量治愈许多群医束手的大症、重症，被人们尊称为"郑火神"。可以说，他把伤寒三阴病理法方药发挥得登峰造极，大量运用理中、四逆辈治疗诸种杂病，如血证、心痛、头痛、咳嗽、脐痛、中风、发斑、胃痛、痿躄、谵语，以及耳、目、喉、舌、齿、鼻等百余种病症，均能见微知著，活法圆通，技巧独超，疗效卓然。他认为"四逆汤力能扶先天之真阳"，并非专为少阴立法，而上、中、下三部之法俱备。复谓"此方功用颇多，得其要者，一方可治数百种病，因病加减，其功用更为无穷，余用此方救好多人，人咸目余为姜附先生"。大大扩展了仲景三阴症四逆辈的治疗范围。笔者遵郑氏重阳气之旨，曾治一心病不安之患者李某，男性，年已60，面容苍白无神，声音细小，两脚浮肿。特别怕冷，虽暑热炎天，两足亦冰凉。口干口苦，咽喉干燥，口中无津液，但不思饮水，脉浮数。西医诊断为"心房颤动"。脉搏一分钟达120次，动则气喘，心慌不安，舌质淡红，苔白滑。乃师法郑氏用补坎益离丹治之，连服五剂，服后自觉咽喉干燥减轻，口中微有津液，无其他不良反应。其后附片用量逐渐增加至每剂200克，连续服20剂，自觉精神好转，两脚浮肿消，不复畏寒，口中津液多，已不口干口苦，脉搏稳定在一分钟95～100次左右。继服用原方加补肾药物，如蛤蚧、砂仁、益智仁、补骨脂、仙茅、黄芪、人参等，又续服20剂，脉搏每分钟85～90次，其他症状消失而告愈。此方重用附子以补真阳，桂枝以通心阳，真火旺，则君火自旺；又肾为水脏，真火上升，真水亦随之上升以交于心，水既上升，又必下降；复取蛤粉之咸以补肾阴，肾得补而阳有所附，自然合一矣。况又加姜、草调中，最能交通上下，故曰中也者，调和上下之枢机也。此方药品虽少，而三气同调，心肾相交，水火互济，故治之而愈。郑氏说："余意心血不足与心阳不足，皆宜专在下求之，何也？水火互为其根，其实皆在坎也。真火旺则君火自旺，心阳不足自可愈；真气升则真水亦升，心血不足亦能疗。"由此可见，郑氏之重阳气实际是重少阴肾中之阳也。

二、百病不离六经气化

郑氏说："气化二字乃伤寒书一部的真机。"从气化方面对伤寒进行阐述，对六经各作证解、附解。证解是六经大旨，附解是补六经未发之大意，颇有精卓之见。他说："今人只知冬月为伤寒，不知一年三百六十日，日日皆有伤寒，只要见得是太阳经证的面目，即是伤寒也。"他认为六经各有标、本、中三气，客邪入于其中，有从中化为病，有不从中而从标化为病，有本气为病。邪入一经，初见在标，转瞬即在中。如果不细心辨证，便不了解邪之出入变化。所以六经受病均可依据其标、本、中气的变化进行分析。三阳之病是阳盛阴亏，故救阴为先；三阴之病是阴盛阳必衰，以温补为要。但阳中有阴症，阴中有阳症，则须弄清三阴三阳互为表里的气机。并按照辨阳虚症、阴虚症法所举似实而虚，似真而假的诸种实况而施治，始能无误。他同时指出"真阳之气机发动必先行于太阳经，而后行于诸经"。这样就特别强调了真阳气机在六经中的重要性，因而标、本、中气从化立论，都离不开此真阳之气。同时他还认为邪气入于六经与正气相搏，在一定的条件下"阳极化阴，阴极化阳"互相转化，导致了六经病的寒热虚实变化。明确地提出《伤寒论》一书，"通体就在这邪正两字，正气乃六经之本气，六经只受得先天之真气，受不得外来之邪气，邪气即客气也。客气者何？风、寒、暑、湿、燥、火是也。正气旺者，客气不得而干之；正气弱者，客气即得而入之"。他还认为风寒之邪不仅由于太阳经自表及里地传变，而且三阴三阳俱可由于客邪而致病的见解："仲景首以寒客立论，先提出六经本气，后指出寒邪之客气，或在三阳，或在三阴……实因人体五脏之偏盛所致。"他认为"仲景虽未将六客逐位立论，举伤寒一端而六客俱在也"。唯一日太阳，二日阳明挨次传经之说，则不可尽拘。郑氏提出"伤寒有传经不传腑，传腑不传经的，更有直中太阴、少阴、厥阴，切切不可拘于一日太阳，二日阳明上面搜寻，总在这六经提纲病情上体会，即误治变逆亦可知也"。又说："举伤寒而万病已具，揭六经，明六气，而一年节候已赅。论客气由外入内，剥尽元气，能令人死，步步立法，扶危为安，似与内伤无涉。不知外邪入内，剥削元气，乃是六经、七情由内而戕，剥削元气，毋乃非六经乎?"仲景立三百九十七法，一百一十三方，各对准邪之传变，及其所在之脏腑，步步立法施治，不仅不止于治冬月伤寒，且亦不限于外感病。清初柯韵伯亦有伤寒方不只治伤寒病之论。且寒邪入内，剥削元气，自不能不引起内伤，而无论外感内伤，皆使一元真气有损，故谓举伤寒而万病已具。徐灵胎说："医者之学问，全在明伤寒之理，则万病皆通。"郑氏驳斥"仲景方是为冬月伤寒立法，并非为内伤与杂病立法"为可鄙，随即举出许多内伤病用伤寒方治愈之实例。如甘草干姜汤治内伤失血、肺痿；理中汤治呕吐、泄泻；小柴胡汤治肝气抑郁不舒，两肋胀痛；桂枝龙牡汤治夜梦遗精；真武汤治肾脏不温，水泛为痰等，亦足证其立说之有据。笔者师郑氏之意，常用甘草干姜汤以治吐血；真武汤以治肾脏阳虚，水泛为痰之症，多能取效。如患者王某，男性，42岁，身体消瘦，面容萎黄无神，两颧突出，耳鸣，两足发烧，虽冬季晚上，足部亦伸出被外，但其他部分怕冷。咳时气紧，吐白泡沫涎痰，略带盐味，舌质淡红，苔白腻，脉沉弦，近日来日益加重，不能平卧，突然咳吐鲜血。从上述种种症状来看，此为肾阳虚寒之证。先以甘草干姜汤守中以复阳，止血而宁咳。炮姜、炙甘草用量各120克，服药两剂后，果然血止而咳亦减。肾为水脏，肾中真阳衰微不能化气行水，水邪上逆，冲肺而咳，以大剂真武汤治之。附片初为50克，继增至120克，连服8剂，咳喘明显好转，痰亦减少，已能平卧，不如从前之怕冷。为加强温中，预防再次吐血，以炮姜易生姜，去白芍加上肉桂以补肾中真阳，又服10剂，诸症消失而告愈。按甘草干姜汤一方，仲景以之治误吐逆烦躁而厥者，取大甘以化热，守中而复阳也，亦治肺痿之虚寒者。真武汤一方，治少阴伤寒、腹痛，小便不利，自下利者，茯苓、白术补土利水；以附子之辛热，壮肾之元阳，则水有所主，不至上泛；生姜之辛散，佐附子以补阳；白芍敛阴和营。举此二方，足以说明伤寒方可治内伤杂病。

三、联系实际，阐释条文精义

《伤寒恒论》一书，其特点不在抄袭前人陈说，而是紧密扣合临床实际，切实说理，独抒己见来注释《伤寒论》。如太阳上篇2条："病有发热恶寒者，发于阳也；无热恶寒者，发于阴也。发于阳者七日愈，发于阴者六日愈。"注释说："病发于阳，指太阳也，太阳底面，即是少阴，病发于阴，指少阴也。"若专指太阳营卫之阴阳，则与太阳风寒两伤病情不符。余每临症，常见独恶寒身痛而不发热者，每以桂枝汤重加附子，屡屡获效。以此推之，则病发于阴，确有实据。至所言六七日者，是论阴阳之度数说法也。又如太阳中篇13条："咽喉干燥者，不可发汗"。注释说"凡咽喉干燥之人，津液已伤，岂可再行发汗，以重夺其液乎？……有因下元坎中真气衰微，不能启真水上升而致者，法宜扶阳；有因邪火灼其津液而致者，法宜清润；有因寒水逆于中，阻其胃中升腾之气而致者，法宜行水"等不同情况，并示人在临症中应细心察之："若此等证，皆非发汗所能了。"这种从临症角度来注释，对后学多所启迪。如笔者治陈某咽喉干燥，其人面白无神，口中无津液，甚至口糜（即口腔溃疡），怕冷；不思茶水，舌质淡红，无苔，脉沉细，椒、姜、炒花生、炒瓜子都在禁食之列。由以上种种病情来看，此由肾中真阳不足，不能启真水上升而致；又少阴肾经循咽喉，挟舌本。故遵郑氏真水不上升之意，先以炮姜甘草汤试服之，无不良反应，随即以大剂四逆汤治之，三味药剂量各60克，连服四剂，咽喉干燥等症悉愈。虽吃煎炒辛辣食物，亦未复发。该书另一特点是不限于前人所说，敢独抒己见，对原文疑误之点进行辨误纠错。如少阴后篇13条："少阴病，四逆，其人或咳、或悸、或小便不利，或腹中痛，或泄利下重者，四逆散主之。"他认为按少阴病而至四逆，阳微阴盛也，其中或咳、或悸者，水气上干也；小便不利者，阳不化阴也；腹痛下重，阴寒之极也。法宜大剂回阳为是，而此以四逆散主之，吾甚不解。又厥阴下篇9条："干呕、吐涎沫，头痛者，吴茱萸汤主之。"郑氏认为"夫头痛六经皆有，不将巅顶指出，则厥阴之证，尚属含糊"。类似这种辨疑正误，在各篇中皆有。如辨厥阴下篇2条下利证，仅只举脉而无证。注释说："按下利一证，原有因寒、因热、因湿、因膀胱失职、因中虚、因饮食，种种不一，总要认证分别阴阳实据……若只是一脉而论证，未免不恰。况脉只数十端，而病有千万，何得只凭脉一端立说？仲景当不若此，定有遗误。"而且对条文中的死证、不治，也提出应积极及时救治，如少阴前篇21条："少阴病，恶寒，身踡而利，手足逆冷者，不治。"他说："能急温之，手足能温者，尚可不死。医者亦不得束手旁观，能无侥幸之一愈也。"示人灵活看待条文的论断，而勿固执。对指导临床有积极意义。

四、结　语

总之，郑氏对仲景阴阳学说和三阴症发挥颇多，是近代不可多得的一位杰出的伤寒学家。由于他学识精深，经验丰富，胆识超人，擅长运用大剂量的大辛大热之药愈疾，而名噪一时。他留下的三部著作，对当前临床上治疗疑难病症以无穷启迪，值得研究与发掘。

唐步祺于成都槐树斋

1995 年 3 月

郑钦安传

　　郑寿全，字钦安，四川邛州（今四川邛崃）人。生于清道光四年（1824），卒于清宣统三年（1911），享年87岁。早年学医于宿儒兼名医双流刘止唐先生，从受《周易》、《内经》及《伤寒论》诸书，均熟读而深思之，奠定医学理论基础。继复博览医书七十余种，加之融会而贯通之。行年二十有四，即悬壶于成都，因其医理、医术造诣俱臻上乘，医德亦冠绝侪辈，踵门而求治者常络绎不绝，声望日隆。清同治八年（1869）刊行《医理真传》，十三年（1874）刊行《医法圆通》，清光绪二十年（1894）刊行《伤寒恒论》，三书各具特点，又能理论联系实际，切合临床应用，一时为广大医家视为济世活人之鸿宝。

　　《医理真传》除综述祖国医学基本理论外，尤着重于治病先分辨阴阳，列举阳虚证、阴虚证之特征，并各举数十例加以阐发印证。其中心论点则谓人身以元阴、元阳为立命之本，而以阳为主导，故善于用姜、桂、附等大辛大热药味，量重而准，治愈不少群医束手之大症、急症，而被人尊称为"郑火神"，盖犹昔人称善用热药之良医为一炉火也。实则郑氏亦常用有石膏、芒硝、大黄等寒凉药味方剂如白虎、承气诸方以治病救人。《医法圆通》仍本治病注重阴阳实据及处方活法圆通之主旨,"采取杂症数十条,辨明内外,判以阴阳,经方时方,皆纳于内,俾学者易于进步,有户可入"。书首《用药弊端说》举出当时医界积习及沿误而示人以用药准绳。书末更指出善于圆通运用成方,一方即可治多种疾病,如四逆汤一方善用之,即可治愈二十多种疾病。其中颇多独到之处,为它书所未尝论及者。至于《伤寒恒论》一书,特点亦不在抄袭前人陈说,而是紧密扣合临床实际,即情言理,并能独抒己见,对原书疑似之处,加以纠正。其《自序》亦谓:"兹将原文逐条一一剖析,不敢与前贤并驾,但就鄙见所及,逐条发明,虽不敢云高出手眼,此亦救世之本心,聊以补名贤之不逮,亦大快事也。"张仲景《伤寒论》自金人成无己《注解伤寒论》问世后,历代注解者无虑百家,郑氏《恒论》能不稗贩陈说,独立于医学之林,诚难能而可贵矣。

然郑氏虽有如此卓越之成就,而过去国内知之者寡,主要由于著作及后学,率局限于川滇一隅。自 1981 年在首都召开中日《伤寒论》学术讨论会及北京中医学院任应秋教授著《研究伤寒论的流派》加以阐明后,始确认其与恽铁樵、曹颖甫等同为近代具有代表性的伤寒学家,肯定其在我国医学史上的地位。云南中医学院院长吴佩衡、成都中医学院教授吴棹仙等俱受其影响。中医院校教材《中医各家学说》第五版列有专节,论述其成就。1984 年上海科技出版社出版的《实用中医内科学》,其中消渴一节,引用郑氏之言曰:"消渴生于厥阴,风木主气,盖以厥阴下木而上火,风火相煽,故生消渴诸症。"成为消渴症从肝论治创见。郑氏更论及有先天真火浮游于上、中、下而成的三消症,宜从阳虚论治,应导龙归海,治以潜阳、封髓、四逆、白通诸方,始有显效,更为他人所不敢言的以阳为主导观点之发挥。郑氏于祖国医学之贡献，诚为不少不小矣。

江津王利器曰：当中国医学为世界注目之际，传来巴蜀书社出版郑氏《医理真传》、《医法圆通》及《伤寒恒论》信息，殊令人振奋不已。曩者，任应秋教授为之评价其学术价值于前；今兹，唐步祺大夫为之整理阐释郑氏三书于后。应秋为余同乡，步祺为余同学，余与二君过从甚密，因而得知郑钦安其人。今应秋虽已长逝，不及见郑氏书之重印问世，而步祺为之整理出版，发潜德之幽光，其功为不可没矣。余尝读葛洪、颜之推二家之书，而知注连之病已发现于东汉时代，如郑玄《周礼·疡医》注，刘熙《释名·释疾病》，俱有"注病"之说，特其时对此"一人死，一人复得，气相贯注"之病，束手无策，徒凭巫医之"被送家鬼，章断注连"而已。自生长在东西晋间之葛洪出，著《肘后备急方》，始就所见三十四候，为之对症下药，"一方一论，悉已试而后录之"，颇收十全之功。注连，即今所谓结核传染病也。世之言医学史者，相率以此为 19 世纪德人科赫（Ckoch1843～1910）所发现，而不知在 4 世纪晋代，葛洪早发现，且有相应之处方，为之治疗矣。然则中国对世界文化之贡献，夫岂四大发明而已哉！盖中国科技史料之发掘与整理，从而发扬光大之，实为我炎黄子孙责无旁贷之大业。时因撰写《郑钦安传》，强调其对伤寒学之贡献，遂论及葛洪对注病之发现与相应之治疗，非辞费也，盖有不得已于言者矣。

1988 年春节于北京晓传书斋利器氏志

传医理学

李一龙

郑钦安原序

　　医学一途，不难于用药，而难于识症。亦不难于识症，而难于识阴阳。阴阳化生五行，其中消长盈虚，发为疾病，万变万化，岂易窥测？诊候之际，犹多似是而非之处，辨察不明，鲜有不误人者也。余蜀南临邛人也，迁居于成都省城，学医于止唐刘太老夫子，指示《黄帝内经》、《周易》太极、仲景立方立法之旨。余沉潜于斯二十余载，始知人身阴阳合一之道，仲景立方垂法之美。所览医书七十余种，每多各逞己见，亦未尝不讲仲景之法，然或言病而不道其病之所以然，或言方而不探其用方之所以妙，参差间出，使人入于其中而茫然。近阅闽省陈修园医书一十三种，酌古准今，论深注浅，颇得仲景之微，亦且明透。其中分阴分阳之实据，用药活泼之机关，间有略而未详者。余不揣鄙陋，以管窥之见，谨将乾坤化育，人身性命立极，与夫气机盈缩，内因、外因，阳虚、阴虚病情实据，用方用法，活泼圆通之妙，详言数十条，以明仲景立法垂方之苦心，亦足以补修园先生之未逮。

　　因志在活人，遂不知其言之妄也，高明谅之。

同治己巳菊月蜀南临邛钦安郑寿全书

序

清末四川著名伤寒学家郑寿全（字钦安），精通岐黄仲景之学，善施热药起沉疴于桴鼓之间，而名噪西南各地。所著《医理真传》、《医法圆通》二书，最能代表其学术思想，也是其一生独特经验之总结。郑氏师古而不泥古，从元阴元阳立论，把伤寒理法推而广之，用于各种杂病之辨治，多能应手取效。我曾治一"过敏性鼻炎"病人，鼻流清涕不止，喷嚏不休，多方治疗无效，翻阅《医理真传》，方知有上焦真阳不足，致津液外越为病之理，用郑氏倡言之大剂四逆汤合姜桂汤，数剂而愈。又一急性"肾衰"所致癃闭病人，根据《医法圆通》所言"由下焦阳微，阴寒阻截膀胱之路，阳微无力，不能化之，故小便不利"之理，用郑氏主张之桂苓术甘汤倍桂加大剂附片，两剂而小便通利，病情逐日缓解。深信郑氏书中所言不虚，内涵丰富，见解独超。《医理真传》所举阳虚证、阴虚证各数十条，皆为临证之真实纪录，其辨在疑似之间，其治巧妙而多验。仔细研究，郑氏虽然强调辨别阴阳，实则重在阳气，善用辛热为长，其阳虚辨治，所积累之独到经验，确是祖国医学中一份珍贵宝藏。

蜀中唐步祺先生，工于文，精于医，学验皆优。其对郑氏著作研究有素，不惜数年之精力，逐条逐句，细勘点校，并附〔阐释〕旁征博引，彰明义理，展现奥旨，又将自己实践心得融于其中，是以学知所用，确非随文释义者可比。《医理真传》阐释稿成，恭读之余，启迪良多，真如王安石《游褒禅山记》所谓"入之愈深，其进愈难，而其见愈奇"之感。当今之世，慢性疾病突出，寒凉之剂常难取效，则此书之出版问世，于提高疗效将大有裨益。是以为序。

郭子光　于成都中医学院

1987 年 11 月

前　言

　　《医理真传》刊行于清同治八年（1869），该书以理论指导临床，从临床来验证理论。其卷一除约述祖国医学基本理论知识外，有辨认一切阳虚症法，辨认一切阴虚症法二目，分辨阳虚、阴虚病情、病象各异；随即于卷二、卷三分别列举阳虚症问答、阴虚症问答各数十条实例，一一加以说明；卷四更就杂问及认病捷要总诀、用药金针，一一指出，均极切实用而便于掌握。因其所长尤在治阳虚症，屡用大剂量姜、桂、附治愈许多群医束手的重病患者，被人们尊称为"郑火神"。今读其书，阳虚、阴虚、各立专卷，病况不同，方药亦异，而各尽其圆通之妙，故虽长于治阳虚症，实亦不能以偏概全。北京中医学院任应秋教授在研究《伤寒论》的流派中称其与曹颖甫、恽铁樵、陆渊雷等同为近代具有代表性的伤寒学家，肯定其在医学史上的地位。西南地区名医如云南中医学院院长吴佩衡、成都中医学院教授吴棹仙等俱受其影响。唯其书出版已逾百年，世变屡更，迄今很难觅得。值此文化科学百花齐放，百家争鸣之盛世，竞相整理古籍文献以为今用，如此理论与实践相结合，至今仍有实用价值之名著，实有重印以广流传之必要。但原书文笔简练，意蕴尚待发挥，爰就平日学习所得及临床经验，先对《医理真传》一书，加以点校，并为之阐释。其中少数囿于时代、成见之论，不作删改，以保持原貌，但加以说明。至于明显的错讹字句，则随文予以订正，以求其更易于阅读而便于应用，但一般不出校语，以"（　）"标明错文，脱文或衍文，校改后之正字或补入者，则用"［　］"标出。又原文间有双行小字夹注，今改用五号仿体单行，注文前后加圆括以示区分。原著价值早有定评，阐释限于水平，疏误自知不免，幸祈读者不吝指正。

又本书在草创过程中，蒙成都中医学院研究员、原副院长侯占元亲切关怀；四川华西中医药研究所所长吴传先惠借资料；初稿完成后，经成都中医学院戴佛延教授、四川省文史研究馆夏顺均馆员惠阅，提示许多宝贵意见，加以修改。定稿后，更承成都中医学院郭子光教授于百忙中亲自审阅，并为撰序；全国知名学者、北京大学教授王利器为原书作者郑钦安撰传；国务院古籍整理领导小组组长李一氓亲为题签；巴蜀书社编辑同志审核出版。均付出了辛勤劳动，谨在此并致谢忱。

唐步祺

1987 年 11 月于成都

医理真传卷一

乾坤大旨

☰乾为天，属金，纯阳也。称为老父、老阳、老子，又名曰龙。☷坤为地，属土，纯阴也。称为老母、老阴。乾坤交媾，化生六子。乾之初爻，乘于坤之初爻，而生长男，震也。乾之二爻，乘于坤之二爻，而生中男，坎也。乾之三爻，乘于坤之三爻，而生少男，艮也。故曰：乾道成男（初爻、二爻、三爻，喻乾金真精真气发泄之次序也）。坤之初爻，乘于乾之初爻，而生长女，巽也。坤之二爻，乘于乾之二爻，而生中女，离也。坤之三爻，乘于乾之三爻，而生少女，兑也。故曰：坤道成女（初爻、二爻、三爻，喻坤土真阴流露之度数也）。乾坤六子，长少皆得乾坤性情之偏，惟中男中女，独得乾坤性情之正。人秉天地之正气而生，此坎离所以为人生立命之根也。

【阐　释】郑氏自序谓：学医于刘止唐，（清代中叶四川经学家兼医学家）深悟《内经》、《周易》及仲景立方立法之旨。故《医理真传》一书，首揭乾坤大旨，阐述《周易》八卦学说，而以坎、离为人生立命之根。医《易》相通，古人每有言及。唐代孙思邈曾说："不知《易》不足以言太医。"明代张景岳《类经·医易义》全文数千言，义既精详，文亦优美，备言医易相通之理，在医学及哲学史上，都有相当价值。其要点是"天地之道，以阴阳二气而造化万物；人生之理，以阴阳二气而长养百骸。《易》者、易也，具阴阳动静之妙；医者、意也，合阴阳消长之机。虽阴阳已备于《内经》，而变化莫大乎《周易》。故曰天人一理者，一此阴阳也；医《易》同源者，同此变化也。岂非医《易》相通，理无二致，可以医而不知《易》乎？"祖国最早医学的经典《内经》，虽托始于黄帝，而成书却在春秋战国时期。《易经》是我国最早讲阴阳的辩证唯物哲学，托始于伏羲固不可信，但最初的记载不晚于西周。其中说"易有太极，是生两仪（阴、阳），两仪生四象（太阳、少阳、太阴、少阴），四象生八卦（乾☰、坤☷、震☳、巽☴、坎☵、离☲、艮☶、兑☱）。八卦相重为六十四卦，三百八十四爻，万一千五百二十策，愈演愈繁，变化莫测，是即所谓"阴阳分而天地立，四时行而百物生"。故"盈天地之间者唯万物"，这是一种略带发展进化意识的朴素辩证唯物观点。《内经》全面继承了这种学说，肯定了世界的物质性及对立统一规律，阐发天人合一及阴阳五行的道理，以应用于医学，对祖国医学理论方药的发展，发挥了很大的作用。《内经》的三阴、三阳，亦是在四象的基础上产生的。所以直到近代，名医如恽铁樵还大谈医《易》相通的道理，目前国内外不但有人在研究，而且最近张仲景国医大学努力按照中医教育的特点，根据"医《易》同源"，"学医必须懂《易》"的传统经验，在课程的设置中还新增加了《易经》。

关于八卦，有伏羲与文王画卦两种说法，前者以乾、坤、震、巽、坎、离、艮、兑，分别代表天、地、雷、风、水、火、山、泽；后者以八卦配五行，乾兑为金，震巽为木，坤艮为土，坎为水，离为火。在方位上，前者是乾上坤下，离左坎右；后者是火南水北，木东金西。在两种排列中，乾坤坎离都居重要位置，故医家言阴阳、五行、八卦，特重坎、离、水、火。张氏《类经·五行统论》谓："变虽无穷，总不离乎阴阳；阴阳之用，总不离乎水火。所以天地之间，无往而非水火之用。欲一言而蔽五行之理者，曰乾坤付正性于坎离，坎离为乾坤之用耳。"郑氏谓乾坤六子惟中男（坎）中女（离）独得性情之正，为人生立命之根，义亦同此。

坎 卦 诗

☵天施地润水才通，一气含三造化工。万物根基从此立，生生化化沐时中。

坎 卦 解

坎为水，属阴，血也，而真阳寓焉。中一爻，即天也。天一生水，在人身为肾，一点真阳，含于二阴之中，居于至阴之地，乃人立命之根，真种子也。诸书称为真

阳。真阳二字，各处讲解字眼不同，恐初学看书，一时
领悟不到，以致认症不清，今将各处字眼搜出，以便参
究。真阳二字，一名相火，一名命门火，一名龙雷火，
一名无根火，一名阴火，一名虚火。发而为病，一名元
气不纳，一名元阳外越，一名真火沸腾，一名肾气不纳，
一名气不归源，一名孤阳上浮，一名虚火上冲，种种名
目，皆指坎中之一阳也。一阳本先天乾金所化，故有龙
之名，一阳落于二阴之中，化而为水，立水之极（是阳
为阴根也），水性下流。此后天坎卦定位，不易之理也。
须知此际之龙，乃初生之龙（龙指坎中一阳也），不能飞
腾而兴云布雨，惟潜于渊中，以水为家，以水为性，遂
安其在下之位，而俯首于下也。若虚火上冲等症，明系
水盛（水即阴也），水盛一分，龙亦盛一分（龙即火也），
水高一尺，龙亦高一尺，是龙之因水盛而游，非龙之不
潜而反其常。故经云：阴盛者，阳必衰，即此可悟用药
之必扶阳抑阴也。乃市医一见虚火上冲等症，并不察其
所以然之要，开口滋阴降火，自谓得其把握，独不思本
原阴盛（阴盛二字，指肾水旺）阳虚（阳虚二字，指君火
弱），今不扶其阳，而更滋其阴，实不啻雪地加霜，非医
中之庸手乎？余亦每见虚火上冲等症，病人多喜饮热汤，
冷物全不受者，即此更足征滋阴之误矣。又有称桂附为
引火归源者，皆未识其指归，不知桂附干姜，纯是一团
烈火，火旺则阴自消，如日烈而片云无。况桂附二物，
力能补坎离中之阳，其性刚烈至极，足以消尽僭上之阴

气，阴气消尽，太空为之（廊廊）〔廓朗〕，自然上下奠安，无偏盛也，岂真引火归源哉！历代注家，俱未将一阳潜于水中底蕴搜出，以致后学懵然元据，滋阴降火，杀人无算，真千古流弊，医门大憾也。

【阐　释】 八卦坎☵为水，是一阳居于二阴之中；离☲为火，是一阴藏于二阳之内。古谓"天地生万物，水火最为先"，"五行各具形质，而水火最为轻清"，即是此义。就水火而言，水又在火先。故《尚书·洪范》五行"一曰水也"，道书谓"天一生水，地二生火"。《管子·水地篇》说："水者，万物之准也……万物之本原也。"这种万物本原为水说，当比五行、八卦说还要早。坎卦诗云天施地润水才通，即是说有了天地才有水，这天地水三气上中下相通，实只一气，所以说是一气含三，有水而后万物生化无穷，即是全诗大义。

坎水在人身虽属阴血，但中有真阳，为人立命的真种子。各家医书有相火、命门火、龙雷火、元根火、阴火、虚火种种名称，内容虽彼此不尽相同，但大多指这肾中真阳，与君火属性有别。这真阳如发而为病，多属虚火上冲。郑氏特别指出这等病人多喜饮热汤，而全不受冷物，明是水盛逼阳于上，用药自当扶阳抑阴。一般医生反以滋阴降火之法治之，实等于雪地加霜，鲜不误人。又指出一般人认桂、附为引火归源之非是，而系借二物火热刚烈之性，以补坎离中之阳，而消灭僭上之阴气，使上下无偏盛，疾病自然痊愈，这两点都是值得重视。最末几句，谓滋阴降火，杀人无数，措辞未免过激。

虚火上冲之病最常见者，为现今医学所称之慢性咽炎、喉炎、口腔炎等，虽经清热解毒，滋阴降火等法治疗，如六神丸、喉炎丸等，而病终不愈。笔者常用扶阳抑阴，如甘草干姜汤、附子理中汤等方剂施治，每获良效。

离　卦　诗

☲地产天成号火王，阴阳互合隐维皇。神明出入真无定，个里机关只伏藏。

离　卦　解

离为火，属阳，气也，而真阴寄焉。中二爻，即地也。地二生火，在人为心，一点真阴，藏于二阳之中，居于正南之位，有人君之象，为十二官之尊，万神之宰，人身之主也。故曰："心藏神。"坎中真阳，肇自乾元，一也；离中真阴，肇自坤元，二也。一而二，二而一，彼此互为其根，有夫妇之义。故子时一阳发动，起真水上交于心；午时一阴初生，降心火下交于肾。一升一降，往来不穷，性命于是乎立。

【阐　释】八卦离☲为火，在五脏配心，在方位居南，古人君皆南面而朝，故谓有人君之象。《素问·灵兰秘典论》谓："心者，君主之官，神明出焉。"故为手足三阴三阳十二官之尊，万神之宰，人身之主。离为火，属阳，气也，而中一爻来自坤元，真阴寄在其中。坎为水，而其中一爻来自乾元，真阳寄在其中。合二为一，互为消长，故说是地产天成，阴阳互合。在天时每年夏至一阴生，冬至一阳生，每日子时一阳生，午时一阴生，在人身则肾中真阳升发，能使水上交于心，心中真阴能使火下交于肾。气血循环，周流不息，水升火降，阴平阳秘，使人身体健康，心智焕发，与天地自然相适应，都由于这乾坤坎离，即天地水火的互济交融，有不知其然而然之妙用。故说是"神明出入真无定，个里机关只伏藏"。

祖国医学谓"心主神明"，"心藏神"，而少言及脑，常被认为不科学。实则藏神而出神明的心，不仅指心脏，而亦兼及脑与神经系统。《素问·脉要精微论》谓："头者，精明之府，头倾视深，精神将夺矣。"《灵枢·海论》谓："脑为髓之海，……髓海不足，则脑转耳鸣，胫痠眩冒，目无所见，懈怠安卧。"已指出脑与视、听、触、动、感觉、知觉等精神活动的关系。以后隋代杨上善注《太素》谓"头是心神所居"。唐代段成式《酉阳杂俎·广知》说："脑神曰觉元。"明代李时珍说："脑为元神之府。"以后清代汪昂、王清任等参以西说，而有脑主记忆灵机之论。程杏轩《医述》所引《医参》之说，尤为详明。其说谓："脑髓纯者灵，杂者钝，耳目皆由以禀令，故聪明焉。思则心气上通于囟（即俗说脑门心），脑髓实则思易得，过思则心火烁脑，头晕眼花耳鸣之象立见，而髓伤矣。"古人造字时，思字从囟从心，明指思维时心气上通于脑，脑必赖心的血液营养而始发生思维智慧的现象。至《灵枢·本神篇》"所以任物者谓之心"及《逆顺肥瘦篇》"将审察于物而心生"之心，更是指心的认识与思维作用，而非仅指心脏，尤为明显。所以古医家实因心统摄五脏、六腑、四肢、百骸、五官、九窍以及一切经络、血气以营养全身，尤其是脑及神经系统，而始发生意志、知情等心理活动，而心又居全身上下左右前后之中心，故以心为一身之主宰而统摄一切，即脑亦为心之使，并非不认识脑的作用。

气、血两字作一卦解

凡天地之数，起于一，一属阳，气也。一生二，二属阴，血也。一合二而成☵，气无形而寓于血之中是也。二合一而成☲，血有形而藏于气之内是也（经云："气能统血"，即此意也）。气、血两字，作一坎卦解之也可，即作一离卦解之也可，即作坎离二卦解之也亦可。余恒曰：以脏腑分阴阳，论其末也。以一坎卦解之，推其极也。又曰：人身一团血肉之躯，阴也，全赖一团真气运于其中而立命，亦可作一坎卦以解之。

【阐　释】此节仍本天地阴阳水火互根之义，以解人身最重要的气、血两字。气为阳，为火，主动；血为阴，为水，主静。但有形之血，须赖无形之气推动，始能流通于周身；而无形之气，亦须寓于有形之血中，始能发挥其作用。二生于一，阳为阴根，故医经谓"气能统血"。郑氏说："人身一团血肉之躯，全赖一团真气运于其中而立命"，这样的关系，自然可以阴阳互根之坎卦离卦加以形象的解说，比分论脏腑阴阳，尤为直切。

君、相二火解

按君火，凡火也；相火，真火也。凡火即心，真火即肾中之阳。凡火居上以统乎阳，阳重而阴轻也，故居上为用（离卦二阳爻是也）；真火居下以统乎阴，阴重而阳轻也，故居下为体（坎卦一阳爻是也）。二火虽分，其实一气（离卦二阳爻，坎卦一阳爻，合之而成乾。人活一口气，即此乾元之气也。因乾分一气，落于坤宫，遂变出后天世界，此君、相二火之由来），诚阴阳之主宰也。如上之君火弱，即不能统上身之关窍精血，则清涕、口沫、目泪、漏睛、鼻齿出血，诸症作矣。如下之相火弱，即不能统下身之关窍精血，则遗尿、滑精、女子带下、二便不禁，诸症作矣。顾二火不可分，而二火亦不胜合，所以一往一来，化生中气（二火皆能生土，上者生凡土，即胃，下者生真土，即脾。二火化生中土，先后互相赖焉），遂分二气为三气也（故曰三元，又曰三焦。经云："无先天而后天不立，无后天而先天亦不生，"此先后三元之实义也）。如中宫不得二火之往来熏蒸，即不能腐熟谷水，则完谷不化，痰湿痞满诸症作矣（上中下三部，可见是一团火也）。如上下二火俱不足，则在上者，有反下趋之症，如心病移于小肠，肺病移于大肠是也；在下者，有反上腾之病，如虚火牙疼，咳血喘促，面目浮肿，喉痹之类是也。其中尤有至要者，有阴气上腾而真火不与之上腾者，有阴气上腾而真火即与之上腾者，此处便要留心。若上脱之机关已露，其脉浮空，气喘促，尚未见面赤、身热、汗出者，此阴气上腾，而真火尚未与之俱腾也。若见面赤、身热、汗出者，此阴气上腾，而真火亦与之俱腾矣。病至此际，真欲脱也。凡见阴气上腾诸症，不必延至脱时，而始用回阳，务见机于早，即以回阳镇纳诸方投之，方不致酿成脱症之候矣。亦有阳气下趋而君火未与之下趋者，有阳气下趋而君火即与之下趋者，此际不可玩忽。若下脱之机关已具，其脉细微欲绝，二便血下如注，或下利清谷益甚，四肢虽冷，尚觉未寒，二便之间，尚能禁者，此阳气下趋，而君火尚未与之俱趋也。若四肢寒甚，二便利甚，不自禁者，此阳气下趋，而君火亦与之俱趋也，病至此际，真欲脱也。凡见阳气下趋诸症，不必定要见以上病情，而始用逆挽，务审机于先，即以逆挽益气之法救之，自可免脱症之祸矣。盖从下而竭于上者，为脱阳（坎中之阳，天体也，故脱从上），从上而竭于下者，为脱阴（离中之阴，地体也，故脱从下）。阳欲脱者，补阴以留之，如独参汤是也。阴欲脱者，补阳以挽之，如回阳饮是也。亦有阳欲脱者，不必养阴，阴盛而阳即灭。阴欲脱者，不必补阳，阳旺而阴立消，此皆阴阳之变也。学者务要细心体会，便得一元分合之义矣。

【阐　释】《素问》有"君火以明，相火以位"。"壮火食气，少火生气"之说，后世另立许多名目，各有解说，亦互有异同。郑氏谓君火属心，居上统阳，阳重阴轻，是凡火，是用；相火指肾中真阳，居下统阴，阴重阳轻，是真火，是体。即由于这君相二火上下升降，统一身之阴阳气血，始能维持人体的健康。任何一火不足，或二火俱不足，都能发生疾病，而其中最关紧要的，则是真火与阴气上腾及君火与阳气下趋的辨别。只要见阴气上腾症状，即须早用回阳；只要见阳气下趋症状，即须早用逆挽益气，始可免脱症之祸。一般阳欲脱者，宜用独、参汤之类补阴以留之；阴欲脱者，宜用回阳饮之类补阳以挽之（关于独参汤与回阳饮，卷三有详说）。至于阳欲脱者，不必养阴；阴欲脱者，不必补阳。是防阴盛灭阳，阳盛消阴的变局，这是必须细心体会的。程杏轩《医述》引《寓意草》谓："人身之阴阳相抱而不脱，是以百年有常。故阳欲上脱，阴下吸之，不能脱也；阴欲下脱，阳上吸之，不能脱也。但治分新久，药贵引用。新病者阴阳相乖，补偏救弊，宜用其偏；久病者阴阳渐入，扶元养正，宜用其平。引用之法，上脱者用七分阳药，三分阴药而夜服，从阴以引其阳；下脱者用七分阴药，三分阳药而昼服，从阳以引其阴。"可供临症参考。

各书所论虚火、实火、少火、壮火、阴火、阳火等等，多与这君火、相火的含义不尽相同。程钟龄《医学心悟》本内因、外因以论虚火、实火，而各出四种治法："实火者，六淫之邪，饮食之伤，自外而入，势犹贼也，贼可驱而不可留；虚火者，七情色欲，劳役耗神，自内而发，势犹子也，子可养而不可害。"驱贼火四法：一曰升散，如升阳散火汤之类是也；二曰清凉，如黄连解毒汤之类是也；三曰攻下，如承气汤之类是也；四曰制驭，如地黄汤之类是也。养子火四法：一曰达郁，如逍遥散之类是也；二曰清滋，如六味地黄汤之类是也；三曰温养，如补中益气汤之类是也；四曰导引，如八味汤之类是也。均可供临症参考。

真龙约言

夫真龙者，乾为天是也（乾体属金，浑然一团，无一毫渣滓尘垢，古人以龙喻之，言其有变化莫测之妙）。乾分一气落于坤宫，化而为水，阴阳互根，变出后天坎离二卦，人身赖焉。二气往来，化生中土，万物生焉，二气亦赖焉。如坎宫之龙（坎中一爻，乾体所化），初生之龙也，养于坤土之中，故曰："见龙在田"，虽元飞腾之志，而有化育之功。是水也，无土而不停蓄，龙也，无土而不潜藏。故土覆水上，水在地中，水中有龙，而水不至寒极，地得龙潜，而地即能冲和，水土合德，世界大成矣。窃思天开于子（子时一阳发动故也），而龙降焉。龙降于子，至巳而龙体浑全，飞腾已极（故五六月雨水多，龙亦出，皆是龙体浑全），极则生一阴，一阴始于午，至亥而龙体化为纯阴已极，极则生一阳，故曰：复一。一也者，真气也，天之体也，气虽在下，实无时而不发于上也。若离中真阴，地体也，虽居于上，实无时而不降于下也。故《易》曰："本乎天者亲上，本乎地者亲下"，此阴阳升降之要，万古不易之至理也。业医者果能细心研究，即从真龙上领悟阴阳，便得人身一副全龙也。

【阐　释】此节以龙为喻，以明人身坎中真阳，离中真阴上下往复，构成一个整体，并与天地阴阳相通为一体。主要在启发医者在诊治疾病辨别阴阳时，必须把人与环境的关系联系起来，全面考虑。

五行总括图

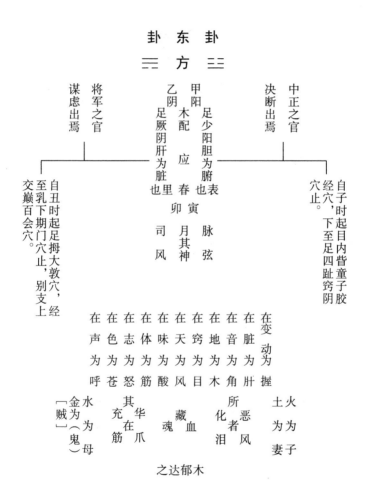

卦　东　卦

☳　方　☵

中正之官
决断出焉

甲阳　足少阳胆为腑也表

乙阴　木配　应春

足厥阴肝为脏也里

将军之官
谋虑出焉

自子时起目内眦童子胶经穴，下至足四趾窍阴穴止。

寅　月　脉弦

卯　其神　司风

自丑时起足拇大敦穴，经至乳下期门穴止，别支上交巅百会穴。

在变动为握
在脏为肝
在音为角
在地为木
在天为风
在味为酸
在体为筋
在志为怒
在色为苍
在声为呼

火为子
土为妻
所化者泪
恶风
藏血
藏魂
华在爪
其充在筋
水为母
金为〔贼〕（鬼）

木郁达之

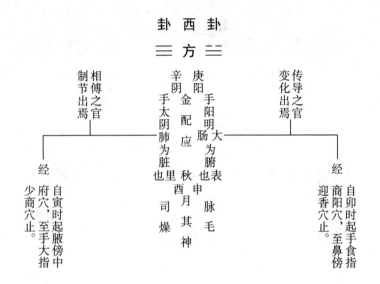

卦 西 卦
三 方 三

相傅之官 制节出焉

庚阳 辛阴 手太阴肺为脏也
手阳明大肠为腑也 脉毛 申
金配应秋酉月其神 酉月 司燥

传导之官 变化出焉

经 府穴，至手大指少商穴止。
自寅时起腋傍中

经 商阳穴，至鼻傍迎香穴止。
自卯时起手食指

在变为咳
在色为白
在脏为肺
在体为皮
在地为金
在音为商
在声为哭
在窍为鼻
在味为辛
在志为忧

水为子
木为妻
所恶者寒
藏魄
化涕

饮冷伤肺
其华在毛
其充在皮

土为母
火为贼

金郁泄之

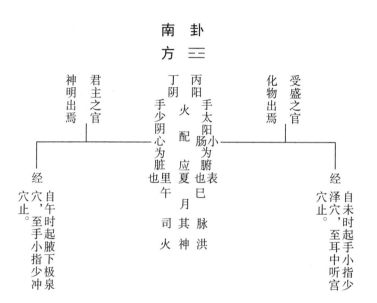

卦 三 南 方

君主之官
神明出焉

丁阴　丙阳
手少阴心为脏也　手太阳肠为腑也巳
配　里午　应夏月　火
　　司火　其神
　　　　脉洪

受盛之官
化物出焉

经穴，自午时起腋下极泉穴止。至手小指少冲

经穴，自未时起手小指少泽穴止。至耳中听宫

在变为忧
在色为赤
在体为脉
在脏为心
在地为火
在天为热
在音为徵
在窍为舌
在味为苦
在志为喜
在声为笑

土为子
金为妻
所藏者神
化汗
恶热

其华在面
其充在脉
木为母
水为贼

之发郁火

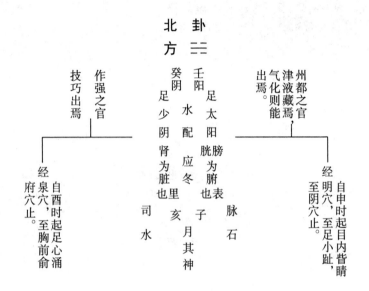

北方 卦 ☵

州都之官，津液藏焉，气化则能出焉。

自申时起目内眦睛明穴，至足小趾，至阴穴止。

壬阳 足太阳膀胱为腑也 表 子 月其神 脉

癸阴 水配应冬 里 亥

足少阴肾为脏也 司水 石

作强之官 技巧出焉

自酉时起足心涌泉穴，至胸前俞经府穴止。

在音为羽
在色为黑 火为妻 所恶者燥化唾 藏志
在脏为肾 木为子
在体为骨
在地为水 久立伤骨
在天为寒
在声为呻 其华在发
在窍为耳 其充在骨
在味为咸 金为母
在志为恐 土为贼
在变为栗

之折郁水

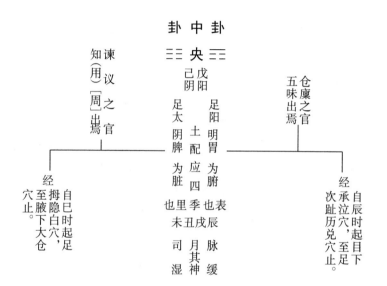

卦 中 卦

☷☷ 央 ☷☷

己阴　戊阳

足太阴脾　足阳明胃

土配应四

为脏　为腑

也里　也表

未丑　季戌辰

司湿　月其神

　　脉缓

谏议之官　知（用）[周]出焉

仓廪之官　五味出焉

经穴至腋下大仓止。自隐白穴足拇已时起，

经承泣穴至足次趾历兑穴止。自辰时起目下

在变为哕
在色为黄
在脏为脾
在体为肉
在天为湿
在地为土
在音为宫
在窍为口
在味为甘
在志为思
在声为歌

金为子
水为妻
所藏者意
恶湿
化涎
其华在唇
其充在肉
火为母
木为贼

之夺郁土

手少阳三焦（决渎之官，水道出焉）

经（自亥时起无名指关冲穴，至眉毛丝竹空穴止）

手厥阴包络（臣使之官，喜乐出焉）

经（自戌时起乳后天池穴，至手中指中冲穴止）

二经分配共成十二经，包络一名膻中（细考即护心油）。

【阐　释】五行说最早记载于《尚书·洪范》，以水、火、木、金、土为万物构成的五种基本元素。据近人考证，其书虽托始于夏禹，而写成不晚于西周，是一种很古的朴素唯物哲学。自战国至秦汉，《易经》的阴阳说与《尚书·洪范》的五行说结合而有进一步的发展。著名的阴阳家邹衍一派，注重幻想奇谈，成为近于迷信方术的唯心学说。只有医家的经典《内经》，继承了唯物的优良传统，对阴阳五行学说作了比较深切系统的论述，并用以指导医疗实践，对祖国医学的发展，作出了一定的贡献。五行应用于医学，最重要的五行按木、火、土、金、水的次序配五脏（肝、心〈心包络〉、脾、肺、肾），五腑（胆、小肠、胃、大肠、膀胱〈三焦〉），五方（东、南、中、西、北）、五时（春、夏、长夏、秋、冬）、五气（风、火、湿、燥、寒）、五味（酸、苦、甘、辛、咸）、五音（角、商、徵、羽、宫）、五声（呼、笑、歌、哭、呻）、五色（苍、红、黄、白、黑）、五志（怒、喜、思、忧、恐）、五脉（弦、洪、缓、毛、石）、五窍（目、舌、口、鼻、耳）。其华在（爪、面、唇、毛、发），其充在（筋、脉、肉、皮、骨，亦称五体），其所藏为（魂、神、意、魄、志），所化为（泪、汗、涎、涕、唾），其郁则应（达、发、夺、泄、折），其母为（水、木、火、土、金），其子为（火、土、金、水、木），其妻为（土、金、水、木、火），其贼为（金、水、木、火、土，〈生我者为母，我生者为子，我克者为妻，克我者为贼〉）。配八卦则为（震巽、离、坤艮、乾兑、坎）、配十干则为（甲乙、丙丁、戊己、庚辛、壬癸），配十二支则为（寅卯、巳午、辰戌、丑未、申酉、亥子），配十二经则为（足厥阴肝、足少阳胆、手少阴心、手厥阴包络、手太阳小肠、足太阴脾、足阳明胃、手太阴肺、手阳明大肠、足少阴肾、足太阳膀胱、手少阳三焦），配十二官则为（将军之官出谋虑，中正之官出决断，君主之官出神明，臣使之官出喜乐，仓廪之官出五味，相傅之官出制节，受盛之官出化物，谏议之官出知周，传导之官出变化，作强之官出技巧，州都之官藏津液，决渎之官出水道）。这些说法主要出自《内经》中《灵兰秘典论》、《金匮真言论》、《五脏生成篇》、《六节脏象论》、《阴阳应象大论》及《五运行大论》等篇，虽不一定都正确，但对于辨证论治颇有指导作用，向为医家所重视，亦为业医者应备之常识。郑氏根据经义，提要钩玄，汇为总括图，颇便于初学者运用。如欲深究，则有《内经》原文及各家注释可参。

医家的五行说，最重生克胜复制化之理。以相生而言，则水生木，木生火，火生土，土生金，金生水；以相克而言，则水克火，火克金，金克木，木克土，土克水。此分别见于《内经·天元纪大论及宝命全形论》，历代医家多有论述，张景岳《类经·五行统论》谓有胜必有败，有败必有复，母败子必救。造化之机，有生必有制，无生则发育无由，无制则亢而为害。而且生中有克，克中有用，五行之内，复具五行，五五二十五，有互藏之妙。说较详备，欲探讨五行者，可以参考。至五行说在辨证论治方面的运用，并述于后五行相传为病节。

三焦部位〔说〕

上焦统心肺之气，至膈膜；中焦统脾胃之气，自膈膜下起而至脐中；下焦统肝肾之气，自脐中起而至足。上焦天也（即上元），中焦地也（即中元），下焦水也（即下元）。天气下降于地，由地而入水；水气上升于地，由地而至于天。故曰：地也者，调和阴阳之枢机也。三焦之气，分而为三，合而为一，乃人身最关要之府，一气不舒，则三气不畅，此气机自然之理。学者即在这三焦气上探取化机，药品性味探取化机，便得调和阴阳之道也。

【阐　释】三焦自《内经》、《难经》已有不同说法，后世聚讼纷纭，莫衷一是。总其要点，则三焦是六腑之一，有中清之腑、中渎之腑、孤腑及外腑诸名，其作用是行水化气。但自《难经》、《千金方》以至明代孙一奎《医旨绪余》，俱谓三焦有名而无形。明代虞抟，张景岳则谓三焦指腔子，是包罗五脏六腑之外的大腔子。清代罗美《内经博义》则谓三焦只指阳明胃之匡廓，唐宗海《医经精义》则谓三焦是人身之油膜，而王清任《医林改错》则根本否定三焦，认为本无其事物。至于以三焦分为三段，则自《内经》《难经》首出三焦之名，即已显示出来。后世杨玄操、李东垣、王海藏以至清代叶、薛、吴、王诸温病学家，均不仅以三焦分部位，而且用以辨病症。郑氏本华佗《中藏经》"三焦者，人之三元之气也，是曰中清之府，总领五脏六腑，营卫经络，内外左右上下之气也"。而加以引申，以天、地、水分释上、中、下三元之气。谓升则由水而地而天，降则由天而地而水，行水化气，分三合一，故地居中为调和阴阳之枢机，而三焦为人身最关要之腑。就在这三焦之气及药品性味上探取化机，即可得调和阴阳治疗疾病的道理。这样论三焦，亦可自成一说。

五运所化

甲己化土　　如甲己之岁，以土运统之，余同推。
乙庚化金　丙辛化水　丁壬化木　戊癸化火

司天在泉图

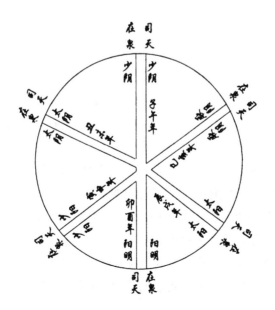

【阐　释】五运所化与司天在泉之说，出于《素问·天元纪大论》所谓运气等篇，宋代林亿校定《素问》时已疑其非《素问》原文，或系唐代王冰作注时取《阴阳大论》之文所补。其中倡五运六气说，以天之六气（风、寒、热、湿、燥、火），地之五行（金、木、水、火、土），与人身脏腑经脉联系一起，而用干支立年，主客加临等理论，叙述了人体一些发病及病变规律，特别是提及了著名的病机十九条，和一些治疗原则，对医学有一定的作用。但历代医家所持意见不一，一般医家很少应用。宋代学者沈括《梦溪笔谈》已谓："医家有五运、六气说……今人不知所用，胶于定法，故其术多不验。"明代医家何柏斋说"《天元纪大论》等篇以年岁之干支分管六气，盖已失先圣之旨矣。年岁之干支，天下皆同，且通四时不变也，天气之温暑寒凉，民之虚实衰旺，东西南北之殊方，春夏秋冬之异候，岂有皆同之理，此其妄诞，盖不待深论而知也"。缪仲醇说："仲景、元化、越人、叔和，并未载有是说，信其为天运气数之法，而非医家治疗之书也。"但张景岳积三十年精力写成《类经》、《类经图翼》二书，对运气学说作了详备的说明，认为是医家应具的知识。郑氏简列"五运所化"，"司天在泉图"，亦可谓尚存此意。今人邹学熹《易学十讲》说："甲子数在古代有盖天派和浑天派两家……中医学的一部古典《黄帝内经》就是盖天派的观点，因为《黄帝内经》中的甲和子是分开纪理和统一分析问题的（见《素问》九大论），而浑天派则把甲和子配合在一起以纪数，转动一轮为六十，简称六十甲子数……金、元以来一些医家却把浑天派的六十甲子，用以讲运气学说，用六十甲子的干支数，以推出六十年中每年各个季节的气候变化，而且还要把六十年的病变都算出来，这完全是不可能的。"更有认为这是有关"中医气象学"的重要问题，与发病机理甚至出生都有关系，也有持否定意见的，尚待进一步的科学研究。

五行本体受病相传为病

天地化生五行，其中不无偏盛也。盖五行各秉一脏，各得一气，各主一方，各司一令，各有所生，各有所化，各有所制，各有所害。所以东方生风木，司春令，在人为肝，肝气不舒，则发而为病，病有盛衰。南方生热火，司夏令，在人为心，心气不舒，则发而为病，病有盛衰。长夏生湿土，主四季，在人为脾，脾气不舒，则发而为病，病有盛衰。西方生燥金，司秋令，在人为肺，肺气不舒，则发而为病，病有盛衰。北方生寒水，司冬令，在人为肾，肾气不舒，则发而为病，病有盛衰。此五行本体之为病也。而更有母病及子者，如金病而移于肾是也；子病及母者，如肾病而移于肺是也。有妻病而乘于夫者，如土病而传于肝是也；有夫病而及于妻者，如肝病而传于土是也。有因相生而传为病者，如金病传水，水传木，木传火，火传土，土传金是也。有因相克而传为病者，如金病传木，木传土，土传水，水传火，火传金是也。学者能留心于此，而治病便不难矣。

【阐　释】此节仍本五行配五脏，每脏各因时因地而有所生化，有所偏盛，而发生各种疾病。不仅本脏可以发病，并可互相传变为病。其传变有四种情况：因相生而传为病者，有母病及子与子病及母二种，因相克而传为病者，有夫病及妻与妻病乘夫二种。如以肺病为例，除肺脏自病外，如因脾土病而影响及于肺金，或因肺病而影响及肾者，均为母病及子；因肾水病而引起肺金病，或肺病而影响及脾者，均为子病及母；因心火病而影响及肺金，或肺病而影响肝亦病者，均为夫病及妻；因肝木病而致肺亦病，或肺病而影响及心亦病者，均为妻病乘夫。因人身是一个整体，五脏是互相关联影响的，每脏除自病外，均按相生相克规律而与其余四脏发生传变关系。现仅举肺脏为例，其他各脏可以类推。《难经》五十难说："病有虚邪、有实邪、有贼邪、有微邪、有正邪、何以别之？然，从后来者为虚邪，从前来者为实邪，从所不胜来者为贼邪，从所胜来者为微邪，自病为正邪。"此所谓虚邪、实邪、贼邪、微邪、正邪，即母病及子、子病及母、夫病及妻、妻病乘夫及自病五行传变说之所本。历来医家多本此原则指导临床，辨证论治，视其病在某脏传变之先后及症象之轻重而处方用药，多获良效。故郑氏谓："学者能留心于此，治病便不难矣。"至于郑氏治病用药的要点，则阴阳更重于五行。其具体应用，详见于后三卷阳虚、阴虚及杂问中。

论气血盛衰篇

人身虽云五脏六腑，总不外乎气血两字。学者即将气血两字，留心讨究，可无俟他求矣。夫气有余便是火，火旺者阴必亏，如仲景人参白虎汤、三黄石膏汤，是灭火救阴法也；芍药甘草汤、黄连阿胶汤，是润燥扶阴法也；四苓滑石阿胶汤、六味地黄汤，是利水育阴法也。气不足便是寒，寒盛者阳必衰，如仲景四逆汤、回阳饮，是温经救阳法也；理中汤、甘草干姜汤，是温中扶阳法也；附子细辛汤，真武汤，是温肾助阳法也。后贤改用滋阴降火之法，是套人参白虎润燥救阴诸法。而以之治气有余之症，法则可从；若用之于气不足之人，则失之远矣。

【**阐　释**】气血周流五脏六腑以及全身，必须相应平衡，始能健康长寿。如有偏盛，必发而为病。古云："气有余便是火，气不足便是寒。""火旺者阴必亏，寒盛者阳必衰。"但又各有几种情况，必须辨证施治。如火旺而体尚盛者，宜人参白虎汤、三黄石膏汤直灭其火，始能救被灼之阴。如火旺而现燥灼者，则须用苦甘化阴之芍药甘草汤及寒凉清滋之黄连阿胶汤，始能润燥扶阴。如肾阴亏损，水液停蓄，小便不利，则以五苓去桂加滑石阿胶汤及六味地黄汤之类，以利水而育阴。如周身寒重，厥逆欲脱，必须重用四逆汤、回阳饮等大辛大热之剂以温经而回阳。如寒在中焦，脾胃虚弱，则当用理中汤、甘草干姜汤等温中以扶阳。如下焦真元亏损，寒水太盛，则须用附子细辛汤、真武汤等温肾助阳。郑氏对仲景立方立法之旨深有体会，所说甚为切当。宋、金以后，治气有余之症，多改用滋阴降火之法，如滋阴降火汤及知柏地黄汤等，乃是从仲景救阴、扶阴诸法套出，当然不能用以治气不足的寒症。

辨认一切阳虚症法

凡阳虚之人，阴气自然必盛（阴气二字，指水旺，水即血也。血盛则气衰，此阳虚之所由来也）。外虽现一切火症（此火名虚火，与实火有别。实火本客气入阳经，抑郁所致。虚火即阴气上僭，阴指水，气即水中先天之阳，故曰虚火。水气以下流为顺，上行为逆，实由君火太弱，不能镇纳，以致上僭而为病），近似实火，俱当以此法辨之，万无一失。阳虚病，其人必面色唇口青白无神，目瞑倦卧，声低息短，少气懒言，身重畏寒，口吐清水，饮食无味，舌青滑，或黑润青白色，淡黄润滑色，满口津液，不思水饮，即饮亦喜热汤，二便自利，脉浮空，细微无力，自汗肢冷，爪甲青，腹痛囊缩，种种病形，皆是阳虚的真面目，用药即当扶阳抑阴（扶阳二字，包括上中下，如桂枝、参、芪，扶上之阳；姜、蔻、西砂，扶中之阳；天雄、附子、硫黄，扶下之阳）。然又有近似实火处，又当指陈。阳虚症，有面赤如殊而似实火者（元阳外越也，定有以上病情可凭）。有脉极大劲如石者（元阳暴脱也，定有以上病情可凭）。有身大热者（此条有三：一者元阳外越，身必不痛不渴，无外感可凭；一者产妇血骤虚，阳无所附；一者吐血伤阴，元气无依，吐则气机发外，元气亦因而发外也）。有满口齿缝流血者（阳气虚不能统血，血盛故外越也）。有气喘促、咳嗽痰涌者（肺为清虚之脏，着不得一毫阴气，今心肺之阳不足，故不能制僭上之阴气也。阴气指肾水肾火，此条言内伤）。**有大、小便不利者**（阳不足以化阴也，定有以上病情可凭）。**此处略具一二，再玩阳虚门问答便知。**

【**阐　释**】郑氏在本书序首即说："医学一途，不难于用药，而难于识症，亦不难于识症，而难于识阴阳。"又说："陈修园医书一十三种，酌古准今，论深注浅，颇得仲景之微，亦且明透。其中分阴分阳之实据，用药活泼之机关，间有略而未详者。"因此他才写作《医理真传》、《医法圆通》两部著作。于"阳虚、阴虚病情实据，用方用法，活泼圆通之妙，详言数十条，以明仲景立法垂方之苦心，亦足以补修园先生之未逮"。所以他辨认一切阴虚阳虚症法，是积累前人成果，更参以自己临床数十年之经验所形成，颇为全面切当，而便于应用。本段所举阳虚病情，笔者多年临床考验，确信其真。凡有这类病情的几种，即用扶阳抑阴之药加减配伍施治，都能应手取效。凡没有这些病情可凭的火症，都是实火。但又有近似实火的阳虚症，如郑氏所举的面赤如朱等几种，外虽现一切火象，却不可误认为实火，必须细心辨认。只要有所举阳虚病情可凭，仍当用扶阳抑阴之药施治。

郑氏谓：天雄、附子、硫黄扶下之阳，是有特点的。李时珍《本草纲目》谓乌、附、天雄皆是补下焦命门阳虚之药，以其皆同种而异名，同具辛、热气味而有毒，须制熟始可用，确为治下焦阳虚的要药。至硫黄亦大热纯阳，能补命门真火不足，龙绘堂《蠢子医》并谓："硫黄原是火之精，一切湿热它能清。"但因其味酸有毒，一般少用以内服，唯张锡纯善用之，其所著《医学衷中参西录》云："十余年间，用生硫黄治愈沉寒痼冷之病不胜计。盖硫黄原无毒，其毒即其热也，使少服不会觉热，即于人分毫无损，故不用制熟即可服，更可常服也。且自古论硫黄者，莫不谓其功胜桂、附，唯径用生者系愚之创见，而实由自家徐徐尝验，确知其功效甚奇，又甚稳妥，然后敢以之治病。今邑中日服生硫黄者数百人，莫不饮食加多，身体强壮，皆愚为之引导也。"笔者亦常用硫黄为人治病，凡命门火衰，沉寒痼冷之症，用之特效，唯不用生者，需制熟而后用于汤药或丸药。其法以萝卜剜空，入硫黄在内，合定，放锅内煮二小时，去其臭气；或用豆腐同煮二小时亦可。患者刘某某，食不下，饮水都吐，经检查为贲门癌，必须手术切除。笔者诊断为噎嗝病，阳虚症状明显，命门火衰，即用附子理中汤加味，入硫黄20克至30克，服药三月而痊愈，今已五年未复发，足证硫黄功用，尚可推广。

至于郑氏提到满口齿缝流血，系阳虚不能统血，血盛因而外越，亦属确见。笔者常本"齿属肾"之义，用四逆汤加上桂以治此等症候，而取得显著效果。

有气喘促、咳嗽痰涌者，郑氏指为心肺之阳不足，故不能制僭上之肾水肾火，确属经验有得之言。笔者对治此种病症，只要所吐系白泡沫痰或涎痰，略带咸味，气喘促，恶寒，投以附子理中汤加砂仁，无不应手辄效。

至大便不利，有如羊矢，一般都认为火大，郑氏指出有阳不化阴，亦即阴结。笔者师其意，而用附子理中汤合半硫丸加肉苁蓉、麻仁、杏仁取效。硫黄性大热，能补命门真火，推动阳气以疏利大肠，又佐半夏之降浊。故半硫丸向为治阴结之良剂。

辨认一切阴虚症法

凡阴虚之人，阳气自然必盛（阳气二字，指火旺，火旺则水亏，此阴虚之所由来也）。外虽现一切阴象，近似阳虚症，俱当以此法辨之，万无一失。阴虚病，其人必面目唇口红色，精神不倦，张目不眠，声音响亮，口臭气粗，身轻恶热，二便不利，口渴饮冷，舌苔干黄或黑黄，全无津液，芒刺满口，烦〔燥〕〔躁〕谵语；或潮热盗汗，干咳无痰，饮水不休，六脉长大有力，种种病形，皆是阴虚的真面目，用药即当益阴以破阳（益阴二字，包括六阴在内，照上气血盛衰篇，论气有余便是火一段，存阴、救阴、化阴、育阴诸方俱备，仔细揣摩，便知阴虚之道也）。然亦有近似阳虚者，历指数端。阴虚症，有脉伏不见，或细如丝，而若阳虚极者（热极则脉伏也，定有以上病形可凭）。有四肢冷如冰，而若阳绝者（邪热内伏，而阳气不达于四末也，定有以上病情可凭）。有忽然吐泻，大汗如阳脱者（此热伏于中，逼出吐泻也，定有以上病形可凭）。有欲言不能，而若气夺者（热痰上升蔽壅也，定有以上病情可凭）。此处不过具其一二，余于阴虚症作有问答数十条，反复推明，细玩便知。

　　按阴虚症皆缘火旺（火即气），火盛则伤血，此千古不易之理。后贤专以火立论，而阴虚症之真面目尽掩矣。仲景存阴、化阴、育阴、救阴之法俱废，无人识矣，今特证之。

　　【阐　释】阴虚之人，由于气有余，则火旺，故多水亏血衰，其所现病情，多与阳虚相反。阳虚之人，由于气不足不能统血，血行郁滞缓慢，体温常偏低。阴虚之人，水亏火旺，故体温常偏高而多有各种发热现象。临症凡见有所举阴虚病情的，用药即当益阴以抑阳。外虽现阴象，貌似阳虚，如郑氏所举的几种情况，只要有阴虚的各种病情，仍当按阴虚施治。

这两节提出阳虚阴虚辨证纲要，以后第二卷第三卷各有数十条问答，详加论证，反复推明，最切实用。

外 感 说

夫病而曰外感者，病邪由外而入内也。外者何？风、寒、暑、湿、燥、火六淫之气也。人若调养失宜，阴阳偶乖，六邪即得而干之。六气首重伤寒，因寒居正冬子令，冬至一阳生，一年之气机，俱从子时始起，故仲景先师，首重伤寒，提出六经大纲，病气挨次传递，始太阳而终厥阴，论伤寒，而暑、湿、燥、火、风俱括于内；论六日传经，而一年之节令已寓于中。真是仙眼仙心，窥透乾坤之秘；立方立法；实为万世之师。学者欲入精微，即在伤寒六经提纲病情方法上探求，不必他书上追索。须知伤寒论阳明，而燥症之外感已寓其方；论太阴，而湿症之外感可推其药。他如言少阳、少阴、厥阴，而风、火之外感，亦莫不具其法也。世之论外感者，务宜于仲景伤寒书上求之可也。

病之浅深轻重，固是不同，总不外乎六经。六经各有提纲病情，昭然如日月之经天，丝毫莫混。学者只要刻刻将提纲病情，熟记胸中，再玩后之六经定法贯解，细心领会，便得步步规矩，头头是道之妙，方可以为世之良医也。

【阐　释】风、寒、暑、湿、燥、火，称为天之六气，常乘人体虚衰侵袭而为各种疾病，故又称为六客、六淫、六邪。诸邪皆由外而入，故总称为外感病。其中尤以伤寒为最盛最重。《素问·热论》谓："今夫热病者，皆伤寒之类也。"仲景《伤寒论》亦论伤寒而兼赅风、火、湿、燥、热，并在《素问》六经的基础上，列出六经的病情提纲。大抵《热论》的三阳经证候，是《伤寒论》的太阳证；《热论》的三阴经证候，是《伤寒论》的阳明承气证。而《伤寒论》的少阳证和三阴证，都为《热论》所无，这真是"前修未密，后出转精"。故柯韵伯《伤寒论翼》说："仲景六经是区分六区地面，所赅者广。凡风、寒、湿、热、内伤、外感，自表及里，有寒有热，或虚或实，无所不包。"郑氏对于仲景特别推崇，故谓"学者欲入精微，即在伤寒六经提纲病情方法上探求，不必他书上追索"。并著有六经定法贯解附解（见后）。晚年还著有《伤寒恒论》一书，细加阐释，被称为有名的伤寒学家。至于六日传经，即寓一年节令之说，系由于一年六气，以冬令太阳寒水为首，依次为厥阴风木，少阴君火，太阴湿土，少阳相火，阳明燥金，再交于太阳寒水。一气管两月，其次序与传经刚好相反，足见人体与天候的对应关系，对外感病的诊疗，显然是至关重要的。

内 伤 说

内伤之论多矣，诸书统以七情（该）〔赅〕之。喜盛伤心，怒盛伤肝，恐惧伤肾，忧思伤脾，悲哀伤肺，是就五脏之性情而论也。而余则统以一心括之。夫心者，神之主也。凡视听言动，及五劳等情，莫不由心感召。人若心体泰然，喜怒不能役其神，忧思不能夺其柄，心阳不亏，何内伤之有乎？凡属内伤者，皆心气先夺，神无所主，不能镇定百官，诸症于是蜂起矣。此等症，往往发热咳嗽，少气懒言，身重喜卧，不思饮食，心中若有不胜其愁苦之境者，是皆心君之阳气弱，阳气弱一分，阴自盛一分，此一定之至理也。阳气过衰（即不能制阴），阴气过盛（势必上干），而阴中一线之元阳，势必随阴气而上行，便有牙疼、腮肿、耳肿、喉痛之症，粗工不识，鲜不以为阴虚火旺也。不知病由君火之弱，不能消尽群阴，阴气上腾，故牙疼诸症作矣。再观于地气上腾，而为黑云，遮蔽日光，雨水便降，即此可悟虚火之症，而知为阳虚阴盛无疑矣。古人有称痨字从火者，即是内伤之主脑，惜乎言之未畅，而说之未当也。余故反复推明虚火之由，以为将来告。

【阐　释】疾病的内因，一般都归于喜怒忧思悲恐惊七情，而且是五脏各有所主，更有分为五劳七伤的。郑氏统以一心括之，可谓精辟之见。其说谓："心者，神之主也，凡视听言动及五劳等情，莫不由心感召。人若心体泰然，喜怒不能役其神，忧思不能夺其柄，心阳不亏，何内伤之有乎？凡属内伤者，皆心气先夺，神无所主，不能镇定百官，诸症于是蜂起矣。"细察其所谓心，实已包括脑及神经系统而言，兼及生理因素和精神因素。故治内伤病，尤其不能见子打子，专治一处，必须从整体观点，就阴阳气血全面审察，而以心阳为主脑。其中由于心阳衰弱而致之阴气上干，元阳随着上浮而生的种种虚火证候，尤易被认为是阴虚火旺，而以滋阴降火之方去治，往往适得其反。即痨字从火之说，亦当解为由于心阳衰弱，始为得当。

望　色

望色无他术，专在神气求，实症多红艳，虚症白青浮，部位须分定（额心、颏肾、鼻脾、左腮肝、右腮肺），生克仔细筹。吉凶都可料，阳浮记心头（久病之人，未受外感，忽面现红光，若无病者，乃元阳外越，旦夕死亡之征）。

【阐　释】《素问·阴阳应象大论》谓："善诊者察色按脉，先别阴阳，审清浊而知部分，视喘息，听声音而知所苦，观权衡规矩而知病所主，按尺寸，观浮、沉、滑、涩而知病所生，以治则无过，以诊则不失矣。"实已四诊都提到了。《难经·六十一难》谓："望而知之谓之神，闻而知之谓之圣，问而知之谓之工，切而知之谓之巧。"历代医家对此多所发挥，认为治病求本，必须四诊合参，全面考虑病之阴阳虚实，表里寒热，方有真据。故四诊为医家必备的基本知识技能，至今虽有各种新诊法，仍然不可偏废。但有些医书立说太繁，初学者不易入手，郑氏各为五言诗八句，提要钩玄，极便悟记。

望诊一般是望神气、察颜色、定部位，并宜审形窍而察全身。清代石寿棠《医原》论望诊较全面而扼要，尤重望神气。其说谓："《经》曰：望而知之谓之神，必能以我之神，会彼之神。夫人之神气栖于二目，而历乎百体，尤必统百体察之。察其清浊以辨燥湿，察其动静以辨阴阳，察其有元以决死生，如是而望始备，而望始神。"又谓："人之神气在有意无意间流露最真，医者清心凝神，一会即觉，不宜过泥。"于望色亦谓："不论何色，均要有神气。神气云者，有光有体是也。光者外面明朗，体者里面润泽。光无形，主阳主气，体有象，主阴主血，气血无乖，阴阳不争，自然光体俱备。"色有光体，即是有神气。至于《内经》以五脏应五色，青属肝，红属心，黄属脾，白属肺，黑属肾，亦只道其常，还要注意色不应病的变。这里所说"实症多红艳，虚症白青浮"，亦只明其大要。至于定部位则额心、颏肾、鼻脾、左腮肝、右腮肺。清周学海《形色外诊简摩》谓："高下左右以应五脏气化之正位。"即心居上，故候额；脾居中，故候鼻，颐居下，故候肾；左腮候肝，右腮候肺，则本《内经》"肝生乎左，肺藏于右"之说。但临症亦不能尽拘，还须按五行生克之理，经权其常变，始能预料其吉凶，而阳浮系旦夕死亡之兆，尤需特别细辨。此为郑氏望色诗之大要。石寿棠《医原》更论及察形窍一项，于头、目、鼻、耳、口、舌、齿、牙、二阴诸形窍，各就其所主之气化，所司之脏腑，所系之经络，所常见之病变，分别予以解说。并论及病有诸内必形诸外，故由外形的表现，可以察知内部的病变。对于燥、湿、寒、热、虚、实，心受清浊邪气、五脏病变所反映的诸症，及手足三阴三阳经气终绝所发生诸症，均有扼要的述说，至今仍值参考借鉴。

辨舌亦为望诊一重要部门，因舌为心之苗，五脏、六腑都有经络联系于舌本，故望舌亦足察知内外一切病症之所在。前人对此论列颇多，大多认为舌尖主心（包括心包络），前中主肺，中部主脾胃（左脾右胃），舌边主肝胆（左肝右胆），舌根主肾及命门（包括大肠），而于临症时则须对舌色、舌形、舌体、舌苔，下细分辨。尤以辨苔为重要，以苔为胃气脾湿上蒸而生，凡人一切生理病理变化，多与脾胃有关，故病外感内伤，及脏腑虚实、表里进退，均可望苔而知其梗概。一般以苔白为虚寒、为在表，苔黄为实热、为在里，苔黑为重笃。又须视其深浅间杂，苔之厚薄湿燥，而定其病之轻重及进退。广说义繁，郑氏统以气有余及气不足判之，是扼要之法，即凡现色黄、干白、紫红、黑黄、纯干黑，烦躁饮冷者，为气有余；现舌青滑、润黄、黑润、干黑色，或青中带黄，或黄中带白，黑而润，津液满口，其人安静而喜热饮之类，皆为气不足（见卷四）。以望色之所得，再结合脉证之表现，而处方用药，自不会有误。

闻　声

细听呼与吸（呼出心肺，吸入肝肾），痰喘有无声，呃逆分新久，微（微言也）厉（声大也）判盈缩，抑郁多长气，腹痛定呻吟，谵语虚实异，留神仔细评（阳明实症谵语，乃热甚神昏，热极者，狂叫嬉笑不休。少阴虚寒症，言语错乱若谵语，其实非谵语也，乃气虚阳脱，神无所主也）。

【阐　释】 喻昌谓："声音，气之从喉舌宣于口者也。"关于五声五音配五脏之说，固难全应，而声息呼吸之关于喉、舌、鼻、齿、唇及气管、肺脏，则很显然。《难经》谓："呼出心肺主之，吸入肝肾主之，呼吸之中，脾胃主之。"故闻呼吸声息，可为察知五脏之助，自当细心听取。至于痰喘之有声无声，呃逆之新久轻重，声音之大小，气息之长短，以及呻吟谵语等，均属闻诊中的主要项目，故须仔细留神。石寿棠《医原·闻声须察阴阳论》以燥湿为纲，分辨各种声音，而知其病之所在，颇为精审。其说谓："五音不外阴阳，阴阳不外燥湿……燥邪干涩，声多属仄，或干哕，或咳声不扬，或咳则牵痛，或干咳连声，或太息气短，化火则多言，甚则谵狂，其声似破似哑，听之有干涩不利之象。湿邪重浊，声必低平，壅塞不宣，古谓如从瓮中作声者然。或默默懒言，或昏昏倦怠，或多嗽多痰，或痰在喉中辘辘有声，或水停心下汩汩有声，或多噫气；化火则上蒸心肺，神志模糊，呢喃自语，或昏沉迷睡，一派皆重浊不清之象，流露于呼吸之间。"又谓："实喘责在肺，虚喘责在肾。实喘者，胸满声粗，气长而有余；虚喘者，呼长吸短，息促而不足。实喘者，出气不爽；虚喘者，入气有音。实喘，有水邪射肺，有痰饮遏肺，有客邪干肺，上焦气壅，治宜疏利；虚喘为肾不纳气，孤阳无根，治宜固摄。虚实分途，阴阳异治，然则闻声之道，顾不重哉！"可供辨证参考。

问　症

探病须细问，疼痛何由生，寒热分新久，痞满判重轻。喜饮冷和热，二便黄与清。妇女胎产异，经信最为凭。

【**阐　释**】问症主要是求知病人的自觉症状，及病程经过，历来甚被重视。《内经》已有记载，《疏五过》、《正四失》两篇，尤反复言及。明李梴列五十余问，张景岳省为十问，繁简虽各不同，要以求得病者的病因、病势、病情及其经过为主旨。《景岳全书·十问篇》，一问寒热二问汗，三问头身四问便，五问饮食六问胸，七聋八渴俱当辨，九因脉色察阴阳，十从气味章神见。能使问者不觉烦，病者不觉厌，最后还结合望闻问而察阴阳，亦可供临症参考。郑氏所举各端，亦极常见而明晰，要言不烦，甚便实用。

切　脉

脉分上、中、下，浮、沉、迟、数衡。有力与无力，虚、实自然明。大、小兼长、短，阴阳盛衰情。二十八脉象，堪为学者绳（脉之一途，千变万化，总在这阴阳两字上求之，其要不出浮、沉、迟、数，有力与无力耳。李士材之二十八脉，虽说繁冗，然逐步以言病，亦大费苦心，初学原不可少，此特明其要）。

【阐　释】脉学自《内经》、《难经》以后，历代医家多有论述，明李士材二十八脉最为流行，至清周学海著脉学四书，精详条畅，可谓集脉学之大成。其说谓："总以浮、沉、迟、数、虚、实、长、短，八者为之提纲，得其纲则中有主宰，乃可应于无穷。故芤、革，浮也；牢、伏，沉也；代，迟也；促，数也；濡、弱、细、微，虚也；洪，（促、牢、滑、动）实也；弦、缓，长也；动、结、滑、涩、紧、散，短也。"并说这些都是脉的位、数、形、势，而其根源则在于阴阳、血气、寒热、虚实的病机。察脉即所以察病机，必须察脉准而后辨病始真。郑氏切脉诗大体与周氏相近，而极简明扼要，便于应用。并谓二十八脉虽繁冗，但初学原不可少，亦属切当之论。较郑氏稍后的蜀中名医家唐宗海，除著《中西汇通五种》外，还著有《医学一见能》一书，以示初学。其中对二十八脉的脉象与病机，有扼要的叙说，特转录以资参考。

浮脉，轻按即见，主表实，亦主里气内虚。

沉脉，重按乃见，主里实，亦主里气内虚。

迟脉，一息三至，主虚寒，亦主在脏之病。

数脉，一息六至，主实热，亦主真寒假热。

虚脉，三部无力，主诸虚，亦主素禀不足。

实脉，三部有力，主诸实，亦主素禀有余。

大脉，应指洪阔，主病进，亦主正气内虚。

缓脉，应指柔和，主病退，亦主胃气有余。

长脉，过于三指，主气盛，亦主阳盛阴虚。

短脉，不满三指，主气损，亦主中有窒塞。

滑脉，往来流利，主血走，亦主痰饮为病。

涩脉，往来艰滞，主血虚，亦主淤血凝积。

洪脉，涌沸有力，主实热，亦主内虚不足。

紧脉，劲疾无定，主寒实，亦主身体疼痛。

细脉，窄小不粗，主冷气，亦主血脉不足。

微脉，模糊不显，主阳虚，亦主元气败绝。

芤脉，浮大中空，主亡血，亦主遗精小产。

弦脉，端直中劲，主木旺，亦主痰饮内痛。

革脉，浮极有力，主阴亡，亦主阳不入阴。

牢脉，沉极有力，主寒实，亦主内有积聚。

濡脉，浮细无力，主气虚，亦主外受湿气。

弱脉，沉细无力，主血虚，亦主胃气不盛。

动脉，摇曳在关，主惊气，亦主阴阳相搏。

伏脉，沉潜着骨，主邪闭，亦主阴寒在内。

促脉，数中时止，主郁热，亦主邪气内陷。

结脉，迟中时止，主寒结，亦主气血渐衰。

代脉，止有定候，主气绝，亦主经隧有阻。

散脉，去来缭乱，主气散，亦主产妇之凶。

　　浮、沉分表、里，迟、数定寒、热，虚、实分盛、衰，大、缓辨进、退。长有余而短不足，滑流利而涩艰难，寒、热、紧、洪俱属实，细、微、血气总为虚。芤中空而血亡故道，弦中劲而木乘脾经。革则阳气外越，牢则阴邪内固。濡气虚，弱血虚，虚各有别；动气搏，伏气闭，气总乖和。结阴促阳，辨迟与数；代亡散绝，有去无来。脉法多端，此为总索。

伤寒六经提纲病情

一曰太阳　以脉浮，头痛、项强、恶寒（八字为提纲），恶寒（二字为病情）。

二曰阳明　以胃家实（三字为提纲）、恶热（二字为病情）。

三曰少阳　以口苦、咽干、目眩（六字为提纲）、喜口区（二字为病情）。

四曰太阴　以腹满而吐，食不下，自利益甚，时腹自痛，若下之，必胸下结鞭（二十三字为提纲），食不下（三字为病情）。

五曰少阴　以脉微细，但欲寐（六字为提纲），但欲寐（三字为病情）。

六曰厥阴　以消渴，气上撞心，心中疼热，饥而不欲食，食则吐蛔，下之利不止（二十四字为提纲），不欲食（三字为病情）。

【阐　释】仲景《伤寒论》所说的太阳、阳明、少阳、太阴、少阴、厥阴六病，标题只是辨某病脉、证、治，并无"经"字，可知经字是随后加上的，自然不是仅指某经络的病证，这是从六证的提纲病情可以见到的。这些提纲病情，是根据历代医家积累的经验，从多种病情中分析综合概括而获得，明晰确实，不容相混。古今医家多有阐述，郑氏分别作成贯解、附解，颇有精卓之见，详见以下各节。唯一日太阳，二日阳明挨次传经之说，则不可尽拘。郑氏在后面提到"伤寒有传经不传腑，传腑即不传经的，更有直中太阴、少阴、厥阴，切切不可拘于一日太阳，二日阳明上面搜寻，总在这六经提纲病情上体会，即误治变逆亦可知也"。可知掌握这六经提纲病情是极为重要的。

六经定法贯解

凡病邪初入，必由太阳，太阳为寒水之区，居坎宫子位，人身之气机，日日俱从子时发起，子为一阳，故曰太阳。太阳如天之日（日从东海而出，海为储水之区，水性主寒，故曰太阳寒水），无微不照，阳光自内而发外，一身上下四旁，莫不毕照焉。所以主皮肤，统营卫，为一身之纲领。然太阳底面，即是少阴肾经（相为表里也），若太阳病，过发汗，则伤少阴肾中之真阳，故有亡阳之虞。所以近来医家病家，畏桂、麻二汤发汗，等于砒毒，毫不敢用，由其不知桂、麻二汤，非发汗之剂，乃协和营卫之方也。营卫协和，则向之伏于皮毛肌肉间者，今皆随汗而尽越于外矣。邪出于外，则表气疏，里气畅，病所以立解矣。至若发汗而致亡阳者，岂真麻、桂之为害哉？不知由其人内本先虚，复感寒邪，今得桂麻协和阴阳，鼓邪外出，大汗淋漓，而肾中一线之元阳，乘气机之鼓动，而与汗俱出，实气机势时之使然，非桂、麻之必使人亡阳也。观于气实之人发汗，毫不为害，从可识矣。然则仲景又岂不知内虚之人，不可发汗乎？观于食粥、与不食粥、微发汗、更发汗、中病即止诸句，仲景已于内虚之人，早为筹划矣。真是步步规矩，处处苦心，惜乎知之者寡耳。六经当以一贯解之，章旨太多，恐学者易倦，仍将六经分解，参以附解，〔须〕知分解还是贯解，附解不在分贯之列，分贯是六经大旨，附解是补六经未发之大意。

附解：按六经以太阳为首，厥阴为终。经者常道也，先天之真阳，原寄于肾，肾与膀胱相表里（肾为里，膀胱为表），真阳之气机发动，必先行于太阳经，而后行于诸经，昼夜循环，周而复始。然太阳四面皆水，寒气布护，故曰"太阳之上，寒气主之"，真阳之气，此刻初生，阳气甚微，若太阳经病过发汗，则伤肾中之真阳（表阳被夺，里阳立消），故有亡阳之虞。须知太阳地界主寒，复感外寒之客气所犯，阻其真阳运行之机，故太阳之经症作。二日阳明，阳明地界主燥，客寒之气，自太阳而走入燥地，寒邪便化为燥邪，燥邪入阳明经，而阻其真阳运行之机，则阳明之经症作。余仿此，学者务宜留心，六经各有表里，即有病经不病里处，详太阳〔经〕附解。

【阐　释】如前所述，《伤寒论》的六经，与《素问·热论》的六经不同，是区分六区地面（也有说是疾病的六种层次或征候群的）。太阳为寒水之区，阳明为燥金之区，少阳为相火之区，太阴为湿土之区，少阴为君火之区，厥阴为风木之区。据《素问·六微旨大论》六经各有标、本、中三气：即风、寒、湿、热、燥、火为本，三阴、三阳为标，本、标之中见者为中气。如太阳与少阴为表里，阳明与太阴为表里，少阳与厥阴为表里，表里相通，则彼此互为中气。太阳一经，以寒为本，少阴为中气，太阳为标，他经以此类推。故本节特别指出，凡病邪初入，必由太阳，以太阳为寒水之区，主皮肤，统营卫，为一身之纲领，与少阴为表里。若太阳病过发汗，则伤少阴肾中之真阳，而有亡阳之虞。一般医家更畏麻黄、桂枝二汤发汗如砒毒，不敢用，实由不知麻、桂二汤是协和营卫之剂。又指出因发汗而致亡阳，多为内虚之人，故诊断时要特别留意，必须因病人体质而于用药的轻重缓急上化裁，始不致误。附解中又指出太阳地界主寒，复感外寒之客气所犯，阻其真阳运行之机，则太阳之经症作。此寒邪如走入阳明地界，即化为燥邪；走入少阳地界，即化为火邪；走入太阴地界，即化为湿邪；走入少阴地界，即化为热邪；走入厥阴地界，即化为风邪。此即后面所说："六经所主气机乃为本，客气所生乃为病，客气往往随主气而化为病，故一经一经病形不同。"常表现为种种热性病以至诸般杂症，而多可用伤寒方治之。故有人谓《伤寒论》不止为伤寒立法，善用之一方可以推广治疗多种病症。

太阳经证解

按太阳一经，以寒为本（太阳之上，寒气主之，故也）。少阴为中气（肾与膀胱为表里），太阳为标（主外，是本经之标、本、中三气也）。太阳一经为病，有经病（本经自病），有伤风症（经症中之兼症），有伤寒症（经症中之兼症），有两感症（经症中之兼症），有腑症（太阳中之里症）。腑症之中，又有蓄尿症、蓄热症、蓄血症、癃闭症（腑症中恒有之病也）。不可不知也。经症者何？脉浮、头项强痛、恶寒，发热是也（经病情形）。兼自汗而恶风者，则为伤风症，是太阳之卫分为风邪所伤也，主以桂枝汤，协和营卫，驱风邪外出，浅一层立法也，服此方而若解则病愈（此刻节令之气寒，客风亦寒，故曰风寒。寒气即是风气，风气即是寒气。仲景以风寒冠首，一示厥阴循环之意，一示风轮主持大世界之意，风字宜活看）。经症而兼无汗者，则为伤寒症，是太阳之营分为寒邪所伤也，主以麻黄汤，大开腠里，俾营分之寒邪，尽从汗出，深一层立法也。服此方而若解，则病愈（此际若不知发汗，则病进从实，若过发汗，则症变从虚，若妄下，则症变从误）。经症而兼壮热烦燥〔躁〕脉浮紧者，则为两感症，是太阳之营卫，为风邪寒邪所伤也，主以大青龙汤，营卫两解，风寒并驱，又深一层立法也。服此方而若解，则病愈（两感症，又有一日太阳，而与少阳同病，亦名两感症。三阳症与三阴症同见，亦名两感，用药即当解表温经，再看表里重轻。以上兼症三法，系本经恒有之候，非传经之谓也。传经法详附解）。设若不解，不传经则必传腑（传经则现经症，传腑则现腑症）。腑症者何？口渴而小便不利是也。是邪由太阳之经，而转入太阳之腑也，主以五苓散，化太阳之气，气化一行，小便亦利，邪亦可从此而出，病亦可从此解矣（此处便是太阳首尾界限）。至于腑症之中，另有蓄尿一症（病形小腹满，便短赤不利，口渴），盖膀胱乃储水之区，今为寒气所束，太阳之气微，不足以胜其寒邪之气，气机于是乎不运矣，气机一刻不运，则所储之水，即不能出，势必上涌，而小腹作满，故名之曰蓄尿，主以五苓倍桂、桂本辛温，力能化太阳之寒气，气化一行，小便得出，病亦立解，此法中之法也。另有蓄热一症（病形小腹不满，口渴溺赤），由寒邪入腑，从太阳之标阳而化为热，热甚，则必涸其所注之水，故小腹不满而便不利，故名之曰蓄热，主以五苓去桂，加滑石以清利其热，热邪一去，腑自立安，亦法中之法也。另有蓄血一症（病形小腹硬满），缘由寒邪入腑，阻其太阳之气机，而循行本经之血液，失其常度，不得归经，流入腑中，聚而不散，少腹硬满，故名之曰蓄血，主以五苓散中，加桃仁、红花、当归、万年霜之类，从小便以逐其瘀，即可移危为安，皆不易之法也。另有癃闭一症，与热结膀胱不同，热结者，尿常可出一二点，此则胀翻出窍，尿不得出，由三焦气机不运，水道壅塞太甚，法宜升提，俾壅者立开（此下陷从上治法也），尿即得出，病亦可解，此皆不易之法也（此太阳一经，经腑症形如是，至于传经，详附解）。

附解： 太阳经，有经症初见，不传本经之腑，而传阳明、少阳，三阳经症同见者，名三阳并病，即以三阳之法治之，如桂枝汤加葛根、柴胡是也。有经症初见，传阳明而不传少阳者，名二阳为病，即以二阳之法治之，如桂枝加葛根汤是也。又有三阳经症同见，而见太阴之腹满自利，即于三阳表药中，合理中之法治之。有经症初见，转瞬而见少阴之身重欲寐者，肾与膀胱为表里，表病而及里也，当从少阴之法治之，如麻黄附子细辛汤是也。至于当汗而不汗，表里不通，壮热烦（燥）〔躁〕者，大青龙是也。经症误下遂利者，桂枝加葛根汤是也（误下邪陷于内，故加葛根以举之）。过汗而至汗不止者，桂枝加附子汤是也。下后而至脉促胸满者，桂枝去芍药汤是也。仲景之法，总在活法圆通，并无死法，方方皆有妙义，轻重大有经权，学者先将六经提纲病情熟记于心，方能见病知源。六经所主气机乃为本，客气所生乃为病，客气往往随主气而化为病，故一经一经病形不同，虽云伤寒二字冠首，因寒在子，故也。

【阐　释】本节所论太阳经症中之伤风症、伤寒症、两感症；腑症中之蓄尿症、蓄热症、蓄血症及癃闭症，对其病机、病象及处方用药，论述均极切当。唯癃闭症只说法宜升提，未有处方，宜用补中益气汤治之。癃闭还有由于湿热下注，或瘀血内结，膀胱气化不利而致之实症；亦有因肾气亏损、膀胱气化无权，水液不能下注之虚症。实症小便量少、热赤、频急、而滴沥不畅，甚至尿闭不通，小腹胀满，或疼痛、口渴、便秘、苔黄腻、脉滑数，宜清利湿热，宜猪苓汤或八正散加减治之。虚症小便滴沥不爽，排出无力，甚或不通，面白、腰冷、舌质淡、脉沉细，宜补肾温阳通窍，以济生肾气丸加减治之。

附解中论及二阳并病，三阳并病，及兼见太阴、少阴病症，与汗下失宜的诸种变症，俱选用伤寒论方而各得其当。归结为"仲景之法，总在活法圆通，并无死法，方方皆有妙义，轻重大有经权"。这是郑氏最得力处，故于《医理真传》之后，更著《医法圆通》一书，详加阐发，这里只示其要点。

阳明经证解

按阳明一经，以燥为本（阳明之上，燥气主之，故也），太阴为中气（脾与胃为表里），阳明为标（主外，是本经之标、本、中三气也）。有经症，有里症，有腑症，不可不知也。（以下承接上太阳经）太阳之寒邪未尽，势必传于阳明，则治阳明，必兼治太阳，若全不见太阳之经症、腑症病情，独见阳明之经症、腑症，则专治阳明，方为合法。当知寒邪走入燥地，即从燥而化为燥邪，乃气机势时之使然也（寒邪化燥，乃本经病机主脑）。经症者何？前额连眼眶胀痛，鼻筑气而流清，发热不恶寒，此际寒邪初入阳明之经，寒气尚有一线未化尽，故还见筑气流清涕之寒形，渐渐发热不恶寒（不恶寒三字，便是寒邪俱化为热也）。邪在经尚可解肌，故用葛根汤以解肌，俾邪从肌肉而出（阳明主肌肉，故也），此本经浅一层立法也。服此方而邪若解，则病愈。设若不解，有传少阳之经，而不传本经之腑，有传本经之腑，而不传少阳之经者出矣

（便是分途处）。若本经经症，合少阳之经症，名二阳合病，即以二阳之法治之，如葛根汤合柴胡汤是也。若本经经症，而传入本经之里，则现口燥心烦，汗出恶热，渴欲饮冷（这便是里症情形）。此刻全无一点寒形，尽是一团燥热之邪气，盘据胃中，兼之胃乃多气多血之腑，邪热之气，又合胃中之气，二火交煽于中，则邪热炽矣。热甚则血亏，故口燥心烦，热蒸于外，故汗出，内热太甚，则乞救于外之水而欲为之扑灭，故大渴饮冷，仲景用白虎汤以救之，有不使邪热归腑之意，深一层立法也。服此方而若解，则病愈。设若白虎力轻，未能扑灭其邪热，邪即入腑，便见张目不眠，声音响亮，口臭气粗，身轻恶热，大便闭塞等情，此际邪已归腑。邪至腑中，热已过盛，热盛必将肠胃中之血液灼尽，即肠胃中所存宿谷糟粕中之津液，亦必灼尽。胃中枯槁，阴气不得上交，所以张目不眠，胃火旺极，故声音响亮，口臭气粗，身轻恶热，肠胃此际，无一毫血液运其糟粕，故大便闭塞。通身上下不啻一盆烈火，若不急为扑灭，顷刻将周身血液灼尽，脏腑有立坏之势也，主以大、小承气汤，苦寒陡进，推荡并行，火邪一灭，正气庶可复生。即有痞满实燥〔兼〕谵语狂走等情，皆缘热邪所致，俱当以此法为主，不可因循姑息，酿成脱症之祸矣（阳旺极，而阴必立消）。

附解：病缘是伤寒为本，至于用大黄、芒硝、石膏之药，全不见伤寒面目，学者至此，每多茫然莫解，由其不知化机与六经所主耳。万病不出阴阳两字，阳极化阴，阴极化阳，自然之理。阴阳分布六经，六经各有所主之气，寒主太阳，燥主阳明，火主少阳，湿主太阴，热主少阴，风主厥阴。须知寒邪至燥地，寒气即化为燥邪，一定不易之理也（譬如一团冷物，放于热物之中，顷刻冷物亦化为热物。一团热物而放于冷物之中，顷刻热物亦化为冷物。知此化机，便得伤寒一贯之旨，庶可识仲景步步立法之苦心也）。他经化机仿此。仲景以伤寒二字冠首者，寒居正冬子令，一阳初生，为一岁之首，一年分六气，六气配六经，一岁之气机，可以六日括之，六日之气机，又可以一日尽之。生生化化，循环不已，学者宜知。

【阐　释】本节所论阳明经症、里症、腑症，皆以寒邪化燥为主脑，依次指出其病象、病机及所用方药，均极切当。唯其所谓里症的病情，"尽是一团燥热之邪气盘据胃中"，可见邪已入于阳明胃腑。复谓"仲景用白虎汤以救之，有不使邪热归腑之意"，似不如不立里症之名，直以白虎汤为治腑症之较轻者，较为适当。如病势再进，由胃及肠，通身上下全是一团烈火，则必须主以大、小承气汤，苦寒推荡，灭火救阴，决不可因循姑息，酿成脱症。又本万病不出阴阳，阳极化阴，阴极化阳之理，以释伤寒要用硝、黄等药，均具卓见，可使惧用硝、黄者受到启发，附解中又提出六经各有所主之说，并谓"一年分六气，六气配六经，一岁之气机，可以六日括之，六日之气机，又可以一日尽之"。关于一年分六气，六气配六经，依冬至一阳生，以冬令太阳寒水居首，次为厥阴风木，少阴君火，太阴湿土，少阳相火，阳明燥金，各占两个月四个节气。其次序虽与传经之始太阳而终厥阴刚好相反，而天人合一，自然与人身阴阳相通之气机，实寓于此。故六经各有所主，各有所化之说，从整体观点及时间医学着眼，亦具有一定价值。

少阳经证解

按少阳一经，以火为本（少阳之上，相火主之，故也），厥阴为中气（肝与胆为表里），少阳为标（主外，是本经之标、本、中三气也）。有经症，有腑症，有半表半里症，不可不知也。（以下承接阳明经）如阳明之邪未罢，势必传于少阳，则治少阳，必兼治阳明；如全不见阳明之经症、腑症，而独见少阳之经、腑症者，则专治少阳，方为合法。经症者何？头痛在侧，耳聋喜呕，不欲食，胸胁满，往来寒热是也。夫寒邪之客气，每至阳明燥地而化为燥邪，燥邪之客气未尽，遂传入少阳（客寒至阳明，从燥而化为燥邪，燥邪入少阳，为病机主脑）。盖少阳主枢，有枢转阴阳之道，今因燥邪之客气干之，阻其少阳条达之气机，正邪相击，故两侧头痛作矣（耳前后两侧，俱属少阳），胆脉入耳，燥邪干之，清窍闭塞，耳遂骤聋；木原喜乎条达，呕则气动，木气稍泄，病故喜呕；木气不舒，上克脾土，土畏木克，故不欲食；胸胁者，肝胆所主之界限也，肝胆不舒，胀满并作（即此便可悟客气之过也。客气详附解)。少阳与太阴接壤，系阴阳交界之区，故曰半表半里。邪附于胆，出与阳争则热，入与阴争则寒（阳指阳明，阴指太阴），故有寒热往来也。主以小柴胡汤，专舒木气，木气得舒，枢机复运，邪自从枢转而出，此本经浅一层立法也。用药未当，邪不即出，则必入腑，即现口苦、咽干、目眩（六字乃本经腑症提纲）。此际燥邪入腑，合本经标阳，燥与热合成一家，热甚则胆液泄，故口苦、咽干；肝开窍于目，与胆为表里，表病及里，里热太甚，必伤肝中所藏之血液，故目眩。主以黄芩汤，清其里热，里热一解，邪自灭亡，此本经深一层法也。所谓半表半里症者何？即其所处之界，分而言之也。邪在三阳，俱以表称；邪在三阴，俱以里论。半表者从阳分（少阳与阳明太阳为一家也），半里者从阴分（少阳与太阴接壤，太阴与少阴厥阴为一家也），故诸书言疟病不离少阳，因其寒热之往来而决之于少阳也（表邪之为病，寒热无定候，疟邪之为病，寒热有定候，以此别之）。邪在少阳，不能从枢转而出，直趋阳明地界，阳明主燥，故病者发热（即热疟也）；邪苟不趋阳明。而专趋太阴，太阴主寒，故病者发寒（即寒疟也）。学者能于寒热二字，探其轻重，则治疟不难也。

附解： 有少阳经症初见，而合三阴为病者，即合三阴之法治之。须知伤寒有传经不传腑，传腑即不传经的，更有直中太阴、少阴、厥阴，切切不可拘于一日太阳，二日阳明上搜寻，总在这六经提纲病情上体会，即误治变逆，亦可知也。即本经自受之风，自受之寒，自受之热，皆可以辨也。伤寒一书，通体就在这邪正二字。正气乃六经之本气也，寒为太阳之本气，燥为阳明之本气，火为少阳之本气，湿为太阴之本气，热为少阴之本气，风为厥阴之本气。六经之本气，乃一定不易之气也。六经只受得先天之真气，受不得外来之邪气，邪气即客气也。客气者何？风、寒、暑、湿、燥、火是也。此六客者，天地常有之客也，正气旺者，客气不得而干之，正气弱者，客气即得而入之。六客皆能损人之气血，戕人之性命，故仲景首以寒客立论，先提出六经本气，后指出寒邪之客气，或在三阳，或在三阴，或病于经，或病于腑，或病于卫，或病于营，或随燥化，或随热化，或随湿化，或从火化，或从风化。或邪在表，误下而入内；或邪在里，误汗而变逆；出入变化，往来盛衰，皆客气流行自然之道，实因人身五脏、六腑之偏盛致之也。学者务要识得六经本气、病情、提纲，即能明客气之所在，而用药有据，则不惑也。仲景虽未将六客逐位立论，举伤寒一端，而六客俱在也。即外之尸气，（障）〔瘴〕气、疫气、四时一切不正之气，亦皆可仿此而推也。

【阐　释】少阳主相火，故邪入少阳即从火化。有经症，有腑症。又因少阳与太阴接壤，为三阴三阳交界之区，故有半表半里之称。如受客邪所犯，致少阳不能枢转阴阳，即出现胸胁不舒，寒热往来之象，轻症主以小柴胡汤，邪即枢转而外出。重症则因邪已入腑，燥热相煽，伤及肝胆，则须主以黄芩汤清其里热，始能治愈。疟病之邪，亦在少阳，亦有寒热往来之象，但有定候，与表邪之寒热往来无定候是不难分的，而用药则须视其寒热之轻重为准。笔者治疟疾之经验方，如寒热相等，即用柴胡、半夏、益智仁、牡蛎、茯苓、陈皮、常山、草果、甘草。发热时间长，热重则加知母、石膏。发冷时间长，寒重则加生姜。此我治疟，屡用屡验之方也。

附解中指出六经本气是本身所主之真气、正气，正气旺则风、寒、暑、湿、燥、火六客都不能为害，正气弱则各邪都得侵入而为病。即以寒邪而论，就有在阳、在阴、在脏、在腑、在卫、在营之不同，化燥、化热、化湿、化火、化风之各异。其余各邪犯人为病，亦复如此。表面现象，错杂纷纭，必须识得六经本气，病情、提纲，仔细辨认，始能明客邪所在而用药有据。

太阴经证解

按太阴一经，以湿为本（太阴之上，湿气主之，故也），阳明为中气（胃与脾为表里），太阴为标（主外，是本经之标、本、中三气也）。有经症，有五饮症，有着痹、行痹症，有阳黄、阴黄症（本经恒有之病），不可不知也（以下承接少阳经）。如少阳之邪未罢，势必传入太阴，则治太阴，必兼治少阳；若全不见少阳之经腑证，则专治太阴，方为合法。经症者何？腹满而吐，食不下，时腹自痛，自利益甚，手足自温是也。夫太阴主湿而恶湿（太阴为阴

经,与阳经有别。寒邪由太阳、阳明、少阳,此际寒邪全化为
热,并无寒邪之形,即有寒者,皆由太阳误下,而寒陷于内者有
之。务要知得少阳火邪,传至太阴,即从太阴湿而化为湿邪,为
传经病机主脑),少阳之热邪入而附之,即从湿化,湿气
太甚,阻滞中脘,邪乘于上,则腹满而吐,邪乘于下,
则腹痛自利。四肢禀气于胃,邪犯脾未犯胃,故虽有吐
利,而手足尚温也。主以理中汤,直守其中,上下自定,
乃握要道也。若桂枝倍芍药汤,是太阳经症误下,而寒
邪陷入太阴之内也(三阴症,原不在发汗之例,不应用桂枝,
若此方而用桂枝者,仍是复还太阳之表也,须知)。至于五饮
症者何?夫饮者,水之别名也,即以一水字括之,不必
另分名目,名目愈多,旨归即晦,学者更无从下手。故
仲景列于太阴,太阴主湿,湿即水也(本经是水,复得外
来之客水),水盛则土衰,土衰即不能制水,以致寒水泛
溢,或流于左,或流于右,或犯心下,或直下趋,或化
为痰,种种不一,故有五饮之说焉。经云:"脾无湿不
生痰。"即此一语,便得治五饮之提纲也。治法总不外
健脾、温中、除湿、行水、燥脾为主,因其势,随其机
而导之利之,即得步步立法之道也。所谓着痹、行痹者
何?夫痹者,不通之谓也。经云:"风寒湿三气,合而
为痹。"风胜为行痹,寒胜为着痹(行痹流走作痛,着痹痛
在一处),风为阳而主动,风行而寒湿随之,故流走作
痛;寒为阴而主静,寒停不行,风湿附之,故痛处有定。
风寒湿三气,闭塞经络,往往从本经中气化为热邪,热

盛则阴亏而火旺，湿热熏蒸，结于经隧，往往赤热肿痛，手不可近，法宜清热润燥。若忽突起，不赤不痛，则为溢饮所致，又当温中除湿，不可不知也。所谓阳黄、阴黄者何？夫黄者，土之色也，今为湿热蒸动，土象外呈，故周身皮肤尽黄。阳者，邪从中化（中者，胃也。少阳之热，不从太阴之湿化，而从中化，胃火与湿合，熏蒸而色黄），阴者，邪从湿化。阳主有余，阴主不足，阳者主以茵陈五苓散，阴者主以附子理中汤加茵陈。立法总在湿热，阴阳二字分途，外验看病人之有神无神，脉之有力无力，声之微厉，则二症之盛衰立决矣。

附解： 夫人身立命，全赖这一团真气流行于六步耳（真气乃人立命之根，先天种子也，如天日之流行，起于子宫，子为一，乃数之首也。六步即三阳经、三阴经也）。以六步合而观之，即乾坤两卦也（三阳即乾卦，三阴即坤卦）。真气初生，行于太阳经，五日而一阳气足（五日为一候，又为一元），真气行于阳明经，又五日而二阳气足（此际真气，渐甚），真气行于少阳经，又五日而三阳气足（合之三五得十五日，阳气盈，月亦圆满，月本无光，借日之光以为光，三阳气足，故月亦圆也），此际真气旺极，极则生一阴，真气行于太阴经，五日而真气衰一分，阴气便旺一分也。真气行于少阴经，又五日而真气衰二分，阴气便旺二分也。真气行于厥阴经，又五日而真气衰极，阴气旺极也（三阳十五日，三阴十五日，合之共三十日，为一月，一月为一小周天，一岁为一大周天，一日为一小候，古人积日成月，积月成岁，乃不易之至理。一岁之中，上半岁属三阳，下半岁属三阴；一月之内，上半月属三阳，下半月属三阴；一日之内，上半日属三阳，下半日属三阴。一年之气机，即在一月尽之，一月之气机，又可以一日括之。三五而盈，三五而缩，盛衰循环不已，人身气机亦然）。阴极复生一阳，真气由盛而衰，由衰而复盛，乃人身一副全龙也（人活一口气，即此真气也）。须知天地以日月往来为功用，人身以气血往来为功用（气即火也，日也；血即水也，月也）。人活天地之气，天道有恒，故不朽；人心元恒，损伤真气，故病故死。惟仲景一人，明得阴阳这点真机，指出三阴三阳界限，提纲挈领，开创渡世法门，为群生司命之主。后代注家，专在病形上论三阴三阳固是，究未领悟气机，指出所以然之故，以致后学无从下手，虽记得三阳三阴，而终莫明其妙也。余故不惮烦，特为指出。

【阐　释】《伤寒论》太阴经症原文较简，方药亦少，历代注家有的认为有错简脱误，有的则多方为之解说。郑氏仍本其贯解之旨，并参以《金匮》所言，分本经之症为经症、五饮症、着痹行痹症、阳黄阴黄症几种，是有自己创见的。因太阴脾土主湿而恶湿，少阳热邪至此即从湿化，原文提纲病情，又多属虚寒，郑氏谓宜以理中汤温阳守中，桂枝倍芍药汤以救客邪误下而陷太阴之证，俱极明确。五饮症，《金匮》论述较详，郑氏以饮为水湿所化，列入太阴范围，从水湿论治，并指出健脾、温中、除湿、行水、燥脾为主的治法，是从《金匮》治五饮诸方概括而得的。至于风胜而走痛的行痹，与寒胜而定痛的着痹，皆合湿而益甚。从热化者治宜清热润燥，不从热化则为溢饮所致，又当温中除湿。由于湿热蒸动而周身发黄之症，从热化之阳黄，主以茵陈五苓散，从湿化之阴黄，则主以附子理中汤加茵陈，俱属切当治法。《金匮》黄疸症所列谷瘅，自属太阴范围，其他诸黄，都由伤及少阳胆腑所致，少阳与太阴为表里，故将发黄症列入太阴是合理的。

附解说明三阴三阳不只是病形的分类，而是与天地阴阳气机相通的。按医《易》同源之理，三阳合而为乾，三阴合而为坤，阳极生阴，阴极生阳，人身之真气，以气血往来为功用，人身之阴阳，亦循年、月、日之运行，由生而盛而衰而复，与天道相通。从整体观点及时间医学着眼，亦有相当道理。末谓唯仲景明得这点阴阳真机，故《伤寒论》三阴三阳分界立法垂方，能为群生司命之主，则未免推崇过当。

少阴经证解

按少阴一经，以热为本（少阴之上，君火主之，故也），太阳为中气（小肠与心为表里），少阴为标（主外，是本经之标、本、中三气也）。有经症，有协火症，有协水症，不可不知也（本经上火下水，上火，即手少阴心，下水，即足少阴肾，以下承接太阴经）。太阴之客邪未罢，势必传于少阴，则治少阴必兼治太阴；若全不见太阴症，而专见少阴症，则专治少阴，方为合法。经症者何？脉微细，但欲寐是也。夫细微欲寐，少阴之病情悉具，元阳之虚，不交于阴，阴气之弱，不交于阳可知也。主以麻黄附子细辛汤，令阴阳交而水火合，非发汗之义也（世多不识）。服此方而病可立解，立法之奇，无过于此。至于协火而动者何？病人真阳素旺，客邪入而附之，即从阳化而为热，热甚则血液必亏，故病见心烦不眠，肌肤燥熯，小便短而咽中干，法宜养阴以配阳，主以黄连阿胶汤，分解其热，润泽其枯。若协水而动者何？病人真阳素弱（阳弱阴必盛），客邪入于其中，即从阴化，阴气太盛，阳光欲绝，故病见目瞑倦卧，声低息短，少气懒言，身重恶寒，四肢逆冷，法宜回阳，阳旺阴自消，病庶几可愈矣。

附解：凡三阴症，以温补为要。是阴盛阳必衰，故救阳为急。三阳症，以解散清凉为主，是阳盛阴必亏，故救阴为先。然阳中有阴症，阴中有阳症，彼此互和，令人每多不解处，由其未将三阳三阴各有配偶认清，遂把病机辨察不确，六经不啻尘封也。

【阐　释】少阴经兼属手少阴心及足少阴肾，系上火下水，而下水中复有真阳，故本经之病，除经症外，尚有协火、协水两症。本经病情提纲，在六经中较为简明，仅"脉微细，但欲寐"六字，知其为在里之阳虚，而阴亦弱，阴阳不相交。如始病反发热，即主以麻黄附子细辛汤，一般认为是发表温经两法俱备。其用大辛热之附子以配麻辛，主要在助里之阳，不致因发汗而更弱，使表解而阳气存，邪去而阴阳平。至协火而动者，多为阳旺之人，邪入即从阳化而现血亏烦热种种病象，自当养阴以配阳。

故主以黄连阿胶汤解热而润枯。协水而动者，多为阳虚之人，邪入即从阴化而现种种寒象，自宜主以四逆汤，使阳回而阴消，病可立愈。少阴病中，重症死症较多，总不外这三种情况，治法可以类推。

附解中提到三阴症以温补为要，三阳症以清凉解散为主。但阳中有阴症，阴中有阳症，则须弄清三阴三阳互为表里的气机，并按照前辨阳虚、阴虚症法所举似实而虚、似真而假的诸种实况而施治，始能无误。

厥阴经证解

按厥阴一经，以风为本（厥阴之上，风气主之，故也），少阳为中气（胆与肝为表里），厥阴为标（主外，是本经之标、本、中三气也）。有经症，有纯阳症，有纯阴症，有寒热错杂症，不可不知也。（以下承接少阴经）少阴之客邪未罢，势必传于厥阴，则治厥阴，必兼治少阴；若全不见少阴经症，而独见厥阴，则专治厥阴，方为合法。经症者何？消渴，气上撞心，心中疼热，饥而不欲食，食则吐蛔，下之利不止是也。夫厥阴之木气，从下起而上合于手厥阴包络，包络主火，风火相合为病。风火相煽，故能消，火盛津枯故见渴，包络为心之外垣，心包火动，故热气撞心而疼，木气太盛，上凌脾上，土畏木克，故饥而不欲食，蛔虫禀厥阴风木所化，故吐蛔，木既克土，土气大虚，若更下之，故利不止（是促其生化之机也）。主以当归四逆汤、乌梅丸两方（当归四逆汤是经症之主方，乌梅丸是厥阴之总方）。方中寒热并行，重在下降，立法大费苦心（细玩长沙歌括方解，便易明白）。至于纯阳一症，乃客邪从本经之中气所化也（少阳主君火，客邪从火化）。故见热深厥深，上攻而为喉痹，下攻而便脓血（外现张目不眠，口臭气粗之火象，有似阳明腑症形），在上则以黄连、二冬、阿胶、鸡子清，在下则以黄连、二冬、阿胶、鸡子黄治之，此润燥救阴之意也。若纯阴症者何？原由客邪入厥阴，不从中化而从标化，标为至阴，客邪亦阴，故病见纯阴（外现必目瞑倦卧，身重懒言，四肢逆冷，爪甲青黑，腹痛拘急等形，是也）。法宜回阳，阳回则阴消，而病可瘳矣。至若错杂者何？标阴与中同病也（外现腹中急痛，吐利厥逆，心中烦热，频索冷饮，饮而即吐者，是也），法宜大剂回阳，少加黄连汁同服，寒热互用，是因其错杂，而用药亦错杂也。

附解：六经各有标、本、中三气为主，客邪入于其中，便有从中化为病，有不从中化而从标化为病。有本气为病。故入一经，初见在标、转瞬在中。学者不能细心研究，便不知邪之出入也。余于六经定法，作为贯解，加以附解，不过明其大致。而细蕴处，犹未推明，得此一线之路，便解得三百九十七法之旨也。请细玩陈修园先生《伤寒论浅注》，乃可造其精微也。

【阐　释】厥阴处两阴交尽之区，而与少阳为表里，故病至厥阴，每有寒热错杂，阴阳胜复之象。郑氏对本经提纲病情解说，颇为明晰，并将本经病症分为经症、纯阳症、纯阴症及寒热错杂症四种，而以乌梅丸及当归四逆汤为其总方及主方，但两方所治，各有不同。乌梅丸经历代医家应用，确认为是寒温并用，攻补兼施，并为扶正安蛔的良方，近人以治胆道蛔虫及某些下利的肠胃病，多有良效。至当归四逆汤所治则为血虚偏寒之症，故以当归、甘草为主药，合枣、芍、桂、细、通草，甘苦辛温同用，而达养血温经散寒的目的，立法亦大费苦心。若热深厥深之喉痹及便血等症，则须用润燥救阴之剂，而因在上在下之不同，鸡子有用清与黄之别。若现纯阴寒厥之象，又当用四逆以消阴回阳。若现吐利厥逆，烦热饮冷，腹中急痛，则是厥阴少阳寒热错杂，标中同病，又当大剂回阳而少佐黄连汁同服，从阴以引其阳，是皆郑氏活法圆通之妙用。

附解复申明六经各有标、本、中三气为主，客邪入于其中，变化是各有不同的。贯解、附解所言虽略，但循此一线之路，即可明《伤寒论》立法要旨。而陈修园的《伤寒论浅注》深入浅出，颇切实用。比郑氏稍后之蜀中名医唐宗海的《伤寒论浅注补正》，列为《中西汇通五种》之一，亦宜参看。

医理真传卷二

医学一途，至微至精，古人立法立方，皆原探得阴阳盈虚消长，生机化机至理，始开渡世之法门，立不朽之功业，诚非易易事也。余碌碌庸愚，何敢即谓知医，敢以管见臆说，为将来告。窃念一元肇始，人身性命乃立，所有五脏六腑，九窍百脉，周身躯壳，俱是天地造成，自然之理。但有形之躯壳，皆是一团死机，全赖这一团真气运用于中，而死机遂转成生机。奈人事不齐，不无损伤，真气虽存，却借后天水谷之精气而立。（经云："无先天而后天不立，无后天而先天亦不生。"）故先天之本在肾（即真阳之寄处），后天之本在脾（即水谷之寄处），水谷之精气，与先天之真气，相依而行，周流上下四旁，真是无微不照者也。盖上下四旁，即三阴三阳六步，其中寓五行之义，各有界限。发病损伤，即有不同，总以阴、阳两字为主。阴盛则阳必衰，阳盛则阴必弱，不易之理也。然阴虚与阳虚，俱有相似处，学者每多不识，以致杀人。余不佞，采取阳虚、阴虚症，各数十条，作为问答，阴、阳二症，判若眉列，以便学者参究，知得立解之意，则不为他症所惑，非有补于医门者哉？

【阐　释】本段所说大意，为人身禀父精母血而生，有先天真气寓于有形的物质躯壳中，才显出活泼的生机，因而能借后天水谷之精华营养而逐渐发展。按照祖国医学传统理论，先天真气之本在肾，后天精气之本在脾，两气相依而行，周流全身上下四旁，区分为三阴三阳六步，即六种界限或层次，而又各寓五行生克制化之理，故发病损伤常是千差万别，各有不同。虽然各有不同，但总其要、推其极，始终不外阴、阳两字。一般常常因阴虚与阳虚有相似处，辨别不清，以致用药错误。郑氏各列数十条实例，分判得精确明白，令人有所遵循，实大有补于医门。

阳虚症门问答

1. 问曰：头面畏寒者，何故？

答曰：头为诸阳之首，阳气独盛，故能耐寒。今不耐寒，是阳虚也。法宜建中汤加附子，温补其阳自愈。

一、建中汤

桂枝九钱白芍六钱甘草六钱〔炙〕生姜九钱大枣十二枚饴糖五钱附子三钱

用药意解

按桂枝辛温，能扶心阳。生姜辛散，能散滞机。熟附子大辛大热，足壮先天元阳。合甘草、大枣之甘，辛甘能化阳也。阳气化行，阴邪即灭，气机自然复盛，仍旧能耐寒也。但辛热太过，恐伤阴血，方中芍药苦平，饴糖味甘，合之苦甘能化阴也。此病重在阳不足一面，故辛热之品多，而兼化阴，亦是用药之妙也。此方乃仲景治阳虚之总方也，药味分两，当轻当重，当减当加，得其旨者，可即此一方，而治百十余种阳虚症候，无不立应。

【阐　释】此答直断头面畏寒是阳虚。因头面为诸阳之首，是人身最耐寒的部分，阳气健旺，则裸露而不至于病。今竟畏寒，自是由于阳虚。郑氏用小建中汤加附子治之，并细解其用药之意，均极切当。末谓小建中汤为仲景治阳虚之总方，善于加减化裁，可治百十余种阳虚症候，尤具卓见。按本方由桂枝汤倍芍药加饴糖组成，取温以祛寒，辛以宣通，甘以缓急之义，一般用于太阳病及脾阳虚的病症。实则凡身体虚弱有腹痛、心悸、盗汗、衄血、梦遗、手足烦热、四肢倦怠疼痛、尿频数且量多等，均可应用。现代有人用以治虚弱小儿的感冒、夜尿、糖尿病、肺结核、贫血、胃炎。加淫羊藿治阳痿，加茵陈治黄疸，加龙齿治高血压，均获显著效果。若加当归、黄芪，更具滋养强壮之效，诚不愧为治阳虚之要方。笔者用建中汤加丁香以治各种胃痛症，屡获良效，实由丁香辛温，能温中降逆，暖胃助阳之故。加破故纸、益智仁、桑螵蛸治老年人尿频数、小儿遗尿，十用九效，实由三药皆能补肾、命门之不足，有益精气而固肾、缩小便之功。

2. 问曰：畏寒与恶风有别否？

答曰：恶风者，见风始恶，非若畏寒者之不见风而亦畏寒也。恶风一症，兼发热、头项强痛、自汗者，仲景列于太阳风伤卫症，主桂枝汤。畏寒一症，兼发热、头项强痛、无汗者，仲景列于太阳寒伤营症，主麻黄汤。若久病之人，无身热、头痛等症，而恶风者，外体虚也（卫外之阳不足也）。而畏寒者，内气馁也（元阳衰于内，而不能充塞也）。恶风者可与黄芪建中汤，畏寒者可与附子甘草汤。新病与久病，畏寒恶风，有天渊之别，学者务宜知之。

二、桂枝汤

桂枝九钱白芍六钱甘草六钱〔炙〕生姜九钱大枣十二枚

三、麻黄汤

麻黄六钱桂枝三钱杏仁二钱甘草二钱〔炙〕

四、黄芪建中汤　即建中汤加黄芪一味

五、附子甘草汤　附子一两甘草六钱〔炙〕

用药意解

按：桂枝汤一方，乃协和营卫之剂也。桂枝辛温，能化太阳之气，生姜辛散，能宣一切滞机。桂枝与生姜同气相应，合甘草之甘，能调周身之阳气，故曰辛甘化阳。阳气既化，恐阴不与之俱化，而邪亦未必遽出也，又得芍药之苦平，大枣之甘平，苦与甘合，足以调周身之阴液，故曰苦甘化阴。阴阳合化，协于中和，二气流通，

自然无滞机矣。故曰营卫协和，则病愈。仲景更加服粥以助之，一取水谷之精以为汗，一是壮正气而胜邪气也。

按：麻黄汤一方，乃发汗之峻剂也。因寒伤太阳营分，邪在肤表（肌腠浅一层，肤表深一层），表气不通，较桂枝症更重，故以麻黄之轻清，大开皮毛为君，皮毛大开，邪有路出，恐不即出，故以杏仁利之，气机得利，邪自不敢久停，复得甘草和中以助其正，更佐桂枝，从肌腠以达肤表，寒邪得桂枝辛温，势不能不散，遂从肤表达肌腠而出也。仲景不用服粥，恐助麻黄而发汗太过也（发汗二字，大有深义，汗本血液，固是养营之物，何可使之外出也？不知寒邪遏郁，气机血液不畅，则为病。此际之血液，不能养营，必使之外出，即是除旧布新之义也。病家切不可畏发汗，汗出即是邪出也。医家切不可不发汗，当知有是病，即当用是药。总之认症贵宜清耳）。

按：黄芪建中汤一方，乃桂枝汤加饴糖、黄芪耳。夫桂枝汤乃协和营卫之祖方也，复得黄芪能固卫外之气。饴糖一味有补中之能。若久病恶风之人，皆原中气不足，卫外气疏，今得桂枝汤调和阴阳，黄芪、饴糖卫外守中，而病岂有不愈者乎？

按：附子甘草汤一方，乃先后并补之妙剂也。夫附子辛热，能补先天真阳，甘草味甘，能补后天脾土，土得火生而中气可复（附子补先天之火，火旺自能生脾土，故曰"中气可复"）。若久病畏寒之人，明系先天真阳不足，不能敌其阴寒之气，故畏寒。今得附子而先天真火复兴，得甘草而后天脾土立旺，何患畏寒之病不去乎？

附伏火说

世多不识伏火之义，即不达古人用药之妙也。余试为之喻焉，如今之人将火煽红，而不覆之以灰，虽焰不久即灭，覆之以灰，火得伏即可久存。古人通造化之微，用一药，立一方，皆有深义。若附子甘草二物，附子即火也，甘草即土也。古人云："热不过附子，甜不过甘草"，推其极也，古人以药性之至极，即以补人身立命之至极，二物相需并用，亦寓回阳之义，亦寓先后并补之义，亦寓相生之义，亦寓伏火之义，不可不知。

【**阐　释**】此答对畏寒与恶风分辨明晰，指出新病与久病有极大区别，均具卓见。新病畏风，多属风伤卫，主桂枝汤；新病恶寒，多属寒伤营，主麻黄汤，是传统的正治。一般认为桂枝汤的作用是发汗解肌，郑氏认为是协和营卫之剂。因桂、姜、甘合是辛甘化阳，以调周身之阳气，芍、枣甘合是苦甘化阴，以调周身之阴液，阴阳合化，营卫协调，故恶风可愈，而各种兼症，亦随即消失。近人用本方加减治流感、鼻炎、低热，以至多种皮肤病，均有满意效果，主要是协调营卫的作用。至于麻黄汤则是发汗的峻剂，因新病的恶寒常兼发热，系由于寒邪外束，卫阳被郁于肤表之内，不得发散于外以温煦皮肤，故恶寒，郁于内之阳气，因不行发散而上升，则发热，故君以麻黄，佐以桂枝，利以杏仁，助以甘草，发汗宣肺，而后外邪得解，内郁得散，故曰病家、医家均不可畏发汗。因本方有发汗、宣肺、利尿等作用，近人推广以治在表之水肿、皮肤病，及在里之肺、肾疾病，均获得良好效果。又此段郑氏所说之肤表，非指皮肤表面；所说汗本血液，亦非指一般血液，而为一种不能养营之血液。

关于桂枝、麻黄二汤之解说、加减应用及治验，笔者曾在拙著《咳嗽之辨证论治》（1982年陕西科学技术出版社出版）一书中有较详细的论述，文繁不具引。唯因二方之应用，须遵守一定的标准。近代名医恽铁樵之说可供借鉴。其说谓："太阳病发热，形寒，头痛，项强，口中和，汗自出，始可用桂枝汤。口中和就是舌面润，舌质不绛，唇不干绛，不渴，如其口渴，舌干，唇绛，即是温病，桂枝是禁药。"用麻黄汤之标准，"除恶寒、发热、头痛、身痛等，更须注意两点：第一是无汗，第二是口中和。如其有汗，麻黄是禁药，如其口渴、舌干、唇绛，桂枝也是禁药。只要是真确无汗，口中和，此方是唯一无二的妙法，可以药到病除"。（见恽著《伤寒论辑义按》）何公度悼恽氏文谓恽氏三子皆死于伤寒，其第四子又病危，群医束手，恽氏乃自处麻黄汤方，虽分量极轻，而其子竟得救，于是乃益精研《伤寒论》，终至成为名家。但至今仍有惧用此方者，恽氏之说，实足为郑氏"认症贵宜清"之助，故摘录以资参考。

久病之恶风，多无身热、头痛等症，而系由于中气不足，卫外气疏，故主以黄芪建中汤。因本方系由桂枝汤加黄芪、饴糖组成，桂枝汤调和阴阳，黄芪、饴糖以卫外而守中，中气卫气均固，自然不会畏风了。至于久病恶寒，明系元阳不足，不同于表症恶寒之重被不温，而是得暖即解，两者极易区别。郑氏主以附子甘草汤，药仅二味，具见精义。以附子辛热补先天真阳，甘草味甘补后天脾土，火生土而中气可复，土覆火而火得久存，故久病之恶寒可以痊愈。伏火说所论各点，妙喻精义，别开生面，其他医家少有论及。

3. 问曰：头面忽浮肿，色青白，身重欲寐，一闭目觉身飘扬无依者，何故？

答曰：此少阴之真气发于上也。原由君火之弱，不能镇纳群阴，以致阴气上腾，蔽塞太空。而为浮肿，所以面现青黑，阴气太盛，逼出元阳，故闭目觉飘扬无依。此际一点真阳，为群阴阻塞，不能归根，若欲归根，必须荡尽群阴，乾刚复振。况身重欲寐，少阴之真面目尽露，法宜潜阳，方用潜阳丹。

六、潜阳丹

西砂一两姜汁炒附子八钱龟板二钱甘草五钱

用药意解

按：潜阳丹一方，乃纳气归肾之法也。夫西砂辛温，能宣中宫一切阴邪，又能纳气归肾。附子辛热，能补坎中真阳，真阳为君火之种，补真火即是壮君火也。况龟板一物，坚硬，得水之精气而生，有通阴助阳之力，世人以利水滋阴目之，悖其功也。佐以甘草补中，有伏火互根之妙，故曰潜阳。

【阐　释】本问数种病象合参，断为少阴之真气为群阴所逼，不能归根，故须治以潜阳丹，祛阴以潜阳，纳气而归肾。方中西砂荡阴邪，附子生真火，妙在用龟板通阴以助阳，甘草补中以伏火，可谓善用成方而为对症之治。又指出龟板非仅利水滋阴之药，而有通阴助阳之力，亦异于世俗之见。笔者曾用此方治愈头痛如裂（即一般所说之脑震荡）患者多人，即以其无外感可凭，有阳虚之症状足征，而断为阴气逼阳上浮，用潜阳丹一服即效，数剂痊愈。

4. 问曰：病将瘥，一切外邪悉退，通身面目浮肿者，何故？

答曰：此中气不足，元气散漫也。夫病人为外邪扰乱，气血大亏，中气未能骤复，今外邪虽去，而下焦之阴气，乘中土之虚，而上下四窜，故通身浮肿。虽云君火弱不足以制阴，此症实由脾土虚不能制水，而水气泛溢，可名水肿。一者脾土太弱，不能伏火，火不潜藏，真阳之气外越，亦周身浮肿，可名气肿。总而言之，不必定分何者为气肿、水肿，要知气行一寸，水即行一寸，气行周身，水即行周身，是元气散漫，而阴水亦散漫也。治病者不必见肿治肿，明知其土之弱，不能制水，即大补其土以制水，明知其元阳外越，而土薄不能伏之，即大补其土以伏火。火得伏而气潜藏，气潜藏而水亦归其宅，何致有浮肿之病哉！经云："火无土不潜藏"，真知虚肿之秘诀也。而余更有喻焉，试即蒸笼上气，而以一纸当气之上，顷刻纸即湿也。以此而推，气行则水行，气伏则水伏，可以无疑矣。此症可用理中汤加砂、半、茯苓，温补其土，自愈。

七、理中汤

人参四钱白术一两干姜一两甘草三钱〔炙〕西砂四钱半夏四钱茯苓三钱

用药意解

按：理中汤一方，乃温中之剂也。以白术为君，大补中宫之土，干姜辛热，能暖中宫之气，半、茯淡燥，有行（疫）〔痰〕逐水之能，西砂辛温，有纳气归肾之妙。但辛燥太过，恐伤脾中之血，复得人参微寒，足以养液，刚柔相济，阴阳庶几不偏。然甘草与辛药同用，便可化周身之阳气，阳气化行，而阴邪即灭，中州大振，而浮肿立消，自然体健而身安矣。

【阐　释】病将愈，外邪退，而周身面目浮肿，无论是由于脾虚不能制水的水肿，及不能伏火的气肿，皆由于中气不足，致元气散漫，而阴水亦散漫。因水、气原是一物的两态，气行则水随行，气潜藏则水归宅，故用理中汤加砂、半、茯苓以温补其土，实为虚症浮肿的正治。按理中汤原系《伤寒论》太阴病温中散寒的主方，原文已有几种加减法，后世更加推广应用于多种虚寒性疾病。郑氏化裁，加砂、半、茯苓以治浮肿，系以白术为君补土，干姜辛热暖气，半、茯以行痰逐水，西砂以纳气归肾，合人参微寒以养阴液，甘草和中以化阳气，药不偏于辛燥，而中阳得以大振，故能使浮肿立消而体健身安，其加减法及解说，均极精当。

《伤寒论》理中汤条谓脐上筑者，肾气动也，去术加桂，吐多者去术加生姜，下多者还用术，悸者加茯苓，渴欲得水者重加术，腹中痛者重加人参，寒者重加干姜，腹满者去术加附子。后世随症加减法亦多，如朱丹溪治中气不足，虚火上泛之甚者加附子，还口噙官桂。张石顽治胃肠虚寒的连理汤，即理中汤加黄连、茯苓。现代用理中汤推广以治溃疡病、慢性肠炎、肝炎、便秘、肺源性心脏病及美尼尔氏综合征等，其加减更难尽述。据分析理中汤虽主要治脾胃虚寒，而其药性的影响是全身性的，故能治消化系统以外的疾病。笔者常用理中汤加丁香治慢性胃病，患者大多胃胀痛或隐痛，饮食减少，人困无神，可说屡治屡效。

5. 问曰：眼中常见五彩光华，气喘促者，何故？

答曰：此五脏之精气发于外也。夫目窠乃五脏精华所聚之地，今病人常见五彩光华，则五气之外越可知，而兼气喘，明系阴邪上干清道，元阳将欲从目而脱，诚危候也。法宜收纳阳光，仍返其宅，方用三才封髓丹。

八、封髓丹

黄柏一两砂仁七钱甘草三钱炙

用药意解

按：封髓丹一方，乃纳气归肾之法，亦上、中、下并补之方也。夫黄柏味苦入心，禀天冬寒水之气而入肾，色黄而入脾，脾也者，调和水火之枢也，独此一味，三才之义已具。况西砂辛温，能纳五脏之气而归肾，甘草调和上下，又能伏火，真火伏藏，则人身之根蒂永固，故曰封髓。其中更有至妙者，黄柏之苦，合甘草之甘，苦甘能化阴。西砂之辛，合甘草之甘，辛甘能化阳。阴

阳合化，交会中宫，则水火既济，而三才之道，其在斯
矣。此一方不可轻视，余常亲身阅历，能治一切虚火上
冲，牙疼、咳嗽、喘促、面肿、喉痹、耳肿、目赤、鼻
塞、遗尿、滑精诸症，屡获奇效，实有出人意外，令人
不解者。余仔细揣摸，而始知其（治）〔制〕方之意，
重在调和水火也，至平至常，至神至妙，余经试之，愿
诸公亦试之。

附七绝一首

阴云四合目光微，转瞬真龙便欲飞（真龙即真火，或
上或下，皆能令人病。在上则有牙疼、喘促、耳、面肿诸症，在
下则有遗尿、淋、浊、带诸症，学者苟能识得这一点真阳出没，
以此方治之，真有百发百中之妙）。识得方名封髓意，何忧
大地不春归。

【阐　释】眼中常见五彩光华而兼气喘促，郑氏断为五脏之
精气外越，元阳将从目脱的危候，而治以三才封髓丹。方中西砂
辛温，合甘草辛甘化阳以纳气，黄柏苦寒，合甘草苦甘化阴以伏
火，阴阳合化，水火交济，会于中宫，则人身之根蒂永固，故曰
三才封髓。郑氏曾亲身经历用此方治一切虚火上冲、咳、喘等
症，屡获出人意外之效，经仔细揣摩，始悉立方之意重在调和水
火，故以至平至常之药，而有至神至妙之用。此种经验，真堪宝
贵。笔者治肾虚牙疼，常以此方治之取效。但须先用松针泡酒噙
之，使吐出涎沫，痛即暂止，再服封髓丹，其效始著，屡试
屡验。

6. 问曰：两目忽肿如桃，头痛如裂，气喘促，面、唇青黑者，何故？

答曰：此先天真火缘肝木而上，暴发欲从目脱也。夫先天之火，原寄于肾，病人阴盛已极，一线之元阳，即随阴气而上升。水为木母，母病及子，故缘肝木而上，厥阴脉会顶巅，真气附脉络而上行，阳气暴发，故头痛如裂。肝开窍于目，故肿如桃。气喘促者，阴邪上干清道，上下有不相接之势也。面、唇青黑，皆系一团阴气。元阳上脱，已在几希之间。此际若视为阳症，而以清凉发解投之，旦夕即死也。法宜四逆汤以回阳祛阴，可愈。

九、四逆汤

附子一枚生干姜一两五钱甘草二两炙

用药意解

按：四逆汤一方，乃回阳之主方也。世多畏惧，由其不知仲景立方之意也。夫此方既列于寒入少阴，病见爪甲青黑，腹痛下利，大汗淋漓，身重畏寒，脉微欲绝，四肢逆冷之候，全是一团阴气为病，此际若不以四逆回阳，一线之阳光，即有欲绝之势。仲景于此，专主回阳以祛阴，是的确不易之法。细思此方，既能回阳，则凡世之一切阳虚阴盛为病者，皆可服也，何必定要见以上病情，而始放胆用之，未免不知几也。夫知几者，一见是阳虚症，而即以此方在分两轻重上斟酌，预为防之，万不致酿成纯阴无阳之候也。酿成纯阴无阳之候，吾恐

立方之意固善，而追之不及，反为庸庸者所怪也。怪者
何？怪医生之误用姜、附，而不知用姜、附之不早也。
仲景虽未一一指陈，凡属阳虚之人，亦当以此法投之，
未为不可。所可奇者，姜、附、草三味，即能起死回生，
实有令人难尽信者。余亦始怪之而终信之，信者何？信
仲景之用姜、附而有深义也。考古人云："热不过附
子"，可知附子是一团烈火也。凡人一身，全赖一团真
火，真火欲绝，故病见纯阴。仲景深通造化之微，知附
子之力能补先天欲绝之火种，用之以为君。又虑群阴阻
塞，不能直入根蒂，故佐以干姜之辛温而散，以为前驱。
荡尽阴邪，迎阳归舍，火种复兴，而性命立复，故曰回
阳。阳气既回，若无土覆之，光焰易熄，虽生不永，故
继以甘草之甘，以缓其正气，缓者即伏之之意也。真火
伏藏，命根永固，又得重生也。此方胡可忽视哉？迩来
世风日下，医者不求至理，病家专重人参。医生入门，
一见此等纯阴无阳之候，开口以人参回阳，病家却亦深
信，全不思仲景为立法之祖，既能回阳，何为不重用之，
既不用之，可知非回阳之品也。查人参，性甘微寒，主
补五脏，五脏为阴，是补阴之品，非回阳之品也，明甚。
千古混淆，实为可慨。

【阐　释】此问诸种病象，郑氏本祖国医学经络及五行生克
学说，断为肾中真阳随过盛之阴气，缘肝木而上至头、目、面、
唇，有欲从上脱之势，而用四逆汤回阳祛阴以治之，非有真本领

不能出此。如果辨症不清，误用清凉发解之药，只有加速其死亡。并谓四逆汤为回阳之主方，药仅姜、附、草三味，而具起死回生之力，实由于配合得当。附子为热药之冠，能补欲绝之火种，又必佐干姜之辛散以荡尽阴邪，始能迎阳归舍，故曰回阳。阳回而无土覆，则光焰易熄，虽生不永，故以甘草之甘缓而伏之，使药效长留，命根永固。故凡阳虚阴盛为病，皆可放胆使用，能早用善用，即不致酿成危候。按四逆汤据现代的研究应用，能升血压，改善微循环，具有强心与镇静作用，被视为治疗休克的专方，治疗小儿腹泻亦具卓效。即改为注射液，功效亦与《伤寒论》原方所述相吻合。并经实践证明，附子与干姜、甘草同煎，能减附子之毒，而强心之作用更显著。可见郑氏在百余年前，对此汤之应用解说，实有其独到之处。笔者数十年临床经验，凡遇阳虚症，无论一般所称之肾炎、肝炎、肺炎、心肌炎、胃炎等等，只要临床症状有阳虚之实据，即不考虑炎症，辄以四逆汤加味治疗，取得满意效果。益佩郑氏之卓见。至于谓人参是补阴之药，而非回阳之品，郑氏在第三卷用独参汤处，有更详细的论述，此处暂不作释。

7. 问曰：病人两耳前后忽肿起，皮色微红，中含青色，微微疼，身大热，两颧鲜红，口不渴，舌上青白胎，两尺浮大而空者，何故？

答曰：此先天元阳外越，气机附少阳而上也。夫两耳前后，俱属少阳地界，今忽肿微痛，红色中含青色，兼之两颧色赤，口不渴，而唇、舌青白，知非少阳之风火明矣。如系少阳之风火，则必口苦、咽干、寒热往来，红肿痛甚，唇舌定不青白。今见青白胎，而阳虚阴盛无疑。身虽大热，无头疼、身痛之外感可据，元阳外越之候的矣。况两尺浮大而空，尺为水脏，水性以下流为顺，故脉以沉细而濡为平。今浮大而空，则知阴气太盛，一线之阳光，附阴气而上腾，有欲竭之势也。此际当以回阳祛阴，收纳真气为要。若不细心斟究，直以清凉解散投之，旦夕即亡。方宜白通汤主之，或潜阳丹亦可，解见上。

十、白通汤

附子一枚生干姜二两葱白四茎

用药意解

按：白通汤一方，乃回阳之方，亦交水火之方也。夫生附子大热纯阳，补先天之火种，佐干姜以温中焦之土气，而调和上下，葱白一物，能引离中之阴，下交于肾，生附子又能启水中之阳，上交于心，阴阳交媾，而水火互根矣。仲景一生学问，就在这阴、阳两字，不可偏盛，偏于阳者则阳旺，非辛热所宜，偏于阴者则阴旺，非苦寒所可。偏于阴者，外邪一入，即从阴化为病，阴邪盛则灭阳，故用药宜扶阳；邪从阳化为病，阳邪盛则灭阴，故用药宜扶阴。此论外感从阴从阳之道也。学者苟能于阴阳上探求至理，便可入仲景之门也。

【阐　释】此问各种症象比较复杂，一般不易明辨。郑氏层层分析，断为元阳随阴气附少阳经而上越的危症，急需回阳祛阴，故主以白通汤或潜阳丹。白通汤即四逆汤去甘草而加葱白，以葱白辛温，合姜、附能通周身上下之阳气，为治阳隔于上的要药。本病主要由于在里之阴寒太盛，致上越之阳不能与下焦残存之阳相续，葱白能引心阴下交于肾，附子能启肾阳上交于心，阴阳交媾，水火互根，格越之症，自可立解。潜阳丹如前所解，有纳气归肾，伏火互根之妙用，故亦能治此病。笔者用白通汤治疗发高烧不退，取得满意效果。患儿张某某，9 岁，高热摄氏 39 度以上，注射针药已四日，高烧不退，来诊的前夜，哭闹不宁，将转为抽风。余以手摩小儿头部及上身，热可烫手，但腿部以下渐凉，至脚冰冷。此为阴阳相格，上下不通，虽发高烧，却非凉药可治。因白通汤虽能宣通上下之阳，但必须加猪胆汁或童便乃能入阴，故为之处方如下：附片 30 克干姜 20 克葱白 30 克童便引。病者一剂减轻，二剂痊愈。以后凡治此类患者发高烧，久治不愈者，即以此方轻重上斟酌治之而愈，其例不下十数。

8. 问曰：病人素缘多病，两目忽陷下，昏迷不醒，起则欲绝，脉细微而空者，何故？

答曰：此五脏之真气欲绝，不能上充而下陷，欲从下脱也。夫人身全赖一团真气，真气足则能充满，真气衰则下陷，此气机自然之理。今见昏迷，起则欲绝，脉微，明是真气之衰，不能支持也。法宜峻补其阳，方宜四逆汤以回其阳，阳气复回，而精气自然上充也。方解见上。

【阐　释】多病之人，两目忽下陷，昏迷不醒，起则欲绝，脉细微而空，郑氏断为五脏之真气下陷，欲从下脱，诚属危候。但郑氏不似一般治虚脱只知求救于人参，而投以四逆峻剂，使阳回而真气自然上充，亦具独到之见。

9. 问曰：病后忽鼻流清涕不止，喷嚏不休，服一切外感解散药不应而反甚者，何故？

答曰：此非外感之寒邪，乃先天真阳之气不足于上，而不能统摄在上之津液故也。此等病近似寒邪伤肺之症，世医不能分辨，故投解散药不愈而反甚。不知外感之清涕喷嚏，与真气不足之清涕喷嚏不同。外感之清涕喷嚏，则必现发烧、头疼、身痛、畏寒、鼻塞之情形。真气不足之清涕喷嚏，绝无丝毫外感之情状。况又服解散药不愈，更为明甚。法宜大补先天之阳，先天之阳足，则心肺之阳自足，心肺之阳足，则上焦之津液，必不致外越也。人身虽云三焦，其实一焦而已。方宜大剂四逆汤，或封髓丹亦可，方解见上。即姜桂汤亦可。

十一、姜桂汤

生姜一两五钱 桂枝一两

用药意解

按：姜桂汤一方，乃扶上阳之方也。夫上焦之阳，原属心肺所主，今因一元之气不足于上，而上焦之阴气即旺，阴气过盛，阳气力薄，即不能收束津液。今得生姜之辛温助肺，肺气得助，而肺气复宣，节令可行。兼有桂枝之辛热以扶心阳，心者，气之帅也，心阳得补，而肺气更旺（肺居心上如盖，心属火，有火即生炎，炎即气也。肺如盖，当炎之上，炎冲盖底；不能上，即返于下，故曰："肺气下降"，即此理也）。肺气既旺，清涕何由得出。要知扶心阳，即是补真火也（二火原本一气）。嚏本水寒所作（肾络通于肺，肾寒，故嚏不休），方中桂枝，不独扶心阳，又能化水中之寒气，寒气亦解，而嚏亦无由生。此方功用似专在上，其实亦在下也。学者不可视为寻常，实有至理存焉。或又曰，扶心阳而肺气更旺，夫心火也，肺金也，补心火，而肺不愈受其克乎？曰：子不知五行禀二气所生乎！五脏只受得先天之真气，原受不得外来之客气。今所扶者是先天之真气，非外感之客气，既云受克，则肺可以不必居心上也。况此中之旨微，有不可以尽泄者。

【阐　释】此答辨明清涕喷嚏不止，有外因、内因之异。内因系由于上焦之真阳不足，致津液外越而为病，用大剂四逆汤以大补其真阳，诚为对症之方。封髓丹能纳气归肾，能治一切虚火上冲之症；姜桂汤扶上焦之阳，化水寒，摄津液，故均能治此病。笔者在临症中，常见有鼻流清涕或浓涕，经年如此，中医俗称为脑漏，脑髓乃人身立命之物，岂可流出乎？现代医学检查为鼻窦炎，久治不愈者，多为上焦之阳不足，不能统摄津液，每以姜桂汤治之而获效。如病者林某某患此症五年，服姜桂汤二剂见效。因其中下焦之阳亦显不足，故继以附子理中汤加补肾药，连服八剂而竟全功。

10. 问曰：病人两耳心忽痒极欲死者，何故？

答曰：此肾中之阳暴浮也。夫两耳开窍于肾，肾中之火暴发于上，故痒极欲死。或又曰，肝胆脉亦入耳，肝胆有火，亦可发痒，先生独重肾气，而不言肝胆之火，未免固执。曰：子言肝胆有火，必不专在耳心，别处亦可看出，必不忽痒极欲死。今来者骤然，故直断之曰肾中之阳暴发也，法宜收纳真气为要。方用封髓丹，解见上。

【阐　释】《内经》谓"肾主耳"，"肾气通于耳"，"肾和则耳能闻五音矣"。《圣惠方》谓"寻常耳痒有风有火，易于调治，甚有耳痒挑剔出血不能住手，此肾虚风火上攻"。亦以耳痒极为肾虚病。郑氏认此症为肾阳暴浮，治以封髓丹，是有卓见，亦是有根据的。至若肝胆有火，则多见头晕、目赤、耳肿痛、口苦、两胁胀痛、小便短赤、尿道涩痛等症，治宜清泻肝胆实火，如龙胆泻肝汤之类，与此症决然不同。足见郑氏谓肝胆有火决不专现耳心痒极欲死一症，是正确的。

11. 问曰：病人两唇肿厚，色紫红，身大热，口渴喜热饮，午后畏寒，小便清长，大便溏泄，日二三次，脉无力者，何故？

答曰：此脾胃之阳，竭于上也。夫两唇属脾胃，肿而色紫红，近似胃中实火，其实非实火也。实火之形，舌黄而必干燥，口渴必喜饮冷，小便必短，大便

必坚，身大热，必不午后畏寒。此则身虽大热，却无
外感可据。午后畏寒，明明阴盛阳衰，口渴而喜热饮，
中寒之情形悉具。兼之二便自利，又日泄三五次，已
知土气不实，况脉复无力，此际应当唇白之候，今不
白而反紫红肿厚，绝无阳症可凭，非阴盛逼出中宫之
阳而何？法宜扶中宫之阳，以收纳阳气为主，方宜附
子理中汤。

十二、附子理中汤

附子一枚 白术五钱 干姜五钱 人参二钱炙 甘草三钱炙

用药意解

按：附子理中汤一方，乃先后并补之方也。仲景
之意，原为中土太寒立法，故以姜、术温燥中宫之阳，
又恐温燥过盛，而以人参之微寒继之，有刚柔相济之
意，甘草调和上下，最能缓中。本方原无附子，后人
增入附子，而曰附子理中，觉偏重下焦，不可以理中
名。余谓先后并补之方，因附子之功在先天，理中之
功在后天也。此病既是真气欲竭，在中宫之界，非附
子不能挽欲绝之真阳，非姜、术不足以培中宫之土气，
用于此病，实亦妥切。考古人既分三焦，亦有至理，
用药亦不得混淆。上焦法天，以心肺立极；中焦法地，
以脾胃立极；下焦法水，以肝肾立极。上阳、中阳、
下阳，故曰三阳。其实下阳为上、中二阳之根，无下
阳，即是无上、中二阳也。下阳本乎先天所生，中阳
却又是先天所赖，中阳不运，上下即不相交。故曰：

"中也者，天下之大本也。"后天既以中土立极，三焦亦各有专司，分之为上、中、下，合之实为一元也。用药者，须知立极之要，而调之可也。

【阐　释】此问病象似乎寒热错杂，近于实火，经层层分析，断为阴盛逼出中宫之阳，故主以附子理中汤，先后并补。以三焦虽各有专司，而必赖中阳健运，上下始能相交。理中汤本为中土太寒立法，加附子而温运之力更强，脾胃欲竭之阳得复，诸症自可立解。如断为实火，或寒热杂投，俱属误治。据郑氏嫡孙与笔者谈：其祖父晚年得子，父亲体虚多病，家中常备附子理中丸与服，身体始得日渐康复。笔者亦常用此方治疗脾肾阳虚，身体羸弱，反复感冒之患者，获得满意之效果。足征本方确为先后天并补之良方也。

12．问曰：满口齿缝流血不止，上下牙齿肿痛，口流清涎不止，下身畏寒，烤火亦不觉热者，何故？

答曰：此肾中之真阳欲绝，不能统肾经之血液也。夫齿乃骨之余，骨属肾，肾中含一阳，立阴之极，以统乎肾经之血液，肾阳苟足，齿缝何得流血不止。齿牙肿痛，明系阴气上攻，况口流涎不止，畏寒烤火亦不觉热，而真阳之火种，其欲绝也明甚。此症急宜大剂四逆汤，以救欲绝之真火，方可。若谓阴虚火旺，而以滋阴降火之品投之，是速其危也。四逆汤解见上。

【阐　释】此症满口齿牙肿痛，流血不止，口亦流清涎不止，下身畏寒，烤火不热，自是假热真寒，阳气欲脱之危症。故宜投以大剂四逆汤，以回阳救脱，始可转危为安。如不临症细辨，治以滋阴降火之方，是愈速其危。确属重要经验之谈。笔者在临症中，常见有患牙齿出血者，医者以为火重而治以清火之剂，多不见效，实由不知其为肾阳不足而致。余治此症，常先以炮姜甘草汤加血余炭以止血，继以四逆汤加补肾药而痊愈。

13. 问曰：病人口忽极臭，舌微黄而润滑，不思水饮，身重欲寐者，何故？

答曰：此先天真火之精气发泄也。夫臭乃火之气，极臭乃火之极甚也。火甚宜乎津枯，舌宜乎干燥而黄，应思水饮，身必不重，人必不欲寐。今则不然，口虽极臭，无胃火可凭，舌虽微黄，津液不竭，无实火可据。不思水饮，身重欲寐，明系阴盛逼出真火之精气，有脱之之意也。或又曰：真阳上腾之症颇多，不见口臭，此独极臭，实有不解。曰：子不观药中之硫磺乎！硫磺秉火之精气所生，气味极臭，药品中秉火气所生者亦多，而何不臭，可知极臭者，火之精气也。此等症乃绝症也，十有九死，法宜收纳真阳，苟能使口臭不作，方有生机。方用潜阳丹治之，解见上。

【阐　释】此症口极臭而纯现阴象，故断为阳欲上脱，十有九死的危候。并谓服潜阳丹而真阳渐复，口臭渐减，始有生机，诚属经验有得之言。笔者在临症中，若口臭无阴象，多为胃火旺极，用白虎加人参汤治之。亦有阴盛逼阳于外而口臭者，用大剂附子理中汤加味治之。

14. 问曰：病人舌忽不能转动，肢忽不能升举，睡中口流涎不觉者，何故？

答曰：此阴盛而元阳不固不运也。夫人一身关节窍道，全赖真气布护运行，真气健旺，则矫捷自如，出纳有节，焉有舌不能转，肢不能举，睡中流涎不觉者乎？余故直决之曰：阴盛而元阳不固不运也。或又曰：中风中痰，亦能使人舌不能转，肢不能举，先生独重阳虚阴盛，不能无疑。曰：子不知中风、中痰之由乎？风由外入，痰因内成，总缘其人素禀阳虚，损伤已极，而外之风邪始得乘其虚隙而入之。阳衰在何处，风邪即中何处，故有中经、中腑、中脏之别。阳虚则中宫健运之力微，中宫之阴气即盛，阴气过盛，而转输失职，水谷之湿气，与内之阴气相聚，而为涎为痰，久久阳微，寒痰上涌，堵塞清道，遂卒倒昏迷，而曰中痰也。此病可与附子理中汤加砂、半，方解见上。中风者，按陈修园《医学三字经》法治之。中痰者，可与姜附茯半汤治之。

十三、姜附茯半汤

生姜二两取汁附子一两茯苓八钱半夏七钱

用药意解

按：姜附茯半汤一方，乃回阳降逆，行水化痰之方也。夫生姜辛散，宣散壅滞之寒；附子性烈纯阳，可救先天之火种，真火复盛，阴寒之气立消；佐茯苓健脾行水，水者痰之本也，水去而痰自不作；况又得半夏之降逆化痰，痰涎化尽，则向之压于舌本者解矣。清道无滞，则四肢之气机复运，而伸举自不难矣。

【阐　释】此答综合三种病象而断为元阳不固不运，故治以附子理中汤加砂、半。附子以固肾阳，理中使脾胃健运，更加砂、半以加强纳气降逆及温通之力，使全身气血流畅，三症自可同愈。继又说明与中风、中痰的区别，而谓治痰可与姜附茯半汤，以回阳降逆行水化痰，中风则宜按陈修园《医学三字经》方法施治。查陈书谓中风有两种：热风多见闭症，宜疏通为先；寒风多见脱症，宜温补为急。闭者宜开，开表用续命汤，开里用三化汤，开痰用稀涎散、涤痰汤；脱者宜固，以参附汤固守肾气，术附汤固守脾气，芪附汤固守卫气，归附汤固守营气，先固其气，再治其风，又谓驱邪宜小续命汤加减，若正虚邪盛，则须以三生饮加人参一两为标本并治之法。所说比较全面而切当，故郑氏从之。

15. 问曰：平〔常〕人忽喉痛甚，上身大热，下身冰冷，人事昏沉者，何故？

答曰：此阴盛而真气上脱，已离乎根，危之甚者也。夫喉痛一症，其在各经邪火所作，必不上热下寒，即来亦不骤。今来则急如奔马，热上寒下，明明一线之阳光，为阴气所逼，已离乎根也。或又曰：既言平〔常〕人，何得即谓之阳欲脱乎？曰：子不知人身所恃以立命者，其惟此阳气乎，阳气无伤，百病自然不作，阳气若伤，群阴即起，阴气过盛，即能逼出元阳，元阳上奔，即随人身之脏腑经络虚处便发。如经络之虚通于目者，元气即发于目；经络之虚通于耳者，元气即发于耳；经络之虚通于巅者，元气即发于巅，此元阳发泄之机。学者苟能识得一元旨归，六合妙义，则凡一切阳虚之症，皆在掌握也。兹虽云平〔常〕人，其损伤原无人知晓，或因房劳过度，而损肾阳；或因用心太过，而损心阳；或因饮食失节，而损脾阳。然亦有积久而后发者，元气之厚也；有一损而即发者，元气之薄也。余常见有平〔常〕人，日犹相见，而夜即亡者，毋乃元气之薄，而元阳之脱乎？医亦尚不知，而况不知医者乎？此一段已将阳虚和盘托出，学者务宜留心体之可也。方宜潜阳丹主之，解见上。

【阐　释】喉急痛而至昏沉，上身大热下身冰冷，自是阴盛格阳而欲脱的危候，故宜以潜阳丹为正治，复论及人身禀赋，体有强弱，气有厚薄，而平日所受肾阳、心阳、脾阳各种损伤，常是人不易知，己亦不觉，一旦乘脏腑经络之虚处而发为病，即成元阳上脱的危候。气厚者犹积久而后发，气薄者常一损而即发，常人发病急卒而死者，多属此类。末段已将阳虚和盘托出，学者务宜细心体会。真是语重心长，深研有得之言，裨益后学不浅。

16. 问曰：咳嗽、喘促，自汗，心烦不安，大便欲出，小便不禁，畏寒者，何故？

答曰：此真阳将脱，阴气上干清道也。夫咳嗽、喘促一症，原有外感内伤之别。经云："咳不离肺。"肺主呼吸，为声音之总司，至清至虚之府，原着不得一毫客气，古人以钟喻之，外叩一鸣，内叩一鸣，此内外之分所由来也。外感者，由风、寒、暑、湿、燥、火六气袭肺，阻肺经外出之气机，气机壅塞，呼吸错乱，而咳嗽作，兼发热、头疼、身痛者居多，宜解散为主，解散之妙，看定六经，自然中肯。内伤者，因喜、怒、悲、哀七情损伤真阳、真阴所作，亦有发热者，却不头疼、身痛，即热亦时作时止。损伤真阳之咳者，阴气必盛，阴盛必上干清道，务要看损于何脏何腑，即在此处求之，用药自有把握。若真阴损伤之咳者，阳气必盛，阳盛亦上干清道，亦看损于何脏何腑，即在所发之处求之，用药自有定见。要知真阳欲脱之咳嗽，满腹全是纯阴，阴气上腾，蔽塞太空，犹如地气之上腾，而为云为雾，遂使天日无光，阴霾已极，龙乃飞腾。龙者，即坎中之一阳也，龙奔于上，而下部即寒，下部无阳，即不能统纳前后二阴，故有一咳而大便欲出，小便不禁者，是皆飞龙不潜致之也。世医每每见咳治咳，其亦闻斯语乎？法宜回阳降逆，温中降逆，或纳气归根。方用四逆汤、封髓丹、潜阳丹，解见上。

【阐　释】此答先辨明咳喘有外感、内伤之分，内伤又有伤阴、伤阳之异。外感当看病在何经，内伤须看伤阴、伤阳各在何脏何腑，而分别用药，切不可见咳治咳。笔者曾在拙著《咳嗽之辨证论治》一书中对咳嗽有详细的论述，可资参阅。此病咳、喘而兼大、小便不禁，自是元阳随群阴上腾，下部无阳，不能统纳前后二阴之故。法宜回阳纳气，温中降逆，或纳气归肾，四逆汤、封髓丹、潜阳丹，俱可随宜选用。

17. 问曰：胸腹痛甚，面赤如朱，不思茶水，务要重物压定稍安，不则欲死者，何故？

答曰：此元气暴出而与阴争也。夫胸腹痛一症，原有九种，总不出虚、实两字。实症手不可近，虚症喜手揉按，此则欲重物压定而始安，更甚于喜手揉按，非阳气之暴出而何？或又曰：重物压定而稍安，其理何也？曰：子不观火之上冲乎，冲之势烈，压之以石，是阻其上冲之气机也。气机得阻，而上冲者不冲。今病人气机上涌，面色已赤如朱，阳与阴有割离之象，故痛甚。重物压之，亦如石之压火也。此病非纳气归根，回阳降逆不可，方用加味附子理中汤或潜阳丹，解见上。

【**阐　释**】胸腹痛一症，原有九种，系本陈修园《医学三字经》之说。即"一虫痛，乌梅丸；二注痛，苏合研；三气痛，香苏专；四血痛，失笑先；五悸痛，妙香诠；六食痛，平胃煎；七饮痛，二陈咽；八冷痛，理中全；九热痛，金铃痊"。对九症各有处方，特转录以供参考。郑氏总其要为虚、实两症，实症拒按，虚症喜手揉按。此症胸腹痛甚，须重按压始安，而且面赤如朱，断为阳气暴出而与阴争，阴与阳有割离之象，是确切精当的。故非纳气归根，回阳降逆，不能治愈。宜用加味附子理中汤，或潜阳丹治之。

18. 问曰：病吐清水不止，饮食减，服一切温中补火药不效者，何故？

答曰：此肾气不藏，而肾水泛溢也。夫吐清水一症，胃寒者亦多，今服一切温中补火之品不效，明明非胃寒所作，故知其肾水泛溢也。或又曰：胃寒与肾水泛溢，有分别否？曰：胃寒者，关脉必迟，唇口必淡白，食物必喜辛辣热物。肾水泛溢者，两尺必浮滑，唇口必黑红，不思一切食物，口间觉咸味者多。胃寒者，可与理中汤。肾水泛溢者，可与滋肾丸、桂苓术甘汤。

十四、滋肾丸

黄柏一两炒 知母八钱 安桂三钱

十五、桂苓术甘汤

桂枝八钱 茯苓二两 白术一两 甘草五钱

用药意解

按：滋肾丸一方，乃补水之方，亦纳气归肾之方也。夫知母、黄柏二味，气味苦寒，苦能坚肾，寒能养阴，其至妙者，在于安桂一味，桂本辛温，配黄柏、知母二物，合成坎卦，一阳含于二阴之中，取天一生水之义，取阳为阴根之义，水中有阳，而水自归其宅，故曰滋肾。此病既非胃寒，而曰水泛，虽曰土不制水，亦因龙奔于上，而水气从之。今得安桂，扶心之阳，以通坎中之阳，阳气潜藏，何致有吐水之患哉？或又曰：水既泛溢，而又以知、柏资之，水不愈旺，吐水不愈，不休乎？曰：子不知龙者水之主也，龙行则雨施，龙藏则雨止，若安桂者，即水中之龙也，知、柏者，即水也。水之放纵，原在龙主之，龙既下行，而水又安得不下行乎？此方非独治此病，凡一切阳不化阴，阴气发腾之症，无不立应。

按：桂苓术甘汤一方，乃化气、行水之方也。夫桂枝辛温，能化膀胱之气，茯苓、白术，健脾除湿。化者从皮肤而运行于外，除者从内行以消灭于中，甘草补土又能制水。此病既水泛于上，虽肾气之发腾，亦由太阳之气化不宣，中土之湿气亦盛。今培其土，土旺自能制水，又化其气，气行又分其水，水分而势孤，便为土所制矣。余故列于此症内。但此方不唯治此症，于一切脾虚水肿，与痰饮咳嗽，更为妥切。

【阐　释】口吐清水，饮食减少，有由于胃寒及肾水泛溢之别，两者在脉象、味觉及唇口颜色诸方面都容易区分。由于胃寒者，以理中汤温健脾胃，即能痊愈。由于肾水泛溢者，服一切温中补火药，自然不会有效。郑氏治以滋肾丸或桂苓术甘汤，可谓善用成方。查滋肾丸系李东垣所订，本以治下焦湿热，小便癃闭，故用知、柏苦寒，清热、燥湿而兼滋阴，更配少许肉桂温养肾阳，蒸水化气，而小便自通。郑氏取其一阳含于二阴之中，阳为阴根，能引水归宅，水得下行，口吐清水自止。实由于知、柏二味，苦能坚肾，寒能养阴，更得辛温之肉桂，扶心阳以通肾阳，使水有所归，又有所制，自不会泛溢为病。故凡一切阳不化阴，阴气发腾之症，皆可以本方施治。至于桂苓术甘汤，自《伤寒论》、《金匮》起，即视为治痰饮、水湿的要方。郑氏用以治此症，系取其能化气行水，使水从皮肤蒸发，小便利出，而口吐清水自止。又因其能补土以制水，故可推广以治一切脾虚水肿与痰饮咳嗽。现代应用范围更广，有人用以治高血压、脑震荡、目翳、带下、溃疡、风湿性关节炎及心力衰竭诸病，均取得满意的效果。

19. 问曰：病后两乳忽肿如盘，皮色如常，微痛，身重喜卧，不思一切饮食者，何故？

答曰：此阴盛而元气发于肝、胃也。夫病后之人，大抵阳气未足，必又重伤其阳，阳衰阴盛，一线之阳光，附于肝胃之经络而发泄，故色如常而微痛，况身重喜卧，乃阳衰阴盛之征，乳头属肝，乳盘属胃，故决之在肝胃也。若乳头不肿，病专于胃，乳头独肿，病专于肝，虽两经有分司，而病源终一，知其一元之发泄，治法终不出回阳、纳气、封髓、潜阳诸方。苟以为风寒、气滞所作，定有寒热往来，头疼身痛，红肿痛甚，口渴种种病形，方可与行气、活血、解散诸方治之。此病当与附子理中汤加吴茱萸，方解见上。

【阐　释】此症虽两乳忽肿如盘，但皮色如常，仅有微痛，而身重喜卧，不思饮食，故断为阴盛阳衰，元气发于肝、胃所致，治宜温中回阳纳气，故治以附子理中汤。理中健脾，附子补肾，更加辛热之吴萸，入肝、胃、脾、肾诸经，以疏肝暖脾，温中止痛，而加强疗效。若系风寒、气滞所作，出现寒热往来，头疼身痛，红肿痛甚，口渴种种病形，则又当各按其病情的轻重而用行气、活血、解散诸方治之。所谓剧痛多实，在表者汗之则愈，在里者下之则愈，在气、血者散之行之则愈，不可执一，与本症之虚痛、微痛亦不可相混。

20. 问曰：两胁忽肿起一埂，色赤如朱，隐隐作痛，身重，爪甲青黑者，何故？

答曰：此厥阴阴寒太盛，逼出元阳所致也。夫两胁者，肝之部位也，今肿起一埂如朱，隐隐作痛，近似肝经风火抑郁所作，其实不然，若果系肝经风火，则必痛甚，身必不重，爪甲必不青黑，今纯见厥阴阴寒之象，故知其元阳为阴寒逼出也。粗工不识，一见肿起，色赤如朱，鲜不以为风火抑郁所作，而并不于身重、爪甲青黑、不痛处理会，直以清凉解散投之，祸不旋踵。法宜回阳祛阴，方用四逆汤，重加吴茱萸，解见上。

【阐　释】此答之精要处，在于透过胁肿而色赤如朱的假热象，而从身重、微痛，爪甲青黑诸阴象，断为系足厥阴肝阴寒太盛，逼出元阳所致，故须用四逆汤重加吴萸，以回阳祛阴，始能使肿消而痊愈。如为假象所惑，而投以清凉解散之品，只有加速其危，这是一条宝贵的经验。

21. 问曰：病人头面四肢瘦甚，少腹大如匏瓜，唇色青滑，不思食物，气短者，何故？

答曰：此阳虚为阴所蔽也。夫四肢禀气于胃，胃阳不足，而阴气蔽之，阳气不能达于四末，故头面肌肉瘦甚，阴气太盛，隔塞于中，而成腹胀，实不啻坚冰之在怀也。身中虽有微阳，亦将为坚冰所灭，安望能消化坚冰哉（坚冰喻阴盛也）。法宜峻补其阳，阳旺而阴自消，犹日烈而片云无。方用四逆汤，或附子理中汤加砂、半。方解见上。或又曰：腹胀之病亦多，皆阳虚而阴蔽乎？曰：子不知人之所以立命者，在活一口气乎？气者阳也，阳行一寸，阴即行一寸，阳停一刻，阴即停一刻，可知阳者，阴之主也。阳气流通，阴气无滞，自然胀病不作。阳气不足，稍有阻滞，百病丛生，岂独胀病为然乎？他如诸书所称气胀、血胀、风胀、寒胀、湿胀、水胀、皮肤胀，是论其外因也。如脾胀、肾胀、肺胀、肝胀、心胀，是论其内因也。外因者何？或因风寒入里，阻其气机，或因暑湿入里，阻其升降，或因燥热入里，阻其往来，延绵日久，精血停滞。感之浅者，流于皮肤，感之深者，流于腹内，若在手足骨节各部，便成疮疡疔毒。阻在上焦，胸痹可决；阻在中焦，中满症属；阻在下焦，腹满症作。内因者何？或因脾虚日久，而脾气散漫；或因肾虚日久，而肾气涣散；或因肝虚日久，而肝气欲散；或因肺虚日久，而肺气不敛；或因心虚日久，而心气发泄。凡此之类，皆能令人作胀。大抵由外而入者，气机之阻；由内而出者，气机之散也。阻者宜开，调气行血，随机斡运为要；散者宜收，回阳纳气温补为先。然胀与肿有别，胀者从气，按之外实而内空；肿者从血，按之内实而外亦实。治胀者，宜养气，宜补气，宜收气；忌破气，忌耗气，忌行气，尤贵兼养血。治肿者，宜活血，宜行血，宜破血；忌凉血，忌止血，忌敛血，尤须兼行气。学者欲明治胀之要，就在这一气字上判虚实可也。

【阐　释】此病主症为腹胀，就其所现各种兼症分析，断为阳虚为阴气所蔽而致，故用四逆汤或附子理中汤加砂、半以峻补其阳，阳旺阴消而病即愈。继复申论胀有内外二因，一般所称气胀、血胀、风胀、寒胀、湿胀、水胀、皮肤胀等，多由风、寒、暑、湿、燥、火等外邪侵入人体，阻其流行之气机，故治宜开调气血，随机斡运。若脾胀、肾胀、肝胀、肺胀、心胀等，皆由于阳虚日久，脏气散漫所致，故宜回阳纳气温补为先。末更论及肿与胀的分别，胀从气，肿从血，治胀宜养气、补气、收气，忌破气、耗气、行气，尤须兼养血；治肿宜活血、行血、破血，忌凉血、止血、敛血，尤须兼行气。条分缕析，颇为赅备，而撷其要义，则是阳者阴之主，阳气流通，阴气无滞，自然胀病不作；阳气不足，稍有阻滞，则百病丛生。此可谓为郑氏医理之枢要。

22. 问曰：前后二便不利，三五日亦不觉胀，腹痛，舌青滑，不思饮食者，何故？

答曰：此下焦之阳虚，而不能化下焦之阴也。夫一阳居于二阴之中，为阴之主，二便开阖，全赖这点真阳之气机运转，方能不失其职。今因真气太微，而阴寒遂甚，寒甚则凝，二便所以不利也。况舌青、腹痛、不食，阴寒之实据已具。法宜温补下焦之阳，阳气运行，阴寒之气即消，而病自愈也。方用四逆汤加安桂，解见上。若热结而二便不利者，其人烦躁异常，定见黄白舌苔，喜饮冷水，口臭气粗可凭。学者若知此理，用药自不错误也。

【阐　释】二便不利，有热结与阳虚之不同，须细审各种兼症而分别用药。此病腹痛、舌青、食少，纯是一片阴寒景象，而断为下焦阳虚不能化阴，故治以四逆汤加桂。四逆汤已属回阳救逆之主方，更加辛热之肉桂以助其祛寒消阴之力，而取效益速。若其人烦躁异常，现黄白舌苔，喜饮冷水，口臭气粗，则属于热结。大便不利者，法宜养血、清热、润燥，麻仁丸主治之；小便不利者，法宜养阴、清热，导赤散主之。

23. 问曰：病人每日交午初即寒战，腹痛欲死，不可名状，至半夜即愈者，何故？

答曰：此阳虚而阴盛，阻其气机也。夫人身一点元阳，从子时起，渐渐而盛，至午则渐渐而衰，如日之运行不息。今病人每日交午初而即寒战腹痛者，午时一阴初生，正阳气初衰之候，又阴气复旺之时。病者之阳不足，复遇阴盛，阴气盛而阻其阳气运行之机，阴阳相攻，而腹痛大作，实阳衰太盛，不能敌其群阴，有以致之也。法宜扶阳抑阴，方用附子理中汤加砂、半，方解见上。

【阐　释】午时气温高于夜半，病者午时犹寒战，自系阳虚阴盛，阳不敌阴，而腹痛大作，故宜用附子理中汤加砂、半以扶阳抑阴，使中阳健运，而寒战腹痛即止。至于夜半反愈，一则由于阳气初生，再则由于气温较低，阴阳相争的程度较轻，故获得一时的平静。必须补阳，始能根治。

24. 问曰：平〔常〕人觉未有病，唯小便后有精如丝不断，甚则时滴不止者，何故？

答曰：此先天之阳衰，不能束精窍也。夫精窍与尿窍有别，尿窍易启，只要心气下降，即开而溺出。精窍封锁严密，藏于至阴之地，非阳极不开。今平〔常〕人小便后有精不断者，其人必素禀阳虚，过于房劳，损伤真气，真气日衰，封锁不固，当心火下降，溺窍开而精窍亦与之俱开也。法宜大补元阳，交济心肾为主。方用白通汤，解见上。

【阐　释】精关不固，精随溺滴，主要由于阳虚，以至心肾不相交，水火不相济，故宜主以白通汤。如前第七问所解，白通汤乃回阳交水火之方，葱白能引心中之阴下交于肾，附子能启水中之阳上交于心，阴阳相济，水火互根，阳气旺而精气固，精自不会随溺滴出，此症亦须视病者具体情况而施治，不能专用此法。笔者在临症中，诊断此类患者，大多面容苍白无神，具有阳虚征象，除用白通汤外，亦用潜阳丹，或附子理中汤加补肾药品，如补骨脂、肉苁蓉、枸杞等治之而愈。

25．问曰：病后两脚浮肿至膝，冷如冰者，何故？

答曰：此下焦之元阳未藏，而阴气未敛也。夫人身上、中、下三部，全是一团真气布护，今上、中俱平，而下部独病。下部属肾，肾通于两脚心涌泉穴，先天之真阳寄焉，故曰阳者，阴之根也。阳气充足，则阴气全消，百病不作；阳气散漫，则阴邪立起，浮肿如冰之症即生。古人以阳气喻龙，阴血喻水，水之泛滥，与水之归壑，其权操之龙也。龙升则水升，龙降则水降，此二气互根之妙，亦盈虚消长之机关也。学者苟能识得元阳飞潜之道，何患治肿之无方哉？法宜峻补元阳，交通上下，上下相交，水火互根，而浮肿自退矣。方用白通汤主之，解见上。

【阐　释】两脚浮肿至膝，寒冷如冰，主要由于下焦阴盛阳衰过甚，致与中、上二焦关格，法宜峻补元阳，交通上下，白通汤实为对症之方。因姜、附、葱合用，温通之力极强，故能使下焦阴敛阳藏，脚膝得暖而浮肿立消。

26．问曰：少阴病吐利，手足逆冷，烦（燥）〔躁〕欲死者，以吴茱萸汤主之，其故何也？

答曰：吐则亡阳（阳指胃阳），利则亡阴（阴指脾阴），中宫之阴阳两亡，阳气不能达于四末，故逆冷。中宫为上下之枢机，上属手少阴君火离也，而戊土寄焉（戊土属胃）。下属足少阴肾水坎也，而己土寄焉（己土属脾）。二土居中，一运精液于上而交心，一运精液于下而交肾。今因吐利过盛，二土骤虚，不能运精液而交通上下，故烦躁欲死。盖烦出于心，躁出于肾，仲景所以列于少阴也。使吐利不至烦躁欲死，亦不得以少阴目之。主以吴茱萸汤，其旨微矣。

十六、吴茱萸汤

吴萸一升 人参三两 生姜六两 大枣十二枚

用药意解

按：吴茱萸汤一方，乃温中、降逆、补肝之剂也。夫吴萸辛温，乃降逆补肝之品，逆气降而吐自不作，即能补中，肝得补而木气畅达，即不侮土，又与生姜之辛温同声相应，合大枣之甘，能调胃阳，复得人参甘寒，功专滋养脾阴，二土得补，皆具生机，转运复行，烦躁自然立止。此方重在补肝降逆以安中，中安而上下自定，握要之法，与理中汤意同而药不同也。理中汤浅一层，病人虽吐利，未至烦躁，故酌重在太阴，此方深一层，病人因吐利而至烦躁欲死，烦属心，躁属肾，故知其为少阴病。总由吐利太甚，中土失职，不能交通上下。其致吐之源，却由肝木凌土而成，故仲景主以吴茱萸汤，温肝降逆以安中，是的确不易之法，亦握要之法也。

【阐　释】《伤寒论》少阴病此条，有些注家疑为有误，认为吐利厥逆，烦躁欲死，乃阴盛而阳欲脱之危候，应以四逆、白通为正治，而吴茱萸汤实难对症，致有改吐利为吐剧者。郑氏独抒己见，认为脾胃二土居中，为上下之枢机，今吐利而使脾胃骤虚，不能运输精液而交通心肾，以致心神不宁，烦躁欲死。烦属心，躁属肾，故仲景列于少阴病，而治以吴茱萸汤，不用四逆、白通，当由于本症系吐重利轻，主要是厥阴肝木凌土而犯及阳明，故用补肝降逆以安中之吴茱萸汤治之。吴萸、生姜辛苦大温，以补肝降逆逐寒，人参、大枣甘平，以补脾胃之虚，扶正固本，使吐利厥逆得以缓解，而烦躁得以安宁，是治本病不易之法。一般认为本方之所以能治阳明食谷欲呕、少阴吐利厥逆烦躁、厥阴干呕吐涎沫头痛，实由于诸症之病机同属虚寒，本方能补虚逐寒，标本兼顾，故均能治之。现代有人用本方加减，治疗胃溃疡、胃肠炎、心脏病、高血压、肝炎、目疾等，都能使症状缓解以至痊愈。郑氏在百余年前能作出此解，诚属难能可贵。笔者曾用此方治厥阴干呕吐涎头痛之症，效果确佳，屡用屡效。

27. 问曰：病人牙齿肿痛二三日，忽皮肤大热，而内却冷，甚欲厚被覆体，有时外热一退，即不畏寒者，何故？

答曰：此元气外越而不潜藏故也。夫病人牙齿肿痛二三日，并无阳症可凭，已知其阴盛而元气浮也。以后皮肤大热，而内冷甚，明明元气尽越于外，较牙痛更加十倍。有时外热一退，即不畏寒者，是阳又潜于内故也。

病人若恶寒不甚，发热身疼，即是太阳寒伤营卫之的症。畏寒太甚，而至厚被覆体，外热又甚，即不得以伤寒目之，当以元气外浮为主，用药切不可错误。此症又与上热下寒同，但上、下、内、外稍异耳。病形虽异，总归一元。法宜回阳，交通上下为主。方用白通汤、四逆汤，解见上。若兼头、项、腰、背痛，恶寒，于四逆汤内稍加麻、桂、细辛亦可。医于此地，不可猛浪，务要察透，方可主方，切切留意。

【阐　释】此答先辨明牙齿肿痛，既无其他阳症可凭，已知其为阴盛阳浮，以后皮肤大热，而内却冷，甚欲厚被覆体，更知其阳气外越加甚。继又说明此症须与外感太阳寒伤营卫相区别，不可误用麻、桂等汤，而须与治上热下寒症相类似，以回阳交通上、下、内、外之气为主，只宜主以白通、四逆一类方剂，始为对症。如兼有头、项、腰、背痛，恶寒等病象，于四逆汤内稍加麻、桂、细辛即可。辨证用药，极为精细。诚如所说，要察透病情，始可主方。

28. 问曰：大病未愈，忽呃逆不止，昏沉者，何故？

答曰：此元气虚极，浊阴之气上干，脾肾欲绝之征也。夫病人大病已久，元气之不足可知，元气之根在肾，培根之本在脾，脾肾欲绝，其气涣散，上干清道，直犯胃口，上下气机有不相接之势，故呃逆不止。人事昏沉，由元气衰极，不能支持。此等病形，阴象全现，非若胃火之呃逆，而饮水亦可暂止。法宜回阳降逆为主，方用吴萸四逆汤，或理中汤加吴萸亦可，解见上。

【阐　释】此答重在辨明呃逆有两种，由于胃火者轻，饮水亦可暂止。若胃火旺极，隔拒于中，阻其上下交接之气，而呃逆不休，法宜苦寒降逆为主，如大、小承气汤之类。由于久病忽然呃逆，且人事昏沉，则是元阳虚极、浊阴上干，直犯胃口，使上下气机不能相接，乃脾肾欲绝之危候。法宜回阳降逆为主，故主以吴萸四逆汤，或理中汤加吴萸治之。吴萸辛苦大热，能入肝、胃、脾、肾诸经，温中止痛，降逆止呕，加入理中、四逆汤中，回阳理气之力更强。元阳回复，上下气顺，而呃逆自止。笔者经验，有胃火过旺，隔拒于中，阻其上下交接之气，大便亦复不通，而呃逆不休者，法宜苦寒降逆为主，用大、小承气汤治之，大便通而呃逆自愈。

29. 问曰：病人腰痛，身重，转侧艰难，如有物击，天阴雨则更甚者，何故？

答曰：此肾中之阳不足，而肾中之阴气盛也。夫腰为肾之府，先天之元气寄焉。元气足则肾脏温和，腰痛之疾不作。元气一亏，肾脏之阴气即盛，阴主静，静则寒湿丛生，元气微而不运，气滞不行，故痛作。因房劳过度而损伤元气者，十居其八；因寒邪入腑，阻其流行之机者，十有二三。由房劳过度者，病人两尺必浮空，面色必黑暗枯槁。由感寒而成者，两尺必浮紧有根，兼发热、头痛、身痛者多。凡属身重，转侧艰难，如有物击，天雨更甚之人，多系肾阳不足所致，寒湿所致亦同，总在脉色上求之。若阴虚所致，必潮热口干，脉细微，内觉热，逢亢阳更甚。元气亏者，可与潜阳丹。湿气滞者，可与肾着汤。由感寒者，可与麻黄附子细辛汤。肾虚者，可与滋肾丸、封髓丹、潜阳丹。解见上。

十七、**肾着汤**

白术一两茯苓六钱干姜六钱炙草三钱

十八、**麻黄附子细辛汤**

麻黄八钱附子六钱细辛三钱

用药意解

按：肾着汤一方，乃温中除湿之方也。此方似非治腰痛之方，其实治寒湿腰痛之妙剂也。夫此等腰痛，由于湿成，湿乃脾所主也。因脾湿太甚，流入腰之外府，阻其流行之气机，故痛作。方中用白术为君，不但燥脾去湿，又能利腰脐之气。佐以茯苓之甘淡渗湿，又能化气行水，导水湿之气，从膀胱而出。更得干姜之辛温以暖土气，土气暖而湿立消。复得甘草之甘以缓之，而湿邪自化为乌有矣。方中全非治腰之品，专在湿上打算。腰痛之由湿而成者，故可治也。学者切不可见腰治腰，察病之因，寻病之情，此处领略，方可。

按：麻黄附子细辛汤一方，乃交阴阳之方，亦温经散寒之方也。夫附子辛热，能助太阳之阳，而内交于少阴。麻黄苦温，细辛辛温，能启少阴之精而外交于太阳，仲景取微发汗以散邪，实以交阴阳也。阴阳相交，邪自立解，若执发汗以论此方，浅识此方也。又曰温经散寒，温经者，温太阳之经，散寒者，散太阳之寒。若此病腰痛，乃由寒邪入太阳之外府，阻其少阴出外之气机，故腰痛作。少阴与太阳为一表一里，表病及里，邪留于阴阳交气之中，故流连不已。今得附子壮太阳之阳，阳旺则寒邪立消。更得麻、细二物，从阴出阳，而寒邪亦与之俱出，阴阳两相鼓荡，故寒邪解而腰痛亦不作矣。

【阐　释】此答重在说明腰痛，多属肾阳不足，气滞不行，但有因房劳过度加甚者，有因感寒湿而加甚者，其所现脉色，各不相同，必须下细辨明，分别治理。元气亏者，治以潜阳丹，湿气滞者，治以肾着汤，感寒甚者，治以麻附细辛汤，俱可谓善于扩用成方。原肾着汤与桂苓术甘汤，仅干姜、桂枝一味之差，而性质即各有不同。此方以白术为君，燥脾去湿，茯苓行水化气，干姜暖土，甘草和中，重在湿上打算，故虽全非治腰之品，却对阳虚湿滞而冷感甚之腰痛，卓有疗效。麻附细辛汤，郑氏前已指出非仅发汗之剂，而实交阴阳之方，今腰痛乃由寒邪入太阳之外府，阻其少阴外出之气机，表病及里，邪留于阴阳气交之中，故流连不已。附子辛热，能壮太阳之阳，内交于少阴，麻黄苦温，细辛辛温，能启少阴之精，而外交于太阳，阴阳两相鼓荡，故寒邪解而腰痛止，可谓深得此方之妙用。笔者治肾阳不足感寒湿而腰痛加重者，除用肾着汤外，用麻附细辛汤时，常加川乌、桂枝、干姜、延胡索、甘草，则效果更佳。至于纯由肾虚而致之腰痛，郑氏主用滋肾丸、封髓丹、潜阳丹等以治其本，自是恰切的。

30. 问曰：病人先二三日发吐未愈，遂渐畏寒，又二三日逢未刻即寒冷，冷后即发热，大汗出，至半夜乃已，日日如是，人渐不起，气促，诸医照疟症治之不效者，何故？

答曰：此由吐伤胃阳，胃阳欲亡也。夫病初起即发吐。病根已在于太阴，太阴与胃为表里，里病及表（胃为表，主容受，脾为里，主消磨，脾气不运，非因食伤，即因气阻。阻太过甚，则上逆而吐，吐则胃伤，过伤则亡阳），故吐。吐则亡阳，故畏寒。复又大热出汗者，亡阳之征也。逢未而病起，至半夜而病止者，阳衰于午末，而生在子也。人事昏沉，气促渐不起，阳将亡而未亡也。诸医不察受病之根，专在寒热上分辨，故照疟法治之不愈。然疟症有外感、内伤之别，外感者，其人必发热、头痛、身痛，汗、吐、下后，而邪未尽，邪附于少阳，少阳居半表半里之间，邪出与阳争则热（阳指阳明），邪入与阴争则寒（阴指太阴），寒疟（单寒无热），热疟（单热无寒），即在此处攸分。亦有因饮食停滞中脘，气机遏郁不行，逢阳则热，逢阴则寒，其人必饱闷吞酸嗳腐为据，即食疟。若此病先由发呕吐（呕吐有因厥阴之气上干者，有胃欲绝者），渐冷、渐发热、出汗、气促、人沉迷，明明吐伤胃阳，故断之曰胃阳欲亡也。法宜急降逆温中回阳为主。回阳者，非回先天坎中之阳，而专回胃阳者（阳本一分而为三也）。方用吴茱萸汤，或吴萸四逆汤，或理中汤加吴萸俱可，解见上。

【阐　释】此症先呕吐二三日，遂渐恶寒，继复大热汗出，渐至气促昏沉，程度逐渐加甚，郑氏辨明其与寒、热、食三种疟疾病象之不同，而断为吐伤胃阳，阳欲亡，半夜较轻，不过暂时宁静，实有独到之见。其治法是急降逆温中以回胃中之阳，故所出之方俱重用吴萸。诸医按疟疾施治，实有毫厘千里之谬，自无怪其不效。至于疟病，因其寒热之往来而决之于少阳也，故用小柴胡汤加减为正治。笔者经验若发热多于发冷，汗出多，口渴甚，脉弦数者，加知母、石膏、花粉、黄连之类。若发冷多于发热，口渴不甚者，脉弦迟，加附子、干姜、桂枝。至于食疟，则用保和丸治之。无论其为热重、寒重或食疟，均于方中加入常山，其效更著。

31．问曰：病人前两月，上牙两边时时作疼，肝脉劲如石，脾脉亦有劲象，但不甚于肝部，后忽左边手足软弱，不能步履，麻木冷汗出，〔右边〕伸缩尚利，言语饮食如常者，何故？

答曰：此先天真气已衰，将脱而未脱之候也。近似中风，其实非中风也。夫病人上牙时时作疼，原系真气不藏，上冲所致，肝脾脉劲如石，先天之阳，欲附肝脾而出，暴脱之机关已具。后忽左边软弱，不能步履，麻木冷汗出者，是先天真气已衰于左，不复充盈，右边伸缩尚利者，后天脾胃之阳尚充，故也。昧者若作风治，更发散以耗其中气，中气立衰，命即不永。此际急宜保护后天，后天健旺，先天尚可复充。法宜先后并补为主。方用附子甘草汤，或加姜、桂、砂、半，缓缓调服，月余可瘳。解见上。

【阐　释】郑氏辨明此症之病象病理，类似中风，实非中风，而为真气将脱未脱之危候，切不可用发散之药以耗其中气，而须肾、脾双补，治以附子甘草汤加味，缓缓调服，月余可愈，实属经验有得之言，深堪重视。

以上数十条，专论阳虚，指出先天真气上浮，反复推明。真气，命根也，火种也，藏于肾中，立水之极，为阴之根，沉潜为顺，上浮为逆。病至真气上浮，五脏六腑之阳气，已耗将尽，消灭削剥，已至于根也。经云："凡五脏之病，穷必归肾"，即此说也。然真气上浮之病，往往多有与外感阳症同形，人多忽略，不知真气上浮之病大象虽具外感阳症之形，仔细推究，所现定系阴象，绝无阳症之实据可验，学者即在此处留心，不可孟浪。细将上卷辨认阳虚、阴虚秘诀熟记，君、相二火解体贴，则阳虚之病于在上、在中、在下，阴虚之病于在上、在中、在下，皆可按法治之也。阳虚篇内所备建中、理中、潜阳、回阳、封髓、姜桂诸方，皆从仲景四逆汤一方搜出。仲景云："三阳经病者，邪从阳化，阳盛则阴必亏，以存阴为要"，滋阴降火说所由来也；"三阴经病，邪入多从阴化，阴盛则阳必衰，以回阳为先"，益火之源以消阴翳所由起也。大凡阳虚之人，阴气自然必盛，阴气盛必上腾，即现牙疼、龈肿、口疮、舌烂、齿血、喉痛、大小便不利之病，不得妄以滋阴降火之法施之。若妄施之，是助阴以灭阳也，辨察不可不慎。总在这阴象上追求，如舌青、唇青、淡白无神之类是也。千古以来，混淆莫辨，含糊不清，聪明颖悟之人，亦仅得其半而遗其半，金针虽度，若未度也。故仲景一生心法，知之者寡。兹采取数十条，汇成一册，以便后学参究。其中一元妙义，消长机关，明明道破。至于仲景六经主方，乃有一定之至理，变方、加减方，乃是随邪之变化而用也。三阳之方，以升散、清、凉、汗、吐、下为准。三阴之方，以温中、收纳、回阳、降逆、封固为要。阴阳界限，大有攸分。以三阳之方治三阳病，虽失不远；以三阳之方治三阴病，则失之远矣。世之业斯道者，书要多读，理要细玩，人命生死，在于反掌之间，此理不明，切切不可妄主方药，糊口事小，获罪事大。苟能细心研究，自问无愧，方可言医。

【阐　释】祖国医学认为肾兼水、火二种功能，郑氏屡以一阳藏于二阴之中为喻。一阳即此所说真气、命根、火种，藏于肾中，立水之极，为阴之根。古代医家由于时代科学水平所限，有说左肾主水，右肾为命门主火的；有说两肾之间为命门主火的；还有别的命门学说。说虽有异，但都认为水盛则火衰，必须益火之源以消阴翳；火盛则水衰，必须壮水之主以制阳光，此即阳虚阴虚之所本。郑氏所特别指出而为一般医家所忽略的，是阴气盛而真阳上浮之病，所现症象虽与外感阳症同形，但仔细推究，则必现许多阴象，如舌青、唇青、淡白无神之类可凭。必须根据前面辨认阴虚、阳虚要诀判明，始能处方用药。如确系真阳上浮之病，切不可妄用滋阴降火之法，助阴以灭阳而促其命。继又总结仲景一生心法，谓三阳经病者，邪入多从阳化，阳盛则阴必亏，以存阴为要；三阴经病者，邪入多从阴化，阴盛则阳必衰，以回阳为先。六经病三阳之方以升散、清凉、汗、吐、下为准，三阴之方以收纳、回阳、降逆、封固为要。阴阳界限能分别清楚，处方用药，始不致误。郑氏论阳虚数十条中，常用的建中、理中、潜阳、回阳、封髓、姜桂诸方，皆与四逆汤同一类型，故谓四逆汤为治阳虚之主方，能化裁推广治百余种病，此为郑氏一生最得力处。又其所用各方，无论经方及后世方，都是药味少而分量较重，不似一般所谓"下大围"者之芜杂，此亦郑氏治病用药的一大特点。

客　疑　篇

客有疑而问曰：先生论阳虚数十条，皆曰此本先天一阳所发为病也。夫人以心为主，心，火也，阳也。既曰阳虚，何不着重在上之君火，而专在以下之真火乎？余曰：大哉斯问也，子不知人身立命，其有本末乎？本者何？就是这水中天，一句了了，奈世罕有窥其蕴者，不得不为之剖析。尝谓水火相依而行（水即血也，阴也；火即气也，阳也），虽是两物，却是一团，有分之不可分，合之不胜合者也。即以一杯沸水为喻（沸，热气也，即水中无形之真火），气何常离乎水，水何常离乎气，水离乎气，便是纯阴，人离乎气，即是死鬼。二物合而为一，无一脏不行，无一腑不到，附和相依，周流不已。气无形而寓于血之中，气法乎上，故从阳；血有形而藏于气之内，血法乎下，故从阴。此阴、阳、上、下之分所由来也。其实何可分也，二气原是均平，二气均平，自然百病不生。人不能使之和平，故有盛衰之别，水盛则火衰，火旺则水弱，此阴症、阳症所由来也。二气大象若分，其实未分，不过彼重此轻，此重彼轻耳。千古以来，惟仲景一人，识透一元至理，二气盈虚消息，故病见三阴经者，即投以辛热，是知其阳不足，而阴有余也，故着重在回阳；病见三阳经者，即投以清凉，是知其阴不足，而阳有余也，故着重在存阴。要知先有真火而后有君火，真火为体（体，本也，如灶心中之火种子也），君火为用（用，末也，即护锅底之火，以腐熟水谷者也），真火存则君火亦存，真火灭则君火亦灭。观仲景于三阴阴极之症，专以四逆汤之附子，挽先天欲绝之真火，又以干姜之辛热助之，即能回生起死，何不曰补木以生火，用药以补心乎？于三阳阳极之症，专以大承气汤之大黄，以救先天欲亡之真阴，又以芒硝之寒咸助之，即能起死回生，何不曰补金以生水，用药以滋阴乎？仲景立法，只在这先天之元阴、元阳上探取盛衰，不专在后天之五行生、克上追求，附子、大黄，诚阴阳二症之大柱脚也。世风日下，稍解一二方，得一二法者，即好医生也。究竟仲景心法，一毫不识，开口即在这五行生、克上论盛衰，是知其末而未知其本也。余为活人计，不得不直切言之。余再不言，仲景之道，不几几欲灭乎？余更有解焉。人身原凭二气充塞上下四旁：真阳或不足于上，真阴之气即盛于上而成病，用药即当扶上之阳以协于和平；真阳或不足于中，真阴之气即盛于中而成病，用药即当扶中之阳以协于和平；真阳或不足于下，真阴之气即盛于下而成病，用药即当扶下之阳以协于和平。此三阳不足，为病之主脑也。阴气或不足于上，阳气即盛于上而成病，用药即当扶上之阴，而使之和平；阴气或不足于中，阳气即盛于中而成病，用药即当扶中之阴，而使之和平；阴气或不足于下，阳气即盛于下而成病，用药即当扶下之阴，而使之和平。此三阴不足，为病之主脑也。二气之不足，无论在于何部，外之风、寒、暑、湿、燥、火六气，皆得乘其虚而入之以为病。凡外感之邪，必先犯皮肤，皮肤为外第一层，属太阳（太阳为一身之纲领，主皮肤，统营卫故也）。次肌肉（肌肉属胃），次血脉（血脉属心），次筋（筋属肝），次骨（骨属肾）。乃人身之五脏，又分出五气。五行皆本二气所生，二气贯通上中下，故三焦又为一经，而成六步也。外邪由浅而始深，内伤则不然。七情之扰，重在何处，即伤在何处，随其所伤而调之便了，此论外感、内伤之把握也。学者苟能体会得此篇在手，庶可工于活人，而亦可与言医也。

【阐　释】答客疑旨在说明各种阳虚病症，皆由真阳发而为病。郑氏在卷一君相二火解已言君火居上为用，是凡火；相火居下为体，是真火。此真火是二阴中的一阳，为人身立命的根本，必须有真火而后有君火。由于人身阴阳、水火、气血，本相依而行，周流不已，两物原是一团，二气本是一气，二气均平，百病不生，一有偏盛，即发而为病。故仲景立法，阴病治阳，阳病治阴，只在这先天元阴元阳上探取盛衰，不专在后天五行生克上追求。于三阴阴极之症，专以四逆汤之附子挽先天欲绝之真火，又以干姜之辛热助之，即能起死回生；于三阳阳极之症，专以大承气汤之大黄，以救先天欲亡之真阴，又以芒硝之寒咸助之，即能起死回生，可知附子、大黄，诚阴阳二症之大柱脚。这段议论，可谓别开生面，发前人所未发。张景岳曾以人参、熟地、附子、大黄为药中之四维，推人参、熟地为良相，附子、大黄为良将，是颇有见地的，但其用药，则多重相而轻将。郑氏善于将将，常用附子、大黄，令人起死回生，与张氏可谓各有千秋。末段论外感、内伤与阴、阳二气之关系，必须察明二气盛衰，各在何经、何焦、何处发而为病，而分别用药，亦极精要可法。

医理真传卷三

阴虚症门问答

1. 问曰：头脑独发热，心烦热，小便短赤，咽干者，何故？

答曰：此心热移于小肠，小肠热移于肾也。夫肾上通于脑，脑热由肾热也。肾为水脏，统摄前后二阴，前阴即小肠膀胱，后阴即阳明大肠，肺与大肠为表里，心与小肠为表里。今因心热移于小肠，小肠受热，故便短；小肠血液为热所灼，势必乞救于肾水，热及于肾，肾水为邪火所扰，不能启真水上腾，故咽干；真水不能上交于巅，故脑热。法宜养阴、清热、降火为主，方用导赤散。

一、导赤散
生地一两 木通五钱 甘草三钱 淡竹叶二钱
用药意解
按：导赤散一方，乃养阴、清热、降火和平之方也。

夫生地黄甘寒入肾，凉血而清热，肾热清而脑热自解。木通甘淡，能降心火下行，导热从小便而出，故曰导赤。竹叶甘寒，寒能胜热。甘草味甘，最能缓正，亦能清热。此方行气不伤气，凉血不伤血，中和之剂，服之无伤，功亦最宏，苟能活法圆通，发无不中也。

【阐　释】本条所问病症，全属邪热伤阴，不能专治局部的脑、咽、心、肾，其传变虽不一定如郑氏所云，但从整体观点，用导赤散以养阴、清热、降火，确是对症良方。本方选自《小儿药证直诀》，为钱仲阳所订。郑氏用药意解，正确简要。

2．问曰：两上眼皮红肿痛甚，下眼皮如常，渐渐烦渴，饮冷者，何故？

答曰：此元阴不足于胃之上络，胃中之火，遂发于上而津液伤也。夫上眼皮属阳明胃，下眼皮属太阴脾。今病在胃而不在脾，故上肿而下不肿，胃火太盛，渐伤津液，故口渴饮冷。然未至饮冷，阴血尚未大伤，若已至饮冷，阳明之腑症悉具。苟谓风、寒之时气所作，必有风、寒之实据可验。此则无故而发，现于阳明地界，故知其元阴不足于胃之上络，胃中之火，得以袭之也。法宜灭火救阴为主，方用人参白虎汤。

二、人参白虎汤（如无人参，即以洋参、沙参代之）。

人参五钱 石膏八钱 知母六钱 甘草二钱 粳米一撮

古方分两，石膏用至一斤，知母六两，人参三两，甘草二两，米六合。因阳明胃火燎原，盘踞中宫，周身精血，顷刻有灼尽之势，非杯水可救，故施猛剂，取其速灭也。若此病虽属胃火，不得照此例以施之，故改用分两，不失经旨，可也。

用药意解

按：人参白虎汤一方，乃灭火救阴之神剂也。夫病人所现病形，未见阳明之实据，不得妄施，若已现阳明之实据，即当急投。今病人上眼皮红肿痛甚，又见口渴饮冷，明明胃火已盛，津液已伤，此际若不急用人参以扶元阴，石膏以清胃热，知母以滋化源，甘草、粳米以培中气，势必灼尽津液，为害匪轻。此等目疾，不得不用此方。若视此方专为伤寒之阳明症立法，则为固执不通。不知仲景立法，方方皆是活法，凡属阳明之燥热为病者，皆可服也。妙处即在分两轻重上颠倒，今人过畏石膏不用，往往误事，实由斯道之不明，六经之不讲也。

【阐　释】此症断为元阴不足于胃之上络，胃火遂发于上而津液亏伤，故用人参白虎汤改定分量以灭火救阴。并谓此方非仅为伤寒之阳明立法，凡阳明之燥热为病皆可服，时人过畏石膏不用，往往误事，均具有卓识。前人少有用本方治目疾者，现人加以推广，不仅治赤、热、肿、痛、外障、瘀滞较甚之目疾往往取效，并用以治肺炎、脑炎、糖尿病，尤其对夏月小儿高热、多渴、多尿综合症疗效最好。一般认为凡属里热伤津，气阴两亏之老年及诸不足者，皆可用白虎加人参汤治疗，

而本方的退热作用，主要在于适当地配伍了石膏，可见郑氏谓
过畏石膏不用误事，是确有见地的。现将近代名医张锡纯用石
膏的经验，及笔者对白虎加人参汤的推广应用附后。张著《医
学衷中参西录》谓："石膏其性凉而能散，有透表解肌之力，
为清阳明胃腑实热之圣药，无论内伤、外感用之皆效，即他脏
腑有实热者用之亦效……石膏医者多误认为大寒而煅用之，则
宣散之性变为收敛，以治外感有实热者，竟将其痰火敛住，凝
结不散，用至一两即足伤人，是变金丹为鸩毒也。迨至误用煅
石膏偾事，流俗之见，不知其咎在煅不在石膏，转谓石膏煅用
之其猛烈犹足伤人，而不煅者更可知矣。于是一倡百和，遂视
用石膏为畏途……余用以治外感实热，轻症亦必至两许，若实
热炽盛，又恒重用至四五两，或七八两……盖石膏生用以治外
感实热，断无伤人之理，且放胆用之，亦断无不退热之理。惟
热实脉虚者，其人必实热兼有虚热，仿白虎加人参汤之义，以
人参佐石膏，亦必能退热。"又云："且尝历观方书，前哲之用
石膏，有一证而用至十四斤者（见《笔花医镜》）；有一证而
用至数十斤者（见吴鞠通医案）；有产后亦重用石膏者（见徐
灵胎医案，然须用白虎加人参汤，以玄参代知母，生山药代粳
米）。然所用者皆生石膏也。"

笔者近二十年来，对治外感风热之邪，无论成人或小孩，身
大热（体温39°以上），虽注射青、链霉素而身热不退，即用白
虎加人参汤治疗，屡用屡验。又曾治尿崩症，患者一日一夜饮水
达五十磅，石膏用量初服100克，一剂而饮水量减少五磅，二剂
石膏增至200克，饮水又有所减少，其后石膏用量增至300克，
连服五剂而痊愈。

3. 问曰：两耳前后红肿痛甚，口苦者，何故？

答曰：此元阴不足于少阳之经，少阳经之阳气旺而为病也。夫两耳前后，俱属少阳地界，今红肿痛甚，少阳之火旺可知。如系风寒阻滞所作，必现头痛、身痛、寒热往来之候；内有抑郁所作，必有忧思不解之情；审察内外无据，则元阴之不足无疑。元阴之不足，亦有由生。有因脾胃久伤，而生化太微；有因房劳过度，元阳不足，而转运力微，阴血渐虚，即不能滋荣于木，木燥而木病丛生，此红肿、疼痛、耳聋、口苦、胁痛、筋挛诸症作矣。兹揭出于两耳前后，不言胁痛、筋挛，举一隅也。其中更有至要者，人身上下四旁，全凭元阴、元阳二气充塞，元阴不足，无论在于何部，元阳之气即旺于元阴不足之部而成病。元阳不足，亦无论在于何部，元阴之气即旺于元阳不足之部而成病。然二气寓于凡精凡气之中，凡精气盛，元阴元阳自盛，凡精气衰，元阴元阳自衰，此二气盈虚消息机关，发病主脑。论二气，论部位，六经自在其中；验外感，察内伤，戕伐之机关自定。知得此理，仲景之心法可通，明澈无疵，调和水火之方有据。此病可与小柴胡汤倍人参、黄芩。

三、小柴胡汤

人参八钱 柴胡六钱 黄芩七钱 半夏四钱

甘草三钱 大枣四枚 生姜三钱

古方柴胡用至半斤，黄芩三两，人参三两，甘草二

两，生姜三两，半夏半升，大枣十二枚，是因寒伤太阳
之气，不能从胸出入，逆于胸胁之间，留于少阳地界，
少阳居半表半里之间，从表则热，从里则寒，故少阳主
寒热往来。今为太阳未解之邪所侵，中枢不运，仲景立
小柴胡一法，实以伸少阳之木气，木气伸，而太阳未解
之邪，亦可由中枢之转运而外出矣。

用药意解

按：小柴胡汤一方，乃表里两解之方，亦转枢调
和之方也。夫此方本为少阳之经气不舒立法，实为太
阳之气逆胸胁立法。仲景以治太阳，实以之治少阳，
治少阳即以治太阳也，人多不识。余谓凡属少阳经病，
皆可服此方，不必定要寒伤太阳之气逆于胸胁，不能
外出者可服。若此病红肿，确实已在少阳，无外感，
无抑郁，非元阴之不足而何。将古方改用分两，以人
参之甘寒为君，扶元阴之不足，柴胡苦平为臣，舒肝
木之滞机，佐黄芩之苦以泻少阳之里热，佐半夏、生
姜之辛散，以宣其协聚之痰水，枣、甘为使，以培中
气。然枣、甘之甘，合苦寒之品，可化周身之阴，合
辛散之品，可调周身之阳，化阳足以配阴，化阴足以
配阳，阴阳合配，邪自无容，故能两解也。然古方重
柴胡，功在转其枢，此方倍参、芩，功在养阴以清其
热，变化在人，方原无定。总在活活泼泼天机，阴阳
轻重处颠倒，不越本经界限，可也。

【阐　释】此条答问重要有两点：一是从整体观点辨病，二是善于活用成方。因此病两耳前后红肿疼痛，口苦，全属少阳火旺症象，不必定要胁痛，筋挛诸症全备，始为少阳经病，而病者又外无感染，内无抑郁征象可凭，故断定此种火旺系由于元阴不足于少阳之经，致少阳经之阳气旺而为病，并说明元阴、元阳俱根于凡精、凡气及互为消长的发病机理，以为处方用药的实据。此病既由于少阳经之元阴不足，故主以小柴胡汤倍人参、黄芩而调整其分量。并谓小柴胡汤乃表里两解之方，亦转枢调和之方，凡少阳经病皆可服。不过古方重柴胡，功在转其枢，此方倍参、芩，功在养阴以清其热，可谓善于活用成方。又说明本方配伍之精，在于甘、枣培中，合柴、芩之苦寒以化阴，合姜、夏之辛散以化阳，阴阳合配，邪自无容，故能两解，亦极扼要。近人推广应用，谓本方寒、热并用，攻、补兼施，表、里双解，上、下分消，有和解少阳，疏利三焦，宣通内、外，运行气、血的功效，是和解的首要方。用以治疗多种慢性发热病，都收到满意效果。郑氏在百余年前，即能不拘于《伤寒论》原文而加以活用，是颇为难得的。

4. 问曰：鼻尖红肿，上牙龈肿痛，大便不利，烦躁谵语，口渴饮冷者，何故？

答曰：此元阴不足于胃，胃火旺盛，阴血又反伤也。夫元阴之气，若无一脏不足，必无红肿火症之虞，人只知为风邪、火邪所作，而不知元阴之早亏于内也。阴虚则火旺，故火症丛生。今病人所现症形，已具阳明之里症，此刻胃火旺极，阴血衰甚也。须知凡血之内寓元阴，凡气之内寓元阳，病人元阴先不足而火生，火生太烈，更足以伤其凡血。故曰："壮火食气"，食气者，食尽元阴之气也。世医以桂、附为壮火，不知桂、附补元阳之衰，阳虚人之要药，非阳旺阴虚之所宜也。此病法宜泻火救阴为主，方用大承气汤主之。

四、大承气汤

芒硝六钱 大黄五钱 枳实三钱 厚朴八钱

古方厚朴用至半斤，大黄四两，枳实五枚，芒硝五合，是因太阳之邪流入燥地，已经化为热邪，大实、大满、大聚、大便不通，狂叫、腹痛，脉沉、实。阳明至此，非清凉、升散可解，惟有下夺一法。仲景故立此方，以为阳明之将坏立法。然未至里实之盛者，亦可改分两以施之，不失本经里症宗旨，可也。

用药意解

按：大承气汤一方，乃起死回生之方，亦泻火救阴之方也。夫病人胃已经实，元阴将亡，已在瞬息之间，苟不急用大黄、芒硝苦寒之品，以泻其亢盛之热，枳实、厚朴苦温之味，以破其积滞之邪，顷刻元阴灼尽，而命即不生。仲景立法，就是这元阴、元阳上探盛衰，阳盛极者阴必亡，存阴不可不急，故药之分两，不得不重。阴盛极者阳必亡，回阳不可不急，故四逆汤之分两，亦不得不重。二方皆有起死回生之功，仲景一生学问，阴阳攸分，即在二方见之也。他如一切方法，皆从六气变化而出，六经主气为本，各有提纲界限；六气为客，各有节令不同，不得混视。至于此病，虽具阳明里症，尚未大实之甚，而即以此方改分两治之，不失本经里症治法，分两虽殊，时势亦异，学者苟能细心体会，变化自有定据也。

【阐　释】此症外现鼻尖、牙龈红肿疼痛，内具阳明里症，非仅一般风邪、火邪所作，实由元阴不足于胃，致胃火旺极而阴血虚伤。所谓壮火食气，即食尽元阴之气，如以桂、附施治，适得其反。只宜泻火救阴，故主以大承气汤。但此病里实未至大盛，须减轻分两，始为适当，均具卓见。本方由大黄、芒硝、枳实、厚朴组成，大黄、芒硝苦寒泄热，芒硝咸寒，又能软坚，枳实苦寒，厚朴苦温，二药性降，能疏解气机，以破积滞之邪，故合为灭火、救阴之神剂。原方量重，有灭火救阴，起死回生之力，与四逆汤之用大剂量以回阳救逆是同一机杼，为仲景一生学问分阴分阳之重点所在，亦郑氏一生最得力处。

5. 问曰：两目两眦，赤脉缕缕，痛甚，舌肿厚，小便不利者，何故？

答曰：此元阴不足，而少阴火沸也。夫大小眼角属心与小肠，二经之元阴不足，元阳之气便盛而为病，即为客邪，不必定要风寒闭塞而作，才为客气，知得此理，便得二气盈虚消息主客之道。况目窠乃五脏精华所聚之地，原着不得一毫客气，着一毫客气，则目病丛生。客气二字，外指风、寒、暑、湿、燥、火时气，内指元阴、元阳偏盛所现，与风、寒、暑、湿、燥、火时气不同。从外感来者，必有发热、头痛、清涕、畏寒等情，从内二气发者，必无外形可征。元阴不足为病者，火必旺，即为实邪，多红肿痛甚；元阳不足为病者，阴必盛，即为虚邪，多不肿痛。即有肿痛甚者，乃元阳外脱之候，必现阴象以为据。若无阴象可验，便是实火，此认症之要也。目科虽云七十二种，总不出阴、阳、虚、实四字，目科以五脏所属，名为五轮。风轮主肝，黑珠也；血轮主心，两眦也；气轮主肺，白睛也；水轮主肾，瞳子也；肉轮主脾，上下皮也。又分八廓，八廓即乾、坎、艮、震、巽、离、坤、兑是也，其要原不在此，学者务要在二气偏盛上求之，六气上求之，可也。此病两眦与舌肿，小便不利者，心与小肠皆热也。法宜养阴清热为主，方用大剂导赤散，加洋参、黄连主之，解见上。

【阐　释】 此答首先说明元阴、元阳二气盈虚、消息、主客之道，客气二字，外指风、寒、暑、湿、燥、火，内指元阴、元阳偏盛，不必定要如一般所说由风、寒闭塞而作始为客气。认症之要，在于分清内外、阴阳、虚实。目科虽有七十二种及五轮、八廓之分，仍须在元阴、元阳二气偏盛上探求，始能握其枢要。此病两目两眦，赤脉缕缕，痛甚，舌肿厚，小便不利，实由于元阴不足而少阴火沸，致心肾两经皆热，治宜养阴清火，故主以大剂导赤散加洋参、黄连。导赤散乃养阴清热降火和平之方，此症少阴火沸，阴虚较甚，故加洋参、黄连以扶正祛邪，而加强其疗效。

6. 问曰：咽喉痛，干咳无痰，五心烦热，欲饮冷者，何故？

答曰：此元阴不足，而少阴火旺逼肺也。夫少阴之脉挟咽喉，喉之痛由于火旺，肺之咳由于火逼，无痰者，火盛而津枯，五心烦热者，元阴虚而为邪火灼，欲饮冷者，阴欲阴以救也。法宜清热润燥救阴为主。方用黄连阿胶汤主之。

五、黄连阿胶汤

黄连四钱黄芩四钱芍药二钱阿胶二钱鸡子黄二枚

用药意解

按：黄连阿胶汤一方，乃交阴阳之方，实养阴、清热之方也。夫此方本为少阴热化症而为心烦不得卧者立法。盖心烦者，坎中之精不能上交于心；不得卧者，离中之阴不能下降于肾。方中芩、连、芍药之苦，直清其热，又得鸡子黄以补离中之气，阿胶以补坎中之精，坎、离得补，阴、阳之气自调，升、降不乖，而水、火互为其根矣。今病人所现症形，全系元阴亏损，元阳变为客邪所作，故取苦寒柔润之品，以滋其枯涸之区，俾火熄而阴可立复，病可立瘳也。古方分两，立意不同，故所用甚重，今病势稍异，故改用之。

【阐　释】此症根据病象病理之逐步分析，而断为元阴不足，少阴火旺逼肺，治以清热、润燥、救阴之黄连阿胶汤，均极恰当。方中芩、连苦寒泄热，芍药清敛，阿胶甘润，鸡子黄滋补，共奏清热、润燥，扶阴、抑阳之效。故能使咽喉痛、干咳、饮冷、五心烦热诸症立解。又因本方能育阴制阳，使心、肾相交，升、降协调，故能治多种失眠症，酌去黄芩而加龙骨、牡蛎、枣仁，尤为有效。笔者治阳虚阴盛之患者，用大剂扶阳药品，病者服此等热药，服至周身发热难安时，然后与以一剂滋阴之药，以敛其所复之阳，阳得阴敛，而阳有所依，自然互根相济，而病愈矣。所选用之方剂，即此黄连阿胶汤，屡用而屡效者。

7.　问曰：产妇二三日，偶有小疾，服行瘀破滞之药不效，延至月余，酿成周身肿胀，又服消胀之药，更加乳肿不食，肛门逼胀，痛欲死者，何故？

答曰：此服药不当，酿成血脱之候也。夫产后之人，血暴下注，每多血虚，即有瘀滞、腹痛、乳肿、血晕之症，只宜温中、活血、行气之品，不可大施破血、破滞之味，昧者专以破瘀滞为主，不知气得温而瘀滞自行，血得活而瘀滞自散。此病因误服消导，酿成坏症，独不思产妇血既大虚，全赖扶阳气以生之，今不扶其阳而更耗其阳，阳气既耗，阴血何由得生？瘀滞何由得行？今成血脱，而元气无依，周身散漫，故肿胀丛生。此刻只宜收纳元阳，犹虑不及，尚服见肿消肿之药，更加乳肿，肛门逼胀欲死，其下脱之机

已经暴露。法宜峻补其血，血得补而气有所依，气有
依而肿胀自然不作。方用当归补血汤，加鹿茸、黑姜、
麦芽、甘草、葱、酒。

六、当归补血汤

当归四钱黄芪一两鹿茸三钱麦芽五钱黑姜四钱炙草二钱
甜酒半杯葱头子四个

用药意解

按：补血汤一方，乃活血、行气之方，实补气、补
血之方也。夫当归味苦入心能补心，心者生血之源也；
黄芪甘温补肺，肺者正气之宗也。当归得黄芪而血有所
附，黄芪得当归而气有所依，即名补血汤亦可，即名补
气汤亦可。古人称为补血汤者，取阳生阴长之义。余谓
气血双补，欲补气者，当倍当归而轻黄芪，从阴以引阳
法也；欲补血者，当倍黄芪而轻当归，从阳以引阴法也。
此方倍黄芪，故名补血汤。今产妇病四十余日，既酿成
血虚欲脱而未脱之际，忽得补血之品，而血虚可复；又
得补气之物，而血有统制。血既有统，而欲下者不下，
则肛门逼胀之症可除。加鹿茸者，取纯阳之质，以助真
阳之气；佐姜、草者，有温中之功，又有化阴之意；用
葱头以降离阴而下交；用甜酒以鼓坎阳而上行；使麦芽
从中以消散其壅滞之气血，不寒不燥，故治此病易易也。
况当归重用，有活血之能，黄芪重用，有行气之妙。前
贤往往用于血虚发热之症颇效。余谓血虚气虚，皆可，
不必固执。

【阐　释】此条对病程进展中服药不当，致成坏症、危症之逐层分析，及治则、治法、处方、用药之随宜解说，均极精当，非老有经验者不能。误服消导而致肿胀丛生之危候，只宜峻补气血以扶其阳，是一条重要的经验。补血汤中归、芪二药之功用，归、芪分量之论述，亦极切实用。郑氏以善于运用成方、广治多种疾病著名，少有自己立方。而此方加入鹿、麦、姜、草、葱、酒六味，每味各有作用，不寒不燥，气血双补，诚为此病对症之良方，故能使病者转危为安。

8. 问曰：病人口臭、色黄，饮冷，呃逆不休，水泻不止，步履如常者，何故？

答曰：此元阴不足，而胃火旺甚也。夫口臭有二，有先天精气发泄者，口虽极臭，而舌滑润微黄，人无神而阴象全现，决不饮冷。胃火旺者，口臭，舌必干黄，口渴饮冷。呃逆者，火之上冲，泻不止者，火之下降，步履如常者，火之助也。法宜下夺为主，方用大承气汤主之，解见上。此条上、中、下三部俱备，学者不必定要全见，而始用此方，活法圆通，人贵于知机耳。

【阐　释】此答先判明口臭有两种：舌润滑微黄而无神者，元阳不足，治以白通、四逆等方，可以告愈。舌干黄而口渴饮冷者，是元阴不足，胃火旺盛，治当清胃火，用白虎加人参汤治之，一般人尚容易明了。至谓呃逆为火之上冲，泻水不止为火之下降，步履如常为火之助，法宜下夺为主，而以大承气汤治之，则与一般见解不同。大承气汤本治胃燥热，实、满、积聚不通之重剂，此症水泻而步履如常，可知胃火虽旺，尚未大过，用此方以泻火救阴固可，但分量宜轻不宜重。

9. 问曰：平〔常〕人干咳无痰者，何故？

答曰：此元阴不足，而肺燥也。夫肺为金，生水之源也。元阴不足，由于肺燥不能生水，肺燥实由于元阴不足而邪火生，火旺克金，故肺燥。肺气燥，斯干咳作矣。法宜苦甘化阴养血为主，方用甘草干姜汤合当归补血汤，加五味子治之。

七、甘草干姜汤

炙甘草二两 干姜五钱炮

用药意解

按：甘草干姜汤一方，乃辛甘化阳之方，亦苦甘化阴之方也。夫干姜辛温，辛与甘合则从阳化，干姜炮黑，其味即苦，苦与甘合则从阴化。仲景以此方治误吐逆烦躁而厥者，取大甘以化热、守中而复阳也。又治吐血，治中寒，取辛甘以化阳，阳气也，气能统血，阳能胜寒，阳能温中也。又用以治拘急，治筋挛，治肺痿，治肠燥，取苦甘以化阴。阴，血也，血能胜热，血能润燥，血能养筋也。今病人既现干咳无痰，肺气之燥明矣。即以化阴之法合当归补血汤，加五味子治之，俾燥热解而肺气清，肃令行而干咳自不作矣。

【阐　释】肺由元阴不足，火旺致燥，干咳无痰，是常见病，而治以甘草干姜汤，则非经验有得者不能。主要由于深研仲景用此汤治疗多种疾病而受到启示。干姜辛温，炮黑即苦，辛甘化阳，而苦甘化阴。阳属气，能统血，能胜寒，能温中；阴属血，能胜热，能润燥，能养筋，明确这些要义，即能活用此方。今病人肺燥干咳，法宜苦甘化阴养血为主，故治以炙甘草炮姜汤，但须重用甘草，并加入当归、黄芪、五味，清、补、敛并重，而其效始速，斯亦郑氏善于化裁之一例。笔者对治多种肺、胃虚寒病症，常用甘草干姜汤加味而获效；对治血症，无论其为血热妄行，或阴虚火动，或阳不统血，皆先选用甘草干姜汤加血余炭，以止其血，然后才对症下药，屡屡获效。

10. 问曰：妇女病，忽喜忽笑，言语异常，似癫非癫，似狂非狂者，何故？

答曰：此真水不能上交于心，心热生而神无主也。夫人一身，全赖水、火两字，水、火相依而行，彼此互为其根，火下降则肾脏温，水上升则心脏凉，此阴、阳颠倒之妙也。今病人所现症形，明系真阴不足，不能上交于心，则心热生。心者，神之主也，热甚则神昏，故嬉笑言语异常，而人若颠也。诸书称为热入血室，尚未窥透此理，不知心者，生血之源也，血室者，冲脉之所居也。冲为血海，即有热入，未必即若癫狂也，当以热甚神昏为确。法宜养阴清热，交济阴、阳为主，方用栀豉汤主之。

八、栀豉汤

栀子一两豆豉二两

用药意解

按：栀豉汤一方，乃坎、离交济之方，非涌吐之方也。夫栀子色赤、味苦、性寒，能泻心中邪热，又能导火热之气下交于肾，而肾脏温。豆形象肾，制造为豉轻浮，能引水液之气上交于心，而心脏凉。一升一降，往来不乖，则心、肾交而此症可立瘳矣。仲景以此方治汗、吐、下后虚烦不得眠，心中懊憹者，是取其有既济之功。前贤以此方列于涌吐条，未免不当。独不思仲景既列于汗、吐、下后虚烦之症，犹有复吐之理哉。

【阐　释】此症所现病征，多属精神异常，断为真阴不足，肾水不能上交于心，致心热甚而神昏，是正确的。因心为生血之源，营养于脑而藏神，诸书称此等精神症候为热入血室，实未窥透此理。而以栀豉汤治此病，更具卓识。原仲景立此方本以治汗、吐、下后虚烦不得眠，心中懊憹者，只因方后注明"得吐者止后服"，致许多注家以此方为涌吐之剂，名家如柯韵伯亦因袭其说。郑氏能据原文反证其不当，谓此方是心肾交济之方，而非涌吐之剂，诚属难能可贵。其用药意解亦简明扼要，有独到之处。推原郑氏治法，当亦从仲景原文"虚烦不得眠，若剧者，必反复颠倒，心中懊憹"悟出。虚是正虚，烦为邪扰，因非有形之实邪引起，而为无形之郁热所致，故称虚烦，懊憹是心烦不可名状，反复颠倒，则身心躁扰不宁之甚，可以想见。故用以治本症之言笑异常，如癫似狂之轻度精神病是适当的。此种虚烦之发，多由于胸膈之郁热，与一般实邪不同，非汗、吐、下、和可解，只有清透、宣达为宜。栀子苦寒，豆豉辛甘微寒，既能导热下行，又能透热外散，药只二味，有升有降，能使上下相交，郁热得解，而疾病自愈。

11. 问曰：每日早饭后即咳吐黄痰数口，五心潮热、心烦、口渴，大热饮冷，六脉细、数者，何故？

答曰：此元阴虚极，火旺而津液欲竭也。夫大热、口渴、饮冷、心烦、咳吐黄痰，症象白虎之形，然六脉细、数，细为血虚，数为血热，明明血虚生内热，则又非白虎之的症也。医于此际，不可孟浪，务要审确。余细推究病情，伤寒阳明症之烦躁、口渴、饮冷、发热，是从外感得来，脉必长大，定有头疼、身痛、恶寒等情。血虚之大渴、饮冷、烦躁、发热，从内伤得来，或吐血，或久咳，或产后血暴虚，或抑郁损伤心脾，脉必细微，甚则细、数，定少头疼、身痛、恶寒等情，切切不可轻用白虎。误用白虎，为害匪轻。法宜峻补真阴为主，方用独参汤，或当归补血汤亦可，解见上。

九、独参汤（人参即以洋参代之）。

洋参二两

用药意解

按：独参汤一方，乃补阴之第一方也。今人用为补阳、回阳，大悖经旨，由其不知水、火立极之妙，药性功用之专。余为活人计，不得不直切言之。夫人身所恃以立命者，惟此水、火而已，水、火即气、血，即阴、阳，然阳之根在乎坎，天一生水，一点元阳含于二阴之

中是也；阴之根在乎离，地二生火，一点元阴藏于二阳
之内是也。水、火互为其根，乾、坤颠倒，各有妙用。
故经云："善补阳者，于阴中求阳，善补阴者，于阳中
求阴。"今人罕明此理，一见阳虚症，用药即着重心，
而不知着重肾；一见阴虚症，用药即着重肾，而不知着
重心。究其所用药品，阳虚重在人参，阴虚重在熟地。
查熟地甘寒补阴，尚不为错，而人参甘寒，近来所出洋
参味苦，苦寒之品，皆补阴之品，非补阳之品。故仲景
不用参于回阳，而用参于大热亡阴之症以存阴，如人参
白虎汤、小柴胡汤之类是也。大凡药品，性具苦、寒、
酸、涩、咸味者，功专在阴；具甘、温、辛、淡、辣味
者，功专在阳。今人着重在后天坎、离之阴、阳，而不
知着重坎、离中立极之阴阳，故用药多错误也。仲景一
生学问，即在这先天立极之元阴、元阳上探求盈虚消长，
揭六经之提纲，判阴阳之界限，三阳本乾元一气所分，
三阴本坤元一气所化，五脏六腑，皆是虚位，二气流行，
方是真机，阴阳盈缩，审于何部，何气所干，何邪所犯，
外感由三阳而入内，六客须知，内伤由三阴而发外，七
情贵识，用药各用实据，如六经主方是也。然补坎阳之
药，以附子为主；补离阴之药，以人参为先，调和上下，
权司中土，用药又以甘草为归。此皆立极药品，奈人之
不察何！余细维世之用人参以补心，即为补阳也，不知
心虽属阳，外阳而内阴，功用在阴，周身阴血俱从火化
得来，故色赤。经云："心生血。"又曰："火味苦。"以

苦补心，即是补离中之阴也，而非补真阳也。千古以来，用参机关，惟仲景一人知之，而（土）〔时〕珍本草云："能回元气于无何有之乡。"推斯意也，以为水火互为其根。经云："阳欲脱者，补阴以留之"，独参汤是也。"阴欲脱者，补阳以挽之"，回阳饮是也。至于阴盛逼阳于外者，用参实以速其阳亡也。阳盛灼阴将尽者，回阳实以速其阴亡也。凡用参以冀回阳，总非至当不易之理，学者宜知。若此症所现，乃阳旺阴虚之甚，正当用参以扶立极之元阴，元阴盛而周身之阴血自盛，血盛而虚者不虚，病者不病矣。

【阐　释】此条辨证精确。单凭大热、口渴、饮冷，心烦、咳吐黄痰，颇似白虎汤证，但其脉细、数（细为血虚，数为血热），又无外感头痛、身热等情，故判为阴虚生内热，火旺而津亏。若白虎汤证之热渴，其脉必长大，且有外感病情，必须细审，方不致误。继又反复说明坎阳、离阴、气血、水火的相互关系，治病务在元阴、元阳二气上探求。外感六客由三阳而入内，内伤七情由三阴而发外，必须分辨明白，用药始有实据。又指出凡药品性具苦、寒、酸、涩、咸味者，功专在阴，具甘、温、辛、淡、辣味者，功专在阳，补阳以附子为主，补阴以人参为先，调和上下，权司中土，以甘草为归。均系他人少有道及的重要经验之言。但谓"独参汤一方，乃补阴之第一方也，今人用为补阳、回阳，大悖经旨"。似未免言之过甚。查《神农本草经》谓人参"主补五脏，安精神"。未言其性味。《名医别录》谓其性温。张元素、李东垣俱言甘温，能补气清热。李时珍《本草纲目》谓"人参甘微寒，治男妇一切虚证"，此所引众说对人参之寒、温、阴、阳，所言互异，而功专在补则同。如言闻谓"人参生用气凉，熟用气温，味甘补阳，微苦补阴"。白飞鹏谓"人参熬膏服，回元气于无何有之乡，凡病后气虚及肺虚嗽者并宜之"。及清柯韵伯亦谓"先哲于气几息，血将脱之证，独用人参二两，浓煎顿服，能挽回性命于瞬息之间，非他物所可代也"。都认为人参阴、阳、气、血俱能补，这是一般的原则。郑氏指出当时医界用药阳虚重在人参，阴虚重在熟地的风气，实际在明代即已流行，张景岳新方八阵两仪膏，即由此两味组成。郑氏加以非议，并指出"仲景不用参于回阳，而用参于大热亡阴之症以存阴，如人参白虎汤、小柴胡汤之类是也"。至于辨霍乱病脉症治篇的四逆加人参汤，是既有无热恶寒而脉微的亡阳征象，而又见亡血亡津液的症状，故用四逆以回阳，而加人参以补阴养血。景岳书中的四味回阳饮，实即本于仲景的四逆加人参汤。宋严用和《济生方》的参附汤，实亦从此套出，其中的人参均重在阴，故郑氏谓"用参以冀回阳，总非至当不易之理"。是有相当见地的。不过不能强调过甚，谓参只能补阴。根据阴、阳、水、火互为其根的原理，及古今的实施，人参确有补阴以益阳两相的功能，故能救急脱、回元气、有显效，是比较适当的。郑氏又谓"阳欲脱者，补阴以留之，独参汤是也"，是说阳太旺而将脱离微弱之阴，故当用独参汤大补元阴以留之。"阴欲脱者，补阳以挽之，回阳饮是也"，是说明阴太盛而将脱离微弱之阳，故当用回阳饮大补真阳以挽之。不用四逆汤而用回阳饮，当系善补阳者于阴中求阳之义。如遇阴盛逼阳于外，更专用参以补其阴，则将加速其阳亡，前人所记服参数两，顷刻即息高而逝，当即此类。至于阳盛灼阴将尽者，回阳将加速其阴亡，四逆辈皆属禁药，应如郑氏所说：

"阳旺阴虚之甚，正当用参以扶立极之元阴，元阴盛而周身之阴血自盛，血盛而虚者不虚，病者不病矣。"人参单用起源很早，陶弘景《肘后百一方》、孙思邈《千金方》都有用人参末治病的记载。唐、宋以后，民间煎汤熬膏，单用者益多，实因其功用虽重在补阴补血，而亦能补阳益气，具有比他药特殊的两相性作用，不过人参之益阳是通过补阴而实现，如专用以补阳、回阳，则效力不著。故一般危急症候，应用参附汤益阴回阳兼顾，最为适当。现在参的种类较多，性味各有不同，尤须善于选用，始能尽其功效。

12. 问曰：酒客病，身大热而喘，口渴饮冷，无头疼、身痛、畏寒者，何故？

答曰：此积湿生热，热甚而伤血也。夫嗜酒之人，易生湿热症，因酒性刚烈发散，入腹顷刻，酒气便窜于周身皮肤，烈性一过，湿气便留中脘，中土旺者，湿气易去，中气弱者，湿气难消，久久中气更虚，湿气因而成疾，湿气流注四肢，便成痰火手脚，医生一见痰火手足，便照痰火治之，鲜有愈者。以余主治，法宜温中除湿，辛甘化阳之品。若此症由湿聚日久，因而生热，热气逼肺，则喘症生，热伤津液，则口渴作。法宜清热、燥湿、升解为主，方用葛根黄连黄芩汤。

十、葛根黄连黄芩汤

葛根一两 黄连五钱 黄芩五钱 甘草五钱

古方葛根用至半斤，芩、连、草各二两，因太阳桂枝症误下，邪陷于中土，下利不止，脉促喘汗者，内陷之邪，尚欲从肌腠而外出不能出，涌于脉道，则脉促，涌于华盖，则气喘。仲景故用葛根以升腾胃气，鼓邪仍从外出，佐以芩、连之苦，苦以坚之，坚毛窍以止汗，坚肠胃以止泻，又以甘草调中，邪去而正立复，病自不难解矣。今改用分两，借以治酒客之积湿生热，大热而喘者，亦更妙也。

用药意解

按：葛根黄连黄芩汤一方，乃表里两解之方，亦宣通经络、燥湿、清热之方也。夫葛根气味甘辛，禀秋金之气，乃阳明胃经主药也。阳明主燥，肌肉属阳明胃，胃热甚故肌肉亦热，胃络上通心肺，热气上涌于肺故喘，热伤脾中阴血故渴。今得葛根之升腾，宣通经络之邪热，热因湿积者，热去而湿亦去矣。况得芩、连之苦，苦以清热，苦能燥湿，复得甘草和中以培正气，内外两解，湿热自化为乌有矣。此方功用尚多，学者不可执一。

【阐　释】酒客易生湿气，久久可致中虚。湿积未致生热，治宜温中除湿。若积湿生热，热甚伤津伤血，而大热、喘、渴、饮冷，则只宜清热、燥湿、升解，故治以葛根黄连黄芩汤。方中葛根气味甘辛，性升散，能升腾津液而宣达经络之邪热，芩、连性味苦、寒、善降，能清除在里之湿热，复得甘草和中以培正气，升降协调，表里两解，湿热自除。此方功用尚多，《皇汉医学》谓酒客病，火症，热疮，汤火伤等，均可以此方施治。现代药理实验，本方杀菌消炎之力强，已广泛应用于急慢性肠炎，小儿泄泻，菌痢，伤寒、乙型脑炎，发疹、口疮等疾患。

13. 问曰：老人大便艰涩不出者，何故？

答曰：此血虚甚而不能分润沟渠也。夫年老之人，每多气、血两虚，气旺则血自旺，气衰则血自衰。然年老之人，禀赋原有厚薄，不得概谓气血两虚。亦有素禀阳旺者，精神不衰，出言声厉，饮食不减，此等多由火旺阴亏。亦有禀赋太薄，饮食不健，素多疾病，乃生机不旺，运化太微，阴血渐衰，不能泽润肠胃，肠胃枯槁，此真血虚之候。二条乃言老人之禀赋。亦有因外邪入阳经，变为热邪，伏于肠胃而闭结者。亦有阴盛阳微，下焦无阳，不能化阴而闭结者，亦有肺内伏热而闭结者，认症总宜清耳。若老人大便艰涩，无外症者，即是血枯居多，法宜苦甘化阴为主，方用当归补血汤加蜂蜜，或甘草干姜汤，解见上。或麻仁丸。

十一、麻仁丸

麻仁二两芍药八钱枳实八钱大黄一两六钱厚朴二钱杏仁一两白蜜一两

用药意解

按：麻仁丸一方，乃润燥行滞之方，实苦甘化阴之方也。夫人身精血，俱从后天脾胃化生，脾与胃为表里，胃主生化，脾主转输，上下分布，脉络沟渠，咸赖滋焉。今胃为伏热所扰，生化之机不畅，伏热日炽，胃土干燥，渐渐伤及脾阴，脾阴虚甚，津液不行于大肠，肠、胃火旺，积粪不行，故生穷约。穷约者，血枯而无润泽，积粪转若羊矢也。故仲景立润肠一法，使沟渠得润，穷约者，自不约也。药用麻仁、杏仁，取多脂之物，以柔润之，取大黄、芍药之苦，以下降之，取厚朴、枳实之苦温，以推荡之，使以白蜜之甘润，与苦合而化阴。阴得化而阳生，血得润而枯荣，肠胃水足，流通自如，推荡并行，其功迅速。此方宜用为丸，缓缓柔润，以治年老血枯，实为至当之法。今改用分两为汤，取其功之速，亦经权之道也。

【阐　释】老人大便艰涩不出，多为火旺血亏，津液不能敷布，以致肠、胃燥热，大便结涩，自以麻仁丸为正治。方中厚朴、枳实、大黄，即清泄燥热之小承气汤，再加甘润之麻仁、白蜜，温润之杏仁，苦敛之芍药，其泄热、润燥之力更强，为治多种便秘习用之良方。唯应缓下者则宜用丸剂，改用汤剂，则攻下之力较猛，故须减轻分量。当归补血汤及炮姜甘草汤加白蜜，亦能润燥行滞，故均可以治此病。笔者在临症中，常见老年人大便艰涩难出，积粪若羊矢，其人全现阴症病形，治以附子理中汤加大黄、麻仁，先通其便，或用大黄附子细辛汤亦可。唯大黄性味薄，不能久煎，用水沸一二分钟即可，久煎则药效损失较大。其后即用附子理中汤加麻仁、杏仁连服数剂，或十余剂，其人饮食日增，精神饱满，而大便畅通，至一日一次。凡属此类病症，均可用此法治之。

14. 问曰：男子阳物挺而不收者，何故？

答曰：此元阴将绝，阳孤无匹也。夫阳物之举，乃阳旺也。阳旺极宜生阴，阴生阳自痿，乃阴阳循环不易之理。今出乎至理之外，挺而不收，明明有阳无阴象也。此际法宜救阴，大补先天元阴为主，方用独参汤主之，解见上。或六味地黄汤亦可。

十二、六味地黄汤

熟地一两 枣皮八钱 淮药五钱 茯苓五钱

丹皮六钱 泽泻三钱

用药意解

按：地黄汤一方，乃利水育阴之方也。夫地黄甘寒，滋肾水之不足，二皮酸寒，敛木火之焰光，山药、茯苓，健脾化气行水，泽泻甘寒，补养五脏，又能消湿。此病由水虚而火旺，又加木火助之，故不收。今得地黄补水，又能滋肝，肝主宗筋，乃阳物之根也。宗筋得润，而阳物立痿，佐二皮一敛一泻，火光即灭。又得山、苓、泽泻，健脾化气以行津液，庶几此病易瘳。古人云："补阳以配阴"，乃为阳痿不举注脚，为一切阳虚注脚。"补阴足以配阳"，乃为阳挺不收注脚，为一切阴虚注脚。此条应专以滋阴为是，不应利水，利之似反伤阴，不知用利药于地黄之内，正取其利，以行其润之之力也。学者不可执一，分两与古方不同，改用也。

【阐　释】此病又称阳强或强中，多因房事过度，肾阴亏损，阴虚不能制阳，虚阳妄动者所致。亦即肾水不足，常出现阳物坚挺不收，是阳极而不能生阴，自当救阴以配阳，故以大补元阴之独参汤治之。人参功重在阴，前已详解。至六味地黄汤，乃利水育阴之方，亦能治愈此病，则因此病是水虚而火旺，又加肝木之火助之，故坚挺不收。方中地黄补水滋阴为君，佐以清敛泻利之品五种，滋阴润泽之力更强，宗筋得润，阳物自痿，故能迅速取效。

15. 问曰：病人每日半夜候，两足大热如火至膝，心烦，至午即愈者，何故？

答曰：此血虚阳旺也。夫人身以阴、阳两字为主，阳生于子至巳时，属三阳用事，正阳长阴消之时，阴虚不能配阳，阳旺故发热。至午即愈，乃阴长阳消，阳不胜阴，故热退。世人以为午后发热为阴虚，是未识阴、阳消长之道也。余治一易姓妇，每日午初，即面赤发热，口渴喜热汤，至半夜即愈，诸医概以补阴不效，余以白通汤，一服而愈。此病法宜补阴以配阳为主，方用补血汤，或地黄汤，解见上。

【阐　释】此条所论涉及时间医学，按照祖国医学理论，半夜至正午为阳长阴消之时，正午至半夜为阴长阳消之时，半夜后阳渐长而尚大热为病，是由于阴虚不能配阳，至正午即退热，是由于阴长阳消，故此病宜补阴以配阳。反之若正午发热而夜半退热，则由于阳虚不能配阴，又当补阳以配阴。郑氏持此说而分别用补血汤、地黄汤及白通汤施治，各有效验，与一般认为午后发热是阴虚之说正好相反，这是其本人经验之谈。

16. 问曰：秋月人忽然腹痛水泻，日数十次，完谷
不化，精神不倦者，何故？

答曰：此肺中之元阴不足，肺气燥甚也。夫大便水
泻至完谷不化，谁不以为脾胃之败也。不知肺气燥极，
亦有此症。肺与大肠为表里，大肠主传送，饮食入胃，
不待消化，随燥热之气下降，而直趋大肠，故日泻数十
次，腹痛饮冷不倦。若果脾败完谷不化，精神之倦极可
知，决然病久非暴也。至于水泻一症，有泻出色黄极者，
胃火旺也。泻出色白者，下元无火也。泻出色青者，厥
阴之寒化也。泻出色如酱汁者，太阴之湿化也。泻出如
溏鹜者，脏有寒也。亦有泻出色白如涎者，肺有热也。
有泻出淡赤色者，阳不统阴也。以上数症，临症时再察
虚、实、新、久，脉息有神、无神，用药自有据也。此
症法宜清燥为主，方用甘桔汤，加二冬、地骨、桑皮、
黄芩、杏仁、白蜜治之。

十三、甘桔汤

甘草一两 桔梗八钱 天冬四钱 麦冬四钱

地骨三钱 桑皮三钱 黄芩二钱 杏仁二十粒

白蜜五钱

用药意解

按：甘（梗）〔桔〕汤一方，乃苦甘化阴之方也。
此方仲景用以治少阴之咽痛症，因少阴之火上浮于咽，

少阴之络挟咽故也。得甘桔之合化，而少阴得养，故愈。今用以治太阴，取桔梗之苦以开提肺气，而伏热立消，取甘草之甘，大甘足以化热，苦与甘合，又能化阴，化阴足以润肺，又加以二冬、二皮、黄芩、杏仁、白蜜，一派甘寒、苦降之品以助之，而肺燥立止，水泻自不作矣。

【阐　释】此条辨证精细。腹痛水泻至完谷不化，一般都易认为是脾胃之病。郑氏以其是秋月忽病，精神不倦，而判为肺中元阴不足，燥热移于大肠，治以加味甘桔汤，下病上治，具有精义。甘桔汤原方只甘、桔二味，取其苦甘化阴，以治咽喉热痛有良效，今用以治肺燥、肠热，故加二冬、二皮、黄芩、杏仁、白蜜一派甘寒、苦降、清润之品以助之，燥热得除，诸症自可速愈。至于就水泻颜色之不同，而分析其病因之各异，临床还须审其虚实、新久，及脉息之表现而分别用药，均切实明慎，使人易于掌握。

17. 问曰：病人干咳，周身皮肤痒者，何故？

答曰：此元阴虚不能润肺，肺燥而不能行津液于皮肤也。夫病人干咳，乃血虚肺燥之验。肺主皮毛，肺气清，则节令行而不乖，脏腑咸赖；肺气燥，则节令失，而津液不行，百病丛生。津液不行于内，则肺痿、脏结、肠燥、痿躄、筋挛、骨蒸等症即起；津液不行于外，则皮毛、肌肤、爪甲枯槁，燥痒之症立作。此条言血虚肺燥，有如是等症，法宜清燥、养营为主，方用补血汤，合甘草干姜汤，加五味、自蜜治之，解见上。业斯道者，须知人身气血运用机关，气血之根皆在下，培养在中，发用在上。根即此〇也，培养即此◎也，发用即此◉也。肺主气，即发用之外圈，心主血，即发用之内圈。外圈本乾体所化，内圈本坤体所生，天包乎地，地成乎天，混然一物。地气上腾，指坎中一阳，由下而中而上，一呼即起；天气下降，指离中真阴，由上而中而下，一吸即入。故曰呼、吸者，阴、阳之橐籥也。呼则气行而血随，吸则血行而气附。呼吸虽判乎阴阳，其实升则二气同升，降则二气同降，升降循环不已，故即上、下以判阴、阳也。先圣恐人不明，故画卦以明阴、阳，乾坤则称为先天，六子乃为后天，今人专在后天论阴阳生克固是，而不在先天论阴阳盛衰，是知其末，而未知其本也。苟有知得阴阳升降之道者，庶可与共学适道矣。

【阐　释】病人干咳而周身皮肤发痒，断为阴血虚衰不能润肺，肺燥而不能行津液于皮肤，以及因津液不行于内外而引起的各种病理症象，所说均极切当。主以清燥养营之补血汤合甘草炮姜汤加五味、白蜜，亦属对症之治法，方中当归补血，黄芪固气，炮姜、甘草苦甘化阴，五味、白蜜清滋润敛，共奏清燥养营之功。与其后段所论阴阳气血升降，呼吸循环的理论，亦极合拍。老年人周身皮肤发痒，其病因与此相同，笔者用此方治之多效。

18. 问曰：筋缩不伸者，何故？

答曰：此血虚不能养筋，筋燥故也。夫筋之燥也有由生，虽云水能生木，其实水、火之功用在心、肺，肺主气，心主血，肺气行于五脏，血亦行于五脏，肺气行于六腑，血亦行于六腑。肺气燥极，则运用衰，津液不润于筋，则筋燥作，筋燥甚，故缩而不伸也。法宜清燥养血为主，方用芍药甘草汤主之，或加二冬、白蜜亦可。

十四、芍药甘草汤

芍药二两甘草二两炙

用药意解

按：芍药甘草汤一方，乃苦甘化阴之方也。夫芍药苦平入肝，肝者阴也。甘草味甘入脾，脾者土也。苦与甘合，足以调周身之血，周身之血既调，则周身之筋骨得养，筋得血养而燥气平，燥气平则筋舒而自伸矣。然亦不必拘定此方，凡属苦甘、酸甘之品，皆可以化阴，活法圆通之妙，即在此处也，学者须知。

【阐　释】筋缩不伸，固由于血虚不能养筋，以致筋燥，而推原其本，则筋燥实由肺燥。因肺主气，心主血，血随气行，肺失节令而运用衰，致津血不润于筋而缩不能伸，故治以清燥养血之加味芍药甘草汤。芍药苦平入肝，甘草味甘入脾，苦与甘合，足以化阴而调周身之血，血调而筋得养，自然由缩而伸。加入二冬、白蜜，则清润养阴之力更强。末谓凡属苦甘、酸甘之品俱足以化阴，不必拘定此方治此病，更示人以活法圆通之妙。

19. 问曰：年老之人多健忘，言语重复者，何故？

答曰：此元阴虚极，而神无主也。夫心生血，神藏于血之中，神者火也、气也，即坎中一阳，而寓于血之中，气与血相依，故别其名曰心藏神，即此可知鬼神之用也。书曰："鬼神者，二气之良能也。"良能二字，即真阴、真阳之本性也，神禀阳之灵，天体也，位尊，故曰神；鬼禀阴之灵，地体也，位卑，故曰鬼。人之为善，则性从阳，光明气象；人之为恶，则性从阴，黑暗气象。人死而为神为鬼，即在平日修持上判也。将死之际，善气重者，元神从天门而出，定为神道；恶气重者，元神从地户而入，定为鬼道。若老人气血已衰，精神自然不足，不足故神昏也。然又非热甚神昏之谓也，法宜养血为主，气、血双补亦可。方用补血汤、独参汤，或参枣汤亦可。补血、独参二汤，解见上。

十五、参枣汤

洋参一两枣仁一两甘草五钱猪心一个

以上三味为细末，同猪心炖服，或同猪心捣为丸俱可。

用药意解

按：参枣汤一方，乃苦甘化阴，酸甘敛阴之方也。因元阴虚极，不能养神，神无所主，故时明时昧，犹若残灯将灭，而火光不明，苟能更添其膏，火光自然复明也。今以洋参之甘苦，枣仁之酸敛，以扶其元阴，元阴敛而真气即敛，故曰藏神。又得猪心同气相求，庶几心神明而不昧。复取甘草从中合化，而真血有源源不竭之妙也。此方不独治老年健忘，凡属思虑损伤阴血者，皆可服也。

【阐　释】年老之人健忘，言语重复，多由于气血虚衰，不能充分营养于脑，影响及记忆、思维能力所致。祖国医学所谓心藏神，实指心血营养于脑而生知虑的作用，解已见于第一卷，兹不再赘。至于心藏神而论及鬼神之用一段，则由于时代所限，不合科学，应予扬弃。但其所出治法与处方，则是切当的。补血汤及独参汤俱系古方，解已见前。参枣汤颇有新义，洋参甘苦，枣仁酸敛，甘草和中，苦酸甘合而化阴，复得猪心同气相求，有药补、食补兼备之妙。故郑氏云：“此方不独治老年健忘，凡属思虑损伤阴血者，皆可服也。”

20. 问曰：大肠脱出数寸，肛门如火，气粗而喘，欲饮冷者，何故？

答曰：此元阴不足于肺，肺火旺而大肠之火亦旺也。夫脱肛一症，原有阳虚阴虚之别。阳虚之脱肛者，由元气衰极，不能约束也。其人必困倦无神，渴必饮热，阴象全见，法宜温中。阴虚之脱肛者，由于下焦火旺，逼出也。其人精神不衰，渴喜饮冷，热象全见。然此二症，多起大泻大痢之后，治者务要认定阴、阳实据，自然获效。此症即阴虚火旺也，火上逼肺，故喘，火下逼肠，故肛出。法宜滋阴泻火，方用大黄黄连泻心汤，或葛根黄连黄芩汤亦可，解见上。

十六、大黄黄连泻心汤

大黄一两黄连五钱

用药意解

按：大黄黄连泻心汤一方，乃泻火之方也。仲景以此方治心下痞满，按之濡者。是因无形之热邪，伏于心下，而以此方泻之也。今借以治此症，似亦未切，不知大黄、黄连苦寒，能泻三焦邪热，此病既因热上攻肺，而喘症生，热下攻肠，而脱肛作，得大黄、黄连之苦寒泻火，火邪一去，上下自安，亦握要之法也。

【阐　释】脱肛有阴虚、阳虚两种，阳虚宜温中，阴虚重泻火，必须辨证用药。此病肛门如火，兼气喘饮冷，故断为元阴不足于肺，肺火旺而大肠之火亦旺，法宜滋阴泻火，而治以大黄黄连泻心汤，或葛根黄连黄芩汤，亦可谓善于活用成方。大黄黄连泻心汤，《伤寒论》原以治心下痞满，按之濡者，是泻心下无形之热邪，二药均苦寒泻火，能消三焦邪热，分言之则大黄善泄肠胃之火，黄连能清心肺之热，用以治脱肛兼喘，诚属对症之方。近人推广应用此方以治疗多种炎性肠胃病，和一般突发的充血性疾病，包括痔疮出血，均有良效，可见本方消炎之力是很强的。葛根黄连黄芩汤，如前所解，亦清热泻火之良方，方中葛根苦寒而能升散，用治此病，似更合适。至于阳虚之脱肛，笔者经验，用补中益气汤重加升麻，再加粟壳，治无不效。或用附子理中汤加升麻、粟壳治之亦可。此二方对治妇女子宫脱垂亦有良效。

21. 问曰：小便便时痛甚，口渴饮冷，其淋症乎！非淋症乎？

答曰：此膀胱之元阴不足，为邪火所灼，乃太阳腑症之甚者也。因邪犯太阳，从太阳之标阳而化为热邪，伏于膀胱，故口渴、饮冷而便痛，法宜化气行水，方用五苓散主之。其实近似淋症，淋症亦皆膀胱之症也。前贤有血淋、气淋、沙淋、石淋、劳淋五淋之别，总而言之，不出阴、阳两字。有阳衰不能化停滞之精而作者，十有七八，推其源，多起于梦中遗精，忽觉而提其气以留之，精之已离位者，不能复位，发泄不畅，当心气下降而便溺，败精欲出而不能出，故小便痛甚，此受病之根也。此病法宜大助元阳，鼓之化之，俾气化行而精气畅。世人一见便痛为火，不敢轻投桂、附，是未识透此中消息也。亦有精停日久，阻滞气机，郁而为热，灼尽膀胱阴血，败精为邪火所熬，故有砂、石之名，总缘火由精停起见。阳虚之人，得此者多，方宜白通汤、三才、潜阳诸方。阴虚之人，火旺太甚，宜滋肾丸、六味丸、五苓散之类，解见上。或附子泻心汤亦可。

十七、五苓散

白术一两茯苓八钱猪苓五钱泽泻五钱

桂枝六钱

十八、附子泻心汤

附子一枚黄芩五钱黄连五钱大黄一两

用药意解

按：五苓散一方，乃化气行水之方也。因寒伤太阳之腑，气化不宣，水道不利而生邪热，热伤津液，不能上升，故渴，气化不行，尿欲出而不即出，故痛。今得二苓、术、泽，专行其水以培中，最妙在桂枝一味，化膀胱气机，气机化行，自然郁热解而寒邪亦解。此方重在化气，不重在去热一面，可知气化行，即是去热也，世多不识。

按：附子泻心汤一方，乃寒、热并用之方也。仲景以此方治心下痞，而复恶寒、汗出者，是少阴无形之热，伏于心下而作痞，复见太阳之寒，又见汗出，有亡阳之虑，故用芩、连、大黄以泻少阴无形之伏热，又用附子以固根蒂而追元阳，寒热互用，真立方之妙也。今借以治停精而生热为淋者，用附子以鼓先天之阳，佐芩、连、大黄以泻伏热，是不固之固，不利之利也。方书多用利水清热之品，是治热结一法，而遗化精一法。余意方中再加安桂二三钱，以助附子之力，而又能化气，气化精通，热解邪出，何病淋之患哉？如三才封髓丹加安桂，滋肾丸倍安桂，皆可酌用，切勿专以分利为主也。

【**阐　释**】此答认为小便痛甚而口渴饮冷，系由邪犯太阳从太阳之标阳而化为热邪，伏于膀胱，是太阳腑症之重者，法宜化气行水，方用五苓散，俱属正确。但认为由于败精停滞而作，则未必恰当。因精属精窍所司，不与膀胱相通，当非膀胱郁热之主因。五苓散中猪苓、泽泻利水于下，白术、茯苓燥湿于中，桂枝通阳化气行水，协同此药共奏上下两解，表里同治之功，使郁热降而寒邪亦解，小便痛与口渴饮冷诸症自可速愈。附子泻心汤系寒热并用之方，《伤寒论》以治恶寒、汗出之心下痞，《医宗金鉴》谓其病"非不解，乃表阳虚也，故以大黄、黄连、黄芩泻痞之热，附子温表之阳，合内外而治之。其妙在用麻沸汤渍三黄须臾，绞去滓，纳别煮附子汁，义在泻痞之意轻，扶阳之意重"。郑氏认为用三黄是泻少阴无形之伏热，用附子是固根蒂而追元阳，故借以治此近似淋症而小便痛甚，口渴饮冷之患者，是可以的。惟用此方治此病，只宜偏于阳虚之人，不若五苓散偏于阴虚、阳虚者皆可用。

22. 问曰：五更后常梦遗精，或一月三五次，甚则七八次者，何故？

答曰：此元阴虚而神不为主也。夫遗精一症，与遗尿有些微之别。尿窍易开，精窍不易启，然二窍之开阖，总属心气下降，轻重、浅深不同耳。然而梦遗之症，诸书所论纷纷，未有实据。以余细揆其理，人身以神为主，神居二气之中，昼则寄于心，夜则寄于肾，遗精之症，戌亥以前者，病在于肾，子时以后者，病在于心，此人神从阴、从阳之道也。人身上下关窍，总在一神字统之。神即火也，气也，坎中之真阳也。真阳配真阴，神始有主，真阴配真阳，神始有依。梦遗之病，务审究在上半夜，或下半夜，以定神之所在。病于上半夜者，主阴盛阳衰，阳虚不能统摄精窍，而又兼邪念之心火动之，故作，法宜扶阳为主，如潜阳丹、白通汤、桂枝龙骨牡蛎汤之类是也。病在下半夜者，主阳盛阴衰，阴虚不能配阳，阳气既旺，而又有邪念之心火助之。神昏无主，而不能镇静，故作，法宜扶阴以抑阳，如封髓丹倍黄柏、参枣汤加黄连、补血汤、将军蛋、洋参蛋之类是也。其中受病之根，由于素多淫念，或目之所见而心思，耳之所闻而慕切，念头辗转不断，一片淫情，不觉已固结于神之中也。一经熟睡，元神游于梦幻之乡，或有见，或有闻，或有交，邪念一动，心火下流，兼以相火助之，直冲精窍，窍开而精自泄也。此病而云血虚神无主者，是遗泄在五更后，正阳长阴消之时，故知其血虚也，法宜补阴以配阳，方用参枣汤，解见上。

【阐　释】梦遗一症，谓在上半夜者为阴盛阳衰，下半夜为阳盛阴衰，系就时间医学的观点立言，是一般原则，但仍须参验个别患者的体质，究属阴虚阳虚而施治，始为适当。阳虚者宜扶阳以配阴，阴虚者宜补阴以配阳，所选方剂，解已见前。其中将军蛋、洋参蛋二方，即分别用大黄、洋参蒸蛋，药治而兼食补，以治此病，更属相宜。而推原其"受病之根，由于素多淫念……邪念一动，心火下流，兼以相火助之，直冲精窍，窍开而精自泄"一段，尤为精切。此病必须结合精神治疗，讲究心理卫生，断绝各种淫念，治疗效果始佳。如不能克制邪念，虽长久服药，亦难望治愈。

23. 问曰：平〔常〕人精神不衰，饮食健旺，常口渴而欲饮冷，小便亦常觉不快，夜夜遗尿者，何故？

答曰：此元阴不足，而下焦有伏热也。世多以遗尿属下元无火，其实不尽然。有真下元无火者，乃阳虚不能统束关窍，其人必精神困倦，饮食减少，有阳虚之实据可凭，法宜收纳元阳，补火为要。此则精神不衰，饮食如常，定是膀胱素有伏热，亦有心移热于小肠，肝移热于脬而遗者，是热动于中，关门不禁也。即在心、肝两部脉息上求之便了。若果心移热而作者，导赤散可用；肝移热于脬而作者，小柴胡倍黄芩亦可医。再审其上半夜与下半夜，以探阴阳消长机关，而按法治之，必不失也。此症直决为膀胱伏热，是因其人精神饮食有余，渴常饮冷，便常不快，是以知之也。法宜滋肾、泻火为主，方用六味地黄汤，加知、柏，解见上。

【阐　释】此答说明遗尿有两种：由于阳虚不能统率关窍者，宜补火以收纳元阳；由于阴虚下焦伏热者，宜滋肾、泻火以扶元阴。病人所现症状，全属后者，故直判为膀胱有伏热，而治以知柏地黄汤。六味地黄汤功能利水育阴，再加苦寒之知、柏以加强其坚肾清热之力，故能使遗尿止而口渴饮冷、小便不利诸症悉去。但下焦伏热之症，亦有由心热下移者，则宜治以导赤散，由肝热下移者，则宜治以小柴胡汤倍黄芩，是又须在脉、症上下细分辨而施治，不可专执一方。至于一般遗尿，尤其睡中遗尿，多由下元不固，肾与膀胱虚冷，不能制约于水所致，小儿素禀不足，及老年肾虚，多见此症，治宜菟丝子丸、缩泉丸、八味丸之类，随症加减。

24. 问曰：两足冷如冰，不能步履，服桂、附除湿药不效，而更甚者，何故？

答曰：此非阳衰湿侵于下，实血虚肺燥，不能行津液于至下也。夫人身上下，全赖二气布护，真阳不足，亦有冷者，服桂、附以助之即愈。脾虚不能转运水湿而作者，服健脾除湿药必效。此则不然，知非阳虚湿盛，乃由血虚肺燥也。肺乃百脉之宗，出治节者也。肺气行，则津液流通贯注，百脉增荣；肺气燥，则津液不行，百脉失养。今两足冷如冰，乃水衰火极之象，人身水居其一，火居其二，火甚则津枯而骨髓失养，其实由肺之燥而津液不充，津液不充，邪火立起，火未甚时，犹觉内热，火既极时，却又作冷。古人云："阳极生阴，阴极生阳。"病机之颠倒如是，浅见者何能一一周知。此病法宜苦甘化阴润燥为主，方用芍药甘草汤，或六味地黄汤加二冬、白蜜，或黄连阿胶汤俱可，解见上。

【阐　释】观此答可知足冷如冰，不能步履，实有三种：由于肾阳不足者，宜治以桂、附；由于脾虚湿盛者，宜服温中除湿之药，由于阴虚血亏，肺燥津枯，阴极生阳而致者，服桂、附除湿药，不惟不效，反而更甚，亦犹热深厥深之症，不可因厥而即回阳，必须治以苦甘化阴润燥之剂，始能奏效。这也是一条不同寻常的重要经验。如前所解，芍药甘草汤，或六味地黄汤加二冬、白蜜，及黄连阿胶汤，俱有此诸种功能，故可随宜选用以治此症。

25. 问曰：四肢肌肉皮肤干粗瘦削，奄奄欲绝，常思冷饮，人俱以为疳病也，不知是否？

答曰：此胃有伏热，而食尽脾阴之血液也。夫周身肌肉，统于脾胃，脾气充则肉盈，脾阴足则肉活，周身肌肉红活充盈，乃后天健旺之征。脾与胃为表里，彼此皆不可偏，偏则病作。今病人四肢干枯饮冷，干枯乃火之象，亦不足之象，饮冷是病之情，亦阴枯乞救之情，以此推求，知其胃有伏热未解，食尽脾阴所致。此等病症，小儿居多，由饮食损伤脾胃，久久元气日落，或食生冷鲜物，停滞于内，邪热丛生，服药未当，渐渐而成者，十居其八。妇女忧郁，损伤肝脾，渐渐而成者亦多。世医一见枯槁，便以疳症目之，而立五疳之名，总非至当。此症法宜甘润养阴为主，方用甘草黑姜汤，加五味，解见上。如因内有积热者，审轻重治之。

【阐　释】按祖国医学理论，周身肌肉统于脾胃，脾与胃为表里。此症是胃有伏热，损伤脾阴，津液不行，故四肢肌肉皮肤干枯瘦削，常思饮冷而后快。此种伏热，多由食积或忧郁而生，不一定是一般所说的疳病，只宜甘润养阴以清胃热而固脾阴。甘草黑姜汤乃苦甘化阴之方，再加五味之敛润，养阴清热之力益强，故可以治愈此病。

26. 问曰：病赤白痢日数十次，腹痛拘急者，何故？

答曰：此元阴不足以致肺燥，复感客燥而移燥于大肠也。诸书俱称赤白为湿热病，以白属湿，以赤属热，照方施治，应效者少。余细维此理，人身以坎、离立极，运用机关全在心、肺，心属火，化血而居肺下；肺属金，化气而居心上。肺位最尊，气机运转，外充皮肤肌肉，内充筋骨脏腑，有天包乎地之义。肺气一行，心血随之，下而复上，上而复下，循环不已，二气调和，百节无伤；肺气、血气偶乖，诸症蜂起，岂独痢疾为然。查痢疾多生于秋，乃燥金主气之时，复感外来之燥邪，客于肺金，闭塞清道，转输失职，津液不行于大肠，大肠亦生燥热，故曰肺移燥于大肠也。肺气壅则大肠之气壅，而血亦与之俱壅，故痢症作。白者重在气之滞，赤者重在血之涩，赤、白相兼，心、肺俱受燥也。治痢者当在心、肺二处求之，切勿惑于夏伤于暑，秋必成痢。推是说也，以为夏日炎天，暑湿大行，交秋之际，暑湿未尽，胶固大肠，欲出不出而成痢。余谓人之肠胃糟粕，有一二日换一次者，有三五日换一次者，岂尽湿热之胶固大肠耶？以白为湿，湿甚宜泻，以赤为热，热甚宜闭，今则不泻不闭，而欲出不出，其为肺气之滞，心血之涩也明甚，何得即以湿、热酝酿加之？此说亦近理，但湿、热合病亦多，何不成痢？独于秋月乃痢，明明燥邪客于肺。要知白者，气也、火也，亦大肠之精也；赤者，血也，水也，亦大肠之液也。赤色虽似火象，其实周身血液，俱从火化得来，故曰血为阴，又曰血虽阴类，运从阳，指肺气行而血随之也。余谓治痢当着重肺燥为主，虽赤、白有浅深之分，其源总归于燥之一字，但治其燥，则二脏之气即舒，不治痢而痢自止，不治赤白而赤白自消，握要之法也。舒驰远以痢为四纲，其说亦可从，但未将受病根处明明指出，概谓白属湿成，赤属血因，纷纷聚讼，愈出愈奇，总非确论，惟有调气、行血一语，略可遵从。法宜清燥、救肺为主，方用杏冬二皮白蜜甘桔汤主之。至于似痢非痢，亦不可不辨。痢之为病，腹痛拘急，逼胀异常，欲出不出，出亦无多，日数十次。似痢非痢者，腹虽痛而不甚，便虽逼胀而所出尚多，日三五次，甚七八次，一痛即泻，四时皆有，多得于大病久病之后。乃由中气大衰，大肠失职，肠、胃稍有存积，气虚不能载之，故似痢而实非痢也。

法宜大健中土，中土气足，自能载之，而不失节也。
方用附子理中汤，加吴茱萸、安桂最妙。治痢诸书，
皆云调气、行血，余亦立一方，亦可酌用，名大黄木
香汤。

十九、杏冬二皮甘桔白蜜汤

杏仁五钱天冬四钱麦冬四钱地骨皮三钱桑皮五钱
桔梗四钱甘草三钱白蜂蜜半杯

二十、大黄木香汤

大黄六钱木香六钱当归五钱苏叶三钱甘草三钱白蜜半杯

用药意解

按：杏冬二皮汤一方，乃清燥、润肺之方也。因燥
邪客肺，肺气壅塞，津液不行于大肠，以致气机滞涩，
故取杏仁之苦以降之利之，又佐二冬、二皮、甘、桔、
白蜜以开之、润之，俾燥邪去而肺气清，肃令行而气机
畅，何痢之有哉？

按：大黄木香汤一方，乃调气、行血之方也。大黄
同当归、甘草，能泻血分之燥热而化阴，木香、苏叶、
白蜜，能调气分之滞而化阳，气、血两化，阴、阳不偏，
自然痢疾不作矣。

【阐　释】一般多谓赤白痢系由湿热而生，偏重于治肠胃，
此则断为元阴不足，以致肺燥，复感客邪，而移燥于大肠。复申
论心、肺、血、气运行之道，而谓治痢当着重清燥、润肺，调

气、行血，实有独到之见，亦探本求源之论。至于治疗，除用杏冬二皮甘桔白蜜汤外，并自拟大黄木香汤，着重于润燥泻热以化阴，调气行滞以化阳，使气、血两化，阴、阳不偏，药味少而方义精，故能应手取效。郑氏以善用成方见长，自立方亦少而精要。至其辨明痢症与似痢而非痢症，在病象、病因、病理上之各不相同，而用附子理中汤加吴萸、安桂，大建中土以治似痢非痢之症，均属宝贵的经验。

27. 问曰：病人每日早饭后心烦，两手、足心痛痒异常，至午初即愈者，何故？

答曰：此元阴不足，心阳气有余也。夫人身上下四旁，莫非二气充塞，二气皆不可偏，偏于阳则阴虚，偏于阴则阳弱。今病人两手心痒，两足心痒，阴虚、阳虚皆有此候，不得概谓血虚。此病而断为阴虚者，见其病之在上半日也。人身就是这一团真气，出阴入阳，出阳入阴，一日之内，上半日属三阳，阳有余，阴即不足，故《易》曰："君子道长，小人道消。"下半日属三阴，阴有余，阳即不足，故《易》曰："小人道长，君子道消。"君子、小人，即阴、阳之谓也。其实推其至极，还是这一团真气，由盛而衰，由衰而盛也。故圣人云："老子其犹龙乎！"反之吾身，不亦有犹龙之老子乎！此病法宜补阴以配阳，方用黄连鸡子阿胶汤，或补血汤，解见上。查阴虚发痒，外形手、足心肉必干枯，起粗白皮。阳虚发痒者，手、足心肉柔润不枯，无白皮干粗色，但痒极而欲重按重压，以此定之，再参看各部气色便了。阳虚宜收纳回阳为主，方用潜阳丹、四逆汤、封髓丹之类，解见阳虚门。

【阐　释】此条辨手、足心发痒，应依手、足心外形而定，肉干枯起粗白皮者是阴虚，肉柔润不枯无白皮干粗色，痒极而欲重按重压者是阳虚。还须结合第一卷论阴虚阳虚症象，参看其各部气色表现，始作决定。至于上半日病属阴虚，下半日病属阳虚之说，系本于时间医学的理论，亦宜作为辨证的参考。果属阴虚者，用黄连鸡子阿胶汤，或补血汤；果属阳虚者，用潜阳丹、四逆汤、封髓丹之类是稳妥的。

28. 问曰：吐血后，头眩晕不止者，何故？

答曰：此血虚而不能荣于上也。夫头晕一症，有上实下虚者，有上虚下实者，有清阳不升者，有浊阴上干者，有挟虚风者，有挟虚火者，有脏腑偏盛而致者，种种不一，括其旨归，总不出阴、阳两字。凡治此病，察其人面白无神，饮食减少，二便自利，困倦欲卧，喜热畏冷，或气短而心悸不宁，或饱闷而腹痛泄泻，或遗尿不禁而自汗频添，脉浮无力而空，诸如此类，都属阳虚，清气不充所作，法宜辛甘扶阳之品，按定上、中、下病情消息以斟酌之便了。察其人精神不衰，舌黄、喜冷、饮食易消，二便短少，或心烦热而咳吐黄痰，或饱食而即刻昏晕，或晕数刻而依旧如常，脉实有力而长，诸如此类，都属阴虚火旺，上干所作，法宜苦甘化阴之品，按定上、中、下病情消息以酌量之便了。此病既由吐血而后眩晕，明明阴血暴虚，不能上荣于巅，血虚亦能风生，故作眩，法宜养血为主。方用补血汤主之，加味随机而施。如外感六淫之气，只作痛不作眩，学者须知。

【阐　释】 此条郑氏举出种种头晕症状，推其病因，病理，谓无论风、火、虚、实、脏、腑偏盛，总不外阴、阳两字，并将所现阴虚、阳虚病情，亦分别详细列出，实属握要之法，依法施治，定不致误。至于此条所问，病者是吐血后头晕不止，显系阴血暴虚不能上荣于巅，以致血虚生风而作眩，自宜以养血扶阴为主，故用补血汤随症加减治之。末复指出由外感六淫而病者，只作痛而不作眩，亦系一条重要的辨症经验。眩晕《内经》已几处提到，主要是属于脑、肝、肾的病症，主要症状为头昏、眼花、脑旋。历代医家多以虚、火、痰立说，用除痰、降火、平肝、补虚诸法，分别施治，各有许多方剂，可供临症参考。

29. 问曰：女病血崩后，忽顶巅痛甚者，何故？

答曰：此血虚甚而阳无所附，暴浮于上也。夫气、血两字，彼此互为其根，不可稍有缺陷，阳气暴虚，阴血即无所主，阴血暴虚，阳气即无所托。今病人血骤下奔，海底枯涸，龙无水养，飞腾于上，故顶巅痛甚。此际若不细察受病之因，而见痛治痛，则既竭于上之阳，顷刻即灭也。法宜峻补其水，海中有水，龙即能返于渊，此真阴、真阳互根之妙用也。方用补血汤主之，解见上。

或补水汤可。

二十一、补水汤（贫者以沙参易洋参）。

洋参二两黄柏一两白蜜一两

用药意解

按：补水汤一方，乃苦甘化阴之方也。夫洋参色白味苦，苦能补心，心者，生血之源也；黄柏味苦，苦能坚肾，肾者，注水之区也；又得白蜜之甘，能润肺而生金，金者，水之母也。况苦与甘合，足以化阴，阴得化生，而源不竭，龙虽属阳而性喜水，既有其水，则龙潜于渊，太空廓朗，而上、下咸安矣，何顶痛之有哉？

【阐　释】女病血崩后，忽巅顶痛甚，断为血虚甚而阳无所附，暴浮于上，系本阴、阳、气、血互根之理，采取阳病治阴，上病治下之法，用补血汤或补水汤以治之，而不能用一般治头痛之药，希图见痛止痛，实属精辟之论。补血汤用药意解已见于前，补水汤仅洋参、黄柏、白蜜三味，洋参苦能入心以强生血之源，黄柏苦能坚肾以壮水之主，白蜜甘能润肺生金以补水之母，苦甘化阴而水源不绝，阴得补而阳有所托，上下咸安而顶痛自止，诚属探本求源之治法。

以上数十条，专论阴虚，指出元阴不足一句，反复推明。要知元阴即血也、水也，真火寓于其中，则为太极，则为气、血相依，又为水、火互根，又为心藏神。凡血虚之症，所现纯是一派枯槁、憔悴、燥熯、干粗之火形,何也？血中寓火,火旺自然阴亏,阴虚自然火旺,以此推求,便得阴虚之主脑也。三阴与三阳,病形各殊,三阳不足之症,所现纯是阴色,为其阳不足,而阴有余也；三阴不足之症,所现全是阳色,为其阴不足,而阳有余也,此辨认阴虚、阳虚之切法也。历代以来,著作者数十余家,皆含糊不清,并未将阴、阳底蕴明明指出,一味在后天五行生克上论,铺张满纸,究竟人身立极,一元妙义,二气消长机关,全未说透,宗旨不明,源头不澈,故知斯道之精者寡矣。可惜仲景一生心法,无一人道破,定六经之旨归,罕能了了。甚至有著瘟疫,著痢症,自诩专家,欲与仲景并驾,不知立法之祖,定六经早已判乾坤之界限,明六气业已括万病之攸归。六气即是六经之体,外感六气,便是六经之客,三百九十七法,法法神奇,一百一十三方,方方绝妙,全是活活泼泼天机,绝无一毫碍法。知其妙者,以四逆汤、白通汤、理中、建中诸方,治一切阳虚症候,决不有差；以黄连鸡子阿胶、导赤散、补血、独参诸方,治一切阴虚症候,定不能误。虽然阴虚所备诸方,尤贵圆通,有当柔润以扶阴者,独参、黄连、当归补血之类是也；有当清凉以扶阴者,导赤、人参白虎之类是也；有当苦寒以扶阴者,大、小承气、三黄石膏之类是也。此皆救阴、补阴之要诀也。补阳亦然,有当轻清以扶阳者,大、小建中之类是也；有当温养以扶阳者,甘草干姜汤、理中汤之类是也；有当辛温、辛热以扶阳者,四逆、白通之类是也。

此皆治阳虚之要诀也。他如外感六气，按节令，挈提纲，随邪变化，细详六经贯解。须知仲景伤寒之六经，并非专为伤寒说法，而六步之法已经说明。即以太阴一经而论，太阴主湿而恶湿，主湿是本经之气，恶湿即外之客气，湿土旺于长夏，故六月未土旺而湿令大行，人之本气弱者；感外来之湿邪，每多腹痛、吐、泻。仲景故立理中汤一法，后贤改用香砂、四君、六君，以调脾土一切诸症，皆是套理中汤一方出来也，又何尝不可用哉？千百年来，名贤迭出，立方亦多，而仲景之法，遂晦而不明，不得不宣扬之也。

【阐　释】此段总结以上诸问答，说明阴虚即元阴不足，血不足，水不足，所现全是一派枯槁、憔悴、燥熯、干粗之火形，与阳虚之气不足，火不足，所现全是一派阴冷之象，迥然不同，只要按照一卷所论阴虚、阳虚症象加以辨别，定无差误。其次说明专在五行生、克上立论，不若在元阴、元阳二气盈、虚、消、长，及人身立极一元之妙义上探求。仲景一生心法，全在于此，定六经已判明三阴、三阳、六步之界限，明六气已括尽内、外、主、客诸病之旨归，所立诸法诸方，全是活泼泼天机，绝无一毫碍法，知其义者，妙用无穷。约而言之，扶阴有柔润、清凉、苦寒三类方剂，扶阳有轻清、温养、辛热三类方剂，可以随宜选用。至于外感六气，按六经提纲，随邪变化而施治，亦不致误。郑氏举太阴一经主湿恶湿之病理变化及治法为例，以说明后贤调脾、温中诸法，皆从理中一法套来。其他诸经各按提纲推寻，亦复如是。故后世立方立法虽多，皆可推本于仲景。即瘟疫、温热学派诸人，自诩专门名家，实亦仲景之支与流裔，不能与仲景并驾齐驱。末谓"千百年来，名贤迭出，立方亦多，而仲景之法，遂晦而不明"。诚不免言之过当。但郑氏对于《伤寒论》之深崇、笃信、精研、活用，实有其卓越独到之处。近人推为清末伤寒名家，实可当之无愧。

医理真传卷四

杂　问

1. 问曰：吐血一症，其阳虚乎？其阴虚乎？

答曰：吐血一症，其要有三：有阳虚者，有阴虚者，有因外邪阻滞者，不可不知，亦不可不辨也。夫人身不外气、血两字，气为阳，天也，夫也；血为阴，地也，妻也。男正位乎外，女正位乎内，阴、阳自然之定理，气、血相依而行，气法乎上，血法乎下，流通无滞，均平不偏，何吐血之有乎？至于吐血，乃气机之逆也。阳虚之逆血者，缘由阳气衰弱，不能统血，阴气太旺，势必上僭，渐干清道，以致外越，如今之懦弱丈夫，不能约束其妻也。阴虚之逆血者，由于阳气独旺，阳气过旺，势必上冲，冲之过节，血亦因而外越，如今人之丈夫酷烈，而妻不敢安其室也。外邪阻滞之逆血者，或因风、寒之邪，阻其升、降之气机，而循行经络之血液，失其常度，或留胸膈，或停胃口，一触即发，血故外越。如沟渠之水，流行自如，忽从中闸定，上流欲下之水，势必逆行上涌，亦气机自然之理也。又曰：吐血三要，已得闻矣，敢问三要之症，如何辨认？如何施治？曰：凡阳虚吐血之人，言语无神，脉息无神，面色无神，气衰力竭，困倦喜卧，不思饮食，咳多清痰，又须审察上、中、下三部，何处病情独见，便可按法治之也。法宜辛甘化阳之品，调其中土，扶其元阳，如甘草干姜汤、理中、建中之类。阴虚吐血之人，言语有神，面色有神，脉息有神，吐虽多不觉其病，咳多胶粘之痰，又贵察其上、中、下三部，何处病形独现，便可识其脏腑之偏，而用药自有据也。法宜苦甘化阴之品，如泻心汤、导赤散、鸡子汤（即《伤寒论》黄连阿胶汤）之类。风寒阻滞而吐者，必现发热、头疼、身痛、脉浮或紧，看定提纲，按法治之。法宜升散清凉为主，如桂枝汤、麻黄汤、葛根汤之类。桂、麻、建中、理中、甘草诸方，见阳虚门；泻心、导赤、鸡子诸方，见阴虚门。

一、葛根汤

葛根四钱 麻黄三钱 甘草二钱 芍药一钱

桂枝二钱 生姜三钱 大枣三枚

古方分（两）〔量〕太重，取其直达太阳膀胱之经输，而祛邪早出也。若用以治吐血，务要果真有太阳病，项背几几，无汗恶风，与阳明合病，下利方可，不然未可轻试也。今改用分量，从俗之意，亦当察病轻重，再为酌量。

用药意解

按：葛根汤一方，乃肌、表两解之方，亦太阳、阳明合解之方也。夫风寒之邪，一从肌腠而入，则为桂枝汤症，一从肤表而入，则为麻黄汤症，今以桂枝汤加麻黄、葛根，是从肌腠以达肤表，俾邪直出。太阳与阳明接壤，太阳之邪已在经输，逼近阳明，此刻阳明不病亦病也。去太阳之邪，即所以救阳明也。师取葛根，乃三路进剿之法，葛根为阳明之主药，用之以截阳明之路，而邪不敢入，又能鼓胃气上腾，足以助桂、麻发散祛邪之力，是以攻无不胜，战无不克也。吐血门中，罕用此方，此方原不治此病，设有因风、寒闭塞，以致吐血，兼见项背几几，自汗恶寒者，此方亦未始不可用也。

【阐　释】本条论吐血有三因，即阳虚、阴虚与外邪阻滞，并各就其病理、病象、治则及方药，详加论列，明白切实，易于遵循，无烦细说。唯现今独重阴虚，一见血出，红光遍地，皆谓之火，处方用药。举半都是六味地黄汤、生地四物汤，以及炒荆芥、藕节、茅根、茜草、仙鹤草、大黄、蒲黄之类，专主滋阴降火，凉血止血。近代名医曹颖甫指出用凉药之害，谓："人之一身，唯血最热，少年血盛则耐寒，老年血衰则畏寒，血虚故也。妇人血败，虽当盛暑，亦必寒战，此其明验也。故无论吐血、衄血、便血及妇人崩漏，其体必属虚寒。至于亡血而身热，则里阴不能抱阳，阳荡而无归矣。至是而用凉血之药，十不活一，所以然者，为其阴中之阳气，一戕于亡血，再戕于凉药故也。"又谓："吐血元止法，强止之则积为瘀血，而病变不测。尝见四明某患

〔者〕吐血，西医用止血针止之，遂至瘀结大肠，大便不通，后用猪胆汁导下其燥粪，投之水中，化为血色。又有用鲜生地、地骨皮止之者，其人腹中常痛。"又言"丁甘仁常用附子理中汤以治血症，非深明此理者，不足与言亡血之治法也"。较郑氏阐发更详。笔者每治血症，无论其为吐血、衄血、牙血、二便血，先不分其阴阳，都先止其血，用大剂甘草炮姜汤加血余炭，屡用屡效。取其辛甘化阳，苦甘化阴之用也。然后审察病情，按法治之。如李某牙齿出血，经年累月治疗，非但牙血不止，反而牙齿松动，嚼食痛，拟全拔其牙而安假牙。连服甘草干姜汤加血余炭五剂而血止。因齿属肾，继治以金匮肾气丸，续服十剂，齿牙松动及嚼食痛诸症悉愈。唯论外感风寒阻塞气机而致吐血者，宜以升散清凉为主，治以桂枝、麻黄、葛根诸方，则一再告诫，要审病确实，减轻原方分量，始可应用。一般吐血病，纯由外感而发者少，常多伏有内因，郑氏只论其大要，唐容川《血证论》，较为详实，可以参看。

2. 问曰：大便下血如注，其有要乎？

答曰：下血之症，论因则多，论要则二。二者何？即阴、阳两字也。阴、阳即气、血，夫血固以下行为顺，是顺行其经络之谓，非妄行之谓也。阳虚之人，下血如注，是下焦之阳不足，而不能统摄也；阴虚之人，下血如注，是下焦之阴不足，阴虚则火旺，火旺遂逼血外溢也。阳虚阴虚，察脉察色，与上辨吐血法同。阳虚之下血，宜培中下之阳，方用四逆汤、理中汤，见阳虚门。阴虚之下血，宜培中下之阴，方用泻心汤、六味、补血汤（即六味地黄汤、当归补血汤），见阴虚门。或又曰：粪前血、粪后血，何谓也？曰：粪前血者，循行大肠之血失度也；粪后血者，脾胃之阴失度也。亦不必细分，总在这粪之鞭、溏，以判肠胃之虚、实，又要察其人平日起居，外形之有神无神，而虚、实自判也。先血而粪鞭者，胃火旺而致也，人参白虎、麻仁丸可用；先血而粪溏者，脾不摄血也，理中、建中可用；粪鞭而血后来者，心火旺也，导赤散可用；粪溏而血后来者，心血之虚也，补血汤、参枣汤可医。仲景以先便后血为远血，主以黄土汤；先血后便为近血，主以赤小豆当归散。

二、黄土汤

地黄八钱 白术一两 附片一两 阿胶八钱

黄芩五钱 甘草八钱 黄土二两

三、赤小豆当归散

赤小豆（即小红豆，非太极豆）三升 当归十两

用药意解

按：黄土汤一方，乃先、后并补之方也。夫先便后血，是脾阳之衰，补脾必先助火，故用附子以壮元阳而补脾阳，又以白术、甘草、黄土，专助脾中之气，最妙在地黄、阿胶、黄芩，甘寒苦寒，以滋脾中之阴，水土合德，火土生成，不寒不燥，乃温和之妙方，可使脾阴立复，而无漏血之虞，何忧此病之不除哉！

按：赤小豆当归散一方，乃解毒清热之方也。病人

既先血后便，是湿热酝酿已在大肠，而不在脾胃，大肠血液为热所伤，失其常度，当大便欲出，气机下行，而肠中之血，不啻若沟渠之水，得一团土草以赶之，而流行不已也。此方重在赤小豆，以清肠中之湿热，又佐以当归活血行气之品，自然病可立瘳。仲景又立此方于狐惑门，详《金匮要略》。

【阐　释】本条论下血主要在察下焦之阴虚或阳虚。阳虚者宜用四逆汤、理中汤之类，以培中、下焦之阳；阴虚者宜用泻心汤、六味地黄汤及当归补血汤以培中、下焦之阴。而粪前血与粪后血，则须由粪之溏、鞭，以判肠胃之虚、实。细析为胃火旺、脾不摄血、心血旺、心血虚四种，分别以人参白虎汤、麻仁丸、建中汤、理中汤、导赤散及补血汤、参枣汤施治。末复引《金匮》以黄土汤治远血，赤小豆当归散治近血之例，而加以申说，谓前者为先后并补，温、凉并进，不寒不燥之妙方，功专在脾、胃；后者为解毒、清热，活血、行气之妙方，功专在大肠，故能对远血、近血，各擅其长，均属切要之论。祖国医学对下血，或称便血、泻血、结阴，有肠风、脏毒、远、近血之分。近血不专在大肠，亦有小肠出血的肠炎；远血即现代医学的上消化道出血，尤以胃及十二指肠出血为多见。其主要病机不外是火热熏灼，胃、肠脉络受阻，或中气不足，脾、胃虚寒，血失统摄而溢入肠道，以致发生便血。笔者常按郑氏所析要点及方药化裁以治此类病症，无不应手取效。

30. 问曰：小便下血者，何故？

答曰：小便下血，其要有二，有痛不痛之分，痛则为血淋，照上治淋法治之，不痛则为尿血，多由脾中之阳不能摄脾中之阴血，流注阑门，（秘）〔泌〕清别浊之处，与水谷之湿气，同渗入膀胱，而与尿俱出，故曰尿血。饮食定然减少，人困无神，法宜理中汤加桂圆，或甘草干姜汤加五味，以复脾中阴、阳。自然尿血不作。若渴喜饮冷，善消食者，则为胃中风火妄动，逼血下行，法宜清胃，如人参白虎汤之类。亦有心移热于小肠，而致血下行者，法宜清心，如导赤散之类。亦有冲、任有伏热，逼血而致者，法宜清热，如赤小豆当归散，小柴胡加芩、连之类是也。学者即在上下四旁搜求病情，便可识也。

【阐　释】此条先就小便下血痛与不痛分为血淋及尿血两种。血淋为五淋之一，按照前述治淋法，须以扶阳固本，交通上下为主。而尿血则有多种，务须根据全身病情，仔细判定。由于脾阳不能统摄脾中阴血，致与尿混出者，法宜调理脾中之阴、阳，用理中汤加桂圆，或甘草干姜汤加五味，诚属妙着。更有由于胃中风火妄动，逼血下行者，由于心移热于小肠而致血下行者，由于冲、任有伏热逼血而致者，则又宜分别以人参白虎汤、导赤散及赤小豆当归散，小柴胡加芩、连汤等施治，审因用药，头头是道，不可执一。

4. 问曰：反胃之病，起于何因？

答曰：反胃者，胃中之气，逆而不下也。有因胃火上冲，阻其下行之机者，法宜下夺，如大、小承气等汤之类是也。有因胃阳不足，中寒顿起，蔽其下行之机者，法宜温中降逆，如理中汤加吴萸、半夏之类是也。有冲、任气逆，挟肝气而致食上逆者，法宜疏肝、降逆，如大半夏汤、小柴胡汤加吴萸、半夏之类是也。有朝食而暮吐者，下元无火不能熏蒸脾、胃也，法宜补火，如吴茱萸汤、吴萸四逆汤之类是也。有食而即吐者，胃气不降，因火上冲也，法宜清胃、降逆，如人参白虎重加半夏之类是也。有为胃槁而作，贲门不展者，法宜柔润，如启（隔）〔膈〕饮之类是也。总而言之，反胃是一个逆字，虽十二经皆能致逆，不出阴、阳两法，用药之妙，在人变通。

【阐　释】此条论反胃之病，总由胃中之气逆而不下，细析之约有六种：一为胃火上冲，二为胃阳不足，中寒顿起，三为冲、任气逆，挟肝气而上，四为下元无火，朝食暮吐，五为胃气不降，食而即吐，六为胃槁，贲门不展。皆就其病机而分别论述其治则及方药，使人一目了然。末段谓"十二经皆能致逆，不出阴、阳两法，用药之妙，在人变通"。尤为提纲挈领，示人以活法圆通之妙。笔者在临症中，见有检查为贲门癌者，实即寒凝贲门，食不得下，即以大剂附子理中汤加味治之，数剂见效。至于胃阳不足，中寒顿起，及下元无火，朝食暮吐之症，以附子理中汤加味治疗，亦常收到良好效果。

5. 问曰：自汗、盗汗，其由何也？

答曰：自汗、盗汗者，阴、阳两虚之候也。其说有二，诸书称自汗为阳虚、盗汗为阴虚，总未畅言其旨，余特为解之。夫阳虚自汗者，是卫外之阳不足，而不能统卫外之血液也，大象从☲；盗汗为阴虚，是阴不足，而阴中之火浮于外，血亦随之外出，大象从☵。人身立命，就是这二物。凡人昼起目张从☲，则真气行于阳分，阴在内而阳在外，阳不足则不能统内之阴，故自汗出；夜卧目瞑从☵，则真气行于阴分，阴在外而阳在内，阴不足，则真气上浮，而液随之，故盗汗作，此二汗之实据也。自汗者法宜补阳，如建中加附子汤、芪附汤之类是也；盗汗者法宜补阴，如参枣汤、补血汤之类是也。亦有阳盛而逼阴于外者，如阳明之白虎症是也；亦有阴盛逼阳于外者，如厥阴之四逆回阳是也。汗症虽多，不出此列。

【阐 释】本段谓自汗是阳虚，不能统卫外之血液，故宜用建中加附子汤、芪附汤之类以补阳。盗汗是阴虚，致血随阴中之火溢于外，故宜用参枣汤、补血汤之类以补阴，可谓握要之论。如有阳盛逼阴于外及阴盛逼阳于外之汗症，则又须分别用白虎汤以抑阳，四逆汤以回阳。汗症虽多，总不出阴、阳二字，握其要点，自可随宜施治。明代张景岳谓："不得谓自汗必属阳虚，盗汗必属阴虚也。然则阴、阳有异，何以辨之？曰：但察其有火无火，则或阴或阳自可见矣。盖火盛而汗出者，以火烁阴，阴虚可知也，元火而汗出者，以表气不固，阳虚可知也。知斯二者，则

汗出之要无余义，而治之之法，亦可得其纲领矣。"其所提出之
治疗方剂，亦可供临症选用。

6. 问曰：三消症起于何因？

答曰：消症生于厥阴，风木主气，盖以厥阴下木
而上火，风火相煽，故生消渴诸症。消者化之速，如
风前之烛，易于化烬。诸书称渴而多饮者为上消，为
心包之火挟肝风而上刑于肺，肺金受克，不能资其化
源，海枯水涸，不能上升，欲乞外水为援，故渴而多
饮，古人用人参白虎汤以救之。心包之火挟肝风而刑
于胃，胃中风火相煽，食入犹如转轮，食而易饥，故
为中消，以调胃承气汤治之。心包之火挟肝风而搅动
海水，肾气不能收摄，遂饮一溲二而为下消，以大剂
麦味地黄汤治之。此皆对症之方，法可遵从。更有先
天真火浮游于上，而成上消，浮游于中，而成中消，
浮游于下，而成下消，即以辨阳虚诀辨之，法宜导龙
归海，如潜阳、封髓二丹，或四逆、白通，皆可酌用。
查此病缘因风、火为本，厥阴风木在下，厥阴心包在
上，风借火势，火借风威，澈上澈下，而消症从此生
矣。但治其火，火熄而风亦熄；治其风，风散而火亦
亡。推其至极，风即是气，气即是火，以一火字统之
便了，即以一风字括之亦可。风字宜活看，一年六气，
即是六风，佛家以风轮主持大千世界，人之一呼一吸，
便是风，离风人即死，人活风犹鱼之活水，鱼离水顷

刻即死，学者须知。

【**阐　释**】此答首先阐明"消症生于厥阴，风木主气，盖以
厥阴下木而上火，风火相煽，故生消渴诸症"，实即将消渴之病
责之于肝，成为前所未有的本病从肝论治的理论依据。因厥阴肝
木之风与心包之火，风火相煽，消化加速，故易饥易渴。风火刑
于肺则化源竭，故渴而多饮，为上消；风火刑于胃则化食如转
轮，故食而易饥，为中消；风火刑于肾则不能收摄，故饮一溲
二，为下消。分别以人参白虎汤、调胃承气汤，及大剂麦味地黄
汤治之，均属对症之方，是为正治。至于真火浮游于上、中、下
而成之三消症，则多阳虚症象，即不可囿于风火一说，而须用潜
阳、封髓二丹，或白通、四逆一类方剂治之，始能取效。此为郑
氏的创见，特别值得重视。因本病与现代医学所说的糖尿病基本
一致，尿崩症亦具有本病的一些特点，其中实有不少阳虚型病
例，而一般多用传统方法治之，故不见效。笔者照郑氏所用诸方
加减施治此类病症数十例，都收到良好的效果。

7．问曰：吐蛔之症，起于何因？
答曰：吐蛔之症，生于湿热，化于厥阴。盖以厥阴
者，生生化化之首也。胎卵湿化四生，形体固属不同，
推其旨归，俱从一片春风鼓荡，万物赖以化生。仲景列
蛔虫于厥阴，虽道一个虫字，隐隐将天地化生万物机关，
露其圭角也。要知人即百虫之长，天地包罗万物，人身
一小天地，却含天地之至理。故孟子云：万物皆备于我，
岂特化生一虫而已哉。故病有千端，漫云易为窥测，苟

能识得阴、阳两字，而万变万化之机，亦可由此而推也。仲景剖晰三阴、三阳，配六经以明乾坤之功用，各部发病不同。此症小儿居多，由于过食生冷，损伤脾胃，脾胃受伤，不能传运水谷之湿气，积湿生热，得肝风鼓舞，而蛔虫食虫遂生矣。故曰蛔虫禀风木之气所化也。仲景立乌梅丸一方以主之。

四、乌梅丸

乌梅三百枚 细辛六两 干姜十两 黄连一斤 川椒四两
当归四两 桂枝六两 附子六两 人参六两 黄柏六两

用药意解

按：乌梅丸一方，乃寒热互用，补肝燥湿杀虫之方也。夫手厥阴居上主心包，足厥阴居下主肝木，其为病消渴，气上冲心，心中疼热，饥而不欲食，食则吐蛔，下之利不止，此本经手足全体为病提纲。至于虫症，论其一端也。推其生虫之源，由于风木所化，仲景立乌梅丸一方，并非专为虫设，凡属厥阴之为病，皆可服也。然虫多因内有湿热，挟肝木之气而化生，木曰曲直，曲直作酸，酸乃木之味，木性喜酸，木为至阴之脏，一阳在下，其卦象为☳。木气不舒，一阳之气上浮，而与湿热混合，上撞则心疼，侮土则不食，吐蛔尚轻，下利为重。仲景着重乌梅，取大酸之气，以顺木之性，佐以桂、附、辛、姜、川椒，一派辛热之品，导一阳之气下降，又能温中杀虫。复得连、柏泻心包无形之热，更兼燥湿，苦寒药品，唯此二味，能清能燥。继以参归，滋养脾阴，庶几虫去而中土立复，厥阴之气畅达而无滞机矣。

【阐　释】本段所述蛔虫起因理论，诚为历史局限，不免过时。但乌梅丸古方，确有治蛔之实效。郑氏谓为寒热互用，补肝燥湿杀虫之方，桂、附、辛、姜温中，乌梅、川椒杀虫，连、柏泻热燥湿，参、归滋养脾阴，使虫去而正复，从整体观点施治，深得仲景立方之精义。郑氏在《医法圆通》中谓"厥阴阴极生阳，故多寒热错杂……乌梅丸并非专为虫设，凡厥阴一切症候，莫不备具"。因其能治寒热错杂，阴阳升降失调的吐蛔，下利、疼痛诸症，直至现在，一般医家仍认为是寒热并用、温补兼施、扶正驱蛔的首选方。尤以治疗胆道蛔虫病，能起到驱虫、止痛、解痉、除烦、抗感染的协同作用，效果显著，治疗慢性菌痢、慢性肠炎及蛔虫性肠梗阻，疗效亦佳。更有用本方加贯仲炭、棕炭以治寒热错杂之崩漏症，亦取得满意效果，更远远超出厥阴的范围了。笔者曾取本方之乌梅、川椒加雷丸、榧子、槟榔、鹤虱、苦楝子、使君子、青皮，以加强杀虫能力，用治各种虫症，均有著效。

8. 问曰：癫痫起于何因？

答曰：癫痫二症，缘由先天真阳不运，寒痰阻塞也。夫癫者，神之乱也，痫者，痰之阻也。二症大同小异，癫者言语重复不止，痫者不言不语若痴。按人身立命，无非活一口真气，真气一足，万窍流通，一切阴邪，无从发起，真气一衰，寒湿痰邪顿生，阳虚为痰所扰，则神志不清，顽痰流入心宫，则痫呆并起。古人立五痫之名，因其有作羊犬猪牛马声之情形，以决痫之由来也。以余所论，真气衰为二病之本，痰阻是二病之因，治二症贵宜峻补元阳，元阳鼓动，阴邪痰湿立消，何癫痫之有乎？

【阐　释】癫痫是神经性疾病，发作前常有头痛重，神思不安，身体违和等预兆，临发时多有幻视幻听，面色苍白，心悸，发汗等症状。随即突然丧失意识，卒倒，常发出如羊猪马声等大声怪叫，陷于人事不省，全身发强直性拘挛，稍后即转变为间代性痉挛，全身肌肉剧烈抽搐，口吐白沫，甚至大小便失禁，颜面发绀，出冷汗，约数分钟即入昏睡状态。因发作时有五种怪声，故有五痫之名。未发时则健康如常人，但多次发作后，常有精神异常，智力减退，性情暴躁，甚至变为痴呆。郑氏推其本因为真气不足，寒痰阻塞，治宜峻补元阳，原则是正确的。至于实际治疗，则须视具体情况而定。

9. 问曰：病有关有格，何也？

答曰：关格者，气之有升无降也。前贤云：上不得入为格，下不得出为关，为中枢不运所致。又云：食不得入，是有火也，下不得出，是有寒也。喻嘉言先生之进退黄连汤，即可用于此病。余谓上不得入，胸有逆也，下不得出，火不降也。人身以气血两字为主，气机运转，百脉流通，关窍开阖有节。今病人气机有升无降，全是一个逆字为主。食不得入，未必尽皆是火，下不得出，未必尽皆是寒，务要审察的确。若唇口红活，舌黄喜冷，脉息有神。精神不倦，则是阳旺火逆，以致气之有升无降也，但去其火之逆，则气机自然下降，气机降而下窍自开也。若病人唇口面色青白无神，则为阴气上干为逆，阴盛则阳衰，即不能化下焦之阴，故下窍闭而不开也。火逆而致者，法宜泻火，以大承气汤主之。阴寒上逆而致者，法宜温中降逆，以吴萸四逆汤主之。

【阐　释】关格之病，由于气之有升无降，致上不得入，下不得出，纯属气血不调，逆而不降。但须分别阴阳，阳旺火逆者，法宜泻火，治以大承气汤，阴寒上逆者，法宜温中降逆，治以吴萸四逆汤，是为正治。喻嘉言之进退黄连汤，由干姜、黄连、人参、桂枝、半夏、大枣六味组成，进法用生药，性较强烈，退法用熟药，性较温和，主要是用黄连引诸温热药以通调周身气血，使升降平衡而关格自止。

10. 问曰：怔忡起于何因？

答曰：此心阳不足，为阴邪所干也。夫心者，神之主也，心君气足，则百魅潜踪，心君气衰，则群阴并起。今病人心内怔忡，怔忡者，不安之象也。阳虚之人，心阳日亏，易为阴邪所侮，上侮故心不安，觉有忡之者，忡乃自下而上之谓，明明阴邪自下而上为殃，非大补心阳不可，方用桂枝龙骨牡蛎汤，再重加附子。亦有水停心下而作悸者，悸亦心动不安之貌，与怔忡相同，怔忡重在心阳不足，悸则重在水停心下，必有水声为据。水停甚者，心下痛峻，仲景主以十枣汤，悸而不痛，苓桂术甘汤，悸而兼喘咳者，小青龙汤。苓桂术甘汤见阳虚门。

五、桂枝龙骨牡蛎汤

桂枝一两白芍六钱龙骨四钱牡蛎四钱甘草二钱生姜五钱大枣六枚附子四钱

六、十枣汤

芫花二钱甘遂一钱大戟一钱大枣十枚

七、小青龙汤

麻黄六钱白芍六钱细辛六钱干姜六钱甘草六钱桂枝六钱半夏半升五味半升

用药意解

按：桂枝龙骨牡蛎汤一方，乃调和阴阳、交通上下之方也。夫此方乃桂枝汤加龙骨、牡蛎耳。桂枝本方，乃调和阴、阳之第一方，凡气、血不调之人，外感易生，内伤亦易生，仲景立此方内外通治，不专重在发汗一节也。果有外邪伤及太阳营、卫，闭其气、血外出之机，遏郁，而为热为疼，取此方协和阴、阳，鼓动运行之机，俾外入者，仍从外出，故一汗而病可立解。若无外邪，而用桂枝汤，必不出汗，何也？气机原未闭塞，血液畅流，何汗之有？此方本意，非专为太阳而设，实为阴、阳不调而设，要知阴、阳调和之人，六邪不侵，七情不损。阳不调之人，必有阳不调之实据，以辨阳虚法辨之；阴不调之人，必有阴不调之实据，以辨阴虚法辨之。阳不调之人，用此方，桂、甘、姜、枣宜重，稍加白芍以敛阴；阴不调之人，芍药、甘、枣宜重以调阴，少加桂以宣阳。阴阳两不足之人，分两平用，彼此不偏，此立法之苦心，亦变通之道。如大、小建中与此方，皆桂枝汤之变局也。识得阴、阳至理者，始信余非妄说也。今加龙、牡二物，又加附子，以治怔忡，取龙、牡有情之物，龙禀阳之灵，牡禀阴之灵，二物合而为一，取阴、阳互根之意，加附子者，取其助真火以壮君火也。君火壮而阴邪立消，怔忡自然不作矣。此方功用最多，治遗精更妙，世人谓龙、牡涩精，失二物之性，并失立方之意也。

按：十枣汤一方，乃决堤行水第一方也。本方原因风寒伤及太阳之气，太阳主寒水，气机闭塞，水道不利，逆行于上，聚于心下，水火相搏，故作疼，非五苓散可治。盖五苓之功独重在下，此刻非直决其水，为害匪轻，故取芫花、大戟、甘遂三味苦寒辛散之品，功专泻水行痰。又虑行之太烈而伤中。欲用甘草以守中，甘草与甘遂相反，用之恐为害。仲景故不用甘草，而择取与甘草相同而不与甘遂相反者，莫如大枣。大枣味甘，力能补中，用于此方，行水而不伤中，逐水而不损正，立法苦心，真是丝丝入彀之方也。

按：小青龙一方，乃发汗、行水之方也。因太阳表邪未解，以致水气不行，聚于心下，为咳、为喘、为悸，是皆水气上逆之咎也。今得麻、桂、细辛，发太阳之表，行少阴之水，干姜、半夏、五味，降上逆之水下行，甘草补土，白芍敛阴，最为妥切。此方重在解表，表解而水自不聚，以龙名汤，是取麻黄轻清发汗行水，如龙之得雨水而飞腾变化莫测也。岂果若龙哉？

【阐　释】此段所论，都属心脏病。怔忡不安为心阳虚，宜治以桂枝龙牡加附子汤，以大补心阳。心悸不安则有三种情况，由于水停心下而痛剧者，宜治以十枣汤；悸而不痛者，宜治以苓桂术甘汤；悸而兼喘咳者，多由外感表不解，故宜治以小青龙汤。郑氏对此数症之病因病理及处方、用药之深义，均有精辟的解说，发人深省。尤其论桂枝汤调和阴阳之用法及变通之道，诚如所云，须识得阴阳至理，始信其言之不谬。笔者每用桂枝加龙、牡、附子汤以治心虚怔忡、遗精及失眠等病，常获得显著疗效。又曾治一冯姓病人，腹大如鼓，能听见水响，用峻剂十枣汤，一服而解大小便半桶，腹鼓胀顿失，继以独参汤善其后。至小青龙汤，系麻桂合方后的加减方，应用颇广，除治此病外，又能治咳嗽、哮喘、痰饮诸病。

11. 问曰：妇女另列一科何也？

答曰：男子禀乾之体，女子禀坤之质，乾主施化，坤主生成，以其有胎前、产后、经期之殊耳。余病皆同，惟此三者，动关生死，不可不知，不可不亟讲也。先以经期言之，经期者何？经者常也，期者信也，女子

（七）〔二〕七而天癸至，经脉始通，经血一月下行一次，以象月之盈而缺，缺而复盈，循环不已。但人之禀赋不齐，盛衰损伤不一，故有先期而血即下行者，气之有余也，气有余便是火，法宜清热。有后期而血始下行者，气之不足也，气不足便是寒，法宜温中。中也者，生化精血之所也，言调经之大主脑也。他如经水来而色淡者，火化不足也，法宜补火；经水来而黑紫块者，火化太过也，法宜清热；经来过多而心烦者，血骤虚也，法宜养血；经来少而腹痛者，气之滞也，法宜调气；经行衍期，淋漓不断者，气衰脾弱，不能统约也，法宜甘温扶阳；经过后而腹空痛者，气血之骤虚也，法宜调和气、血；当期过月而不行者，有妊有不妊也，妊者不必治，不妊者经之闭也，闭者宜开，因气而闭者，法宜行气，因寒而闭者，法宜散寒，因热而闭者，法宜清热，因血枯而闭者，法宜补血，病原不一，审其因而治之。至于带下、崩、漏，妇女之大症也，十有八九。带分五色，不出阴、阳，照阴、阳辨法治之。凡带症之脉，余阅之甚多，往往两寸浮大无力。两关、两尺细微甚者，是阳竭于上，而下元无火也，以温中回阳法治之多效。有两寸大实有力，两关滑而两尺细者，心肺移热于下，脾湿下注也，以除湿、清热法治之甚效。崩症与漏症有别，漏者病之浅也，亦将崩之兆也，崩者势大而来如决堤，漏则势小而淋漓不止，二症俱当照阳虚、阴虚辨法治之，便得有余不足之机关也。至于逆经而吐血者，照上吐血条法辨之，治法自在其中矣。胎前者何？以其夫妇交媾，精血凝聚，二五合一，具生生化化之道，人之性命有始基矣，故曰胎。俗语云："胎前不宜热"，此语举世信之，而不知非确论也。夫坤厚载物，全赖二气维持，一动一静，阴阳互相化育，元阴化生五脏，合包络则为六也，元阳化生六腑，合之则为十二官也，故曰阳六六，阴六六。阳六六，即乾为天卦，阴六六，即坤为地卦，乾坤化生五行，五行不出二气之中，二气不出五行之内，故曰天数五，地数五。婴儿在母腹中，母呼亦呼，母吸亦吸，十月功圆，性与命立，打破一元，坎、离立极。未生以前，寒、热各别，胎寒不温，胎亦易损，胎热不清，胎亦易堕，以此为准，经旨方畅。前贤有逐月养胎之说，其实在可从，不可从之间。以余细维，阴、阳合一，养于坤宫，此刻十二经经血，无时无刻不在，真不啻北辰居所而众星（共）〔拱〕之也。其中有恶阻者，胎初凝结，养于坤宫，土气卒然不舒，故生呕吐等情，法宜温中而行脾气。有子眩者，胎气之上逼也，法宜平气。有子满者，气之壅也，法宜破滞行气。有子喑者，胞胎压少阴连舌本之脉络也，法宜升举胎气，如不应，生娩自能言。有子鸣者，因卒伸手取物，母之呼吸，骤不与婴儿接也，法宜掬身片刻以就之。有腹痛小便点滴不出者，胞胎下压膀胱之腑也，法宜升举。有胎尚漏下血者，审是火逼而下行者，法宜清火，审是元阳不足而不能收束者，法宜补阳。有子肿者，水停而不行也，法宜化气行水。有子嗽者，肺气为胎火所逼也，法宜清胎热。有胎不长者，母之气血不足也，法宜大补气血。有挟食而吞酸者，法宜消食。有因外邪闭塞而大热身痛者，照外感六经法治之。有吐泻交作而胎不安者，法宜温中。有大渴饮冷，谵语、大热、汗出、便闭者，法宜攻下。有身冷汗出，人事昏沉，精神困倦，喜极热汤者，法宜回阳。胎前诸症，略举数端，学者宜留心讨究。产后者何？以其婴儿下地，周身百脉开张，努力送出，十二经护胎之血，一齐下注，此刻气、血两虚，与常不同，用药不可错误。婴儿下地，即有昏晕而人事不省者，血瘀之不下行而反上也，法宜行瘀。有腹硬而痛剧者，血瘀滞而无阳以运化也，法宜温中行滞。有空疼而腹不硬者，气血之骤虚也，法宜大补气血。有冷汗出而昏晕甚者，阳欲脱也，法宜回阳。有大热、大渴而思冷饮者，血虚阳元所附，而外越也，法宜峻补其血。有顶巅痛头如火焚者，血骤虚，阳无所依，而暴浮于上也，法宜大补其血。有气喘息高，寒战汗出，身冷者，阴阳不交，阳欲脱也，法宜回阳。有胎未全而即产者，俗名小产，较正产更甚。正产乃瓜熟自落，得阴阳之正，调养贵乎得宜。小产如生果摘下，损伤太甚，一切诸症，治法与正产同，而调养更宜周密。愚夫愚妇，视为寻常，不知保养，而致死亡者，不胜慨叹也。亦有胎儿死腹中而不下者，必有所伤也，法宜下之。病症亦多，何能尽述？举其大纲，不越规矩，学者再为广览。至于方药，《济阴纲目》甚详，亦可参看。

【阐　释】中医专列妇科，因其有经期、胎前、产后三者与男子不同。郑氏对此三者分别述其大要，颇为明晰。论经期则有先期、后期、色淡、色浓、过多、过少、愆期、腹痛、妊闭、带下、崩、漏及逆经吐血诸症，俱一一述其病因及治法。论胎前则指出"胎前不宜热"之片面性，而谓胎寒亦易堕，并列举恶阻（呕吐）、子眩、子喑、子鸣、小便不出、妊后漏血、子肿、子嗽、胎不长、挟食、外邪闭塞、吐泻交作、大渴大热及身冷汗，昏沉诸症之病因及治法。论产后则举昏晕、腹硬痛剧、腹空疼、冷汗出、大热大渴、巅顶痛甚、喘息、寒战、小产及胎死腹中诸症，亦一一述其病因及治则，便于初学有所遵循。至于方药，则当参阅妇科专书《济阴纲目》，比较详备。现代医学昌明，妇产科疾病，多用新法医治，但祖国医学所积累的文献宝贵经验，无论是调经、带下、崩、漏、胎前、产后诸症，亦有很大的实用价值，仍须进一步研究阐发。

12.　问曰：小儿另列一科，何也？

答曰：小儿初生下地，不能言语，食则母之精血，即有病症，医家全是猜想，并无几个一见便知。未食五谷者，外感尚多，内伤即少；食五谷者，外感内伤俱有。更有痘、麻，动关生死，所以小儿科之外，又有痘科也。俗云哑科，真是不谬。最可怪者，小儿初生下地，世俗皆用大黄、银花、勾藤、甘草之类，以下胎毒、血粪，余深为不然。凡人皆禀二气所生，有自然之理，小儿初生，犹若瓜果初出土之萌芽，以冷水灌之不可，以热汤灌之亦不可，生机原是自然，换肚换肠亦是自然，何待大黄、银花之类，以（催）〔摧〕之毒之？只要小儿不偏于寒、热两字，即不可妄施药品，以种病根。苟有胎中受热者，小儿必面赤、唇红，气粗、口热，以苦甘一二味投之便了。有胎中受寒者，小儿必面青，唇、口淡白，气微、口冷，以辛甘一二味投之便了。至于外感一切，务察时令，小儿虽不能言，而发热之有汗、无汗，口热、不热，二便之利、不利，只此数端，亦可以知其病矣。其至要者，太阳主皮肤，统营卫，为第一层，六客中人，必先犯此，学者须知。切勿惑于小儿稚阳之体，原无伤寒之说，不知小儿气轻力薄，正易伤寒也。伤寒二字，四时皆有，盖所谓伤寒者，伤及太阳地界也。太阳本气主寒，六气从太阳而入内，故皆可以名伤寒也。其中有称为惊风者，有称为慢脾风者，是皆不经之论也。余为活人计，不得不直切言之。所谓惊风者，因小儿发热抽掣，角弓反张，项强、摇头、吐舌，有时卒然掣动，若惊之状，前人不按经旨，见其惊状，即以惊风名之，而不知是外邪客于太阳之经络也。太阳之经络为外邪蔽束，气机不畅，抑郁为热，热甚则风生，而抽掣角弓等情所以有也。此际正当用桂、麻二汤，或麻杏石膏等汤，以解太阳之邪，邪气解而风热即不生，何抽掣等症之有乎？市医遵守惊风一语，更立无数名目，以讹传讹，妄拟一派镇惊祛风逐痰之方，小儿屈死于此者，不知几百亿兆矣。况人身皮肤第一层，属太阳主事，岂有外邪入内，而不伤及者乎？业斯道者，何不于此经三致意也！至于慢脾风者，因小儿素病，调养失宜，饮食不健，自汗、盗汗不觉，呕、吐、泻、利不觉，积之久久，元气日薄，酿成虚极之候，元气虚极，则神无主，不能支持上下四旁，故有战动、发热、汗出不止，似惊之状，其实非惊风也。外验人必无神，面青、唇白、困倦、目瞑，此刻正当大补元阳，元阳气足，则神安而体泰，何动摇之有乎？若以惊风治之，是速其亡也。前人称曰慢脾，因其来之非骤也。论惊多在三阳，乃有余之疴，论慢脾属三阴，乃不足之候。惊风从外感得来，六气须知，气即风也，风字宜活看。慢脾由内伤所积，吐泻汗出，停滞食少，酿久生端，分阴分阳，察之辨之，不可不密，用方用药，补之泻之宜清。此乃活人之业，性命生死攸关之际，学者毋忽视之。更有痘、麻，动关生死，《幼幼集成》、《活幼心法》二书，讲说最详，宜阅。以余拙见，和平、有余、不足，三法尽之矣。但痘出于脏，麻出于腑，痘喜温和，麻喜清解。痘本胎毒，藏于命根，初起由太阳真机鼓动，运毒外出，法宜用桂枝汤调和阴阳，以助太阳外出之气机，使无一毫毒邪之滞于内；次归阳明，血水化为脓浆，未出透时，法宜用升麻葛根汤以解肌，而使毒气发透，已出透时，法宜用理中汤以培中气；中气健旺，易于化血为脓，熟透结疤，欲结疤时，法宜用回阳、封髓等方，使这一点真气复还于内。此四法者，乃顺其阴、阳气机出入之道，为治痘用药不易之法也。至于和平之痘，二便、饮食如常，微烧而精神不倦，疮根红活，顶润充盈，颗颗分明，粒粒精光，乃和平第一等痘，勿药有喜。最可忧者，有余不足两症，有偏余于气而不足于血者，如气至而血不至之白泡无红根是也；有偏余于血而不足于气者，如血至而气不至之红泡无脓是也。偏于气而不足于血者，法宜养阴以配阳；偏于血而不足于气者，法宜补阳以配阴。盖有余者气之盈，如暴出，一齐涌出，紫红顶干，焦枯、便闭、烦躁、饮冷、谵语之类，法宜清火养阴，甚极者宜下。不足者气之缩，如慢出，下陷平塌，色嫩、二便自利，饮热、目瞑，困倦已极之类，法宜补火。火即气，补火一字，人多忽略，一味在后天肺气上用药，而不知在人身立命之火种上用药。故近来痘科，一见下陷不足之症，用药总在这参、芪、鹿茸、归、芍，以为大补气血，究竟致死者多，深为可慨也，由其未得仲景之心法耳。观于仲景之用四逆汤，姜、附、草三味，起死回生，易如反掌，非专补立极之火种，何能如斯之速乎？世医不求至理，以为四逆汤乃伤寒之方，非痘科之方，不知此方正平塌下陷痘症之方，实补火种之第一方也。今人亦有知得此方者，信之不真，认之不定，即用四逆，而又加以参、归、熟地，羁绊附子回阳之力，亦不见效，病家待毙，医生束手，自以为用药无差，不知用药之未当甚矣。麻疹一条，较痘症稍异，麻疹往往兼时气传染而成，为病发热、咳嗽，目如醉人，鼻流清涕，乃将出之候也。太过色紫红，不及则色淡，始终治法，只宜升解清凉发透为主，所有一切变症，总以阴、阳、虚、实四字括之。《幼幼集成》说最妥，兹不赘。

附不解说

俗传出痘一事，余甚不解，沿古及今，俱称痘为胎毒，人人俱要出痘，方可无忧，未出痘者，务要借出痘之苗，以引之外出，取其知是出痘，按痘法治之有准，以免用药错误。此说一开，而婴儿之夭亡者，不啻恒河沙数矣。余深谓不然，人俱要出痘，何以有不放而终身不出者？有放而亦不出者？又何得遽谓人人俱要出痘？即要出痘，亦当听其自然，何必定要用痘以引之哉？窃念人禀二气以立命，风、寒、饮食，一切俱要谨慎，惟恐疏虞，以致外邪深入，有戕生命，独于此痘，何不避之，而偏要使之从鼻窍以入内，明明叫出痘，何常是痘一定要出哉？人之一身，如一穴空地，种麻即麻，种豆即豆，此理之常，但种疮痘一法，仲景尚且不具，而独于六气立法，盖六气即是六经，主一年之事，循环不已，人身二气不调，六邪始能入内为病，故法可立而病可穷，方可定也。今之痘、麻，又列一科，以其知得痘、麻之始终，如人之种瓜果，而知其结实时也，法虽可从，而陋习不可不急正也。嗟乎！俗染成风，牢不可破，犹人之愚而甘于愚也。余目见邻里小儿，康健嬉嬉，以痘疮之毒苗种之，十数日而即死者，不胜屈指矣。想来不种痘苗，未必即死，虽曰天命，又岂非人事哉！

【阐　释】小儿另列一科，主要是小儿不能言语，无从得知其主观感觉，故俗名哑科。诊断主要凭医者经验，在望、闻、问方面多下功夫，而切法亦与成人不同。郑氏所论数点，俱颇重要。一是小儿初生下地，不可妄施药品，力斥世俗用大黄、银花、勾藤、甘草之类以下胎毒、血粪之类。至于胎中受热受寒及生后外感致病，皆有外象可凭，须细察其面、唇、口、气、汗、便诸端之表现而用药。二是力斥世俗所谓小儿是纯阳之体，原无伤寒之说，而认为小儿气轻力薄，正易伤寒，六客风、寒、暑、湿、燥、火从皮肤侵入为病，一如成人无异。三是斥世俗所谓惊风及慢脾风，用镇惊、祛风、逐痰方药之非，而细析其成因症象及应用之方药，并归结为惊风多在三阳，从外感得来，乃有余之痾；慢脾风多属三阴，由内伤所积，乃不足之候，务须细察其阴、阳而用药，所论俱极允当。现今医学进步，儿科医院林立，小儿死亡率已大大减少。但仍有少数病儿，几经新法治疗不愈，笔者用郑说变通施治，对小儿伤寒咳嗽、气喘，用麻黄汤、麻黄附子细辛汤加味而获愈。又对小儿患慢脾风、小便淋漓、遗溺诸病，用附子理中汤加味而愈。可见郑氏之论，仍有一定价值。至于论痘、麻一段，亦条述其病程、症象、治则及方药，对一切变症，总以阴、阳、虚、实四字括之。对当时医生一见出痘下陷平塌不足之症，只知用参、芪、鹿茸、归、芍以大补气血，而不知用姜、附、草以补立极之火种，即有用的，亦杂以参、归、熟地而牵制附子回阳之力，而不见效，所论亦颇特出。

附不解说所论各点，系由时代所限，不知免疫之理，应予扬弃。当时因引种痘苗而致死者多，当系手术不佳，消毒亦不善所致。今则新法接种已遍及世界，天花已全绝迹，这要归功于医学科学之进步。

13. 问曰：外科工专金、疮诸症，其故何也？

答曰：凡一切疮症，皆起于二气不调，气、血偏盛，壅滞流行不畅之过，病原从内出外，以其有金、疮、折骨，化腐生肌一事，稍不同耳。然疮形已具，即当分辨阴、阳，不可忽略。阳症，疮色红肿痛甚，高凸发热，口渴心烦，小便短赤，大便闭结，喜冷，用药重在活血行气，养阴清火为主。阴症，疮色不红活，皮色如常，慢起不痛，或微痛，二便自利，精神短少，用药大补元阳为主。大凡疮症，《内经》云："皆属于火"。人身立命，就是这一个火字，火即气，气有余便是火，气不足便是寒。气有余之疮，即阳症，必由阻滞而成，用药故要清火养阴，活血行气，方用桂枝汤倍白芍，加麦芽、香附、栀子主之。气不足之疮，即阴症，必由阳不化阴而成，法当大补元阳，方用桂枝汤倍桂，加麦芽、附子、香附主之。此乃调和气血之妙法，原不在芩、连、银花、山甲、大黄之类，专以清火。要知气血壅滞，方得成疮，调气即是行气，调血即是行血，桂枝重在调阳，白芍重在调阴，气有余则阴易亏，故倍芍药加栀子，气不足则阴更盛，而阳愈弱，故倍桂而加附子。学者切勿以此方为伤寒之方，非疮科之方。仲景以此方，冠一百一十三方之首，而曰调和阴阳，试问人身阴阳调和，尚可得生病也否？尚可得生疮也否？若刀伤、折骨、跌打、闪挫，另有治法，又有手法，不与内因同治，故曰外科。

【阐　释】中医外科范围颇广，若刀伤、骨折、跌打、闪挫，俱另有治法、手法。唯诸疮症，则病虽在外，而多由内发，故仍须分辨阴、阳，参以内科治法。清初林屋山人王洪绪著《外科证治全生集》对疮症分辨阴、阳较精，治法亦多。郑氏所述阴、阳症象治则，亦不外是，惟用方则主以加味桂枝汤，阳症倍芍加栀子、香附、麦芽，阴症倍桂加附子、香附、麦芽，主要在调和气血而补元阴、元阳，不专在芩、连、银花、山甲、大黄之类以清火，自是探本求源之论，但具体治疗，仍须随症用药为是。

14. 问曰：目病皆原内起，何以另列一科也？

答曰：医门一十三科，皆内科之恒事，不独眼科为然也。目病一切，皆从五脏、六腑发出，岂有能治内症，而不能治眼症者。然目之为病，亦千变万化，有工于此者，取其专于此，而辨症清，用药有据，无奈今之眼科主，有眼科之名，无眼科之实者多矣。目症有云七十二症，有云三百六十种，名目愈多，旨归即晦。今为之总其大纲，括以阴、阳两字为主，余不足录。阳症两目红肿，羞明，眵翳障雾，赤脉贯睛，目泪、痛甚，小便短，大便结，喜冷饮者是也。阴症两目微红，而不羞明，即红丝缕缕，翳雾障生，而不觉痛甚，二便如常，喜饮热汤者是也。务看先从何部发起，即在此处求之便了。部位亦不可不知，上眼皮属胃，下眼皮属脾，白睛属肺，黑睛属肝，瞳子属肾，两眦属心。再审系外感时气传染者，照外感发散、升解、清凉法治之，亦必有发热、头疼、身痛可凭。审是内伤，以致清气不升，浊阴不降而作者，看何部之病情独现，即在此求之，或宜甘温，或宜辛温，或宜收纳，或宜降逆，如法施之，便可尽目之事矣。

【阐　释】关于眼疾，《灵枢·大惑论》谓："五脏六腑之精气，皆上注于目，而为之精……上属于脑，后出于项中。"接着对其生理及病变，均有论述。后世托名于孙思邈所辑之《银海精微》二卷，更叙述了赤脉转睛等八十种眼疾，并载有手法、方药，眼疾遂逐渐形成了专科，出现了许多专著。如明王肯堂《证治准绳》的"五轮八廓说"，即是比较精详而著名的。郑氏这里只是总其大纲，提出阴阳、部位及外感、内伤的分辨，教人细审各部病情而用药施治，是简要易明的。一般眼科医家多就虚、实分论，大凡外眼部有充血、肿胀、疼痛或眼眦、流泪等刺激症状者，多为实症，比较易治；无外眼部症状而视力逐渐低下者，多为内部疾患，属虚症，系由体内脏器机能减弱或障碍所致。如白内障即系较为常见多发的一种内虚症，进行缓慢，治疗亦难期速效。有一种金针拨内障法，唐代《千金》、《外台》已有记载，清初张飞畴擅长其术，并有专著。现代对成熟期的白内障进行割治，更是一种进步。至于一般眼疾的诊治，过去文献仍有很大的参考价值，中医眼科学现在仍为中医内科一重要部门。亦可按六经辨证，成都中医学院眼科专家陈达夫著有《中医眼科六经法要》，可以参阅。

切脉约言

切脉一事，前贤无非借寸口动脉，以决人身气、血之盛、衰耳。盛者气之盈，脉动有力，如洪、大、长、实、浮、紧、数之类，皆为太过，为有余，为火旺，火旺则阴必亏，用药即当平其有余之气，以协于和平。衰者气之缩，如迟、微、沉、细、濡、弱、短、小之类，皆为不及，为不足，为火虚，火虚则水必盛，用药即当助其不足之气，以协于和平。只此两法，为切脉用药至简至便至当不易之总口诀也。后人未解得人活一口气之至理，未明得千万病形，都是这一个气字之盛衰为之，一味在后天五行生克上讲究，二十八脉上揣摩，究竟源头这一点气机盈、缩的宗旨，渐为诸脉所掩矣。

【阐　释】本段所说切脉，无非借寸口动脉以决人身气血之盛衰，只有平其有余、益其不足二法，为切脉用药至当不易之总口诀，可谓言简意赅。一卷切脉歌所述较详，不再赘及。

三 指 说

前人于寸口之动脉，以三指按之，分出上、中、下，是将一气分为三气，三气即天、地、水，分而为三，合而为一。又于三部，而分出浮、中、沉，合三三如九之数，亦有至理，法亦可从，不得为错。其意欲借此以穷人身在上、在中、在下之脏腑、经络，以决人之疾病，可按法而治之，实属大费苦心。但理愈多，而旨愈晦，且纷纷聚讼。有云左心、小肠、肝、胆、肾、右肺、大肠、脾、胃、命；有云左心、膻中、肝、胆、肾、右肺、胸中、脾、胃、命；有谓小肠当候于左尺，大肠当候于右尺；有云左尺候肾之元阴，右尺候肾之元阳；互相矛盾，教后人如何遵从，余更不能无疑也。疑者何？疑分配之未当也。后天以子午立极，左寸候心火，左关候肝木，左尺候肾水，是子午对针，不为错，肝布于左，居左关，合法，肺布于右，何不居右关，而居右寸，是子午对针，而卯酉不对针也。又可疑者，左尺候肾之元阴，右尺候肾之元阳，查人身二气合一，充塞上下四旁，阴、阳打成一片，何常定要分左、右之阴、阳乎？既分左为阳，元阳应在左尺候之，右为阴，元阴应在右尺候之，何左右候之不相符也？总而言之，阴阳气机出入之道不明也，千古混淆，不得不急正之。

【阐　释】三指切脉法通行较久，但左右寸、关、尺三部各
何所主，则向无一定论据，以左候心、肝、肾，右候肺、脾、命
说较为通行。郑氏认为三部九候之说虽有至理，但理愈多而旨愈
晦，提出疑问，是有见地的。至其所谓阴阳气机出入之道，在后
面略有说明，可参。

拙　见　解

　　夫人身立命，本乾元一气，落于坤宫，二气合一，
化生六子，分布上、中、下，虽有定位，却是死机，
全凭这一团真气运行，周流不已。天开于子，人身这
一团真气，即从子时发动，自下而中而上，上极复返
于下，由上而中而下，循环出入，人之性命赖焉。切
脉一事，无非定这一点气盛衰耳。查后贤分配脏腑脉
图，与一元真气、出入之机不符，余意当以仲景六经
次序排之，方与一元真气出入之机相符。然仲景虽未
论脉，而六经流行之气机，即脉也。今人不识一元之
义，以两手寸口动脉，将阴阳分作两道看，不知左右
固有阴阳之分，其实二气浑为一气，何常分为二道也？
不过真气运行，先从左而后及于右，从右而复及于左。
左手属三阳，三阳用事，阳在外，而阴在内，当以立
极之☲卦形之。右手属三阴，三阴用事，以阴在上而
阳在下，当以立极之☵卦喻之。脉体左手当以浮分取

三阳，沉分取三阴，右手当以浮分取三阴，沉分取三阳，庶与气机出阴入阳，出阳入阴之理相合，亦不致将一元分作二道看也。是否有当，高明斧正之。附气机循环图于下。

气机循环图

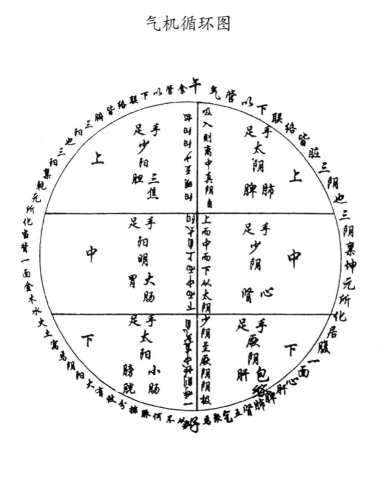

【阐　释】本段提出切脉当依仲景六经次序，始与一元真气出入之机相符。脉体左手当以浮分取三阳，沉分取三阴，右手当以浮分取三阴，沉分取三阳，始与气机出阴入阳，出阳入阴之理相合。并附气机循环图，亦不过聊备一家之说，不见得比旧说高明。

再解古脉说

古来圣圣相传，原不专在切脉一事，其要在望而知之，闻而知之，称为圣、神，为上一等说法也。问而知之，切而知之，称为工、巧，为下一等说法也。然考分配脉图，却不与六经气机相合，若与六经气机相合，则医家治伤寒方有实据，余甚不解何以不如斯也。再三追索，以为心肺居膈膜上，法天，故配之于寸，以为上者上也，胸喉中事也。脾胃居膈膜下，至脐，法地，故配之于中，中也者，上下之枢机也。肝肾居脐下，法水，故配之于下，以为下者下也，少腹、腰、股、膝、胫、足中事也。此是就后天生成之定位言之，理实的确可从，即以仲景六经排之，差错不远。余按后天生成定位，乃是死机，全凭这二五合一，这一团真气，呼吸运用，方是真机。五行充塞二气之中，二气即在五行之内，二气盛，则五行之气即盛，二气衰，则五行之气即衰，二气亡，则五行之气即亡。溯治病之要，望色以有神无神，定气之盛衰；闻声以微厉，判气之盈缩；问病以饮热饮冷，知气之偏盛；切脉以有力无力，知气之虚实。以此推求，万病都是一个气字，以盛、衰两字判之便了，即以一气分为三气，以定上、中、下之盛衰，亦可。诸脉纷纷摸揣，试问天下医生，几人将二十八脉明晰？以余拙见，有力无力尽之矣。不必多求。论分配脏腑，《内经》不差，论气机出入，一定法则，仲景六经为最。从《内经》也可，从仲景也可，余不敢以己见臆说为即是，姑存之，以与来者共商。

【阐　释】本段再解古脉三部配法，乃后天生成定位，全凭一团真气呼吸运用，方是真机，五行二气是二而一，理甚平实可从。论治病之要，望色以有神无神定气之盛衰，闻声以微厉判气之盈缩，问病以饮热饮冷知气之偏盛，切脉以有力无力知气之虚实，数语最为精切赅备。以脉象定气血之盛衰，并参合望、闻、问，审察细节变化，然后处方用药，是稳妥的，如专在二十八脉上揣摹，则不易掌握全面，应从整体观点辨证论治。

五 行 说

天地化生五行，故有青、黄、赤、白、黑之说焉。肝青象木，主东方春令；肺白象金，主西方秋令；心赤象火，主南方夏令；肾黑象水，主北方冬令；脾黄象土，主中央湿令。五行各司一气，各主一经，各有生克制化。

《内经》云:"肝布于左,肺布于右,心布于表,肾布于里,脾为四方之使",历代注家,俱在方位上论,而不在一气上论,五行之实义,渐不明矣,余特直解之。夫人身与天地无异,天地以五行之气,塞满乾坤,人身以五脏之气,塞满周身,何也?骨本属肾,而周身无处非骨;筋本属肝,而周身元处非筋;血本属心,而周身无处非血;肌肉本属脾,而周身无处非肌肉;皮毛本属肺,而周身无处非皮毛。以此推之,五行原是一块,并非专以左肝、右肺、心表、肾里、脾中为主。盖以左肝、右肺,心表、肾里、脾中者,是就五行立极之处言之也。若执五方以求五行,而五行之义便失,以五行作一块论五行,而五行之义即彰。五行不出二气之中,二气即在五行之内,二气乃人身立极主宰,既生五行,又以五行为归。然五行之要在中土,火无土不潜藏,木无土不植立,金无土不化生,水无土不停蓄,故曰:土为万物之母,后天之四象咸赖焉。不独后天之四象赖之,而先天立极之二气,实赖之也。故经云:"无先天而后天不立,无后天而先天亦不生",后天专重脾胃。人日饮食水谷入脾胃,化生精血,长养神气,以助先天之二气,二气旺,脾胃运行之机即旺,二气衰,脾胃运行之机即衰。然脾胃旺,二气始能旺,脾胃衰,二气亦立衰,先后互赖,有分之无可分,合之不胜合者也。至于用药机关,即在这后天脾土上,仲景故立建中、理中二法。因外邪闭其营卫,伤及中气者,建中汤为最;因内寒湿气,伤及中气者，理中汤如神。内、外两法，真千古治病金针，医家准则，惜人之不解耳。况一切甘温苦寒之品，下喉一刻，即入中宫，甘温从阳者，赖之以行，苦寒从阴者，赖之以运，故曰中也者，上下之枢机也。后贤李东垣立补中汤，以治劳役伤脾，是套建中汤之法也，亦可遵从。俗语云：百病从口入，是伤中之意也。余谓凡治一切阴虚、阳虚，务在中宫上用力，以上三法，皆可变通，但阴虚、阳虚，辨认不可不澈，上卷辨认法，切切熟记。

【阐　释】五行说虽不尽合于科学，但古医家以配五脏而进行诊治，亦有一定效果。只是有些医家过于拘泥，坚持在方位上立论，自不免有扞隔之处。郑氏认为五行不出二气之中，二气即在五行之内，二气乃人身立极主宰，而五行之枢要即在中土。人日饮食水谷，入脾胃化生精血，长养神气，而先后天之阴、阳二气始旺，故治病用药机关，当在后天脾土上用力。仲景立建中、理中二法，以分治外、内、寒湿之邪伤及中气，李东垣立补中益气汤以治劳役伤脾，亦套建中之法，俱因能掌握五行之枢要为治病之根本准则，故能历久应用不替。末段谓凡治一切阴虚、阳虚，务在中宫脾胃上用力，只要将阴虚、阳虚辨确，三法皆可变通，将五行说落到实处，实较一般空论更有价值。

15. 问曰：《内经》言"冬伤于寒，春必病温"，可另有说乎？

答曰：冬月既伤于寒，岂有延至春月始发之理？然亦有说焉。以为天地闭塞，阳气潜藏，人身之气机亦潜

藏，感之轻者，随气机而潜藏，不即为病，至春日春风
和畅，气机发泄于外，这点寒邪种子亦向外，故病作。
如春日布种，而夏日收割，夏日布种，而秋日收割，病
温之说，其意如斯也。推之"春伤于风，夏生飧泄，夏
伤于暑，秋必痎疟，秋伤于湿，冬必咳嗽"，理无二义
也。余亦有说焉，夫冬月寒令，天地之气寒，人身之气
亦寒，潜藏是天地自然之机，人身同然，此正气也。客
寒乃外之贼邪，邪正原不两立，无论一丝一毫客邪，着
于人身，未有不即病者。感之即轻，不能闭塞气机，遇
经气旺时，邪亦可以默化，感之若重，邪气即能蔽束气
机，未有不即病者。况冬月伤寒而死者亦多，以此推之，
此说殊不尽然。余再三追索，疑是内伤于生冷之寒湿，
不能闭其卫外气机，故不即病，伏于其中，感天地闭塞，
潜藏之气机裹束，不能发泄，延至春月，寒气化为热邪，
随气机发泄而外出，春月温和，故名之曰温病。如此推
求，方得冬伤于寒，春必病温实据。诸书纷纷言温，而
曰风温、寒温、温热、湿温、温燥，更立大头、杨梅、
捻颈、软脚诸瘟，难以尽举。各家之说，以春为风温，
夏为温热，长夏为湿温，俱在六气节候上论之。余意春
月温和节令，而加以温之名方妥，外此候而名温，即属
不当。所谓寒温者，指发病之来脉说也。所谓风温者，
指发病之时令言之也。所谓温热者，指寒变为热言之也。
所谓湿温者，指挟内湿言之也。所谓温燥者，指邪入阳
明燥地，伏而不出言之也。如此言温，而温之名始不错，

舍此而在六气节候上言温，而温之名即诬，六气各有发病，试问又当何名？再按温病初起，先憎寒而后发热，以后但热而不恶寒，明明是春月温和节中不正之气则为温邪，温字即热字看，先犯太阳，太阳为寒水之区，热不胜寒，故直趋阳明，伏于膈间，阳明主燥，燥亦热也，此刻温燥混为一家，故但热不憎寒，乃为阳明的确不易之症，仲景立麻杏石膏甘草汤，早已为此等症候具法也。按麻黄开腠里，杏仁利气机，石膏清阳明之肌热，甘草和中，俾邪之从太阳而入者，仍从太阳而出，真丝丝入彀之方也。后人立升降散一法，解表清里，而曰此为风温设也，不知此刻气机，气即是温，温即是气，气即是风也，何必多方立名？后人不得其旨归，即以此方为风温设，而不知与麻杏石甘汤同一法也。他如白虎汤、人参白虎汤、苍术白虎汤，因其所兼而用之也。温病总是一热病，是二阳之正病也。他书纷纷讲解，愈出愈奇，不可为法，学者须知。

【阐　释】《内经》"冬伤于寒，春必病温"，是一种伏气温病。温病学派所谓风温、寒温、湿热、湿温、温燥诸症，多是时令温病。郑氏提出春天发生的温病，是由于内伤生冷寒湿潜伏而发，并且只有在春月发生的始可名为温病，这只是一家之言，自不能为治温病学者所同意。但谓温病是热病，是二阳之正病，故多但热不憎寒，仲景麻杏石甘汤及诸白虎汤，俱可应用于此等症候，则是确切的。温病学派导源于金刘完素的火热论，其弟子马宗素认为凡有发热症状的，不论其是内、外所伤，不论其发生季节，不论其伤于何邪，都是热病。不能作伤寒医治，持论未免过偏。后经明代吴又可的《瘟疫论》，及清代叶天士、薛生白、吴鞠通、王孟英诸家著作的阐述，使温热病的病因病机的特殊性，于伤寒之外，自成体系，从理论到临床，均有一定价值，不能认为都是不可为法。如吴鞠通《温病条辨》谓伤寒之邪原于水，须遵六经辨证；温病之邪原于火，须按三焦辨证。"伤寒是伤人身之阳，故喜辛温、甘温、苦温以救其阳；温病伤人身之阴，故喜辛凉、甘寒、甘咸以救其阴。"都是比较全面的持平之论。至其说"若真能识得伤寒，断不致疑麻、桂之法不可用；若真能识得温病，断不致以辛温治伤寒之法治温病"，亦极允当。故有人谓温病派学说并非与伤寒对立，而实可羽翼《伤寒论》，丰富《伤寒论》的内容。郑氏所云，亦有未尽当处。

认病捷要总诀

发热类

发热而身疼者，外感也（自汗桂枝汤，无汗麻黄汤）。发热而身不疼，饱闷吞酸者，内伤于食也（平胃散加消食行气之药）。发热身疼，不恶寒，舌黄而饮冷者，热伤于里也（白虎汤加桂枝、干葛）。发热身疼，恶寒，口不渴者，邪入少阴也（麻黄附子细辛汤）。素禀不足，无故身大热，舌青欲饮极热者，元阳外越也，亦有口不渴者，皆同（吴萸四逆汤）。小儿发热，气粗口热者，表里俱病，内有热也（人参败毒散加芩、连、栀子）。发热出气微温，而口不热，小便清长，大便不实，素有疾者，元气不固也（理中汤、六君子汤之类）。

疟　疾

寒热往来而有定候者，真疟也。一日一发而在上半日者，邪在三阳为病也（宜小柴胡加桂、葛）。一日一发而在下半日者，邪在三阴为病也（宜理中汤加柴、桂）。二日一发者，病深一层也（按寒热轻重治之）。单热无寒，渴饮冷不休者，病在阳明也（宜白虎汤）。单寒无热，欲饮热者，病在太阴也（宜理中汤）。饱闷不舒，而发寒热者，食疟也（平胃散加查曲、柴胡）。先吐清水，而后发寒热，欲饮极热汤者，脾阳外越，似疟而实非疟也（宜吴萸四逆汤）。

鼓　胀

单腹胀而四肢不胀，舌青欲饮热者，阴邪伏于中而闭塞清道也（宜理中汤或吴萸四逆汤）。单四肢胀，而腹不胀者，脾阳不固，发散于四末也（宜理中汤加西砂）。有周身鼓胀，不渴不欲食者，元气涣散也（宜收纳，切忌消肿，如理中、回阳之类）。有胀而皮色如血者，阴乘于上而作也（宜补阳以消阴，如阳旦汤、潜阳丹）。有胀而皮色如水晶，内无他病者，水气散于皮肤也（宜五皮饮）。胀病亦多，握定阴、阳辨诀治之，决然不错。

积　聚

腹中有块，无拘左右，痛而始有形，不痛而即无形

者，瘕症也（宜活血行气，如当归补血汤加桂、麦芽）。不痛
而亦有形，按之不移者，癥症也（宜三物厚朴七气汤），有
嗳腐，大便极臭，而腹中有块者，宿食积聚也（平胃散加
大黄、莪术）。有痰涎不止，腹中累累觉痛，作水声者，
痰湿积聚也（宜桂苓术甘汤、理中汤加砂、半）。有小腹硬
满，小便不利者，血积聚于下焦也（宜五苓加桃仁、红
花）。总之喜揉按者，阴之积聚，由于阳不化阴也（宜温
解）。手不可近者，阳之积聚，由于气不活而血壅甚也
（宜攻破）。治积聚亦不出阴、阳两法。

痰 饮

痰饮者，水湿之别名也。脾无湿不生痰，水道清则
饮不作。痰清而不胶者，胃阳不足以行水也（宜温中，理
中汤）。痰黄而胶，喜生冷者，火旺而津枯也（宜鸡子黄
连汤）。痰白、痰青、痰咸，皆由于阳不足（宜温、宜
补）。痰臭、痰吐如丝不断，痰结如砂石者，皆由于阴亏
火旺（宜五味子汤、养血汤）。《金匮》列五饮之名，亦当
熟看。

咳 嗽

咳而兼发热身疼者，外感也（小青龙、麻黄汤之类）。
咳而不发热身痛，饱闷嗳腐臭者，饮食为病也，亦间
有发热者（宜平胃散加麦、曲）。咳而身大热，喜极热
汤，唇舌青白者，元阳外越，阴气上干清道也（宜吴萸
四逆汤）。咳而身如瓮中，欲饮热者，肺为寒痰闭塞也
（宜苓桂术甘汤加细辛、干姜、五味子）。咳而口干喜冷饮，

二便不利者，肺为火逼也（宜泻白散中加苏叶、栀子）。干咳而无痰者，肺燥血虚也（宜补血汤合黑姜甘草汤，加五味子）。咳而痰水如泉涌者，脾阳不运也（宜理中加砂、半、吴萸、茯苓）。咳症虽多，总以阴、阳两法辨之即可。

喘

喘而发热、身疼者，寒邪闭塞肺窍也（宜麻黄汤倍麻）。喘而不发热、身疼，舌青、二便自利者，元气上腾也（宜潜阳丹）。喘而身大热，面赤如朱，口不渴，唇、舌青、白者，元阳外越也（宜吴萸四逆汤）。

呕 吐

呕吐水谷，尚欲饮冷者，热隔于中也（宜黄连生姜汤）。呕吐而欲饮极热者，寒隔于中也（宜理中加吴萸）。呕吐身热头痛者，挟外感也（宜桂枝汤倍生姜、加吴萸）。呕吐身大热而无外感，尚欲饮热者，脾阳外越也（宜附子理中加吴萸）。凡吐症发热者多，因吐气机向外，故身亦发热，以身不痛为据。

霍 乱

腹痛吐、泻交加，而欲饮水者，热隔于中，阻其阴、阳交通之机也（宜五苓加炒栀）。吐、泻交加而欲饮热者，寒隔于中，阻其阴、阳交通之机也（宜理中汤）。

呃 逆

呃逆来饮水即止者，胃火上冲也（宜大承气汤主之）。呃逆来而欲极热饮者，阴邪上干清道也（宜吴萸四逆汤）。

痢　症

痢症不拘赤、白，舌黄、脉有神者，燥热为病也（宜大黄木香汤）。痢症红、白，脉无神而口不渴者，下焦阳衰，不能化下焦之精血也（宜附子理中加小茴、安桂）。痢症红、白，身大热而渴饮极热，或不渴而舌青滑者，元阳外越，而内无阳以化肠胃中之精血也（宜吴萸四逆汤）。若大热、舌黄，饮冷不休，日数十次者，胃热极也（宜白虎汤加柴、葛）。痢疾初起，发热身疼脉浮者，外感也（宜人参败毒散）。

头　痛

头痛如裂，身无他苦，舌青、不渴，或身大热，或脉劲者，此皆元阳外越，暴脱之候，切忌发散，法宜收纳（宜四逆汤，或潜阳丹）。头痛、身热、颈、背强痛者，风寒袭于太阳也（宜桂枝汤）。六经各有头痛，须按法治之，此不过明其危险者。

耳、目、口、鼻、唇、齿、喉

各部肿痛，或发热，或不发热，脉息有神，舌黄、饮冷，二便短赤，精神饮食一切不衰者，气有余之症也（宜清凉、升解、攻下，如小柴胡、甘桔、白虎、凉膈、导赤之类）。各部肿痛，或发热，或不发热，脉息无神，脉浮大而空，或坚劲如石，唇、口、舌青白，津液满口，喜极热汤，二便自利，间有小便赤者，此皆为气不足之症，虽现肿痛火形，皆为阴盛逼阳之的候。市医往往称为阴虚火旺，而用滋阴降火之药者极多，试问有阴虚火旺，而反见津液满口，唇、舌青滑，脉息无神，二便自利者乎？吾愿天下医生，切切不可见头治头，见肿治肿，凡遇一症，务将阴、阳、虚、实辨清，用药方不错误。

心 痛

心中气痛，面青、肢冷、舌渭、不渴者，寒邪直犯于心君，由君火衰极也（宜四逆汤）。心中气痛，面赤、舌黄、欲饮冷者，热邪犯于心包也（宜栀子大黄汤）。

胸、腹、胁、背、腰、肘、胯、膝痛、肿

各部肿与痛，而不喜手按者，或发热，或不发热，恶寒喜热，舌黄、便赤、脉息有神，乃为气血壅滞，皆有余之候（宜活血、行气清凉之品）。各部或肿或痛，而喜手按者，或发热，或不发热，舌青喜热饮，二便清长，脉息无神，人困极者，乃阳衰不能运行，皆为不足之候（宜温中、行气之品）。

二便病

二便不利，腹胀、烦（燥）〔躁〕、舌黄、饮冷，脉息有神者，乃阳邪闭结也（宜清凉分利、攻下之品）。二便不利，腹不满，人安静，口不渴，喜卧，脉息无神，舌青滑者，阴邪闭于下，由阳不足，不能化阴也（宜温补、回阳之品）。

辨认脉法

气有余：所现浮、洪、长、大、实、数、紧之类（倘病现阴色不合脉，舍脉从病）。

气不足：所现沉、迟、细、微、虚、短、涩之类

（倘病现阳色。不合脉，舍脉从病）。

辨认诸症法

气有余：所现脉息、声音、面色、饮食、起居，一切有神。

气不足：所现脉息、声音、面色、饮食、起居，一切无神。

辨认疮法

气有余：所现红肿、高凸、痛甚、烦（燥）〔躁〕，人有神者，痈也。

气不足：所现皮色如常（慢）〔漫〕肿，不痛，人无神者，疽也。

辨认痘法

气有余：所现痘色紫红，或夹斑疹，顶焦、唇红、便闭之类。

气不足：所现痘疮灰、陷、平塌、寒战、唇口青白、便利之类。

辨认目疾法

气有余：所现红肿、痛胀、眵翳、障雾、赤脉、泪多、烦（燥）〔躁〕之类。

气不足：所现痛胀不甚，翳雾障膜虽多，不觉大苦之类。

辨色法

气有余：所现色紫红，口唇如朱，烦躁不宁。色不合病，舍色从病。

气不足，所现色滞暗，青白无神，唇口嘿青。病不合色，卒闭须知。

辨舌法

气有余：所现舌黄、干白、紫红、黑黄、纯干黑，烦（燥）〔躁〕，饮冷。

气不足：所现舌青滑，润黄、黑润、干黑色或青中带黄，或黄中带白，黑而润，津液满口，其人安静，而喜热饮之类。

辨口气

气有余：所现气粗，气出蒸手，出言厉壮之类。

气不足：所现气微、气短、气冷，出言微细之类。

辨口流涎水

气有余：所现流涎不止，口热，思水饮者，胃火也。

气不足：所现流涎不止，口冷，思热汤者，胃寒也。

辨二便

气有余：所现尿短赤、黄、红，粪鞭、羊矢、极臭、极黄之类。

气不足：所现尿清长，间有黄者，粪溏、色白、色青之类。

辨皮毛肌肤

气有余：所现皮干枯、皮粗、毛干枯、肌肤燥痒之类。

气不足：所现皮肉光润、毛泽、肌肤虽瘦，无燥痒之形。

辨饮食

气有余：所现食多易消，善饥，喜饮汤水。

气不足：所现食少难消，反饱，喜硬食物。

辨起居性情

气有余：所现身轻，喜动游，怒骂，嬉笑、狂叫之类。

气不足：所现身重，嗜卧、不言不语，愁闷忧思之类。

【阐　释】认病捷要总诀共二十九条，前十六条分别论述发热、疟疾、鼓胀、积聚、痰饮、咳嗽、喘、呕吐、霍乱、呃逆、痢症、头痛、耳、目、口、鼻、唇、齿、喉、心痛、胸、腹、胁、背、腰、肘、胯、膝痛肿、二便病等十六种病症的病因、病象、病机的辨认法，及其应用的方药，均直截了当，便于实用，本此以辨症，方不致误，不愧称为捷要总诀。十七条至廿九条自辨认脉法至辨起居性情，皆以气有余及气不足两大纲分列其要点，亦皆宝贵的经验之谈。原文简洁明晰。笔者常用此以辨病，从未有错。

钦安用药金针

余考究多年，用药有一点真机，与众不同。无论一切上、中、下部诸病，不问男、妇、老、幼，但见舌青，满口津液，脉息无神，其人安静，唇口淡白，口不渴，即渴而喜热饮，二便自利者，即外现大热、身疼、头痛、目肿、口疮，一切诸症，一概不究，用药专在这先天立极真种子上治之，百发百中。若见舌苔干黄，津液枯槁，口渴饮冷，脉息有神，其人烦（燥）〔躁〕，即身冷如冰，一概不究，专在这先天立极之元阴上求之，百发百中。后列二图，学者细心参究。

寒邪外入图

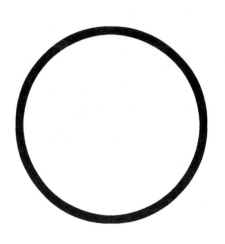

寒邪外入图说

今以一圈白色，喻人身一团正气，黑色喻外入之寒邪。邪犯皮肤第一层，乃太阳所主，病现头项腰背疼痛，发热恶寒，邪既入于皮肤，如盗贼之入墙垣也。看其何处空虚有隙，便得而乘之，故不必拘定一日二日之说，或入于手足之阳明，或入于手足之少阳，或入于手足之太阴，或入于手足之少阴，或入于手足之厥阴。仲景以太阳一经，包括三百九十七法，一百一十三方，论传经，是六步流行之定理，论圆通，是六步之化机，仲景恐人不知贼之去向，故标出六经提纲病情，与夫误汗、误吐、误下、当汗不汗，当下不下，当吐不吐，用药失宜，变逆匡救之道，俱在一百一十三方之中，学者务宜留心，不必执定伤寒邪入如是，须知六客亦如是也。更要明得外邪入内，闭束皮毛气机，遏郁而为身热疼痛，故发汗散邪，为治外邪初入第一要着。苟外邪从阳经而入内，寒邪亦化为热邪，热甚则伤阴，轻浅者，仲景有人参白虎、小柴胡之类以存阴，最重者，仲景有大、小承气之类以救阴。苟外邪从阴经而入内，阴寒混为一家，阴盛则阳衰，轻浅者，仲景有大、小建中、理中之类以扶阳，最重者，仲景有四逆、白通之类以回阳。余谓此即仲景治外邪入内之子午针也。

寒邪内生图

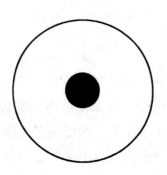

寒邪内生图说

今以一圈白色，喻人身一团正气。正气旺者，外寒不入，内寒不生。夫内寒之生，由于内之正气不足，正气不足一分，身内之阴寒便生一分。故经云：气不足便是寒。究不足之原，因房劳过度者，则损肾阳；因饮食不节者，则损脾阳；因用心过度者，则损心阳。阳者气也，阳气损于何处，阴寒便生于何处，积阴日久，元阳便为阴所灭也。在上者，仲景用桂枝以扶心阳；在中者，仲景用建中、理中以扶脾阳；在下者，仲景用四逆、白通以救肾阳。阳虚日久，不能化生真阴，阴液日亏，积之久久，血枯而虚阳又炽，反为客邪，此真可谓阴虚也，法宜甘寒养阴，切切不可妄用苦寒，故仲景有炙甘草汤、桂枝龙骨牡蛎汤、甘草黑姜汤之法，从阳以引阴、滋阴、化阴。余谓此即仲景治内伤之子午针也。诸书称痨字从火，皆是从损阳一语悟出也，惜乎解理未畅，后学无从下手，遂使由痨症而毙者多多矣。学者务要明得损阳而阴象症形足征者，照上卷阳虚门法治之。损阳不能化阴，阴液枯竭，肌肤枯槁，神气短少，吐痰胶粘，有火形可验者，照仲景炙甘草、龙骨黑姜汤之法治之，阴虚门方，亦可择取。又要识得外邪从阳经入内，以致热伤血者，亦可谓阴虚，若此而论者，是谓之真阴虚。从外而致者，苦寒、清凉、升解俱可治之，若此论者，只宜甘温微寒，从阳养阴以调之。内外之法，至此详矣。余于上卷将阳虚阴虚症形实据列出，乃辨症认症之子午针也；辛甘化阳，苦甘化阴，乃用药之子午针也；气有余便是火，气不足便是寒，乃犹是一元中之子午针也。学者务宜潜心默会，期于明白了然，幸甚幸甚。

【阐　释】本节是全书最后一段，标题为钦安用药金针。自谓考究多年，用药有一点真机，与众不同，可说是郑氏用药独特性的总结。主要有几点。一、只要具备阳虚症状，即外现诸种火形，大热肿痛，亦当用阳药；只要具备阴虚症状，即外现寒形，身冷如冰，亦当用阴药，都是百发百中。二、外邪入内，必先侵及太阳所主之皮肤，故发汗散邪为第一要着。若外邪从阳经入内，则必化热伤阴，轻浅者用人参白虎、小柴胡之类以存阴，深重者用大、小承气之类以救阴。若外邪从阴经入内，阴寒混合必伤阳，轻浅者用大、小建中以扶阳，深重者用四逆、白通之类以回阳。三、寒邪内生，源于正气不足，用心过度者损心阳，宜桂枝汤；饮食不慎者损脾阳，宜建中、理中汤；房劳过度者损肾阳，宜四逆、白通汤。四、阳虚日久，不能化生真阴者，不可妄用苦寒，只宜甘寒及甘温微寒养阴，从阳以引阴、滋阴、化阴，用炙甘草汤、桂枝龙牡汤、甘草黑姜汤类以治之。痨症亦多属此类，不能纯用阴药。只有外邪从阳经入内以致热伤血之阴虚，始可治以苦寒、清凉、升解之剂。五、辛甘化阳，苦甘化阴，乃用药之总则。明白切实，精妙圆通，真是用药金针，深堪宝贵。

附：禳久病不愈，一切怪症奇疮善法小神作崇亦同

　　凡人家中，最难免者疾病，感之轻浅，医药可愈。设或感之太重，三年两载，医药无功，此等疾病，非前世罪孽冤缠，即今生不知检束，积罪累愆之所致也。为人父，为人子，为人弟，为人兄，为人夫者，急宜反身修德，多行善功，或终身戒食牛犬，或全家斋敬九皇，或买鱼物而放生，或施棺木而修路，方便时行，阴功广积，斋诚涤滤，虔具悔罪祈恩，解厄消灾疏文，先申中宫，次申城隍，次申东岳，当空焚之，或可转危为安。余常以此法教人，应验屡屡，亦可以补医药之不逮出。

　　【阐　释】附录所说，随顺当时迷信习俗，认为可补医药之不逮，早已失掉作用，应予扬弃。为保持原书面貌，仍然未删除。

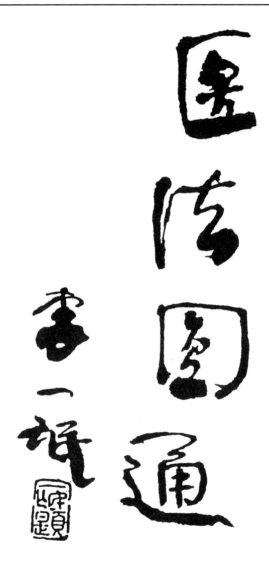

医法圆通

李一超 书

题

郑钦安原序

尝阅各家著作，皆有精义，独嫌者，大海茫茫，无从问津。余亦粗知医，每闲暇必细检阅，随地随时，穷究天地、生人、生物、盈、虚、消、长这个道理。思之日久，偶悟得天地一阴阳耳，分之为亿万阴阳，合之为一阴阳。于是以病参究，一病有一病之虚实，一病有一病之阴阳，知此始明仲景之六经还是一经，人身之五气还是一气，三焦还是一焦，万病总是在阴阳之中。仲景分配六经，亦不过将一气分布上下、左右、四旁之意，探客邪之伏匿耳。舍阴阳外，岂另有法哉？余不揣鄙陋，采取杂症数十条，辨明内外，判以阴阳，经方、时方皆纳于内，俾学者易于进步，有户可入，虽非万举万当，亦可为医林之一助云尔。

同治甲戌季夏月，蜀南临邛郑寿全钦安撰。

敬知非原序

余向就刑幕，历膺牛廉访、王爵令、杨明府之聘，恐久而造孽，退乐。（性）余酷嗜医，然不欲行，人知邀必赴，依仲景六经平脉、辨症、处方辄去，不知其贫富，亦无贵贱，迁徙恒无定，雅不作门市想。闲居读《灵》、《素》、《难经》，心知其意，必解出，多不成帙，任其零星，亦无意收束。秋，得临邛钦安郑子《医理真传》一书，点读再过，知有所得于性理而涵养者深，借医为发明耳。发于医则救医也切，救医切则济世也宏。殆乐善而自好者，与神交久之。冬乃晤，一见如故，称快事焉。适《医法圆通》又成，及门议复锓，钦安谦谦君子，出草，索摘疵。噫！无瑕矣，何虚心若是耶？特以医关人性命，书留传久远，不得不慎，抑又仁慈之心也。余粗知医，故知钦安之医高，高必传，传仲景，非传钦安。钦安传仲景六经之法，仲景之六经显，而钦安亦与之俱传，是钦安因传仲景之六经而传。而钦安之所学，（先）〔后〕于仲景之六经而有所得者，亦赖仲景而共传。由是推之，书之传与不传，恒视其人之学为何如耳。余爱钦安之书，实爱钦安之学，钦安之学，渐臻圆通之境，故名其书曰圆通。因识其圆通，慕其圆通，爱乐为圆通之评。夫著《医法圆通》者,钦安也;而评圆通医法者,为麻城知非敬氏。时在清之同治十三年甲戌中秋序于锦城庐山仙馆。

沈古斋原序

　　闻之医者，意也。谓以我之意，消息病人之气机，审其盈缩，相其阴阳，定其中外，各守其乡，以施攻补，症有千变，药亦千变，而其收效则如一。《素问·八正神明论》曰："合人形于阴阳四时虚实之应，冥冥之期。视之无形，尝之无味，故谓冥冥，若神仿佛。"又曰："观于冥冥者，言形气荣卫之不形于外，而工（不）〔独〕知之，以日之寒温，月之虚盛，四时气之浮沉，参伍相合而调之，工常先见之。然而不形于外，故曰观于冥冥焉。通于无穷者，可以传于后世也，是故工之所异也。故俱不能见也。"夫不能见而工常先见之，若神仿佛，上合昭昭，下合冥冥，通于无穷。传于后世，此之谓圆通。至圆者，莫如珠，医之意，珠是也。惟其能圆，是以能通。所通维何？通神明也，能造化也。夫神明造化，乾坤定位，主宰者理，流行者气，对待者数。理、气、数三者，浑为太极，判为两仪、四象，成乎八卦。三才立而五运分，六气变而四时行，百物生而八风动，于是乎苛疾起而莫能逃，此之谓法。法天效地，法阴则阳，知升知降，知潜知浮，知迎知拒，皆通以意，而成为法。法即意，珠也，即智囊也，皆性花也。然之言也，必医者先得弄丸心法，从《河

图》、《洛书》,一顺一逆,先后八卦,能颠能倒,默而识之,学
而不厌,有诸己而后能验诸人。以圆通之心法,著圆通之医法,
岂易易哉?余于医道,究心有年,求其识此意者或寡矣。不意友
人郑钦安者,有《医法圆通》之书焉。余回环读诵,见其篇中,
如论乾坤,论坎离,论五行,论六步,论气血,论水火,论外
感,论内因,论阳虚,论阴虚,总其要曰阴阳而已。又曰有余不
足尽之矣。又曰人活一口气。皆根柢之谈,不同泛常之论,又非
杜撰,悉推本于《灵》、《素》、《难经》及仲景《伤寒》、《金
匮》之义,所载各方,尽是经方,所引时方,出不得已,非其本
怀。作之谓圣,述之谓贤,钦安之书,吾无间然矣。非洞明乎一
身之气机,圆乎三才之理数,而先得医之意者,其能之乎?其言
又皆数十年来临症效验,及与二三及门互相质疑辨难,所汇而集
者,精核不移,万举万当,诚度世之金针、医学之标准也。余既
珍而宝之,复怂恿授梓,以公诸世。钦安之造福,奚有量耶?吾
知其克昌厥后矣,不揣固陋,因以颂为序。时清之同治十三年蒲
节月郫筒沈古斋化三敬题。

前　言

　　《医法圆通》一书，系郑钦安继《医理真传》之后的另一巨著，同治十三年（1874）刊行。郑氏这两部著作是其运用仲景《伤寒论》理法方药治疗各种杂病的经验总结，书中发挥甚多，独具见解，言简意赅，极合实用。

　　郑氏学术思想的突出特点，是从元阴元阳立论，而以阳气为主导。所谓元阴元阳，即肾中之真阴真阳，是人身立命之根本，也是人体疾病善恶转化的关键。故云："坎为水，属阴，血也，而真阳寓焉……在人身为肾，一点真阳，含于二阴之中，居于至阴之地，乃人立命之根，真种子也。"他从气血、水火、阴阳的关系，论述了气、火、真阳在人身的作用。因而认为"阳统乎阴，阳者，阴之主也，阳气流通，阴气无滞"。故其治病立法，重在扶助真阳，使阳气旺而阴邪自消，真阳复则精血津液自生。认为"阳旺一分，阴即旺一分，阳衰一分，阴即衰一分"，"火盛则水盛，火衰则水衰"。据此，他常用大剂姜、桂、附等辛温燥烈之药，治愈许多杂病中的阳虚重证，而饮誉蜀中，以至世人尊称之为"郑火神"。

　　《医法圆通》共四卷。书首揭示用药弊端种种，谓："用药一道，关系生死，原不可以执方，亦不可以执药，贵在认证之有实据耳。实据者何？阴、阳、虚、实而已。"总要探求阴阳盈缩机关，与乎用药之从阴从阳变化法窍。如此才不致药不对症。故卷一、卷二分别列举杂症数十条，辨明内外，判以阴阳，尤重阴阳实据及活法圆通之阐发，经方时方皆纳于内，示范其具体运用之妙。卷三为辨认邪胜热炽血伤病情，阴盛阳衰及阳脱病情，各举出数十条，以资印证。又其立论辨证，强调脉证合参、舌证合参。其论脉谓："脉无定体，认证为要，阴阳内外，辨察宜清。相舌则谓："舌之分辨，实属繁冗，亦难尽举，统以阴阳两字尽之矣。"其用药须知，则引申《伤寒论》汗、吐、下之义，用以治杂病。立出宜汗6条，病有不宜汗者22条；病有宜吐者6条，病有不宜吐者5条；病有宜下者15条，病有不宜下者21条。可以认为，书中一条就是一个事实，就是郑氏多年临症凝聚的一条经验，殊堪宝贵。卷四"再将六经主方，圆通活泼之妙，略言一二，庶学者不执于方，明理为要"。其中四逆汤之圆通应用法，即达23条。最后郑氏说："此方功用颇多，得其要者，一方可治数百种病，因病加减，其功用更为无穷。余非爱姜、附，恶归、地，功夫全在阴阳上打算耳。学者苟能洞达阴阳之理，自然头头是道，又奚疑姜、附之不可用哉！"对仲景三阴病理法方药之发挥，实达精深入微之地步。

郑氏所著《医理真传》、《医法圆通》二书，虽早已传诵医林，惟其原书文笔简练，脱落也多，临床活用，尚待发明，故加以点校、阐释，补明方药，旨在古为今用，推陈出新。限于本人学识浅薄，治病功力不足，文中不周或错谬之处，自知不免，敬祈同行不吝指正。

原书有敬云樵氏（名知非）之评①，眉批顶上，不便横排，故改写在原文之后，阐释之前，只加点校，不作注解。校勘一般不出校语，以"（　）"标明错文或衍文，校改后之正字或补入者，则用"〔　〕"标出。原文中双行小字夹注，今改为五仿单行，并前后加圆括以示区分。全书正文之后附方剂索引 170 方，按笔画顺序排列，正文中出现的方剂名（多为缩写或简称）之后均标明方剂索引序号，以便读者查检。

又成都中医学院研究员、原副院长侯占元一直倡导继承发扬郑氏的学术思想和独到经验，故从多方面予以协助；初稿完成后，经成都中医学院戴佛延教授、四川华西中医药研究所吴传先所长惠阅，提示许多宝贵意见，加以修改。郑氏原书，仅列举方剂名称，而无方剂来源及组成药物，笔者多方考证，并经成都中医学院方剂教研室主任陈潮祖教授为之查正，尚有少数方剂暂缺。定稿后，更承成都中医学院中医各家学说教研室主任郭子光教授对本稿某些部分作了建议并亲自审阅；国务院古籍整理领导小组组长李一氓再赐题签，谨在此并致谢意。小儿高龙、高骧代为搜集资料，负责抄写，勉其潜心学习，以承家学。

众所周知，目前古籍整理出版存在诸多困难，而巴蜀书社高瞻远瞩，以弘扬中华民族优秀传统文化为己任，继《医理真传》出版后，又慨允本书列入选题，精心编辑审核付梓，实为医家、病者及广大关注中医学事业发展之中外读者之幸事。特在此略申数言，聊表由衷谢忱之万一。

唐步祺
1990 年 2 月于成都

注：

①敬云樵（名知非）先生生平事迹，仅从《四川近现代人物传》第四

辑成都四大名医之首沈绍九传中，知其梗概。沈传云："19 世纪末，沈绍九正式行医，疗效较差，苦无起色。时有浙人（按浙人误，应为湖北麻城）敬云樵先生游幕来川，学问渊博，医理高深，为其指出，习医者绝不可拘泥一家之说，尤为要者，当研习《内经》、《难经》、《伤寒论》、《金匮要略》等经典著作，以求本渊源，然后博及群书，融通百家之说，舍短取长，灵活运用，方可临症自如，立于不败之地。沈大悟……"由此观之，沈氏之成就，实由敬氏之指教，而敬氏医理医术之精湛，可以概见。

医法圆通卷一

用药弊端说

用药一道，关系生死，原不可以执方，亦不可以执药，贵在认证之有实据耳[一]。实据者何？阴、阳、虚、实而已。阴阳二字，万变万化，在上有在上之阴阳实据，在中有在中之阴阳实据，在下有在下之阴阳实据，无奈仲景而后，自唐、宋、元、明以逮本朝，识此者固有，不识此者最多。其在不识者，徒记几个汤头，几味药品，不求至理，不探玄奥，自谓知医，一遇危症，大海茫茫，阴阳莫晓，虚实莫辨，吉凶莫分，一味见头治头，见脚治脚，幸而获效，自夸高手。若不获效，延绵岁月，平日见识用尽，方法使完，则又借口曰："病入膏肓，药所难疗。"殊不知其艺之有未精也。更有一等病家，略看过几本医书，记得几个汤歌药性，家人稍有疾病，又不敢自己主张，请医入门，开方去后，又或自逞才能，谓某味不宜，某味太散，某味太凉，某味太热。某味或不知性，忙将《本草备要》翻阅，看此药能治此病否。如治与病合则不言，不与病合，则极言不是，从中添减分［量］。偶然获效，自矜其功，设或增病，咎归医士。此等不求至理，自作聪明，每每酿成脱绝危候，虽卢、缓当前，亦莫能治，良可悲也。更有一等富贵之家，过于把细，些小一病，药才入口，稍有变动，添病减病，不自知也，又忙换一医，甚至月延六七位，每每误事。不知药与病有相攻者，病与药有相拒者[二]，岂即谓药不对症乎？何不多延数时，以尽药力之长哉！余观古人称用药如用兵，有君臣，有佐使，有向导，有缓攻，有急攻，有偷关，有上取，有下取，有旁取，有寒因寒用，热因热用，塞因塞用，通因通用诸法，岂非知得药与病有相拒相斗者乎？余愿富贵之家，不可性急，要知病系外感，服一三道发散药，有立见松减些者。气滞、食滞、腹痛、卒闭之症，服行气、消导、开窍之品，有片刻见效者。若系内伤虚损日久，误服宣散、清凉、破气、滋阴等药，酿成咳嗽白痰，子午潮热，盗汗骨蒸，腹胀面肿，气喘等症，又非三五剂可见大功。所以古人治病，有七日来复之说，或三十剂，五十剂，甚至七八十剂，始收全功者矣。最可怪者，近之病家，好贵恶贱，以高丽参、枸杞、龟、鹿、虎胶、阿胶、久制地黄、鹿茸等品，奉为至宝；以桂、麻、姜、附、细辛、大黄、芒硝、石膏等味，畏若砒毒。由其不知阴阳虚实至理，病之当服与不当服耳[三]。病之当服，附子、大黄、砒霜，皆是至宝；病之不当服，参、芪、鹿茸、枸杞，都是砒霜。无奈今人之不讲理何。故谚云："参、芪、归、地，治死人无过；桂、附、大黄，治好人无功。"溯本穷源，实由于不读仲景书，徒记几个幸中方子，略记得些各品药性，悬壶于市，外着几件好衣服，轿马往来，目空一世，并不虚心求理，自谓金针在握，仔细追究，书且点不过两篇，字且画不清几个，试问尚能知得阴阳之至理乎？东家被他桂、附治死，西家被他硝、黄送命，相沿日久，酿成此风。所以病家甘死于参、芪、归、地之流，怕亡于姜、附、硝、黄之辈，此皆医门之不幸，亦当世之通弊也^(四)。余愿业斯道者，务将《内经》、《难经》，仲景《伤寒》、《金匮》，孙真人《千金翼》诸书，与唐、宋、金、元，朱、张、刘、李并各后贤医书，彼此校量，孰是孰非。更将余所著《医理真传》，并此《医法圆通》，留心讨究，阴阳务求实据，不可一味见头治头，见咳治咳。总要探求阴阳盈缩机关^(五)，与夫用药之从阴从阳变化法窍，而能明白了然，经方时方，俱无拘执。久之法活圆通，理精艺熟，头头是道，随拈二三味，皆是妙法奇方。观陈修园先生《三字经》，列病数十条，俱言先以时方治之不效。再求之《金匮》，明是知道近日医生之胸中也。然时方如四君$_{51}$、六君$_{36}$、四物$_{46}$、八珍$_8$、十全$_4$、归脾$_{59}$、补中$_{88}$、六味$_{35}$、九味$_9$、阴八$_{70}$、阳八$_{71}$、左归$_{38}$、右归$_{39}$、参苏$_{103}$、五积$_{26}$、柴苓$_{132}$、平胃$_{37}$、逍遥$_{133}$、败毒$_6$ 等方，从中随症加减，亦多获效。

大抵利于轻浅之疾，而病之深重者，万难获效，修园所以刻《三字经》与《从众录》之意，不遽揭其非，待其先将此等方法用尽。束手无策，而后明示曰，再求《金匮》，是教人由浅而深，探求至理之意也。窃以《金匮》文理幽深，词句奥古，阅之未必即解其至理，诚不若将各证外感内伤，阴阳实据，与市习用药认证杂乱处搜出，以便参究。余岂好辨哉！余实推诚相与，愿与后世医生，同入仲景之门，共用仲景之法^(六)，普济生灵，同登寿域，是所切望也。

敬评：（一）医不执方药，在平日求至理而探玄奥，一得上中下阴阳实据，用药即不误人。病家知此理法，延医入门，以此审其高下，决其从违，万病回春，立说之功不浅。此先医医而后医病家，具见良工心苦。（二）学养兼到之医，方能识此火候，太非易易。（三）扪虱而谈，其言侃侃，有旁若无人之概。（四）淋漓尽致。（五）医学骨髓，尽此一语，学者潜心。（六）一片婆心。

【阐　释】全篇要义，首在指出用药贵在认证有阴、阳、虚、实的实据，原不可以执方、执药。继指出当时一般医家、病家的通病，医家多只记几个汤头，几味药品，不求至理，不探玄奥，自谓知医。有如吴鞠通在《医医病书》中所说："甚至仅读《药性赋》、《汤头歌》，便欲行医。"一味见头治头，见咳治咳，尤其乱用桂、附、硝、黄致人死命，致造成病家不敢相信医家的心理。又下一等，有的只凭主观意念，或略看过几本医书，记得几个汤歌药性，便私改药方，偶然获效，自矜其功，设或增病，咎归医生，酿成脱绝危候，虽春秋战国时代名医家医卢、医缓，亦莫能救。更有一等富贵之家，服药一二剂无效，即急忙更换医生，而不知古人立方用药之意，及病与药有相攻、相拒之实。甚至好贵恶贱，以参、龟、鹿、归、地为至宝，畏麻、桂、姜、附、硝、黄如砒毒，而不求阴阳虚实与病之当服与不当服。对此郑氏特将各证外感、内伤阴阳实据，与市习用药认证杂乱处搜出，以便参究。并劝业医者要读书明理，并将其所著《医理真传》、《医法圆通》留心讨究，"总要探求阴阳盈缩机关，与夫用药之从阴从阳变化法窍，而能明白了然，经方、时方俱无拘执，久之活法圆通，理精艺熟，头头是道，随拈二三味，皆是妙法奇方"。足见其经验之丰富，信心之坚强，非泛泛空论，夸夸其谈者可比。笔者对郑氏之精于辨别阴阳虚实，善用古方化裁治病，深有体会，用之于临证，均获得满意效果。

各症辨认阴阳用药法眼

<h3 style="text-align:center">心病不安俗云心跳心慌</h3>

按：心病不安一证，有心血不足为病者，有心气不足为病者。心血不足为病者（血不足则火必旺），其人多烦，小便短赤而咽中干，肌肤枯槁憔悴，而神不大衰，甚则狂妄嬉笑，脉必细数，或洪大，喜食甘凉清淡油润之品者是也。心气不足为病者（一）（气阳也，气衰，则血必旺），其人少神，喜卧懒言，小便清长，或多言、多劳力、多用心一刻，心中便潮热而自汗出（言者，心之声也，汗者，血之液也，多言劳力，及用心太过，则心气耗，气耗则不能统血，故自汗出），甚至发呕欲吐（心阳一衰，阴气上僭，故发呕），脉必细微，抑或浮空，喜食辛辣煎炒极热之品者是也。目下市习，不辨阴阳，听说心不安宁，一味重在心血不足一边，故治之有效有不效，其所用药品，无非人参、酸枣、茯神、远志、琥珀、龙骨、朱砂、地黄、当归、元肉之类，与夫天王补心$_{27}$、定志$_{97}$、宁神$_{61}$诸方，然此等方药，全在养血，果系心血不足则甚宜，若系心阳衰败则不当，此属当世混淆莫察之弊，不忍坐视不言，姑酌一治心阳虚方，以补市习之漏。

补坎益离丹$_{89}$

附子八钱、桂心八钱、蛤粉五钱、炙甘草四钱

生姜五片

用药意解

夫曰：补坎益离者，补先天之火以壮君火也。真火与君火本同一气，真火旺则君火始能旺，真火衰则君火亦（乡）〔即〕衰，真火藏于水中，二气浑为一团，故曰一元（二）。真火上腾（真火天体也，其性发用故在上），必载真水上升以交于心，故曰离中含阴，又曰气行血随，水既上升，又必复降下（水，地体也，随气而上至离宫，则水气旺极，极则复降下也），水下降，君火即与之下降，故曰阴中含阳，又曰血行气附，主宰神明，即寓于浑然一气之中，昼则出而听政以从阳，阳在上也，曰离，夜则入而休息以从阴，阴在下也，曰坎，此人身立命旨归，医家宜亟讲也。今病人心不安宁，既服养血之品而不愈者，明是心阳不足也，心阳不足固宜直补其心阳，而又曰补坎者，盖以火之根在下也。余意心血不足与心阳不足，皆宜专在下求之，何也？水火互为其根，其实皆在坎也。真火旺则君火自旺，心阳不足自可愈；真气升则真水亦升，心血不足亦能疗。其所以服参、枣等味而不愈者，是未知得火衰而水不上升也。方用附、桂之大辛大热为君，以补坎中真阳（三）（细查坎阳，乃先天乾金真气所化，故曰金生水，后人见不及此，一味补土生金，补金生水，着重在后天脾、肺，不知坎无真气上腾，五脏六腑皆是死物，前贤叫人补脾者，先天赖后天以辅也。先天为体，后天为用。故经

云："无先天而后天不立，无后天而先天亦不生。"教人补金，是教人补先天真金所化之真气也。道家称取坎填离，即是盗取坎中一点金气也。余恒曰：人活一口气，即此。考桂、附大辛大热，辛即金之味，热即纯阳之性也。仲景深通造化，知桂、附力能回阳，故立白通、四逆回阳诸方，起死回生，其功迅速，实非浅见可测）。复取蛤粉之咸以补肾，肾得补而阳有所依，自然合一矣（附、桂补坎中之阳，阳气也，蛤粉补坎中之阴，阴血也。气行血随，血行气附，阴阳合一，升降不乖，何心病之不能治乎？此方功用最多，凡一切阳虚诸症，皆能奏功，不独此耳）。况又加姜、草调中，最能交通上下，故曰中也者，调和上下之枢机也。此方药品虽少，而三气同调，学者务在药之性味。与人身之气机，何品从阳，何品从阴（从阴从阳，旨归不一，有从元阴元阳者，坎离之说也；有从太阳、太阴、少阳、少阴、阳明、厥阴者，六步之谓也。其中之浅浅深深，药性各有专主，须要明白）。如何为顺，如何为逆[四]（顺者，是顺其气机之流行。逆者，逆其气机之欲往）。把这病之阴阳实据，与夫药性之阴阳实据，握之在手，随拈一二味，皆能获效，匪（彝）〔夷〕所思，余阅之久矣。奈世人沉溺莫挽，深为可慨。兹特再即此方之理推之，与仲景之白通汤，同法也，桂枝龙骨牡蛎汤，同法也，即与后贤之参附汤、封髓丹、阳八味，皆同法也。古人立方，皆是握定上中下三部之阴阳，而知药性之浅深功用，故随手辄效，得以名方。今人只徒口诵心记，而不识至理攸关，无怪乎为方药所囿矣。更可鄙者，甘草仅用数分，全不知古人立法立方，其方皆有升降，皆用甘草，诚以阴阳之妙，交会中宫，调燮之机，专推国老，何今之不察，而此风之莫转也。

敬评：（一）心气即心阳，所谓神也。神伤则精散，精散则不能统血气，液脱而为潮热自汗，此是阳不能统阴，阴无所制，阴证蜂起。正本澄源，立法亲切，于治此病乎何有？（二）造化机缄阴阳，根柢露于腕下，作一幅活太极图观之，便得医之真实际也。（三）乾分一气落于坤中而成坎，乾即金也，坎即水也。坤中得阳即是火，火曰炎上，故能启水上升而交于心。心属火为离，离中得水，水曰润下，又能燮火而下降，全是一金为之斡旋，桂、附辛归金而热归火，大能升水降火，交接心肾，先生独得仲景之秘，不惜金针暗度，知非再表而彰之，俾医门悉知仲景之微理，大胆用附、桂以起死回生，病家放心服桂、附以疗生而救死，孰谓颓风之不可挽？（四）从阴从阳顺往逆来，是用药调气机之手眼，亦医门讲理法治病之权衡。夫人自出母腹，元阴元阳变为坎离，其根落在坤中，由是气传子母，应天度而化生六经，上下往来，表里雌雄相输应，二六不停。水火者，气液也，随呼吸而有升降，布五行而有部分。医能明此，号曰上工。钦安酌此一方，名曰补坎益离丹，以治心阳虚证，深得太阳与少阴为表里机关，窥见岐黄根柢。从桂枝汤变化而出，直透仲景之心法，且不惮烦劳，于辨证用药中剖明阴阳大旨，学者入理深谈，已有把握。知非更拈出仲景治少阴太阴两大法门，真武何以用附子而不用干姜？理中何以用干姜而不用附子？其四逆附子、干姜并用，何以又独称为救里而治无专经？此间阴阳奥妙，进退出入，包含气机不少，如何用药认证以合气机，此皆六步之中，亦有从阴从阳之浅深，药性亦各有专主，均可变化推衍，增减随宜。知非不能明辨，愿以俟学者之深参而有得焉。

【阐　释】此节剖析心不安宁之病，即是病者自觉心中跳动，心慌不安的一种证候。有心血不足与心气不足两种，一属阴虚，一属阳虚。而当时市习，不分血气阴阳，统以人参、酸枣、茯神、地黄、当归等养血药，或天王补心、定志、宁神诸方治之，故对心血虚有效，而对心阳虚者无效。对此，郑氏本补真火以壮君火之义，特订补坎益离丹一方，用桂、附之大辛大热以补真阳，复取蛤粉之咸以补真阴，使气行血随，血行气附，更加姜、草以调和上下之枢机，故药品虽少，而取效宏速，主要由于把握了病与药之阴阳实据。以肾为水火之脏，真火上腾必载水上升以交于心，心肾相交，水火互济，故心阳虚及心血虚皆可以治。一般认为心属火，都用清凉药治之，而多不见效者，实由"未知得火衰即水不上升"之义，可谓一语中的。末段推论此方与古人名方立方之义，"皆是握定上、中、下三部之阴阳，而知药性之浅深功用，故随手辄效"。及一般药方用甘草过轻之不当，都是经验有得之言。

现代医学所说各种原因所引起之心律失常，如心动过速，心动过缓，心房颤动，心力衰竭，心肌炎、心包炎等均属本病范围。笔者曾治患儿陈某某、王某某之心肌炎，病者面容苍白无神，经年鼻流清涕，最易感冒，脉见结代，此为心阳不足，即用此方加减施治而获效，最后用附子理中汤合当归补血汤治之，诸症痊愈。至于心悸，是指病人自觉心中跳动，心慌不安的一种证候，病者常现心慌、气短或气喘，心胸闷痛，形寒怕冷，面浮肢肿，容颜苍白，舌质淡紫，苔白，脉细数，或见歇止。病者李某某，年已六十，心房颤动，一分钟达 120 次以上，其面容苍白无神，两脚浮肿，特别怕冷，虽暑热炎天，两足亦冰凉，口干口苦，咽喉干燥，无津液，但不思饮水，舌质淡红，苔白滑，动则气喘，心跳更快，心慌不安，脉则细数，有时歇止。根据各种症状分析，此为心阳虚弱，故治以大剂补坎益离丹，连服两剂，服后自觉咽喉干燥减轻，微有津液，附片用量由最初每剂50克，逐渐增加达200克，又尽八剂，自觉精神好转，两脚浮肿消，不复胃寒，口中津液多，已不口干口苦，气喘亦减轻，心房颤动，稳定在一分钟100次左右。继用原方加补肾药物，如蛤蚧、砂仁、补骨脂、益智仁等，连续服10剂，基本上告愈。此例重用附片以补真火，真火旺则君火自旺；又肾为水火之脏，真火上升，真水亦随之上升以交于心，心肾相交，水火互济，故治之而愈。

肺病咳嗽

按：咳嗽一症，有从外而入者，有从内而出者。从外而入者，风、寒、暑、湿、燥、火之邪干之也（六客各有节令，不同须知）。客邪自外而入[一]，闭其太阳外出之气机，气机不畅，逆于胸膈，胸中乃肺地面，气欲出而不出，咳嗽斯作矣，定有发热、头疼、身痛一段。风邪干者，兼自汗恶风；寒邪干者，兼无汗恶寒；暑邪干者，兼口渴饮冷，人困无力；湿邪干者，兼四肢沉重，周身觉冷而酸疼，不甚发热；燥邪干者，兼吐痰胶粘，喜饮清凉；火邪干者，心烦脉洪，小便短赤饮冷。从内而出者，皆是阳虚阴盛之候，阴虚也有，十中仅见一二。因阳虚者，定见困倦懒言，四肢无力，人与脉息无神，唇色清淡、白色，而喜热饮，食少心烦，身无发热痛苦，即有烧热，多在午后，非若外感之终日发热无已时也^(二)。因心肺之阳不宣，不能化其本经之阴邪，逆于胸而作者，其人无外感可征。凡事不能用心劳力，稍用心力一分，心便潮热，自汗出，咳嗽更甚，多吐白泡清痰（近世医家，每称为陈寒入肺，其实不知心肺阳衰，而内寒自生也）^(三)。因脾胃之阳不足，不能转输津液水谷而作者，其人饮食减少，腹满时痛，多吐清冷涎痰，喜食辛辣椒姜热物。因肝（胆）〔肾〕之阳不足，不能收束其水，挟龙雷（指阴气也）而水泛于上，直干清道而作者，其人腰胁胀痛，足膝时冷，两颧时赤，夜间痰水更甚，咽干不渴（若渴饮冷，便是阴虚火旺）^(四)。凡此内外两法，不得紊乱。审是从外而入之风邪干者，去其风而咳嗽自已，如桂枝汤₁₁₈、祛风散₁₂₈是也。寒邪干者，散其寒而咳嗽自已，如麻黄汤₁₅₁、小青龙汤₂₀是也。暑邪干者，清其暑而咳嗽自已，如益元散₁₃₄、清暑汤₁₆₂是也。湿邪干者，渗其湿而咳嗽自已，如二陈汤₁、桂苓术甘汤₁₂₀是也。燥邪干者，润其燥而咳嗽自已，如甘桔汤₄₀、麦冬饮₇₇之类是也。火邪干者，散其火、清其火而咳嗽自已，如导赤散₇₃、葛根芩连汤₁₆₄之类是也。审是从内之心肺阳衰者，扶其阳而咳嗽自止，如姜桂茯半汤₁₁₂、温肺饮₁₆₆之类是也。审是脾胃阳衰者，舒其脾胃而咳嗽自止，如半夏生姜汤62、香砂六君汤110、甘草干姜汤42之类是也。审是肝肾阳衰，水邪泛上者，温其肾而咳嗽自已，如真武汤、滋肾丸156、潜阳丹168加吴萸之类是也。果见阴虚而致者，其人水少火多，饮食易消，精神言语声音必壮，心性多躁暴，肌肤多干粗，吐痰胶粘，喜清凉，脉必细数，恶辛辣热物，方是的候，如鸡子黄连汤92、六味地黄35之类，皆可服也。尚有一等久病无神，皮肉如火炙而无润泽，喜热恶冷，此尤属真气衰极，不能熏腾津液而灌溉肌肤，十有九死。更有一等阳虚阴盛已极，元阳将脱之咳嗽，气喘痰鸣，六脉浮空，或劲如石，唇青爪甲黑，周身大热自汗，乃脱绝危候，急宜大剂回阳饮64治之，十中可救二三。余曾经验多人，但逢此候，务先在药单上批明，以免庸俗借姜、附为口舌。余又得一奇法(五)，一人病患咳嗽，发呕欲吐，头眩腹胀，小便不利，余意膀胱气机不降而返上，以五苓散24倍桂，一剂便通，而诸证立失。由是观之，医贵明理，不可固执，真不谬矣。查目下市习，于咳嗽一证，每每见痰化痰，见咳止咳，所用药品，无非杏仁、贝母、冬花、紫（菀）〔苑〕、百合、桑皮、化红、苏子、白芥、南星、薄荷、半夏，与夫参苏饮103、苏（沉）〔陈〕九宝82、滋阴六味，一味杂投，以为止咳化痰，每每酿成痨症，此岂药之咎哉！由其不知内外各有攸分，阴阳各有实据，药性各有专主，何其相沿不察，贻害无穷也，余故辨而正之。

敬评：（一）客邪者，每年六步客气之邪也。（二）辨证的。（三）小注辨理确。（四）小注辨得清。（五）非法之奇，乃人之愚者多也，故又借一奇字以醒人眼目。

【阐　释】咳嗽是一种症状，不是一种疾病。无论外感、内伤，都可影响于肺脏而发生咳嗽。郑氏分肺病咳嗽为外感、内伤两大类。外感由于风、寒、暑、湿、燥、火六客所干，并一一列述其共通的及个别的病象与对症之方。内伤则阳虚阴盛之候十居七八，阴虚者仅十之一二，亦分别列述其病象及对症之方。条分缕析，明白切实，真如其所言："内外各有攸分，阴阳各有实据，药性各有专主。"与当时市习之见咳止咳，见痰化痰，将常用方药一味杂投，每每酿成痨症，实有天渊之别。笔者在临症中体会到六淫咳嗽，虽与时令密切相关，如冬多寒，春多风，夏多热、暑、湿，秋多燥，而亦不可尽拘，尤以伤寒咳嗽，最为普遍，四时皆有，固不拘于冬令，应按症求因，审因论治。而内伤咳嗽之难治，实因先伤他脏，由他脏影响及肺而咳嗽，此他脏为本而肺为标也。凡治内伤者，使不知治他脏而单治肺，则咳终不愈。而五脏虚损咳嗽中，又以肾虚咳嗽为最难治，盖一般皆谓肾虚为阴虚，法当滋阴降火，而讳言肾阳虚，不知甘温益火，大扶元阳，畏附子、干姜有如砒毒而不敢用，故肾阳虚咳嗽者，终不愈矣。郑氏更指出心肺阳衰内寒自生之咳嗽，不可以搜陈寒之常法施治；真气衰极及元阳将脱之咳嗽，只宜急用大剂回阳挽救。膀胱气机不降而返上之咳嗽，则须上病治下，用五苓散倍桂施治，可一剂而诸症立失，皆系重要经验。笔者在《咳嗽之辨证论治》一书中，对此证有详细论述，兹不赘述。

肺痿肺痈

按：痈、痿二症（痿症，咳吐浊沫，或脓血，口臭，不渴，小便利。痈症，咳吐脓血，胸中隐隐作痛，将成时，坐卧不安），名异而源同（同者，同在肺也）。痿虚（由肺阳不足，而津液失运）而痈实（由肺阴不足，而燥邪日生，酝酿日久）。痿宜温肺，金匮之甘草干姜汤$_{42}$是也（姜性辛温，能宣肺中之寒，甘草能缓姜性之散，又能温中，补中又足生气，故见功实速，余曾经验多人）。痈宜开壅，金匮之皂荚丸$_{86}$是也（皂荚功专开壅去垢，又得蜜、枣以安中，邪去而正气无伤，妙法也）。予细维金匮治痿证，首列甘草干姜汤，明是辛化阳$^{(一)}$之法，必是肺冷无疑。再以痿字义考之，痿者谢也$^{(二)}$，如花木之叶，萎败而无润泽，其源定属坎中真气不上熏蒸，若坎中既有真气上腾，肺何由而得萎也。而治痈以皂荚丸$_{86}$（皂荚辛咸，枣、蜜味甘），明是甘咸养阴之法，必是肺热无疑。更以痈字义考之，痈者壅也，壅者聚而不通，热伏不溃之象，其源定属水衰火旺。然痈之将成未成，其中尚有许多治法，果系胸中隐痛，脉数滑，口中辟辟燥，唾脓血，坐卧难安，此际乃痈的候，否则照常治嗽法投之。余意当以肺阳不足而痿症生，肺阴不足而痈症起$^{(三)}$，以定此二案，后学始有把握，庶不致错乱无据也。

敬评：（一）辛甘化阳，甘咸养阴，学者功力深到，便识得此义玄妙，医中之能事毕矣。（二）委谢痈壅，晰义精确，一虚一实，判若列眉。（三）阴阳案定，人有遵循。

【阐　释】肺痿肺痈二症，首见于《金匮》，郑氏认为痿由肺阳不足而津液失运，痈由肺阴不足而燥邪日生，基本上是正确的。有由于寒湿致痿者，有由于热燥致痿者，有由于寒燥致痿者。寒湿致痿者，《金匮》肺痿原文已言肺中冷，故治以辛甘化阳之甘草干姜汤，郑氏自言曾经验多人，见功甚速。热燥致痿者，治宜清热、润燥、生津，轻则甘草汤，热甚燥甚，则以麦门冬汤为主治方剂。寒燥致痿者，治宜温润行气，生津化燥，轻则生姜甘草汤，重则用炙甘草汤治之。至于痈之起因，《金匮》原文认为系由于风热，初起邪实未成脓，以葶苈大枣泻肺汤主之，及脓成毒甚，则以桔梗汤主之。以后《千金方》有黄芪汤、苇茎汤，《外台秘要》有桔梗白散，宋、明以后，立方益多，故郑氏谓痈之将成未成其中有许多治法。至于皂荚丸方，《金匮》系以治"咳逆上气，时时吐浊，但坐不得眠"之症，郑氏认为痈宜开壅，皂荚丸功专开壅去垢，又得蜜、枣以安中，邪去而正无伤，是治痈之妙法，当系因痈既由风热郁积，热甚则伤阴，故可以甘寒养阴之法治之，亦善用成方之一例。现代医学所称之肺脓肿，与肺痈近似，多继发于肺部化脓性感染后，其致病原因，多由于肺受外感、内伤，失治、误治，逐渐淤热而成。笔者对于此病常分三期治疗：初期热甚、痰多，胸痛而闷，咳则痛尤甚，呼吸不利，治宜清热解毒，用银翘散加地丁、土茯苓、夏枯花、贝母治之；如浮肿喘促，咳逆甚，宜葶苈大枣泻肺汤，或桔梗白散治之。中期痈脓已成，吐臭痰如米粥，甚或咳吐脓血，胸剧痛，不得卧，宜桔梗甘草汤排脓解毒，苇茎汤去瘀生新，并随症加入银花、连翘、败酱、鱼腥草清热解毒排脓之品治之。如病热较重，正气已伤，则用三才汤加桑叶、冬瓜仁、苇根、藕节治之。末期脓尽痛止，病势好转，尚须清敛其肺穴空洞，补养其气血亏耗，宜用新订参芪甘桔汤治之。

胃病不食

按：不食一症(一)，有因外邪伏而不宣，逆于胃口者；有因饮食生冷，停滞胃口者；有因七情过度，损伤胃气者；有因阳虚者；有因阴虚者。因外邪所致而不食者，定有发热、头疼、身痛，与乎恶寒、恶风、恶热、口苦便赤、四肢酸痛等情。按定六气节令，六经提纲病情治之，外邪去而食自进矣。因饮食生冷而致不食者，定见饱闷吞酸，胸膈胀痛等情，照温中行气消导之法治之，生冷去而食自进矣。因七情过度而不致不食者，审其所感，或忧思、或悲哀、或恐惧、或用心劳力、或抑郁、或房劳，按其所感所伤而调之，则饮食自进矣。因阳虚者，阳衰则阴盛（阳虚二字，包括七情在内，论阳虚，是总其名也），阴主闭藏，故不食（此等病人，必无外感饮食病情为准）。法宜扶阳（扶阳二字，须按定上、中、下部位）。阳旺阴消，而食自进矣。因阴虚者，阴虚则火旺（阴虚二字，有外感客邪随阳经而化为热邪伤血，按其所感经络治之。

若系真阴虚极，则又非苦寒可用），火伏于中，其人烦热，口渴饮冷，甚有呃逆不休，咳嗽不已，反胃而食不下诸症，轻则人参白虎$_5$，重则大、小承气$_{18,21}$之类（是泻其亢盛之火邪，以复阴血）。若由真阳虚极，不能化生真阴，阴液（巴）〔已〕枯，其人定然少神气短，肌肤全无润泽，若火炙然，亦常思（泊）〔油〕润凉物，病至此际，十少一生，苟欲挽回，只宜大甘大温以复阳，阳回则津液自生，即苦甘化阴，甘淡养阴，皆其次也。昧者不知此中消息，妄以苦寒大凉治之，鲜不速毙，果能投治无差，则阴长阳生，而食自进矣。以上内外诸法俱备，学者务要仔细理会，不可因其不食，而即以消食行气破滞之品杂乱投之，病人莫不阴受其害。查近日市习，一见不食，便以平胃散$_{37}$加丑牛、槟榔、山楂、麦芽、香附、三棱、莪术之类投之。内外莫分，阴阳莫辨$^{(二)}$，诚可慨也。今特略陈大意，至于变化圆通，存乎其人，又安可执一说而谓尽括无遗。

敬评：（一）饮食为人之大源，其所以能饮食之故，尤重在精气。不食一症，所因最为繁多，无论内外各病皆能致之。此按扼定病机病情，指出治法，大具手眼，至活至妙。学者苟知精气为饮食之本，从精气上消息不食之故，便合钦安之法，而得不食之源，于治胃病乎何难！（二）八字要紧。

【阐　释】胃病不食，虽系普通常见病，亦不可以消食、行

气、破滞之品杂投；或单纯认为脾胃弱而不食或食少，补之自然
能愈。使病者深受其害。郑氏分辨其内外阴阳，细析为外邪伏
逆，生冷停滞，七情损伤，阳虚，阴虚五种，各指陈其病象及治
则大意。嘱医者要仔细理会，变化圆通，不可执一。重要的是指
阴虚不食有外感客邪，随阳经化为热邪伤血者，须用人参白虎、
大、小承气之类，泻其亢盛之火邪以复阴血，而真阴虚者，则不
可妄用苦寒。至于真阳虚极，不能化生真阴，阴液已枯者，即苦
甘化阴，甘淡养阴亦难挽救，只宜大甘大温以复阳，阳回则津液
自生，阴长阳生而食自进，若治以苦寒大凉之剂，鲜不立毙。这
几点是需要特别注意的。其他四种不食中，外感不食须按六气及
六经病情用药去其外邪；七情所伤须看伤在何处而用药调治，均
不能专指某方。若生冷积滞，一般多用平胃散、神术散、保和
丸、枳术丸等治之。阳虚不食者须按上、中、下三部扶阳。虚在
上宜用平胃散加人参、黄芪；虚在中宜平胃散加干姜、甘草，或
用理中汤加减；虚在下宜用平胃散加桂、附，或用茯苓四逆汤加
减治之，使其阳旺阴消而食自进。严用和云："房劳过度，真阳
衰弱，不能上蒸脾土，中州不运，以致饮食不进。或胀满痞塞，
或滞痛不消，须知补肾。肾气若壮，丹田火盛，上蒸脾土，脾土
温和，中焦自治，膈开能食矣。"其所订补真丸，为对症良方。
笔者则用附子理中汤而倍附子加上桂、砂仁治之，效如桴鼓。患
者朱某，面色萎黄无神，恶寒，胸膈饱闷，不能饮食，日渐羸
瘦，年未五十而有阳痿之病。前医治以消食、行气、开郁之药不
效。用附子理中汤加上桂、砂仁治之，连服数剂而食自进矣，阳
痿亦有所好转，续服四逆汤加补肾药如蛤蚧、肉苁蓉、仙茅、益
智仁等十剂，阳痿亦随之而愈。

脾病呕吐泄泻

按：呕吐泄泻一证⁽一⁾，有只呕吐而不泄泻者，有只泄泻而不呕吐者，有呕吐、泄泻并行者。呕吐而不泄泻者，邪乘于上也（上指胃）。泄泻而不呕吐者，邪乘于下也（下指脾）。呕吐与泄泻并行者，邪膈于中，上下俱病也⁽二⁾（中指脾胃交会处也）。论外因，则有风、寒、暑、湿、燥、火，与夫痘、麻、斑疹发泄之异；论内因，则有饮食停滞、阳虚、阴虚之别。余推究太阴一经，在三阳之底面，外邪初入，必不能致呕吐泄泻，即有吐泻，定有失于表散，邪壅于阳明，则有干呕之条，邪伏于少阳，则有喜呕之例，不得即入于内，而致吐泻也。其所以致吐泻者，由其表邪未解，妄行攻下，引邪入内，邪陷于中，方能致此，治法仍宜升举其所陷之邪，如桂枝汤₁₁₈加葛根之法是也。亦有外邪未解，传经而至太阴者，邪至此地，不问何邪传至，但以本经为主，即在本经之标、本、中三气上求之。湿为太阴之本气，湿为阴邪，一切外邪至此，即从本气而化为病者俱多；亦有不从本气而从中化为病者亦多（中指胃，胃与脾为表里也）；亦有不从本、中所化，而从标化为病，标即太阴经也。太阴为阴经，邪从经为病，亦阴也。盖从本化者为湿邪，泄泻居多；从中化者为热邪，皮黄便赤呕吐者众；从标化者为阴邪，腹痛不食屡生。如此而求，便得邪之所从所化也。故前贤云：吐泻病，求太阴，是叫人在太阴经之标、本、中三气上求之也。治之之法，湿、热、阴三字定之矣。从阴湿者，其人吐泻甚而肢冷唇青，仲景之理中149、吴茱萸汤84之类是也。从热化者，其人即吐泻而思水饮，如仲景之五苓24、四苓47或黄连吴萸汤142之类是也。更有吐泻甚而兼腹痛剧者，前贤称为霍乱，称为发痧，学者不必多求，即在本经之标、本、中三法求之。亦间有卒闭而即四肢冷者，腹痛吐泻甚者，由其内本先虚，外邪卒入，闭其清道，邪正相攻，腹痛吐泻并作，法宜宣之、散之、开之、刺之、刮之等例，亦不可不知。至于饮食停滞而致吐泻者，盖以饮食伤中也，其人多饱闷吞酸嗳臭，治以温中消食便了。至于痘麻，毒初出时，吐者居多，泄泻者少，诚以痘出于脏，从太阳而发泄于外，外者皮肤肌肉之属也，肌肉属阳明，毒邪将出未出之候，从太阳鼓舞，尽壅于阳明，故呕吐者多（要吐则毒气方能发泄得透），医者当迎其机而导之。考古方首用桂枝汤118，初发热时也；次用升麻葛根汤32，初现点时也，皆是顺其气机以发透为妙也。麻出于腑，感天行者多，当将出未出之际，治法初与痘同，但痘出透时，以养浆结疤，收回阳气为重。麻疹出透时，以清解毒尽为先。至于斑疹之邪，由外感不正之时气，伏于肌肉之间，不能深入，当经气旺时，邪不能久藏，随气机而发泄于外（若用苦寒遏郁其外泄之气机，其害最速），亦多发吐。学者于此数证，先告以服药后，吐亦无妨，切不可妄行温中降逆止呕之法，务要果真畏寒发吐，方可温中。更有阳虚之人，俨若平常好人，却不能劳心用力，多言，但劳神一刻，即有发呕发吐者，稍食猪肉，即大泻者，法只宜温中，或补命门相火。亦有阴虚之人，血液枯极，贲门不展，有干呕吐而食不得下者，更有朝食暮吐，食而即吐，种种情形，治法不必细分。总之，呕吐与反胃、咳嗽、呃逆、吐血诸症，皆是一个逆字，拿定阴阳实据治之，发无不中。要知各经受寒闭塞，皆能致逆，逆则呕吐泄泻必作。各经受热传变，皆能致逆，逆则呕吐（泄）泻亦作，不可不知。近阅市习，一见呕吐泄泻，多用藿香正气散 170、胃苓汤 107、柴苓 132、四神 49、肉蔻散 69 等方，治非不善，总不若辨明阴阳之为当也。

敬评：（一）此证钦安合三证而并论，吐本从阳，泻本从阴，一时吐泻并作，中官失运，此三证也。吐从阳宜温降，泻从阴宜温升，吐泻并作，必兼头痛发热身疼，热多欲饮水者，五苓散主之，寒多不饮水者，理中丸主之。其证小便不利者多，若小便复利而大汗出脉微者，四逆汤主之。此外如内因、外因，阳虚、阴虚，钦安论法大备，学者留心参究，临证自有把握。（二）知非氏曰：定吐泻为脾病，大有妙义，再细论其理。脾与胃为夫妻，同处中州，一脏一腑，合为一家，一阴一阳，共司转运之权，日奉君火之令而行，自能燮理阴阳，分清别浊，何得灾害并至。今令肠中溏泻，以干易湿，明明脾不行水，水不归经，并入肠中，水主润下，焉能久停，故大泻作。又令人吐，亦明明是水不运行，脾阴把持君火之令，火性炎上，令不行之水，冒出食管，故大吐作。皆由妻失运化，致令其夫不能正位，又安望其输精皮毛，润溉骨髓，柔及筋膜，将子女臣妾，悉受其害，加以日久浸淫，变证蜂起，若扰及君主，恐更有祸生不测者，噫！可畏也。昔贤云："吐泻病，求太阴。"允推卓见。但其中至理，不为发明，学者焉能了了，直捣中坚，抑或旁取逆取以出奇而制胜，钦安无奈何，又不能直吐心肺，只得多方指陈，旁引曲证，广立法门，亦犹王良之诡遇以期，婴奚幸而获禽，其心实良苦矣。知非从旁不恕，直抒胸臆，为钦安畅言之。试问吐泻之证，本属肠胃，孰敢定为脾病乎。此有功医林之按，学者不宜轻视。

【阐　释】呕吐是饮食入胃而复逆出，细分则有声有物为呕，有物无声为吐，有声无物为哕，欲吐不吐、欲呕不呕为恶心，都属于呕吐的范畴。泄泻或称下利，乃注下之证。《内经》有飧泄、洞泄、濡泄、溏泄、鹜泄、瘕泄及泄注诸名。《难经》更将泄分为胃泄、脾泄、大肠泄、小肠泄、大瘕泄五种，可见古人早知泄泻是脾胃肠道的疾病。郑氏将呕吐、泄泻统称脾病，是用脾的广义，包括胃、胰、肠道以及整个消化系统而言。复本前人"吐泻病求太阴"之旨，认为论治应于太阴经之标、本、中三气之从化上探求。除因表邪未解妄行攻下而致者，仍宜用桂枝汤加葛根之法升举其邪外，只有从阴湿化及从中热化两种。从阴湿化者，其人吐泻甚而肢冷唇青，宜以理中、吴茱萸汤之类治之；从热化者，其人多吐泻而思水饮，宜以五苓、四苓或黄连吴茱萸汤之类治之。其吐泻甚而兼腹痛剧者，有的是霍乱，有的是发痧，有的是卒闭，亦须本其从寒化热化的实况而施治，参照郑氏所举方药加减治之，不宜妄投成药。至于所论痘、麻之呕吐，今已少见，可以不论。惟由斑疹之邪所致之呕吐，是伏邪外泄所致，不可妄行温中降逆止呕之法，只有饮食停滞伤中及阳虚胃寒所致之吐泻，始可温中，甚至还须补命门相火，都属重要经验。末谓呕吐与反胃、咳嗽、呃逆、吐血诸症，皆是一个逆字，各经受寒闭塞，或受热传变，皆能致逆而作呕吐泄泻，只要拿定阴阳实据治之，发无不中，亦属圆通之论。前人治呕吐，散寒多用桂枝汤、柴陈饮、藿香正气散，清热多用白虎汤、竹叶石膏汤，消食多用保和汤、楂曲平胃散、大小和中饮，行气多用枳实导滞汤、木香槟榔丸，降逆除痰多用小半夏加茯苓汤、加减二陈汤，温中补虚多用附子理中汤、吴茱萸汤、香砂六君汤。治泄泻则利湿多用胃苓汤、五苓散、大小分清饮，清热多用葛根芩连汤、桂苓甘露饮加减，去积多用保和丸、枳实导滞丸，补虚多用补中益气汤、参苓白术散、四神丸等。吐泻交作者，邪隔于中，尤当注重治理脾胃为本，更须察其内、外、寒、热、湿、积、虚、实等病情之轻重缓急，于上述诸方中随宜选用加减治之。《金匮》的大半夏汤及《医学心悟》的启膈饮，均属治吐泻的有效名方，应用比较普遍。

肝病筋挛

按：筋挛一证[一]，有因霍乱吐泻而致者，有因误汗而致者，有因阳虚失血而致者，有阴虚者。因霍乱吐泻而致者，由其吐泻太甚，伤及中宫，中宫之阴阳两亡，

转输失职，不能运津液而交通上下，筋骨失养，故筋挛
作，法宜安中，如仲景之吴茱萸汤[84]、理中汤[149]，皆可
与也。因误汗而致者，由其发汗太过，血液骤伤，火动
于中，筋脉失养，故筋挛，法宜扶阴，如仲景之芍药甘
草汤[74]是也。因阳虚失血而致者，由阳气衰弱，不能统
血，血亡于外，气衰于内，熏蒸失宜，枯槁渐臻，筋脉
失养，故筋挛，法宜大辛大甘以扶阳，如仲景之附子甘
草汤[94]、甘草干姜汤[42]皆可服也。阴虚而致者，由外邪
入内，合阳经气化，成为火邪，火甚血伤，筋脉失养，
故（经）〔筋〕挛（世云火症，便是阴虚的大眼目，无论何
经何脏何腑，有火俱要养阴，但非真阴虚也。若真阴虚者，其人
元气虚极，不能化生阴液，多系久病，方能致此，十中罕有一
生。余故曰：真阴虚者少）。法宜养阴清火，如仲景之鸡子
黄连汤与后贤之六味地黄汤[35]、生地四物汤[57]，皆可与
也。亦有忿怒，抑郁生热，热盛伤血，亦致筋挛，须按
病情治之，必效。切勿惑于市习通套之用，如木瓜、秦
艽、伸筋草、舒筋、灵仙、松节、地黄、乌药、羌活一
派，不按阴阳病情，往往误事，不可不知也。

敬评：（一）经曰：藏真散于肝，筋膜之气也。识得真元之
气散于筋膜者为肝气，则知凡人病筋挛者，皆失真元所养而致。
钦安指出四因，逐层阐发阴阳之理，指点使用仲景之方，皆调燮
真元之法，无有不效，可谓神乎技矣。学者细心体会，洞澈源
流，治筋挛自有把握。

【阐　释】《内经》谓肝主筋，肝之合在筋，肝之充在筋，肝衰则筋不能动，肝气热则筋膜干，筋急而挛，寒多则筋挛骨痛，故筋挛多属肝病。尤以《素问·痿论》谓"肝主身之筋膜"。《灵枢·刺节真邪》指出"筋挛"病证系肢体筋脉收缩抽急不能舒转自如，多因外感寒湿，或血少津亏，筋脉失于营养所致，最为明晰。郑氏简分为四种：即因霍乱吐泻而致者，因误汗而致者，因阳虚失血而致者，因阴虚而致者，皆分别析述其病机治则及处方，是扼要而明确的。至谓无论何经何脏何腑，有火俱要养阴，但非元气久虚不能化生阴液之真阴虚，则是比较特殊的见解。末谓治筋挛亦须分清阴阳，不可套用木瓜、伸筋草、威灵仙等习用药以图幸中，往往误事。

肾病腰痛

按：腰痛一证，有阳虚者^(一)，有阴虚者，有外邪闭束者，有湿气闭滞者。因阳虚而致者：或由其用心过度，亏损心阳；或由饮食伤中，损及脾阳；或由房劳过度，亏损肾阳。阳衰阴盛，百病丛生，不独腰疾，但腰之痛属在下部，究竟总是一个阳虚，然下焦之阳虚，下焦之阴寒自盛，阳微而运转力衰，腰痛立作，其人定见身重畏寒，精神困倦，法宜峻补坎阳，阳旺阴消，腰痛自已，如阳旦汤72、术附〔汤〕44、羌活附子汤99之类。阴虚而致者，由肾阳素旺也，旺甚即为客邪，火盛血伤，元阴日竭，则真阳无依，腰痛立作。

其人必小便赤而咽干，多暴躁，阳物易挺，喜清凉，法宜养阴，阴长阳消，肾气自摄，腰痛自已，如滋肾丸[156]、地黄汤[35]、封髓丹[106]倍黄柏加全皮之类。因寒而致者，由外感寒邪，从太阳而入少阴（太阳与少阴为表里），少阴为阴脏，外寒亦阴，入而附之，阴主收束，闭其肾中真阳运行之气机，故腰痛作，其人定见发热恶寒，或兼身痛，咽干不渴，时时欲寐，法宜温经散寒，寒散而腰痛自已，如麻黄附子细辛汤[155]、附羌汤[93]之类。因湿滞而致者，其人素禀劳苦，久居湿地深坑，中气每多不足，易感外来之客邪，太阴与肾相连，湿邪不消，流入肾界，阻其运行之机，故腰痛。定见四肢沉重，常觉内冷，天阴雨更甚，腰重如有所系，法宜温经除湿，湿去而腰痛自已，如肾着汤[96]、桂苓术甘汤[120]加附子、细辛之类。近来市习，一见腰痛，不究阴阳，不探虚实，便谓房劳过度，伤及肾阴，故所用药品，多以熟地、枣皮、杜仲、枸杞、巴戟、首乌、苁蓉、补骨脂、兔丝、龟胶一派，功专滋阴补水，人人所共信，殊不知肾为至阴之（府）〔脏〕，先天之真阳寄焉，阴居其二，阳居其一，夫妇交媾，生男育女，《易》云：乾道成男（禀父之阳精也），坤道成女（禀母之阴精也）。由此观之，男子所亏者肾中之阳，而非肾中之阴也。所谓阴虚者，指肾为阴脏而说，非专指肾中之水虚，实指肾中之阳虚也。若不辨明这点机关，但称阴虚，但知滋水，势必阴愈盛而阳愈微，湿愈增而寒愈闭，腰痛终无时已，治人实以害人，救世实以害世，此皆通套之弊，岂忍附和不言，实不得已耳。惟愿同道，抛去此项药品，按定阴阳虚实，外感内伤治之，庶不致遗害焉耳。更有可怪者，今之医家，专以首乌、熟地一派甘寒之品，为补水必用之药，何不将天一生水这句道理，细心推究，试问天一生水，专赖此一派甘寒之品乎？总之宗旨不明，源头莫澈^(二)，仲景而下，罕能了了。

敬评：（一）知非氏曰：医有恒言，阴虚火旺多伤于房劳，或损及脾胃，法当滋阴泻火。夫阴者何物，火者何物，损之伤之者又何物，治之必用一派滋阴补水之药，将滋之补之者又何物，人往往不能言。知非因之喟然叹矣！不禁睾然思，穆然望曰，人得天地之至精，日以镕炼谷味，取汁变化而生气血，其灵贯于百骸，为五脏六腑之本，十二经脉之原，统制群阴不敢作祟，俾人得安舒无恙者，此一物也。爰仿佛而拟其形容观其会通曰，阴者鬼之灵也，火者神之灵也，知鬼神为水火，则知阴虚火旺滋阴补水之说为不通，其法必不效，安能疾水火之疾病？钦安此按，发明阳衰阴盛后，又指出亏者，亏肾中之阳，肾虚是肾中之阳虚，阳即火而阴即鬼，借腰痛一证以传神，补出内外两法，剖明两腰致痛之由，良以太阳寒水，厥阴风木，少阴君相二火，皆关于肾，知之真故不觉言之亲切有味。六经之法，通治百病，顾可不亟讲乎？学者其玩索而有得焉可。（二）能辨宗旨源头，方可谓曰知医。

【**阐　释**】腰痛一证，一般都说肾虚腰痛。郑氏则认为腰痛有阳虚、阴虚、外邪闭束及湿气闭滞四种，各有其病因病象及相应的治疗方药，不可如一般医家一见腰痛，便谓房劳伤阴，专用滋阴补水施治。因肾为至阴之脏，寄有先天真阳，一阳藏于二阴之中，故所谓阴虚，非专指肾中之水虚，实兼指肾中之阳虚。如专滋水，必致阴愈盛而阳愈微，湿愈增而寒愈闭，腰痛终无已时，并谓补水亦非一派甘寒之品所能奏效，均属精辟之论。惟谓杜仲、巴戟、苁蓉、菟丝等药功专滋水，似有未当，因据各家本草论药性，此诸药多属温性，能补肾阳，用于阴阳两虚之证皆宜。此外尚有因闪挫跌扑，瘀血积于内，腰部转侧如刀锥之刺痛，大便黑色，脉涩或芤者，用泽兰汤治之。若腰部走注刺痛，忽聚忽散，脉弦急者，气滞也，橘核丸主之。笔者对治肾虚复感寒邪而腰痛者，先治以麻黄附子细辛汤加味，继用四逆汤加杜仲、安桂、延胡索治之而愈，屡用屡效者矣。

头　痛

按：头痛一证，有从外而入者，亦有从内而出者。从外而入者，风、寒、暑、湿、燥、火六客之邪干之也。干于三阳，俱以表称；干于三阴，俱以里论[一]（此指六客，由外入内之谓，非指七情损伤，由内出外之谓）。三阳者何？一曰太阳头痛，脉浮、项强、发热、恶寒、恶风是也。自汗恶风，主以桂枝汤[118]；恶寒无汗，主以麻黄汤[151]，是顺其本经之气机也。二曰阳明头痛，额前、眉稜、眼眶胀甚，脉长恶热，主以葛根汤 163，是顺其本经之气机也。三曰少阳头痛，而两侧独甚，寒热往来，目眩口苦，主以小柴胡汤 22，是顺其本经之气机也。三阳之气机顺，邪不至入于内，而三阴即不病矣。若三阳之外邪不解(二)，则必传于三阴，三阴者何(三)？四曰太阴，外邪传至太阴，太阴主湿，邪从湿化，湿气上蒸，头痛而重，四肢酸疼而觉冷，腹满呕吐不食，主以理中汤 149，是温中除湿之意也。五曰少阴（少阴乃水火交会之区），邪入少阴，若协火而化为热邪，热气上蒸头痛，而咽干便赤，少气懒言，肌肤燥熯，法宜养阴，主以鸡子黄连汤 92，是润燥救阴之意也。邪若协水而化为阴邪，头痛而脉微欲绝，身重而欲寐懒言，咽干而口不渴，主以麻黄附子细辛汤 155，是温经散寒，扶阳抑阴之意也。六曰厥阴，邪入厥阴，厥阴主风木，邪从风化为病，风主轻清，头痛而巅顶更甚（诸阴之脉至颈而还，惟厥阴脉会顶巅），厥阴又属至阴之所，邪入此从阴化者亦多，顶痛多兼干呕吐涎，爪甲、唇口青色，肢冷腹痛，主以吴萸四逆汤 85，是回阳降逆祛阴之意也。邪在三阳(四)，法宜升解，不使入内为要，邪在三阴，法宜温固，由内而释，不使伤表为先。若内伤日久，七情过度，阳虚阴虚(五)，亦能作头痛，但病形无外感可征，头眩昏晕，十居其八，头痛十仅二三。因阳虚日久，不能镇纳浊阴，阴气上腾，有头痛如烈、如劈，如泰山压顶，有欲绳索紧捆者，其人定见气喘、唇色青黑，渴饮滚汤，此属阳脱于上，乃系危候，法宜回阳收纳为要，如大剂白通$_{54}$、四逆$_{48}$之类，缓则不救，若误用发散，且夕即亡。因阴虚而头痛者，乃火邪上冲，其人虽无外感可征，多心烦、咽干、便赤、饮冷，有觉火从脚底而上，火从两腰而上，火从脐下而上，上即头痛，无有定时。非若外感之终日无已时也，法宜扶阴，如六味$_{35}$、八味$_{71}$之类。此条尚有区分$^{(六)}$，病人自觉火自下而上时，其人安静，不喜冷饮，咽不干，便不赤，心不烦，唇色若青，则又是阴气上腾，法宜大辛大甘以守之复之，切不可妄用滋阴降火，一滋阴降火，则阴愈胜而阳愈消，脱症立作矣。内外两法$^{(七)}$，各有攸归，前贤虽称头为诸阳之首，清气所居，高巅惟风可到，治之专以祛风为主，此语近是。余谓凡病头痛之人，每由内之正气不足$^{(八)}$，不能充周，外之一切风邪（六客即是六风，风字宜活看），内之一切阳虚、阴虚，俱能上逆而为病，外邪则按定六经提纲病情为准，内伤则按定喜、怒、悲、哀、忧、思、恐惧、阳虚、阴虚为要。他如诸书所载，有名雷头风者、头响者、头摇者、头重者、偏左偏右者、大头毒者、宿食头痛者，种种名目，亦不可不知。雷头与响者，气挟肝火而聚于上也（火即是风，言其盛也），雷头（立）〔主〕以清震汤$_{158}$，头响者主以小柴胡$_{22}$加丹、栀，头摇者，风淫于内也，主以养血汤$_{135}$，头重者，湿气蒸于上也，主以（法）〔消〕风散湿汤$_{129}$。偏于左者，血虚风动也，主以四物$_{46}$加风药；偏于右者，气虚而风袭之也，主以四君[51]加风药（左右二证，余常以封髓丹加吴萸、安桂，屡治屡效）。大头毒者，外感时行疠气，壅于三阳也，主以普济消毒饮[167]。宿食痛者，饥则安而饱则甚，由胃中浊气上蒸也，主以平胃散[37]加消导药。以上等法，皆前贤所制，亦可择取，姑存之，以便参考。查近市习，一见头痛，不按阴阳，专主祛风，所用无非川芎、白芷、荆芥、防风、蔓京、藁本、羌活、天麻、辛荑、苍耳。夫此等药品，皆轻清之品，用以祛三阳表分之风，则效如桴鼓，用以治三阴上逆外越之证，则为害最烈，不可不知也。

敬评： （一）此论六经头痛。（二）三阳三阴为病，有界限，有次第，有传不传，传者病也，著眼。（三）《素问》云：三阳为父，指太阳，二阳为卫，指阳明，一阳为纪，指少阳。三阴为母，指太阴，二阴为雌，指少阴，一阴为使，指厥阴。此篇所论，是从六步流行之气机言之也。（四）总结六经。（五）推论头痛有阳虚阴虚危候。（六）析阴阳于微芒。（七）提顿开下，搜采无遗。（八）名论不刊，医家上乘。

【阐　释】 此节要点在指出头痛不专主祛风，因"凡病头痛之人，每由内之正气不足，不能充周，外之一切风邪（六客即是六风，风字宜活看），内之一切阳虚、阴虚，俱能上逆而为病"。故宜分别外感、内伤论治，始为适当。外感头痛在太阳、阳明、少阳、太阴、少阴、厥阴六步，各有其症象，亦各出其主方，并归结为邪在三阳，法宜升解，不使入内；邪在三阴，法宜温固，由内而释，不使伤表。至于内伤之头痛，则多由七情过度，阴虚阳虚而作，其病全无外感足征，而且多兼头眩、头晕。阳虚者法当扶阳，如遇头痛如裂、如劈、唇色青黑的危候，则急宜以大剂四逆、白通抢救，切不可误用发散以速其亡。阴虚头痛系由火邪上冲，自觉冲上即痛，非若外感之终日俱痛，如兼心烦、咽干、便赤、饮冷，则法宜扶阴；如自觉火上冲而症象与此相反，则又是阴气上腾，只宜辛甘以守之复之，若用滋阴降火，反会酿成脱症。真是辨析入微，不惜以金针示人。末更将诸书所载之雷头风、头响、头摇、头重、偏左、偏右、大头毒及宿食头痛的病象及主方采集，以便参考，亦可为施治为一助。若当今市习，纯以防风、蔓京、羌活、天麻、白芷等祛风之品治一切头痛，如遇三阴上逆外越之证，则为害不浅，可为鉴戒。余曾治一头痛如裂的患者，下肢冰冷，失眠，一身都痛，恶寒特甚，经中西医治疗，数月无效。余综合分析，断为肾阳虚所致。先后用四逆汤、吴茱萸汤、麻附细辛汤、白通汤等治之，服药十余剂而诸症悉去，复以理中汤善其后，以后从未复发。又曾治一由于中宫阳虚的头痛患者，只服小建中汤四剂，理中汤二剂而痊愈。又曾治一头痛、头重而胀，觉有重物压在头部，西医诊断为神经官能症，服药、打针无效，服中药数十剂亦无效，仅天麻一味（炖鸡服），先后服了两斤多。综合各种症状来分析，头痛、头胀而感觉重，四肢酸疼而觉冷，头顶如压一石块，此为湿邪上升，清阳不上升，浊阴上扰而不下降，用清震汤数剂而愈，但剂量特大；苍术 100 克，升麻 60 克，荷叶 30 克，因苍术散风而祛寒湿，升麻升清阳，荷叶清头目，辅助升麻、苍术升发胃气，驱风湿从上而散，故头痛、头胀而重之症，随之而愈。

目　病

按：目病一条，眼科有七十二种之别。名目愈多，学者无从下手。余为之括其要，统以外感内伤两法判之，易于明白了然。从外感者，多由染天行时气而作（时气二字，指六气也）。看是何邪干于何部^(一)，干于肺者，白晴受病，干于心者，两眦受病，干于肝者，黑珠受病，干于肾者，瞳子受病，干于脾者，上下眼皮受病。无论何邪由外入内，初起定见恶风、畏寒、恶热、头痛、红肿胀痛，羞明流泪，赤脉缕缕等情，或失于宣散，过于寒凉，久久不愈，便生翳障赤白等雾，皆是从外而生者也。治之之法，按定时令部位，不外祛风清热升散等方而已。余欲按定六客，逐部〔步?〕以论病论方，未免太繁，外形已经说明，学者思之而亦即得之矣。从内伤而得者，则有七情之别，七情者，喜、怒、悲、哀、恐、惧而已。七情之扰，总属伤神^(二)，神者火也、阳也、气也。过于喜者损心阳，则心中之阴邪自盛，即为客邪，上乘而生赤翳障雾；过于怒者损肝阳，肝中之阴自盛，即为客邪，上乘而〔生〕青翳障雾；过于忧思者损脾阳，脾中之阴自盛，即为客邪，上乘而生黄翳障雾；过于恐惧者损肾阳，肾中之阴自盛，即为客邪，上乘而生黑翳障雾；过于悲哀者损肺阳，肺中之阴自盛，即为客邪，上乘而为白翳障雾。此数目疾，定无羞明红肿痛甚恶热喜冷，其人少气懒言，身重嗜卧，面色青白，脉或虚细浮大中空，种种情形，皆是内伤虚损而生者也。亦有一发而即痛胀欲裂，目赤如榴者，由先天真气附肝而上，欲从目脱也，定见唇口（黎）〔黧〕黑，或气喘促，喜极热汤水，六脉或暴出如绳，或脉劲如石，或浮大而空，或釜沸者是也，法宜回阳收纳为要。伤于心者，可与补坎益离丹[89]、桂枝龙牡汤[119]；伤于肝者，可与乌梅丸[28]；伤于脾者，可与建中[23]、理中汤[149]；伤于肾者，可与潜阳[168]、真武[130]、封髓[106]等方；伤于肺者，可与姜桂汤[111]、桂苓姜半汤[122]；先天真气暴出者，可与回阳[64]、白通汤[54]备载数方，略陈大意，添减分两，在人变通[(三)]。设或果有血虚阳亢为殃者，其人定有火邪可征，如六味地黄汤[35]、丹栀四物汤[33]，皆可选用。近来市习，一见目痛，并不察究内外虚实，多用虫退、木贼、红花、菊花、决明、归尾、赤芍、荆芥、防风、薄荷、生地、夜明砂、夏枯草、冬桑叶、（骨）〔谷〕精草；与夫壮水明目丸[75]、杞菊地黄丸[78]、滋肾养肝丸[157]，如此等方药，治外感风热血虚，每多立效，若七情损伤，由内出外之目病，鲜能获效。学者当细心体会，内外两法，切勿混淆，方可售世。

敬评：（一）分配精确，如探骊得珠，已扼治目之要，何又他求？（二）一语抵人千百，经云得一之精以知死生。夫神、火、阳、气，一而已矣。(三) 法润机圆。

【阐　释】祖国医学早在《内经》即已指出"五脏六腑之精
气，皆上注于目而为之精"。后人分别阐明目与五脏六腑及经脉
的关系，发展而为五轮、八廓的学说，用以指导临床实践，每能
获效。五轮说谓两眦属心，白睛属肺，黑睛属肝，瞳神属肾，上
下眼皮属脾。八廓各家说法虽不尽同，但据近人研究，谓指白睛
的正上方、正下方、鼻侧、颞侧、鼻上方、颞上方、鼻下方、颞
下方等八个方位，借经络分别联属于体内胆、胃、大肠、小肠、
膀胱，三焦及包络、命门，称为八方分属。对于指导临床，亦有
一定参考价值。郑氏统以外感内伤论治，谓外感之邪，由其发病
部位，即可知其病在何脏，内伤之病，亦可从目翳所现之五色，
而知其病发于何脏，亦本于前贤目与五脏之关系立论。惟外感多
由天行时气而作，常见恶风、畏寒、恶热、头痛、红胀肿痛，羞
明流泪，赤脉缕缕等情，故宜按定时令部位，用祛风、清热、升
散之方治之。内伤则多由七情伤神，损及气血而作，毫无外感病
情足征，务宜分别阳虚阴虚，而治以补坎益离丹、理中汤、回阳
饮、杞菊地黄汤等十余方。其方多与一般眼科用方小异，可成一
家之说，但不可墨守。成都中医学院眼科专家陈达夫著有《中医
眼科六经法要》，即按六经来辨证，可以参阅。明代傅仁宇《审
视瑶函》及清代顾养吾《银海指南》之论治处方，颇多精义，
临症时允宜参酌施用。笔者孙女唐峥，年十岁，某日晨起床说：
头痛，颈项硬，不能转动，看爷爷是两个爷爷，奶奶是两个奶
奶，单门变成双门。观看其舌淡红，苔白黄微腻。此为突然发
病，视一为二，如何治疗，甚难决定。继问其怕冷与否？答以怕
冷。此为寒邪；由太阳而入侵手太阴肺经，形成复视，法宜散寒

湿，利肺气，通经脉，以麻黄汤加味治之，处方如下：

麻黄 8 克　杏仁 12 克　桂枝 8 克　甘草 10 克

半夏 12 克　细辛 2 克　生姜 10 克

尽剂后，头痛、项强、恶寒悉愈。有时看物、看人，是视一为二，有时又视一为一。再尽二剂，复视消失，视觉恢复正常。

耳病肿痛

按：耳病肿痛一证[一]，有因肝胆风火而致者，有忿怒抑郁而致者，有肾阳虚而阴气上攻者，有肾水衰而火邪上攻者。因肝胆风火而致者，由肝胆挟外受之风热，聚而不散，其人两耳红肿痛甚，时见寒热往来，口苦咽干者是也，法宜和解，小柴胡汤$_{22}$倍柴、芩加麦芽、香附治之。因忿怒抑郁而致者，由忿怒伤肝，抑郁之气结而不散，其人两耳红肿，必见两胁胀痛，时多太息，法宜疏肝理气为主，如生地四物汤$_{57}$倍加柴胡、青皮、麦芽、香附之类。因肾阳虚而致者，由肾阳日衰，不能镇纳僭上之阴气，其人两耳虽肿，皮色如常，即痛亦微。唇色必淡，人必少神，法宜扶阳祛阴，如封髓丹$_{106}$，倍砂仁加安桂、吴萸，或潜阳丹$_{168}$加吴萸，或阳旦汤$_{72}$加香附、麦芽之类。因肾水虚而邪火上攻者，其人两耳肿痛，腰必胀，口多渴，必多烦，阳物易挺，法宜滋阴降火，如六味地黄汤加龟板、五味、白芍，或滋肾丸$_{156}$倍知、柏之类。更有一等内伤日久，元阳久虚，而五脏六腑之元气，已耗将尽，满身纯阴，先天一点真火种子，暴浮于上，欲从两耳脱出，有现红肿痛极欲死者，有耳心痒极欲死者，有兼身痒欲死者。其人定见两尺洪大而空，或六脉大如绳而弦劲，唇舌或青或黑或黄或白，或芒刺满口，或舌苔燥极，总不思茶水，口必不渴，即渴喜极滚热饮，二便如常，甚者爪甲青黑，气喘促，或兼腹痛。此等病情，法宜大剂回阳，不可迟缓，缓则不救（大凡现以上病情，不独耳疾当如是治，即周身关窍百节地面或疮或痛，皆宜如是治法）。如白通$_{54}$、四逆$_{48}$、回阳$_{64}$等方，急宜进服，以尽人事，勿谓之小疾耳。近来市习，一见耳肿，不问虚实，不辨外内，即以人参败毒散$_{6}$加大力、连翘、蒲公英，外敷三黄散$_{10}$，与蓝靛脚之类，果系外感风热闭塞而成，立见奇功，若是内伤阴阳大虚，元气外越之候，则为害最烈。更有耳鸣耳聋，辨认不外阴阳两法，但耳聋一证，老人居多，由肾阳久亏，真气不充于上故也，定不易治。若由外感时气，卒然闭塞清道者，时邪一去，渐渐能聪，不药可愈。更有痰火上升为鸣为聋，定有痰火情形可征，按痰火法治之必效。理本无穷，举其大纲，苟能细心研究，自然一见便识也。

敬评：（一）耳之部左右皆属少阳，一见耳病肿痛，用少阳方小柴胡汤治之，似无不效。钦安复指出多般耳证，治法各不相同，辨认均有凭据。如按中或言肝胆风火，或言忿怒抑郁，或言阳虚阴上，或言水虚火上，岂出六经之外而别具手眼乎？非也。耳本少阳之部，一定不移，而少阳之气机升降，则随所感而变见于耳部，其病情决不相类，良以少阳之气根于至阴，识得至阴之气，发为少阳之气，随所感而变见，又必有阴阳变证之凭据可察。故治法虽多，或进而从阳，外因外治也，或退而从阴，外因内治也，总是治少阳耳病之一法。盖得仲景之根柢，从仲景不言之奥，充类至尽，神明变化而出，可谓善读古书者矣。学者读其书，通其意，临证审察，就其所已言而更穷其变，将必愈有通于其所未言者而生出治法以活人病，快何如之！故钦安小注补出不独耳病当如是治云云，是又在学者之善读钦安书耳。

【阐　释】《内经》谓："肾气通于耳，肾和则耳能闻五音矣。""肝虚则目䀮，䀮无所见，耳无所闻。"耳部又属少阳地面，故耳病多与肾、肝、胆有关。郑氏所举耳病肿痛四证，或由肝胆风火上攻，或由忿怒抑郁伤肝，或由肾阳虚、肾阴虚，俱合经义。每证皆因其病机病象而立治法方药，阳阴内外之辨甚明，成方加减亦颇切当。更提出一种内伤日久，元阳久虚，欲从两耳脱出之症，出现种种危候，只宜大剂回阳，急用白通、四逆、回阳等方进服，或可挽救一二，并谓不独耳疾，凡现如此病情，皆当如此施治，亦是一种重要经验。至于耳聋耳鸣，以及耳痒、耳疮等症，亦须按阴阳两法辨证施治，始不致误。叶天士《临证指南》谓："肾开窍于耳，心寄窍于耳，体虚失聪，治在心肾，邪干窍闭，治在胆经。盖耳为清空之窍，清阳交会之所，一受风热火郁之邪，与水衰火亢，肾虚气厥者，皆能为患。"治法不外通阳、镇阴、益肾、补心、清胆等法，与郑说可以互相补充。笔者治老年人耳鸣耳聋，常用附子理中汤加补肾药物，如熟地、枸杞、补骨脂、肉苁蓉等，再加石菖蒲以开窍，但非三四十剂，不易见功。

鼻流清涕

按：鼻流清涕一证[一]，有从外感而致者，有从内伤而致者。从外感而致者，感受外来之客邪，客于肺经，闭其清道，肺气不得下降，清涕是出，其人定现发热、恶风、恶寒、头疼、身痛等情，法宜宣散，如桂枝汤[118]、麻黄汤[151]、葛根汤[163]之类。从内伤而得者，由心肺之阳不足，不能统摄津液，而清涕出（市人称为肺寒，称为陈寒，由其不知阳衰而阴寒即生也）。肾络通于肺，肾阳衰而阴寒内生，不能收束津液，而清涕亦出。其人定无外感足征，多困倦无神，或喷嚏不休，或畏寒，或两脚冷，法宜扶阳，如麻黄附子细辛汤[155]、姜桂汤[111]、阳旦汤[72]之类。若久病之人，忽然清涕不止，又见壮热汗〔出〕，气喘唇青，脉劲浮空，乃亡阳欲脱之候，急宜回阳，缓则不救，然亦十中仅数一二。查近来市习，一见鼻流清涕，不分内外，一味发散，多以参苏饮[103]、人参败毒[6]、九味羌活[9]、辛荑散[90]等方，外感则可，内伤则殆。其中尚有鼻渊、鼻浊二证，俗云髓之液也。不知髓乃人身立命之物，岂可流出乎？然二证虽有渊（渊者，流清涕，经年累月不止）浊（浊者，其色如米泔，或如黄豆汁，经年累月不止）之分，缘由素禀阳虚（心肺之阳衰，而不收束津液故也），不能统摄津液，治之又一味宣散，正气愈耗而涕愈不休，清者肺寒之征（肺阳不足也），浊者肺热之验（但肺热者，必有热形可征，如无肺热可征，则是上焦化变之机失职，中宫之土气上升于肺，肺气大衰，而化变失权，故黄涕作）。治之须有分别，余治此二证，每以西砂一两，黄柏五钱，炙草四钱，安桂、吴萸各三钱治之，一二剂即止，甚者加姜、附二三钱，屡屡获效。即甘草干姜汤₄₂。加（林）〔桂〕尖、茯苓亦可。又尚有鼻血一证，有由火旺而逼出，定有火形可征，如口渴饮冷，大小便不利之类，法宜清火攻下，如大小承气₁₈,₂₁、犀角地黄汤₁₆₅、异赤散₇₃之类。有（光）〔元〕阳久虚，不能镇纳潜上阴邪，阴血外越，亦鼻血不止（不仅鼻血一端，如吐血齿缝血、耳血、毛孔血、便血等）。其人定无火形可征，二便自利，唇色淡白，人困无神，法宜扶阳收纳，如潜阳₁₆₈、封髓₁₀₆、甘草干姜₄₂，或加安桂、吴萸之类。学者切切不可一味见病治病（二），务要将内外病形，阴阳实据，熟悉胸中，方不致误人性命也。

敬评：（一）知非氏曰：夫涕本脏腑所生，皆阴类也。《经》曰：水宗也，积水也。积水者，至阴也。至阴者，肾之精也，指涕泣而言。又曰宗精之水所以不出者，是精持之也。辅之裹之，故水不行也，指平常人不流涕而言。又曰：涕泣者，脑也；脑者，阴也；髓者，骨之充也，故脑渗为涕。志者，骨之主也，是以水流而涕从之者，其行类也。此指人之所以有涕而言。以外感论，客邪中其经，闭其清道，则阳气并于上而不降，阴气并于下而不升，阳并于上则火独光也，阴并于下则脚寒，脚寒则胀也。夫一水不胜五火，故鼻流清涕，盖气并于鼻，卫风涕下而不止。以内伤论，夫水之精为志，火之精为神，七情所感，神志纷驰，水火不济，阴精失守，久而津液无所统摄，故清涕亦出，此神之伤、志之夺也。钦安论治，洞达本原，明晰旁流，推及渊、浊二证，甚则流红，皆此物此志也。学者入理深造，譬之射勿失诸正鹄，医之正宗在此。（二）医之本领，人之性命，端在于此，故于学者三致意焉。

【阐　释】鼻流清涕，先须辨明外感内伤。外邪客于肺经而致清涕，法宜宣散。内伤则多由肺阳不足与肾阳衰微，不能收束津液，阴寒内生而致清涕，法宜扶阳。若久病之人，忽然清涕不止，则多为亡阳欲脱之候，更须急于回阳，始可挽救一二。当时市习，不分内外，一见清涕，即认为是陈寒入肺，一味宣散，结果愈治愈甚，为害实非浅鲜。至于鼻渊、鼻浊二证，驳斥旧说脑漏髓液流出之说，而断为由于阳虚不能统摄津液，治之过于宣散，致正气愈耗而涕愈不收，是极为正确的。其自立之经验方，一二剂即屡见良效，笔者师其意，用潜阳、封髓二方加细辛、吴萸治之获效，亦可证其立说之精当。今之各种鼻炎病，治以清凉消炎之剂，每多取效于一时而不能根治，其故或由于此。末论鼻血亦有两种，由火旺逼出者法宜清火攻下，由元阳久虚阴邪上僭所致者，无火形可征，只宜潜阳收纳，其处方亦各不同。总由于将内外病情，阴阳实握，掌握确切，故能应手取效。

鼻孔煽动

按：鼻孔煽动一证[一]，有因外感风寒闭塞而致者，有因胃中积热而致者，有元气将绝而致者。因外邪闭塞而致者，由外感风寒之邪，闭其肺经外出之气机，气机欲出而不得出，壅于肺窍，呼吸错乱，而鼻孔煽动，其人定见发热身疼，法宜宣散，如荆防败毒散108、麻黄汤151、定喘汤98，皆可选用。因积热上攻而致者，或由饮食停滞中脘，或由过食煎炒椒、姜，胸中素有蓄热，热攻于肺，气机错乱，而鼻孔煽动，法宜清热，如大小承气18,21、三物备急丸14之类。因元气欲绝而致者，其人元气久虚，或又大吐大泻，大热汗出，面白无神，奄奄欲绝，而见鼻孔煽动，法在不治，若欲救之，急宜回阳收纳，温固脾肾元气，十中可救一二。惟此条征候，小儿居多，大人却少，医者切切不可一味宣散，总要细细区分[二]，辨明为准。

敬评：（一）鼻孔而致煽动，其势亦云亟矣，虽因外感，用药深（皆）〔省〕，留神。（二）分阴分阳，医之要者，故致叮咛。

【阐　释】此证虽非常见病，亦当辨明内外虚实，始可施治。由外感风寒而致者宜宣散；由胃中积热而致者宜清热；由元气欲绝而致者，只宜回阳收纳，温固脾肾，未举出治疗方剂，笔者认为应大剂附子理中汤为宜。小儿得此病者较多，尤须把细斟酌病情而定药之分量，所论皆平实可从。

唇口红肿

按：唇口红肿一证[一]，有胃火旺极者，有元阳上浮者。因胃火旺而致者，其人定见烦渴饮冷，恶热，或二便不利；或由积滞太重，抑郁生热；或过食醇醴辛辣，不尽属外邪而成。若兼外感，必有外感可征，挟外感者，可与麻杏石甘汤$_{153}$、升麻葛根汤$_{32}$；无外感者，可与人参白虎$_5$、凉膈散$_{138}$、大小承气$_{18,21}$之类；积滞者，可与平胃$_{37}$加莪术、丑牛、大黄之类。若久病之人，元阳外越，气机上浮，其人定见满身纯阴实据，其中唇色，有红而含青、含黑、惨红、老红、嫩红等形。亦有兼见面如桃花，面色光泽夺目，人困无神，皆是脱绝危候，法在不治之例，若欲救之，急宜收纳为主，如潜阳$_{168}$、回阳$_{64}$、白通$_{54}$、《金匮》肾气$_{71}$等方，服一二剂，如红色光彩收回，可许重生，否则旦夕之间耳，切宜早推，勿治为上。近（不）〔来〕粗工，一见唇口红肿，不辨虚实，即以大黄、石膏等治之，实症立生，虚症立毙，不可不知也。其中尚有兼见流口水不止者，即在口气冷热处与病形处求之，便得阴阳之实据也。

敬评：（一）知非氏曰：唇字从辰从口，其气机从寸地而发至于辰，辰为春三月，于卦为泆，阳气上胜之象，唇口即其部位也。知其即属阳，其气喜泆升，不受阴寒凝滞，故见红肿之疾，甚则糜烂而痛，绝非实证，钦安示人审兼证，通其（爱）〔变〕也。知非从而切其源，谓其独也。通其变，识其独，知其生，决其死，医之法亦基之矣。

【阐　释】此证先须辨明胃火旺极，抑或是元阳上浮。胃火旺极而致，又须视其有无外感，或纯由积滞，而分别施治。其所选方均极对症，而有良效。若由于久病元阳外越而致者，定见满身阴象，其中唇色有红而含青、含墨、惨红、老红、嫩红，或面如桃花，光彩夺目等情，只宜回阳收纳，服药一二剂好转，始能有救，尤属经验之谈。笔者在临症中，对治小儿流口水不止者，诊断其为胃中积热所致，选用调胃承气汤治之；若见小儿面色嫩白，出气冷，流口水不止，多以小半夏汤加茯苓、白术治之而愈。

齿牙肿痛

按：齿牙肿痛一证（一），诸书有十二经之分，其实在可从不可从之例，总之以有余不足为主。然有因风火抑郁而致者，有因胃中积热而致者，有真阳虚而阴气上攻者，有元阴虚而元阳为害者。因风火抑郁而致者，先有发热、身疼可征，法宜宣散，如升阳散火汤₃₁、消风散₁₂₈，清胃散₁₅₉、麻杏〔石甘〕汤₁₅₃之类。因积热上攻而致者，定多饱闷吞酸，口渴饮冷，面赤唇红，气粗蒸手，法宜去其积滞为主，如平胃散₃₇加大黄、石膏、丑牛、槟榔之类。有真阳虚而阴气上攻者，其人齿牙虽痛，面色必青白无神，舌多青滑、黑润、黄润、白黄而润，津液满口，不思茶水，口中上下肉色，多带青色，而下红活，或白惨黄而无红色（以上等情，不仅此症，一切阳虚病，多见此情），法宜扶阳抑阴，如白通汤₅₄、姜桂₁₁₁、阳八味₇₁、潜阳丹₁₆₈之类。因阴虚而火邪为病者，其人定多心烦饮冷，便赤等情，法宜养阴，如六味地黄汤₃₅、鸡子黄连汤₉₂、导赤散₇₃之类。近来市习，一见牙肿齿疼，便以生地、细辛、防风、荆芥、石斛、知母、石膏、玄参、丹皮、狗地牙等治之，风火则可，阳虚则殆。

敬评：（一）齿牙肿痛，本属小证，然有经年累月而不愈者。平时若不究明阴阳虚实，治之不能就痊，未免贻笑大方，学者勿因其小而失之。

【阐　释】此证是常见病，现在已成牙齿专科，民间常用单方治疗，惜未能辨明阴阳虚实，故有效者少，不效者多。郑氏就其所现病情症象，分为因风火抑郁而致，因胃中积热而致，其阳虚而阴气土攻，真阴虚而阳亢为害四种，而分别出其治则与方药，前二种为有余，后二种为不足。辨证明确，方药对症，不特可救当时市习不分虚实，概以风火施治之弊，即现在亦有实用参考价值。至于一般所说虫牙、龋齿，用乌梅化虫散，或用川椒、雄黄为末放入空洞内，均可治愈。如齿痛而牙龈松动，多为肾阳虚，笔者曾治陈某某，牙齿痛，牙龈松动，人困无神，每月遗精七八次，先治以白通汤，最后治以封髓丹、潜阳丹，遗精及齿牙痛皆愈。另一患者牙齿肿痛月余，诸医俱按火治，服清凉药无效，余诊断为肾阳虚而虚火上浮，仅服潜阳丹二剂而痊愈。

口　臭 附口苦、口酸、口辛、口甘、口淡、口糜

按：口臭一证[一]，有胃火旺极而致者，有阴盛而真精之气发泄者。因胃火旺而致者，其人必烦躁恶热，饮冷不休，或舌苔芒刺，干黄、干黑、干白等色，气粗汗出，声音响高，二便不利。法宜专清胃火，如人参白虎$_5$、大小承气$_{18,21}$、三黄石膏汤$_{12}$之类。因精气发泄而致者，由其人五脏六腑元阳已耗将尽，满身纯阴，逼出先天一点精气，势已离根欲脱，法在不救，口虽极臭，无一毫火象可凭。舌色虽黄，定多滑润，间有干黄、干黑，无一分津液于上。而人并不思茶水，困倦无神，二便自利，其人安静，间有渴者，只是喜饮极热沸汤。以上等形，俱属纯阴，若凭口臭一端，而即谓之火，鲜不为害。余曾治过数人，虽见口臭，而却纯阴毕露，即以大剂白通$_{54}$、四逆$_{48}$、回阳$_{64}$等方治之，一二剂后，口臭

全无，精神渐增，便可许其可愈。若二三剂后，并不见
减，十中仅救得一二，仍宜此法重用多服，此是病重药
轻，不胜其任也。昧者只图速效，服一二剂未见大效，
便即更医，如此之情，举世皆然，岂真医药之不良哉？
查近市习，一见口臭，并不辨明阴阳，便以生地、二冬、
知母、花粉、石膏、大黄之品投之，阳盛则生，阴盛则
毙，不可不知也。其中尚有口苦者，心、胆有热也，心
热者可与导赤散$_{73}$、黄连汤$_{141}$；胆有热者可与小柴胡
汤$_{12}$倍黄芩，或泻肝汤$_{116}$。口酸者肝有热也，可与当归芦
荟散$_{68}$、龙胆泻肝汤$_{45}$。口辛者肺有热也，可与泻白散$_{115}$、
清肺饮$_{160}$。口甘者脾气发泄也，可与理中汤$_{149}$、六君子
汤$_{36}$。口淡者脾气不足也，可与归脾汤$_{59}$、参苓白术散$_{104}$。
口糜者，满口生白疮，系胃火旺也，可与甘露饮$_{41}$、凉膈
散$_{138}$。以上数证，皆宜知之，总在考究阴阳实据为要。余
常治阳虚阴盛之人，投以辛甘化阳二三剂，即有现口苦、
口酸、口淡、口辛、口甘等味，又服二三剂，而此等病形
即无$^{(二)}$，余仔细推究，皆缘真阳失职，运转力乖，兼之
服药停积未去，今得辛甘化阳之品，运转复行，积滞即
去，故口中一切气味出矣。昧者不识此理，见酸即治酸，
见苦即治苦，鲜不增病，医理之微，不诚难哉？

敬评：（一）知非氏曰：气之香熏者，清阳之气也，气之臭
恶者，浊阴之气也。口臭缘浊阴之极盛，阳气之用不宣，多有涎
垢浊腻，譬如暑天阴雨过甚，天阳被郁，凡物发霉起诞，其气臭

恶，若得数日炎热，臭气顿失。人身遍体纯阴，所以真阳欲脱之候，往往现此症象，医识此理，便能治此证。钦安窥见其微，故按中反复征引言之，学者不可忽略看过。（二）真阳变动，露出真面，辛甘助化，易危为安，药之为力不浅，然此等至理，少有见到者。

【阐　释】口臭一般多认为是火旺，常治以生地、知母、二冬一派凉寒之品，固属合适，但有一种满身纯阴，全无火象可凭之证，多被忽略。郑氏本其治验而指出是由于元阳久虚，阴精发泄所致，治以大剂白通、四逆、回阳等方，轻症一二剂即好转而向愈，若不好转，定是重症，仍当此法重用多服，当可有救，是有创见的。对于口苦、口酸、口辛、口淡、口糜诸症，亦本《内经》五脏五味关系立论，分别与以对症之方，辨析亦颇明确，但据笔者临床所见，亦不可拘执此论。郑谓凡阳虚之人服辛甘化阳之剂二三，口中出现苦、酸、淡、辛、甘等味者，再服二三剂，而此等病象即行消失，可见是药物使阳气运转，消去积滞，并非药不对症，引出病象。昧者不识，见病治病，勤换药方，鲜不增病，尤属重要经验，一般医书，少有论及。又郑氏所说的口糜，满口生白疮，现代医学谓为"口腔溃疡"。亦非仅由于胃火旺极所致，治以甘露饮、凉膈散，或用西药消炎，虽可暂时告愈，但如吃辛辣煎炒食品，甚至吃炒花生、瓜子，满口又生白疮。笔者治蒋某口糜，细察其面容，苍白无神，易疲乏，特别怕冷，虽满口溃疡，而却纯阴毕露，先治以炮姜甘草汤加桔梗，连服两剂，无不良反应；继以附子理中汤治之，又服四剂；最后服潜阳丹四剂而痊愈。虽吃煎炒辛辣食物，亦未复发。以后即用此方，治愈这类患者数十人。

舌肿　舌痛　重舌　舌强　舌麻　舌木　舌缩

按：舌证虽有数端^(一)，不外阴阳两法。如肿、痛与重者，气之有余也，气有余便是火，必有火形可征。如缩与强、麻、木者，气之不足也，气不足便是寒，定有阴寒情形可验。治肿、痛与重，不外清热一法，如黄连解毒汤143、导赤散73、大小承气18,21、黄连泻心汤144之类。治缩与麻、木、强，不外扶阳祛阴，化痰^(二)降逆一法，如白通汤54、姜桂饮111、黄芪建中汤146、麻黄附子细辛汤155、半夏生姜汤62之类。近来市习，一见舌痛，皆云舌乃心之苗，皆火为病也，即以冰硼散76吹之，黄连解毒143服之，有余立瘳，不足则殆。

敬评：（一）知非氏曰：舌之所以能言者，气机之贯注也。何必执定舌乃心之苗一语以治舌证？钦安不言之隐，知非饶舌点出，学者当亦豁然矣。（二）化痰何以不用橘皮、南星、礞石，须知仲景六经方中无此品类，或者汉时尚未出此药耶？一噱。

【阐　释】《灵枢》谓："心气通于舌，心和则舌能知五味矣。"虽然心属火，但却不可如当时市习，一见舌病即从火治。郑氏析舌肿、痛、重舌诸症，属气有余，是火，治宜清热；舌强、麻、木、缩诸症，属气不足，是寒，治宜扶阳祛阴，化痰降逆，仍不外阴阳两法，是简明扼要之论。但前人之辨舌与切脉有

同等重要，故舌病自当细察本身的表象。《医参》谓："舌虽名
为心苗，实与脾、胃维系者矣。脾胃和则知五味……舌尖属心，
舌本属肾，舌中属脾，舌左属肝，舌右属肺。舌白者，肺病也，
青者肝病也，赤者心病也，黑者肾病也，黄者脾病也。软滑者
虚，刚燥者实。"《四诊抉微》谓舌"赤肿为热，青黑为寒，鲜
红为阴虚火旺，淡白为气虚"。舌病与全身息息相关，临症尤须
细酌。笔者曾治一重舌患者，前三天晚上睡觉时贪凉，突然大风
雨，气温骤降，次晨起床，觉说话不爽，以镜自照之，见大舌下
又生一小舌，服清热解毒之药不效，即来求治。余审其病因乃感
寒，又恶嗅油脂等物，脉浮紧，乃断定其为受寒处以麻黄附子细
辛汤加味，二剂而愈。

喉 蛾

按：喉蛾一证[一]，有少阴君火为病者，有肾气为病
者，有胃中积热上攻而致者，有怒动肝火上攻而致者。
因少阴君火为病者，或由外挟风热，与君火协化；或本
经素有火邪，发泄不畅，上刑于肺，少阴之脉挟咽喉，
咽喉窄狭，火气太甚，欲发泄而不能，熏蒸于上，而生
蛾子，其人定多心烦，小便短赤，口渴饮冷。若挟风热，
多现发热、身疼、头痛，法当祛风清热，如导赤散73加
荆、防、银花之类。无风热而独君火旺为病者，轻则甘
桔汤40，重者黄连解毒汤143之类。因肾气不藏，上攻于
喉而致者（俗云阴虚火旺，不知肾气以潜藏为顺，上行为逆，

实由君火太弱，不能镇纳群阴，非阴之虚，实阴之盛，世人错认）。原由君火弱而不能制阴，阴气上僭，逆于咽喉而生蛾子，其人口内肉色，必含青黑色，或惨黄淡白色，即或唇红甚，而口气温，痛亦不甚，人困无神，脉必浮空，法宜扶阳，如封髓丹₁₀₆、姜桂饮₁₁₁、白通₅₄、潜阳₆₈等方，皆可令服。因积热上攻而攻者，其人必过食厚味，或胃中素有伏热，上攻于肺，亦生蛾子，多烦渴饮冷，二便不利，口臭气粗，红肿痛甚，法宜去积热，如大、小承气汤_{18,21}，或平胃散₃₇加丑牛、槟榔、大黄、三棱、莪术之类。因怒动肝火，上攻于肺而生蛾子，其人两胁必痛，动辄躁烦，面青口苦，脉必弦洪，法宜清肝，如丹栀逍遥散₃₄、大青饮₁₅、小柴胡汤₂₂加丹、栀之类。总之病情变化，非一二端能尽，其实万变万化，不越阴阳两法，若欲逐经、逐脏、逐腑论之，旨多反晦，诚不若少之为愈也。近来市习，一见喉症，往往用吹喉散₇₉、冰硼散₇₆、开喉剑①，一派寒凉之品，甚者刺之，阳证无防，阴证有碍，认证贵明，须当仔细。

敬评：知非氏曰：喉至生蛾，其咽必肿痛而甚，有碍食饮，病家多惊恐其证。又因初起误治者多，在明医虽能剖析阴阳虚实，按经用药，而缓不济急，病家恐惴，如外科所配八宝红灵丹，亦不妨暂用吹喉，以解燃眉，略宽其心。病人得此，心神稍定，然后按法投方，易于奏效，此知非所经试，亦济世之婆心

---

① 开喉剑：一种草药，又名八爪金龙，苦、辛、凉，清热利咽，治咽喉肿痛。

也。学者留意。至于理法，喉属少阴，钦安究及所因，实为详明，何多求焉！

【阐　释】 喉蛾病者，大多咽喉肿痛，有碍食饮，一般所用吹药、内服药，多系清凉之品，以清火救急，自属正治。郑氏所谓因少阴君火为病者，胃中积热上攻而致者，怒动肝火上攻而致者，均属阳症，宜用祛风、清热、泻火、去积之法治之。至于因肾气不藏，上攻于喉而致者，则属阴症。但并非阴虚火旺，实由于阳衰阴盛。其人口内肉色、痛觉、神色及脉象，均不同于阳症，只宜用封髓丹、姜桂饮、白通、潜阳等方以扶阳，则一般医家少有道及。近来所谓咽炎、喉炎证，与此颇相类似，亦有用清热、消炎药久治不愈者，用温热药施治，往往能见速效，可见郑氏所说是有见地的。笔者在临症中，对西医诊断为咽炎、喉炎久治不愈者，先以炮姜甘草汤加桔梗治之。若不加重，则以附子理中汤加桔梗治之，屡治屡效；有时亦用潜阳丹治之而愈。

两手膀（背）〔臂〕痛

按：膀（背）〔臂〕痛一症，有因外感风寒闭塞经络而作者；有因中气不足，内寒阻滞而作者。因外感风寒而致者，其人定多畏寒、恶风，或发热而兼头疼，法宜宣散，如桂枝汤$_{118}$、羌活附子汤$_{99}$、麻黄附子细辛汤$_{155}$之类。因中气不足而致者，由中宫素虚，真气不能充周四体，寒邪痰湿，亦得以阻滞经络，而痛立作矣。其人定然面白少神，饮食减少，或逢晦明阴雨而更甚，丽照当空而觉轻，法宜温中行气为主。如建中汤$_{23}$倍桂、附，补中益气汤$_{88}$加羌、附，或理中汤$_{149}$加桂枝、香附。余恒见中年老妇$^{(一)}$，每多两手膀痛而不能举，时常作苦，究其受病之由，多起于少年天癸至时，不知保养，洗衣浆裳，辄用冷（火）〔水〕，以致寒凉伤及经络，因而天癸不行者亦多，即或体强，而寒凉不能害，（亲）〔视〕为平常，不知人身真气，有盛即有衰，气未衰时，寒凉虽侵，不即为害，迨至中年老时，本身正气已衰，或兼受一点寒邪引动，而痛于斯作矣。余每以甘草干姜汤$_{42}$加鹿茸、桂尖、附子、葱、酒治之多效。近来市习，一见两手膀痛，每以五积散$_{26}$、流气饮$_{137}$，与乎羌活、荆、防、伸筋、舒筋草、苏木、灵仙、松节之类，亦多获效。总不若辨明外感内伤，阴阳虚实为要。更有手指麻木一证，属脾气不能充周者多，外感者少，兼痰湿亦多，不外温中行气为主。如归脾汤$_{59}$加天麻、半夏、六君$_{36}$、四君$_{51}$加附、桂、香、砂，建中汤$_{23}$倍桂、附加香附、当归之类。

敬评：（一）夫人少年作苦，恃勇力作，迨至中晚之岁，稍能逸豫，劳伤之疾徐发于内，痛苦立作，见于手膀脚腿者多，粗工不识，任治罔效。往往病人自能体会。何者？今之痛处，皆昔之劳力处也。钦安此按，识见绝高，深合《内经》比类从容之法，非功力精到者，未到臻此，又医之一大法也，学者不可不知。

【阐　释】两手膀臂痛，因外感风寒闭塞经络而作者，法宜宣散，因中气不足内寒阻滞而作者，法宜温中行气，所用方药，俱各允当。至谓中老年妇女每多两手膀痛不能举，系由于年轻时经期习用冷水积寒为病，至衰老时由寒引动而发痛，故以甘草干姜汤加鹿茸、桂尖、附子、葱、酒治多效，可谓是经验良方。笔者治中老年男、女手膀痛，无论其由外感风寒闭塞经络，或因中气不足内寒阻滞而作者，统以麻黄附子细辛汤加川乌、草乌、桂枝、延胡索、甘松等治之多效。郑氏用甘草干姜汤加鹿茸等味治中老年妇女两手膀痛不能举，虽是经验良方，但现今鹿茸昂贵，笔者师其意，改用甘草干姜汤加鹿角霜、木瓜、延胡索、附片等治之多效。末论手指麻木一证，多属脾气不能充周，或更兼痰湿，故治法仍以温中行气为主，用归脾、四君、六君、建中加味治之，疗效亦可靠。

心　痛

按：心痛一证^{（一）}，有寒、热之别。他书有云心为君主之官，其可痛乎？所云痛者，实心包也，此说近是。余谓心、肝、脾、肺、肾并六腑、周身经络、骨节、皮肤，有形之躯壳，皆后天体质，全赖先天无形之真气以养之（真气二字，指真阴真阳也。真阴指母之精气，真阳指父之真气，二气浑为一气，周流上下四旁，主宰神明，即寓于中）。真气不足，无论在于何部，便生疾病，何得有心无痛证之说。夫岂不见天之日月，常有食乎？凡认心痛一证，必先判明界限，方可。心居膈膜之上，下一寸即胃口，胃口离心不远，胃痛而云心痛亦多，不可不察。细思痛证一条，痛字总是一个逆字（气顺则气流通，必无痛证。气逆则气血壅滞，不通故痛），无论逆在何处，皆能作痛，皆能伤心，其实非伤有形质之心，实伤无形中所具之真宰也，若执定有形质之心，是知其末也。心有心之界限，包络为心之外（抇）〔垣〕，邪犯心包，即是犯心章本，不必直云邪不犯心（犯心二字，是犯心君居处气也），试问犯心与犯包络，以何区分，诸书并未剀切指陈，余谓人活一口气，气盛则有余，为热邪（不独能致心痛），气衰则为不足，为阴邪（亦不独能致心痛之疾）。热与阴上逆，皆能致心痛，当以寒热两字判之便了。若邪热上干而痛者，其人必面赤，心烦热，小便短赤，口渴饮冷，法宜养阴清火，如黄连木香汤145、导赤散73、当归散65之类。若阴寒上干而痛者，其人多面青唇白，或舌青黑，喜热饮揉按，二便自利，法宜扶阳祛阴为主，如甘草干姜汤42，加行气药姜、桂、吴萸之类。亦有阴寒已极，上攻于心，鼻如煤烟，唇口黧黑，爪甲青黑，满身纯阴，法在不救，急以回阳诸方，大剂投之，十中可救一二。近来市习，心胃莫分，一味行气破滞，并不察究阴阳，往往误事，一概委之天命，而人事之当尽，不又可废乎！

敬评：（一）知非氏曰：此段至理，乃造化根柢，性命之旨归，余何泄之于医，世人不识，反多訾议。余观一部《内经》，轩岐君臣，皆是借天验人，以人合天，天人各道。仲景太守《伤寒》一书，太阳、太阴、少阳、少阴、阳明、厥阴，六经亦不过借天道之流行，暗合人身之度数，借病谈机而已。钦安直笔于兹，毋乃太过乎！虽然，医道埋没久矣，如此发挥，守先圣之道，以待后之学者，必存利济，亦不为罪，倘有能从此深造，治病动合机宜，立言彰阐至理，将不失为轩岐功臣，斯世和、缓，幸甚幸甚。

【阐　释】心痛早在《灵枢》即已论及，有厥心痛、肾心痛、胃心痛、脾心痛、肺心痛数种。"厥心痛与背相控，善瘈。""真心痛手足青至节，心痛甚，旦发夕死，夕发旦死。"略与今之所谓"心绞痛、心肌梗阻"相似，古人谓善治之亦能有效。清初喻嘉言谓真心痛为寒邪伤其君，必大剂甘草、人参中少加姜、桂、豆蔻以温之。厥心痛乃中寒发厥而心痛，手足逆而通身冷汗出，急以术附汤温之。又云："诸经心痛，心与背相引，心痛彻背，背痛彻心，宜急温其经。"清中叶沈金鳌谓："因君火衰微，大寒触犯，抑或淤血冲心，卒然大痛无声，色青气冷，汗出不休，手足青冷过节，此为真心痛，旦发夕死，夕发旦死，若不忍坐视，亦可死中求活，用猪心汤煎麻黄、桂、附、干姜。"郑氏对于此证，谓先要分清心痛与胃脘痛之不同，并驳斥心无痛证，只痛在心包之说，而谓凡痛皆由于气逆，心痛只有气有余之热及气不足之寒两种，而分别以养阴清火及扶阳祛阴之方治之，可谓切要之论。最后指出一种阴寒已极之心痛，如急以回阳诸方大剂投之，十中可救一二，当即所谓真心痛、厥心痛之一种，治法与喻、沈两氏，亦略相似。

胃　痛

按：胃痛一证，有饮食、寒、热、虚、实之别，切不可执定有形质之胃，当于胃中往来之气机上^{（一）}理会，方可。因饮食停滞于胃，胃中之气机不畅而致者，其人定见饱闷吞酸嗳（夫）〔臭〕，痛处手不可近，法宜消食行滞，如厚朴七物汤 105、平胃散 37 加香附、麦芽之类。因胃阳不足，复感外寒生冷食物，中寒顿起而致者，其人必喜揉按，喜热饮，或口吐清水，面白唇青，法宜温中行气，如香砂六君汤 110、理中汤 14 加官桂、砂仁、香附、木香之类。因积湿生热，与肠胃素有伏热，过食厚味而生热，气郁不舒，而生热所致者，其人定多烦躁，唇红气粗，大便坚实等情，法宜下夺清热为主，如调胃承气汤 140、大黄木香汤 19、四磨汤 50 之类。更有一等心胃腹痛，面赤如朱，欲重物压定稍安者，此是阴盛逼阳于外之候，法宜扶阳祛阴为急，切不可照常法治之。近来市习，多以元胡、乳、没、二皮、术、棱、五香、枳壳、厚朴之味投之，果有积滞，主立奇功，若胃阳素亏，必增其害，不可不知也。

敬评： 于气机上理会，上乘妙法莲华经也。夫人身内有胃，乃受饮食之具，譬如田地，任人播种，秀实凭天，倘遇灾祲，而有黄落之恐，田地肯任其咎乎！古人拟胃曰阳土，钦安论治胃病，当理会气机，皆一定不易之理法也。学者即不能入理深谈，按定内外阴阳之法，总不至谬治误人。

【阐　释】 因《内经》有"胃脘当心而痛"之说，故一般说胃痛多指胃脘部痛，但与心、脾、胰、肠等胸腹部疼痛亦有关联。郑氏谓不可执定有形质之胃，当于胃中往来之气机上理会，是有见地的。其辨证论治，亦比较切要，令人有下手处。因饮食停滞而作者，法宜消食行滞；因阳虚复感外寒，或吃生冷食物，中寒顿起而致者，法宜温中行气；因积湿、厚味、气郁生热及伏热等而致者，法宜下夺清热。所用方剂，亦多系常用之方。惟有一种心腹胃痛，面赤如朱，欲重物压定稍安者，为阴盛逼阳于外之候，则不可以常法施治，而须以扶阳祛阴为急，是比较特殊的。前人治胃病原则所谓："寒者温之，热者清之，痰则化之，血则散之，气则顺之，虫则杀之，食则消之，虚则补之。"亦宜参酌施用。余曾治一胃痛患者，由于胃阳不足，饮药饮水即吐，故先以小半夏汤温胃降逆而止呕，一剂而呕止；继而理中汤温中除寒，加官桂、香附以行气，二剂而痛止；但下肢寒冷，食少作胀，系中下焦之阳不足，复以附子理中汤加上桂、丁香治之，二剂而痊愈。约十个月后，复胃痛大作，经诊断乃重感外寒，与内寒相感召而致，先以麻桂各半汤祛其外感之风寒，二剂而痛减，继进加味理中汤、甘草干姜汤加味治之而愈。又一年后胃痛复发求治，诊断为内伤生冷食积，大便不通，先以大黄附子细辛汤温下之，大便通而痛减，继以理中汤加味扶其脾胃之阳，二剂而痊

愈。同一患者，三次患同一病症，而病因各不相同，治法亦异，
故辨症不可不慎。

脐　痛

　　按：脐痛一证，有阴阳之别。脐居阴阳交界之区，
脐上属脾胃，脐下属肝肾。痛在脐上，着重脾胃，痛
在脐下，着重肝肾。脐上下俱痛者，脾胃与肝肾病也
（此处又宜分别何经受病为要）。若脐上独痛，是脾胃之气
有所滞也（因寒、因热、因食、因抑郁又宜知）。审是饱闷
吞酸，便知饮食停而气滞也，急以消食行滞之品施之，
如平胃散₃₇加香附、麦芽、枳壳之类治也。审是喜热饮
揉按而痛即减者，知是脾胃之阳不足，不能化其阴寒
之邪也，法宜温中，如理中汤₁₄₉，香砂六君₁₁₀，甘草
干姜汤₄₂加香附、安桂、丁香之类。审是不喜热饮摩
按，得热而反剧者，知是脾胃有郁热而气滞也，即以
开郁行滞之法治之，如厚朴七物汤₁₀₅加麦芽、炒栀、
香附之类是也。亦有太阳之邪未解，误下而邪陷于脾，
以致脐上痛者，其人必先有发热、恶心、头项强痛之
候，因下后方见此痛者，便以桂枝大黄汤₁₂₃治之。若
脐下独痛，是厥阴之气不宣也，审是烦满囊缩，脐下
病痛者，厥阴之阴寒太甚也，法宜回阳祛阴，如吴萸
四逆汤₈₅、白通汤₅₄之类是也。审是厥阴热邪伏而不

宣，又或上攻为喉痹，下攻便脓血，热深厥深，口臭
气粗之类，法宜扶阴，如鸡子黄连汤$_{92}$之类。近来市
习，一见脐痛，不按界限，一味调气行血，每以木香、
小茴、当归、白芍、川芎、枳壳、沉香之类，故有效
与不效，诚不若辨明上下阴阳，治之为当也。

敬评： 知非氏曰：三阴之病，本从肚脐而分。然痛在脐上，
有太阴、阳明之不同，一腑一脏之悬绝。故钦安以饱闷吞酸，定
阳明腑病，而用行消之法。若稍上又是太阳地面，有风寒之判，
皆有痛证，且有气血之区别，学者平时若不详细讲究，临证必多
疑似，处方不无模棱，断难万举万当，熟玩此按，悉心讨论，自
得真诠。

【阐　释】 脐正当身半，其上下部位所属，诸书少有定论。
郑氏谓脐上属脾胃，脐下属肝肾，亦大体近是。脐上痛又分食
滞、阴寒、郁热及误下四种，分别以消食、温中、开郁及两解之
法治之。脐下痛多是厥阴之气不宣，由于阴寒者，治以回阳祛阴
之吴萸四逆汤、白通汤；由于伏热者，治以扶阴之鸡子黄连汤。
下上阴阳寒热之辨甚明，自非一味调气行血者可比。惟脐痛多与
一般所说腹痛有关。他书对外感、内伤、寒、热、虚、实腹痛之
论治，亦宜参酌施用。笔者治陈姓病患者，初时脐下隐隐作痛，
因淋大雨，衣裤皆湿，脐下痛甚，其人面容黧黑，人困无神，喜
热饮，以手揉按之，以热敷熨之则痛减，舌苔白滑，脉浮紧而
细，此厥阴阴寒之气积滞不通，复受外寒之侵袭，故脐下痛甚。
先以大剂麻黄附子细辛汤治之，附片剂量60克，连服两剂，服

后脐下痛减。继用大剂吴萸四逆汤加小茴、延胡索治之，连服四剂而痊愈。

疝　证

按：疝证一条$^{(一)}$，有云左为膀胱气，右为疝气，痛时睾丸上行入腹，或右丸上行而左丸不上行，或左丸上行而右丸不上行，或两丸并上行。他书有寒疝、水疝、筋疝、血疝、气疝、狐疝、阴疝、癫疝、心疝、肝疝之异，名目虽多，总无一定不易之理。余细维此病，竟究只在厥阴一经也$^{(二)}$。虽形象病情不同，而睾丸与阴囊，其理断无可移者。余意睾丸与阴囊上缩，必是阴盛，睾丸与阴囊红肿，必是热增。治缩者重在破阴以回阳，吴萸四逆$_{85}$加桂、砂、小茴，或乌梅丸$_{28}$、倍阳药之类。治肿者，法宜破阳以扶阴，鸡子黄连$_{92}$与泻肝汤$_{116}$可施。须知肿缩二字，即盈虚之宗旨$^{(三)}$，肝气有余便是火，即囊丸肿的实据。肝气不足便是寒，即囊丸缩的实据，又可疑者，今人皆云两丸为外肾，何男子有而女子无乎，此理举世罕言明晰，余思天一生水，其卦为坎，二阴夹一阳，腰间两肾与背脊督脉似之，男女皆具，理实可从。若此二丸$^{(四)}$，男有女无，非无一定之理，惜后贤窥之未及也。后天既以坎离立极，坎离即是乾坤，坎离已得一二之数，故复申之曰天三生木，木有阴木阳木之别，阳木曰☳，为长男，二阴一阳，今之呼外肾者即此也，故男子独具。阴木曰☴，为长女，二阳一阴，其缺在下，今之呼阴户者此也。夫乾坤交媾[五]，首生长男长女，后天以坎离代乾坤，而天三生木之旨，即在此处便见。而玉茎阴户，亦于此攸分，故仲景配此处属厥阴，取其至阴阴极也，玉茎之举，必须心火下照[六]，又可见天三生木之机。此就其形体而言，其中之精义实微，未可尽泄，堪笑今人以外肾呼之，真是说梦话也。查近来市（方）〔习〕，一见疝证，便以小茴、荔枝核、橘核、安桂、附子、麝香之类，屡屡获效，究其所用，皆是温肝之品[七]，取核者（时）〔持〕核以入核之意，理实可从。至于囊丸红肿，此法断不可施，务在阴阳攸分处理会可从。

敬评：（一）此按落落大方，深入浅出，不愧为医。（二）一语成铁案，谁敢再翻异，余深服此老吏。（三）醒豁透露。（四）阐发至理，畅所欲言，然似断鳌立极，却是叫人何处住脚。余谓医道须是知得一步，方许再进一步，终身门外，正不知几许人也。（五）再接再厉，乃一读一击节，以高唱入云之笔，绘天地生发之机，斟酌饱满，尽态极妍，可谓写生妙手。（六）发挥阴得阳而兴之理，尤见精微，然非学养功深，不能道其只字。（七）结亦含蓄不尽，唐诗曰：欲穷千里目，更上一层楼。如熊氏歌曰：要知返本还原法，须认吾身大药王。

【**阐　释**】疝气主要是指男子睾丸疾病。俗称睾丸为外肾，或系由于睾丸形状略与肾脏相似，及肾藏精的作用而来，疝痛时睾丸上缩，民间亦有称为走肾的。此种睾丸与阴囊上缩肿痛之症，一般多称为疝气，并有寒疝、水疝、气疝等十种名目。张景岳谓："疝气之病，有寒症，亦有热症……"郑氏认为上缩是阴盛，红肿是热增，肿缩二字，即盈虚的宗旨，肿是气有余属火，治宜破阳以扶阴，缩是气不足属寒，治宜破阴以回阳，是扼要而正确的。古人治疝气有理气、温中、利湿、清热、行瘀等法，而理气以止痛尤为重要，张景岳、陈修园均特别重视此点。陈氏主用五苓散加减，及王肯堂《证治准绳》三层茴香料方，谓该方能治三十年肿大不愈之疝气，至今尚可借鉴。笔者治寒疝本温中行气之旨，常用四逆汤加小茴、荔枝核、肉桂、甘松、延胡索煎熬汤药内服，并外用盐、花椒、小茴、木香炒热熨患外，获效屡屡，亦从肿缩盈虚悟来。

郑氏谓疝病纯属厥阴肝经，则未尽当。生殖功能古人多认为与肾间动气、命门、相火有关。《奇效良方》谓："肾与膀胱为脏、腑，其气相通，连为外肾，系于睾丸，……乃相连而病者也。"故疝之为病与肝肾均有关系。至于以天一生水，天三生木，解释男女生殖器官一段，全属比拟附会，系受时代科学的局限，自当予以扬弃。

遗　精

按：遗精一证，诸书分别有梦而遗，无梦而遗，用心过度而遗，见色而遗，闻女声而遗，无故自遗，种种分别，总无一定不易之法。余谓不必细分，统以心肾不交 (一)，神魂不藏为主。夫人之立身，原以心肾为主，肾气上腾（指坎气也），载水气以交于心，而心脏凉；心气下降，使君火以入肾而肾脏温。神居二气之中，昼则从离，夜则从坎，神宰乎气，气统乎精，神施发泄之令，气动而精自不藏，若云神令未施，而精自泄，必无此理。又曰魂者神之使也，人之遗精，每每五更近天明时者居多 (二)，此刻神已居在寅卯界内，寅卯属木，系藏魂之所，魂喜动而木喜发泄，木中有火，浊火易乱其神明，邪妄之念偶萌，精神自不能守住（白昼不梦，但心邪思淫，阳物即举，精即离位，况在梦乎），故一发即泄，迅速难留（因其目瞑心未清，肝火最烈，故发速，非若白昼神在离）。总而言之，神不清而气虚好色者，十居其八（此证少年最多），神魂不藏，是其本者。欲使封固，如三才封髓丹13、桂枝龙骨牡蛎汤119、白通汤54，皆可服也。此三方者，皆是交济阴阳之功，但非一二剂可见大功，总要信心得专，多服十余剂，无不灵应。近来通称龙、牡涩精，尚未窥透其中至妙，多以金樱、粟壳、枸杞、巴戟、莲须之类治之，每多不效，由其不知封固之有要也。

　　敬评：（一）知非氏曰：此按心肾不交，是客，从俗情也；神魂不藏，是主，谈至理也。凡遇遗精之人，以心肾不交，或由于湿热，极不通之语，告之无不首肯。语以欲炽所致，即弗贴然，又必从而多方文致。故钦安姑存其说以作陪衬，留病人地步，学者不可不知。（二）得时而旺，虚灵显应，浊火一入，丧却他家至重珍宝，深为可惜。《阴符经》云："沉木入火，自取灭亡。"盖言木得火而焚也。此段此理，说得如吴钩出匣，寒光逼人。病者若见此书，熟读百回，可当百贴清凉饮，定占勿药有喜。

【**阐　释**】遗精与滑精，其症状虽有区别，但其病因与发病机理，基本上是一致的，故滑精亦可列入遗精范畴。遗精病虽有种种不同，其病理机转总不离乎心肾二脏。前人论述如"精之藏制虽在肾，而精之主宰则在心"。"心动则相火亦动，动则精自走"。"心为君火，肾为相火，心有所动，肾必应之"等，都是同一观点。郑氏谓统以心肾不交，神魂不藏为主，并申述说："神宰乎气，气统乎精，神施发泄之令，气动而精自不藏，……邪妄之念偶萌，精神自不能守住，故一发即泄，迅速难留。"所论俱平实切当。其所用三才封髓丹、桂枝龙牡汤、白通汤三方，都是以交济阴阳，心肾同治，而收封固之效，与一般只用金樱、粟壳、莲须等收涩药品，及泛用茯神、远志、枣仁等安神药品，固自不同。但临症时又当视病者的阴阳虚实而酌采前人常用成方。如陈修园谓："有梦而遗，相火旺也，用龙胆泻肝汤送下五倍子丸多效。无梦而遗是气虚不能摄精，宜十全大补汤加龙骨、牡蛎、莲须、五味子、黄柏为丸常服。"笔者遵郑氏之旨意，对遗精由于肾虚而致者，即用补肾法来治疗。由于肾阳虚而致者，常用附子理中汤加补骨脂、仙茅、益智仁等；由于肾阴虚而致者，则用六味地黄丸加味。亦有由精关不固，且滑泄难止者，即用固精的方剂，用秘精丸及金锁固精丸加减治之。

但本病除药物治疗外，应清心寡欲，注重精神卫生，不接触淫秽书报，见色不起淫念，睡前注意勿饮酒，勿过饱，被勿过厚，脚勿受凉，多方注意调摄，始能痊愈。

医法圆通卷二

大便不利

按：大便不利一证[一]，有阳虚、阴虚、阳明胃实、肺移燥热之别。因阳虚者，由下焦火衰，不能化下焦之阴，阴主静而不动，真气不能施其运行之力，故大便不利，其人定见无神，面目唇口青黑色，满口津液，不思茶水。虽十余日不便，而并无腹胀烦躁不安等情，即有渴者，定喜热汤，冷物全然不受，他书称为阴结寒闭者，即此也。法宜扶阳，如回阳饮$_{64}$加安桂、砂仁，白通汤$_{54}$，附子甘草汤$_{94}$之类。因阴虚者，由火旺伤血，血液枯槁，肠中之糟粕，干涩不行，如船舟之无水而停滞不动也。其人定多烦躁，声音响亮，渴欲饮冷，吐痰干黄，脉或洪大细数，他书称为热结阳秘者，即此也。法宜养血清热，如润燥汤$_{131}$，麻仁丸$_{152}$，养血汤$_{135}$加麦芽、香附、蜂蜜之类。因阳明胃实者，由外邪入胃，从胃热而化为热邪，热甚则胃中津液立亡，故不利。其人定见恶热，口臭身轻，气粗饮冷，与夫狂妄谵语，痞、满、实、燥、坚等情，法宜急下以存阴，如大、小承气汤_{18、21}之类。因肺移燥者，由燥邪乘肺，肺与大肠为表里，表分受邪，渐及里分，其势自然，其人定多烦渴，皮肤不泽，大便胀甚，欲下不下，法宜清燥为主，如甘桔二冬汤₄₃、益元散₁₃₄之类。以上治法，不拘男女老幼，皆宜如此，故曰有是病宜是药，切勿惑于老、幼、附子、大黄之说也。近来市习，一见大便不利，多用大黄与滋阴润肠之香油、蜂蜜、麻仁、郁李、归、芍之类，并不问及阴阳，受害实多，而人不察，良可悲也。

敬评：（一）知非氏曰：细维大肠主糟粕，原自胃中传入，其势颇顺。《经》曰：胃实则肠虚，肠实则胃虚，指糟粕出入而言，其所以运化糟粕，则在元气，元气出入升降，运化精微。今病人大便不利，仍是气机不利，总贵在病机病情上求之。学者须要先明理法，然后临证审察的确，或回阳，或清热，或急下，方有胆量把握，不然误下误清，虽不遭谤，倘用回阳，岂不惑己惑人。钦安指点亲切，当细心讲究，亦不可恃有此按，不揣病源，致临机而仍蹈徒法不能以自行之弊也。

【阐　释】大便不利，一般称为便秘。历代医家对此论述颇多，有热秘、冷秘、风秘、气秘、食秘、湿秘、实秘、虚秘、脾约以及阴结、阳结诸名，治法方药亦多大同小异。郑氏分为四种是比较切当的。由于阳虚而致者，即一般所谓阴结冷秘之症，用回阳饮加砂、桂，及白通汤、附子甘草汤，自属正治。《证治要诀》谓："冷秘由于冷气横于肠胃，凝阴固结，津液不通……宜藿香正气散加枳壳、官桂各半钱吞半硫丸。热药多秘，惟硫黄暖而通；冷药多涩，惟黄连肥肠而止泄。"所论说可供参考。由于阴虚而致者，即一般所谓阳结热闭之症，法宜养血清热，郑氏主用润燥汤、麻仁丸、加味养血汤，诚属对症之治。前人对此又细分为数种；兼风秘者宜搜风顺气丸、润肠丸；兼气滞者宜苏子降气汤加减；兼食秘者宜脾积丸、感应丸；属脾约者（脾强胃弱，小便缩而大便硬）宜脾约丸、麻仁丸、十宣丸。虽不尽当，亦可供参考。因阳明胃实而致者，系由外邪入胃，化热伤津，甚至痞、满、燥、实、坚，自当急下以存阴，以大、小承气汤治之。因肺移燥大肠而致者，自宜以清燥为主，郑氏主用甘桔二冬汤、益元散之类，随宜施治，亦是切当的。还有由于气血虚衰而致便秘者，情况亦与此相类，一般多用八珍汤、导滞通幽汤、苁蓉润肠丸、五仁汤、肾气丸等施治，亦颇有效验。末段谓所分四类病情及治法是不分男女老幼皆宜如此，有是病即用是药，切勿惑于男女老幼附子、大黄之说，并强调用药，必须分清阴阳，始不致贻害病家，均属通达之论。笔者曾治阴结寒闭者多人，大多精神萎靡不振，面容苍白或黧黯，恶寒，大便若羊矢。先治以附子理中汤加大黄，俟其便通，即用郑氏所说回阳饮加安桂、砂仁；或附子理中汤加肉苁蓉、火麻仁治之，屡获良效。

小便不利

按：小便不利一证[一]，有阳虚、阴虚、心移热于小肠，与太阳腑证中之蓄尿、蓄热、蓄血，癃闭诸证。因阳虚而致者，由下焦阳微，阴寒阻截膀胱之路，阳微无力，不能化之，故小便不利。其人定无力无神，两尺必浮空或极劲，口并不渴，即有渴者，必喜热汤，法宜扶下焦之阳，如桂苓木甘汤120倍桂加白蔻、砂仁，或桂枣丸121加胡椒、丁香之类。因阴虚而致者，由下焦血液不足，邪热遂生（须知焦思则生心火，忿怒生肝火，思淫动相火，火动于中，不独此疾，皆是由一念而生，其旨甚微，切不可概谓由外而生）。热结于尿隧，闭其水道流行之机，故不利。其人多烦躁，口渴饮冷，小便或能滴几点，或短赤而热痛，法宜扶下焦之阴，如四苓滑石阿胶汤53、益元散134之类。因心移热而致者，由心火太旺，或焦思太过而生心火，心与小肠为表里，心热甚而小肠受之，热伏小肠，伤及血液，流行失职，而小便遂不利也。其人病情多与阴虚（法）〔证〕同，法宜清心，如黄连解毒汤143加滑石、木通，或导赤散73倍生地之类。至于太阳腑证中之蓄尿、蓄热、蓄血、癃闭等证，已详《医理真传》，兹不具载。近来市习，一见小便不利，便以木通、车前、滑石、黄连等治之，阳实易瘳，阳虚则殆，不可不知也。

敬评：（一）知非氏曰：前证言胃传糟粕于二肠，得元气运化而出，膀胱主溺，与二肠无涉。知非细维其原，在胃阳明为海，生精生血，化气行水之宗，且脾为胃行津液，脾能行水，由水道达于膀胱，膀胱有下口而无上口，须气化渗沁而出。今病人小便不利，明是二土失职，中官少运。《经》曰："阳明主阖。又曰脾胃同处中州，又可见脾不为胃行津液，故水道不利。"如此溯本究源，阳虚、阴虚、一切移热、蓄热、蓄尿、蓄血、癃闭诸证，有由来矣。再观仲景五苓散方中，用桂枝、白术通阳和脾，义极精微，大具神通手眼。钦安按中执定阴阳实据，加以温中行气，治之必无不效也。

【阐　释】小便不利，原因颇多。郑氏分为阳虚、阴虚、心移热于小肠及膀胱腑证四种，而分别述其症状及治则方药，都是比较切当的。笔者在《医理真传》阐释（1988 年巴蜀书社单行出版）一书中对太阳腑证四种有详细论述，兹不再赘。惟癃闭一证，尚觉未详。《医学金鉴》谓："膀胱热结，轻者为癃，重者为闭……闭者，即小便闭，元点滴下出，癃者，即淋沥点滴同出。"分辨清晰。其症多为实热结于膀胱，甚则少腹胀急，溺管疼痛，治宜清热，前人多用八正散、五淋散、导赤散及车前、木通等加减治之。还有因虚痨或偏瘫而致小便不利者，则多用理中、补中、人参养荣、肾气丸诸方加减治之。又有孕妇转脬，小便不通者，朱丹溪用补中益气汤，随服而探吐者，投之辄效。譬如滴水之器，上窍闭则下窍不通，必上窍开下窍之水出焉。与此相反之尿频数症，膀胱与肾有寒，老年人居多，有一夜尿达七八次者，治以大剂附子理中汤加小茴、安桂、益智仁，笔者曾以此方治愈老年患者多人。小儿遗溺或尿床者，乃膀胱虚冷，不能禁约，故尿自出也。夫肾主水，下通于阴，小便者津液之余也。膀胱为津液之腑，因虚弱内寒不能约制，其尿出而不禁，故云遗溺也。夜间不禁，小便睡中自出谓之尿床。宜六味回阳饮加小茴、益智仁治之，笔者用此方治愈小儿遗尿者数十人，无不应手辄效。凡此皆本钦安下焦阳微之意而施也。

淋　证

按：淋证一条^(一)，诸书载有劳淋、砂淋、血淋、气淋、石淋之别，是因病情而立名者也。余欲求一定之要，诸书俱未明晰，再三追索、统以阳不化阴，抑郁生热为主。大凡病淋之人，少年居多，由其世欲已开，专思淫邪，或目之所见，耳之所听，心之所思，皆能摇动阴精，邪念一萌，精即离位，遂不复还，停滞精道，不能发泄，久久抑郁生热，熬干阴精，结成砂石，种种病形，当小便便时，气机下降，败精之结于经隧者，皆欲下趋，然尿窍与精窍，相隔一纸，精窍与尿窍异位同源（同从玉茎而出），尿窍易开，精窍不易启，不知好色之人，元阳日耗，封锁不固，当君火下照，尿窍已开，精窍亦启，尿欲速出，而精窍又开，两窍相启，彼此牵强，欲行不行，而痛故愈甚也。此二窍原不并开，此证全是并开之故，两相欲下，停精之结与未结，化与未化者，皆欲下趋也。精停而结者，有砂、石之形，郁热熬而成之也。好色过度，精未化者，血淋之源也。治砂、石贵以清热为先，而化气之品，亦不可少。治血淋须以扶阳为重，交通上下，而固元尤当知。此病皆由自取，当其痛如刀割，虽云可怜，未始非好色之果报也。古方每以八正$_7$、五淋散$_{25}$，功专清热，亦多获效。余意此证当于清热利水中，兼以化精化气之品，鼓其元阳，俾二窍不同时并开为主。余治此证，常以滋肾丸$_{156}$倍桂多效；又常以白通汤$_{54}$，专交心肾亦多效；又常以大剂回阳饮$_{64}$加细辛、吴萸、安桂多效。是取其下焦有阳，而开阖有节，不至两相并启也。但服回阳等方，初次小便虽痛甚，而尿来觉快者，气机将畅，而病当解也。此道最微，理实无穷，学者须当细心求之，勿执余法为一定$^{(二)}$，恐未必尽善，而辨认总以阴阳两字，有神无神，两尺浮大，有力无力为准。

敬评：（一）知非氏曰：淋之一证，责在精道。余常询之少年之人，其精中往往有子，早已廉得其情，百不失一，委是纵欲所致。譬如月缺难圆，金针暗失，人生不免，殊为恨事。迨至病成痛作，尤征过纵，谓曰自取果报大失也，其何说之辞，治法扶阳抑阴。如其人神不大衰，加清上焦之邪火，佐以行气，并嘱其清心节欲，自无不愈也。钦安抉破其情，论辩精详，自是方家举止，且为脑后痛下针砭，唤醒梦梦，以规戒为治法，的是妙人，却与知非同为快人也。（二）虚心人语，又是婆心人语。

【阐　释】淋症属下焦肾与膀胱疾病，与一般小便不利有异。早在《内经》即有记载。《中藏经》认为有八种：即冷、热、气、劳、膏、砂、虚、实。后世医书，一般分为五种，而以

《济生方》所说之石、劳、气、血、膏为较当。诸淋之成因及治法，各家亦大同小异。但郑氏所举缺膏淋，而将石淋、沙淋分列，认为诸淋均系因病情而立名，其成因统以阳不化阴，抑郁生热为主，全由精窍、尿窍并开，两相欲下而成，并谓为好色之果报，均属一己之见，未必全当。但其谓治砂淋、石淋贵以清热为先，而化气之品，亦不可少。治血淋须以扶阳为重，交通上下，而固元尤当知。其选用滋肾丸倍桂、白通汤及回阳饮加味而取效，确为其独特的见解。因沙淋、石淋之成，一为热邪煎熬，一为阴寒凝结，世俗多重前者，而忽视了后者。近人用温阳法治愈尿路结石屡有报道。并主张结石在肾，属脏属阴，当温阳补肾治之；结石在输尿管膀胱，属腑属阳，当清热利湿治之。而钦安在百年前即早有此见解，诚属难能可贵。笔者治刘某石淋，师郑氏之法，用五苓散加上桂以化膀胱之气，连服两剂而小便稍通畅，胀痛如常。继用大剂回阳饮加上桂、细辛、吴萸，附片剂量达50克，尽二剂后，自觉稍有减轻。仍用原方加大剂量，附片增至100克，服后小便痛更加甚，嘱患者多饮茶水、小便时用力，将结石冲出，解出如绿豆大之结石一枚，痛始减轻，尿来觉畅。以后继续服此方，每次小便来时，尿浑浊，都有细小砂粒。直至尿清无渣滓，小便畅通而痊愈，始停服药。

膝肿痛

按：膝肿痛一证[一]，有由外感寒湿之邪，闭塞关节者，有阳虚者，有阴虚者。因外感寒湿而致者，或贪凉而足履冷水，或偶受寒邪而经络闭塞，渐至两膝肿痛（诸书有历节风、鹤膝风之说）。由其寒湿之邪，从外而入，闭其运行之机，膝处多空虚之地，最易藏邪，气道壅滞，水湿渐增，抑郁生热，而成膝肿痛之疾，法宜发汗行水为主，如小青龙汤20，或麻黄汤151加茯苓、泽泻之类。因阳虚者，由其素禀不足，阴邪寒湿丛生，流入下焦关节屈伸之处；或胃阳不足，过于饮酒，酒湿之邪，流入关节，阻滞不行，而膝肿痛。但其证多皮色如常，慢肿微痛，实属阳微不能化阴，法宜温固脾肾之阳，如回阳饮64加桂、苓、益智、故纸、茴香、砂仁之类，多服自愈，切不可性急而信心不坚。因阴虚者，由其素禀阳旺，过食醇酒厚味，湿热毒邪，流入下焦关节处，运行不畅，遏郁而红肿便生，法宜养阴清热，兼理气除湿为主。如黄连阿胶汤92加苓、术，补血汤87加秦艽、羌活、桑根、香附、麦芽之类。此数法不过明其阴阳大致，究竟认证，全在活法，神而明之。

敬评：（一）知非氏曰：细玩易象，震仰盂，二阴上，一阳下，孔子取为足能走，夫阳动阴静，动而在下者足也，震动也，气之动于下者也。今膝肿痛，或脚气注痛，必不便于行，而阳先病矣。所以然者，不外内外二因，医先识此，知寒邪中于下，则动于下之气机不利，而有肿痛流注之证，乃于逐邪之中，审其阳气之衰盛而多方照顾，预培其生机，毋使邪气克正，致势滔天，不可向迩，矧可扑灭，滔天者，犯心之谓也，阳微不能化阴之谓也。钦安谆谆于温固回阳，兼补发汗行水除湿散结诸法者，通其源，正市习之论者，节其流，学者洞（晰）〔悉〕源流，治膝肿之证无余蕴，寿世活人，大为快情。

【阐　释】此节谓膝肿痛有外感寒湿及阳虚、阴虚三种，分别述其病象病机及治则方药，都是比较切当的。其中提到鹤膝风，是膝肿痛中比较缠绵而难治的一种，薛立斋、喻嘉言俱主用补。喻氏谓："鹤膝风即风寒湿之痹于膝者也，膝骨日大，上下肌肉日渐枯细，且未可治其膝，先养其血气，俾肌肉渐荣，再治其膝可也。"一般风寒湿痹痛多有阴虚症候，更有《金匮》所说历节风，亦系风寒湿邪侵入经脉，流注关节所致，今多属关节炎、类风湿等病症，亦宜用热药施治。笔者治湖北财经学院文某，患此症已十八年，医药罔效，专函叙述其症状谓："双手腕强直不能弯曲，双肘双踝关节强直，双膝关节肿痛加剧，其他关节经常疼痛，天阴雨加重，两手臂和小腿肌肉逐渐萎缩。"据郑氏治膝肿痛、痿躄之理法方药分析其病，系由吹大风、淋大雨引起，逐渐发展成关节肿痛强直僵硬。嘱先以独味甘草汤250克煎汤顿服，以清解过去服药过多所受之药毒，并以姜、葱煎汤洗手足关节处。继服麻附细辛汤加味，附片、川乌剂量每味50克，连服五剂，膝肿痛有所减轻，能下床扶桌椅站立；然后用大辛大热药味以守中复阳，制成丸药内服，丸药内加微量之马前子，以通络止痛，消肿散结，筋络拘挛。服五天后，大便屙风泡沫涎，症状又有所减轻，能扶桌椅及墙壁行走。继服附子理中合当归补血汤丸药五天。此后两种丸药轮流服用，症状更减，约四月时间，即能下床行走，骑自行车，继续服药三月后，即上班工作。

脚　气

　　按：脚气一证，有由下而上冲作痛者，有只在下作痛者，有大病后，至午后脚底即发热作肿作痛，皮色如常，至天明即愈者，有天阴甚而痛反剧者。以上数证，悉属阳虚不能镇纳阴邪，阴气上腾，乃为大逆，犯心能令人死，法宜回阳收纳为要，如回阳饮$_{64}$加砂仁、故纸、益智、碎补，与白通汤$_{54}$之类。若只在下而作肿痛，挟湿亦多，加除湿必效。如或红肿痛甚，心烦口渴，小便短赤，乃湿热结聚下焦也，法宜除湿，湿去而热自消，如五苓散$_{24}$、鸡鸣散$_{91}$之类。更有红肿痛极欲死，气喘唇青，小便清长者，乃是元气发外，从脚而脱也，法宜大剂回阳为要，切不可按寻常脚证治之。近来市习，一见脚肿脚气发腾，不察虚实，每以苍术、苡仁、秦艽、防己、木瓜、茯苓、桂枝、松节等药治之，湿邪易瘳，阳虚则殆。

　　【**阐　释**】张景岳谓："脚气之说，古所无也，自晋代苏敬始有此名。然其肿痛麻顽，即《经》之所谓痹也，其纵缓不收，即《经》之所谓痿也，其甚而上冲，即《经》之所谓厥也。"郑氏对脚气所举数证，均属阳虚不能镇纳阴邪，与《内经》所论相合。如阴邪上逆犯心，能令人死，法宜回阳收纳，用回阳饮、白通汤之类施治。稍后之蜀中名医唐容川著《医学见能》亦说脚气厥逆,或兼下利清谷者,脾肾之虚寒也,宜加味四逆汤治之。亦与郑氏之阳虚论治吻合。若由湿热结聚下焦而作,则用五苓散、鸡鸣散之类,以除热而湿自消。至于红肿痛极欲死,元气欲从脚脱之症,则只有大剂回阳,始能有救,而不可按寻常脚气治之。其认证处方,均能独抒己见,不囿于前人所论。

喘 证

按:喘促一证(一),有外感风寒而致者,有太阳证误下而致者,有胃火上攻而致者,有湿痰水饮闭塞而致者,有元气欲脱而致者。因风寒而致者,由风寒之邪,闭塞肺气,肺气发泄不畅,上壅而喘,必有发热、头痛、身疼一段为据(如发热而无头痛身疼,或见口唇青、脉劲之喘,必是元气外越,不得即以外感风寒闭塞目之,辨认留意切不可少),法宜宣散,如麻黄汤151、定喘汤98、小青龙汤20之类。困太阳误下而致,由太阳之邪未解,既以壅塞,发泄不畅,仍宜大启其膝里,俾邪早出,医者不明其理,见其大烧,以为火旺,妄行攻下,客邪下陷,愈不得出,壅于胸膈,呼吸错乱,而喘症立生,法宜仍举其所陷之邪,如桂枝汤118去芍药倍桂,或重加(甘)〔干〕葛以举之类,俾欲出者,仍从外出,以解透为妙也。因胃火上攻而致者,由胃中素有伏热或与外来之热邪相协,或胃中有停滞生热，热甚则邪火上攻，热逼于肺，气无所主，呼吸错乱，而喘证立生，必有大渴饮冷，口臭气粗，二便不利等情，法宜攻下，如大、小承气汤 18、21、白虎汤 55 之类。因痰湿水饮而致者，由太阳之气化偶乖，中宫之转输失职，水湿停滞不行，久久中气日衰，痰水日盛，渐渐上干清道，壅塞太甚，呼吸错乱，而喘症立生，其人定见食少痰多，清水上涌，喉中不利，法宜温中除湿，如桂苓术甘汤 120、理中汤 149 加砂、半、茯苓之类。因元阳将脱而喘者，由其人阳衰阴盛已极，逼阳于外，阳气不得下趋潜藏，阴阳两不相接，呼吸错乱，而喘促立生，必现面白唇青，口舌鳘黑，人无生气，全是一团纯阴，此刻有大烧汗出之可畏，法宜回阳收纳，如吴萸四逆汤 85 加丁香、胡椒、砂仁之类，尚可十中救一二。凡治喘证，切不可孟浪，先将阴阳情形审明，然后施治，切不可一味治喘，妄以苏子降气汤 81、麻黄定喘汤 98 投之，风寒可施，内伤则殆。

敬评：（一）知非氏曰：孟子云：今夫蹶者趋者，是气也。又曰：夫志，气之帅也。又曰持其志，勿暴其气，此理可通乎治喘，彼趋与蹶，皆令人气喘，以其升降纤徐之机，为作劳所迫促，然一经静镇而即平。今气之喘不由作劳，而亦迫促不舒，且非静而能镇，是孰使之然哉？诚有如钦安所论五因，各因皆有辨认阴阳虚实之凭据，可谓详矣。惟元阳将脱之喘，用回阳收纳之法，未免骇人，殊不知志为气帅，持其志勿暴其气，正合用姜附之机宜，神机化灭，升降将息，火用不宣，水体不动，惟有用姜附以养帅，帅如能振，气即随之，而号令庶几中兴可冀，此炼石补天之技，出人头地之医，学者视姜附为热药，斯得之矣。迨至病人烧退身安，姜附又能退热，夫热属火，姜附退热而泻火，学者视姜附为凉药，则更妙矣。呵呵！

【阐　释】喘症或称喘息、喘促、喘呼、喘逆、上气、短气，只是一种症状，而非一个病名。许多疾病都可发生喘，故诊治亦比较复杂。一般多分为实喘与虚喘两类，实喘有风寒及火邪之别，虚喘有阳虚阴虚之异。郑氏所述五种喘症，第一、二种属风寒，故宜散，即误下邪陷如第二种，仍须提举，使其外解。第三种属火邪，故宜清热攻下。第四种属痰湿水泛，故宜温中除湿。第五种是阳衰阴盛已极，元阳将脱之危候，须用吴萸四逆汤加味，大热之剂，始可十中救一二，不可妄用苏子降气汤、麻黄汤、定喘汤以定喘，以速其亡，都属经验之谈。笔者治此症颇多，于拙著《咳嗽之辨证论治》一书内列有专章论述。实喘由于外因者，有外感寒邪、风寒、风热、燥热及寒邪挟热等数种，由于内因有痰、饮、水湿、胃火上冲等数种。虚喘有肺虚、肾阳虚、肾阴虚、肾阴阳两虚、心阳虚、脾肾阳虚、心脾肾阳俱虚、胸痹、大气下陷及产妇作喘等十种。俱论述其病因病象及治法方药，并附有部分病例，文繁不能录引，欲详究者，可以参阅原书。

汗　证

按：汗证一条[一]，有阳虚者，有阴虚者，有太阳风

伤卫者，有阳明热盛者。因阳虚者，由其人素禀阳虚，
或用心过度而损心阳，心阳衰不能统摄心中之液而汗出；
或脾胃阳衰，不能收摄脾胃中之血液而汗出；或肝肾阳
衰，不能收束肝肾中血液而汗出。上、中、下三部阳衰，
皆能出汗，统以阳虚名之，其人定多嗜卧，少气懒言为
准，法宜扶阳，阳旺始能镇纳群阴，阴气始得下降，阳
气始能潜藏，乃不外亡，法宜回阳收纳温固为要。如封
髓丹106、潜阳丹168、黄芪建中汤146、回阳饮64之类。因
阴虚者，则为盗汗由其人血液久亏，不能收藏元气，元
气无依而外越，血液亦与俱出，多在夜分，夜分乃元气
下藏之时，而无阴以恋之，故汗出也。非自汗出，实气
浮之征也，法宜养血，如当归六黄汤66、封髓丹106倍黄
柏加地骨皮之类。更有一等阴盛隔阳于外之证，夜间亦
汗出，此为阳欲下交而不得下交，阳浮于外故汗出，法
宜扶阳，阳旺而阴不敢与争，阳气始得下交，如白通
汤54、补坎益离丹89之类。务要知得阴虚、阴盛之旨，
阴虚则火旺，其人定然有神，烦渴饮冷为据。阴盛则阳
衰，其人定然无神，少气懒言，不渴不饮，即渴喜滚为
据。因风伤太阳卫分者，由太阳之气分不足，不能充周
于腠里，毛窍空疏，风入于内，风为阳邪，善行而动，
卫外血液，不得潜藏，随发热之气机而外出，故自汗淋
漓，法宜扶太阳之气，太阳气旺，始能胜邪，仲景之桂
枝汤118是也。因阳明火旺而致者，由胃中有火，热蒸于
外，大汗如雨，非若久病大汗亡阳之证，此则其人大渴

饮冷，二便闭塞，烦躁，身轻，气粗口臭，法宜专清胃热，如人参白虎$_5$、大、小承气汤$_{18,21}$之类是也。更有一等汗证，如战汗、狂汗、黄汗、热汗、（令）〔冷〕汗、上身汗、下身汗、头汗、饮酒食肉汗出之例，亦不可不知。夫曰战汗者，由正气鼓动，与外入之邪气相攻，客邪外越，骤然战栗不已，汗大出，汗止而战栗自然不作，病即立瘳，瘟疫证中有此一症。又曰狂汗者，由外邪入内，随热而化，热乘于心，神志不明，当正邪相攻，客邪突出，心神不定，其人如狂，大汗如注，邪尽汗止，而病可立瘳。又曰黄汗者，汗出沾衣，而衣皆黄也，由脾液发泄不藏，法宜收纳脾胃之元气，如（姜砂草）理中汤$_{149}$之类。又曰热汗者，阳分之症。冷汗者，阴分之验。上身独汗者，阳竭于上也。下身独汗者，阴脱于下也。上、下二证，是为久病虚极者言也，总以收纳为要。若病未大虚，而上身汗者，责在气分有热，下身汗者，责在血分有寒，不可拘执，务在这阴阳互根处理会。至于头顶出至颈而还，有风淫于上，有湿热蒸于上，有蓄血生热而蒸于上，须当变通。若是饮酒食肉而即汗出者[一]多由其人素缘胃热，一遇饮酒食肉，胃气即动，热气沸腾，熏蒸于上，而汗出于外，不药无伤，此有余之候，非不足可比。尚有一等绝症，汗出如珠、如油、如雨，种种不治之症。余曾经验，急以仲景回阳饮$_{64}$救之，十中每痊四五，当此时也，病家亦委之命而莫救也，医家亦委之于绝而莫救也，虽曰天命，又何妨力尽人事哉！

但欲开方，务在单上批写明白，告诫病家，设或追之不及，不得归咎于医药，以免后人借为口实。目下世人，畏附子、干姜^(三)，不啻砒毒，即有当服附子，而亦不肯服者，不胜屈指矣。嗟乎！阴阳不明，医门坏极，喜清凉而恶辛温，无怪乎阴盛阳衰矣。近来市习，一见汗出，多以麻黄根、冬桑叶、浮麦、参、芪之类治之，不在阴阳互根处理会，每多不效。

敬评：（一）知非氏曰：汗者涣也。《易》曰：汗涣具大号，气机之外出者然也。然有病有不病焉，阴阳本是一个，动为阳，静为阴，外为阳，内为阴，出则俱出，入则俱入，相随不离，故曰互根。又曰一而二，二而一。性兼寒热，热则动，寒则凝，机缄本乎自然，故夏则多汗，冬则无汗，劳者多汗，逸者无汗，此不病之常也。病则无冬无夏，无劳无逸，皆有外越之机，身体必见不安之状，或因阳虚，或因阴虚，或太阳中风，或阳明热越，少阴、少阳、厥阴、太阴无不汗出。钦安论治，丝丝入扣，学者详玩熟记，临症处方，万举万当，何多求焉。（二）此等之人，汗不是病，乃精不深藏，神不内敛，气易外越，夏固如此，冬亦皆然，主潦倒一生，此又相法之可通于医者。（三）世人畏姜、附，庸医误之也，医生畏姜、附，火字误之也。

【阐　释】汗证外感内伤俱有。外感有风、寒、火、湿之殊，内伤有阳虚、阴虚之异。明代虞抟《医学正传》谓："自汗属阳虚，卫气之所司；盗汗属阴虚，荣血之所主。"一般医家多沿其说。郑氏治阳虚自汗主回阳收纳温固，用封髓丹、潜阳丹、黄芪建中汤等治之；治阴虚盗汗主养血，用当归六黄汤、封髓丹倍黄柏加地骨皮等治之，均属对症之良方。至阴盛隔阳之盗汗，则须用白通汤、补坎益离丹治之。阴虚而致之自汗，则又宜在益阴方中稍加参、芪、术，如黄芪六一汤之类治之。其由外感引起如风伤卫分及阳明热甚之汗证，则须分别用桂枝汤、人参白虎汤，及大、小承气汤等以治之。如有伤于暑热及湿热之汗证，又当于宣散中稍加清暑去湿之药，始为适当。其余战汗、狂汗、热汗、冷汗、上身汗、下身汗、酒食汗等，郑氏均一一道及，可谓赅备。至于汗出如珠、如油、如雨之绝症，亦以回阳饮治愈十之四五，足征其胆识过人。并指斥时人畏姜、附如砒毒，医亦喜清凉而恶辛温，皆由不在阴阳互根处理会，故治多不效，实足发人深省。余曾治一外感引发之阳虚汗症，即本郑氏所说加以化裁而施治。患者夜间房屋倒塌冒受风寒，大汗淋漓而昏倒，次晨来治仍头痛、发热、恶风，大汗不止，治以桂枝汤而病情减轻，但稍动作即汗大出，随用黄芪建中汤及加味附子理中汤以扶其脾胃之阳，各服两剂，而汗止病愈。

健　忘

　　按：健忘一症，固有阳虚阴虚之别，然亦不必拘分，统以精神不足为主。凡人禀二气以生（二气即阳精阴精也），二气浑为一气，神居二气之中，为气之宰，故曰精气神。二气贯于周身，神亦遍于周身，精气足，则神自聪明，故无所不知不晓，精气衰则神昏，故时明时昧，犹若残灯之火，欲明不明，不能照物。此病老年居多，少年却少，即有如斯之少年，其所伤损不异乎老人也。此病法宜交通阴阳为主，再加以调养胎息之功，摄心于宥密之地，久久行之，亦可复明。如将竭之灯，而更添其膏也。方用白通汤$_{54}$久服，或桂枝龙骨牡蛎（散）〔汤〕$_{119}$、三才〔封髓丹〕$_{13}$、潜阳$_{168}$等汤，缓缓服至五六十剂，自然如常。切勿专以天王补心$_{72}$、宁神$_{61}$、定志$_{97}$诸方，与参、枣、茯神、远志、朱砂一派可也。

敬评：知非氏曰：邵子诗云：耳目聪明男子身，鸿钧赋予不为贫[①]。病至健忘，赋畀之衰危矣。钦安定以精神不足，透出神昏之所以然，理明法立，非浅见寡闻所能窥测，苟能按方用药，可疗此疾，又何必深究，所以此一段乃性灵文字，不在医例，亦不得作医书观。夫神与气精，是三品上药，独神是火，为先天之元阳，不但统制气精，而气精皆神所生，故此火宜温不宜凉，宜养不宜折，病人但能存此火，尚可施治，此火一灭，精气绝而其人死矣，岂但健忘一证，即一部《医法圆通》之死证，皆此火之衰绝耳。凡医因何而不敢放胆用姜、附以活人耶？全龙点睛，正在此处。学者着眼至摄心宥密，乃培养此火种之法，钦安之医之心之学，亦于是乎在。

---

① 鸿钧：亦作"洪钧"，钧指陶钧，制陶器用之转轮，用喻上天的造化。鸿：大也。诗意谓造化赋予耳聪目明，何忧穷达贫富。

【阐　释】健忘即记忆力减退。郑氏认为不论阴虚、阳虚，统以精神不足为主，故其治亦以交通阴阳，再加调养胎息之功，摄心于宥密之地，久行自效。即是要讲究精神卫生，减少忧思焦虑，使头脑宁静，情绪稳定，健忘自可消失。至于药物治疗，前人多用补心、宁神、定志诸方，亦往往有效。郑氏则谓不可专恃这一派药物，而应以白通汤、桂枝龙骨牡蛎汤、三才封髓、潜阳丹等缓服久服，益元阳，增精气而强脑力，记忆力自然可以恢复。对于阳虚病人，尤为适宜。

惊　悸

按惊悸一证，名异而源同（同在心经也）。惊由神气之衰，不能镇静；悸由水气之扰；阴邪为殃。二证大有攸分，不得视为一例。余意当以心惊为一证，心悸为一证，临症庶不致混淆，立法治之，方不错乱。夫曰惊者，触物而心即惶惶无措，偶闻震响而即恐惧无依，此皆由正气衰极，神无所主，法宜扶阳，交通水火为主，如白通汤$_{54}$、补坎益离丹$_{89}$之类，多服自愈。悸者心下有水气也，心为火地，得阴水以扰之，故心不安，水停心下，时时荡漾，故如有物忡也。法宜行水为主，如桂苓术甘汤$_{120}$、泽泻散$_{100}$之类。若悸甚而心下痛甚，时闻水声，又当以十枣汤$_3$决堤行水，不可因循姑息，以酿寇仇也。近来市习，一见惊悸，并不区分，概以安魂定魄为主，一味以龙骨、朱砂、茯神、远志、枣仁、参、归治之，治惊之法，尽于斯矣。

敬评： 知非氏曰：《经》曰：阳气者，欲如运枢，起居如惊，神气乃浮。钦安分惊为一证，以为正气衰微，神无所主，法宜扶阳，与《内经》吻合，自是方家举止。分悸为一证，指为心下有水气，亦合仲景之法。凡医皆能如此认证，言言有物，谓有不愈之病，吾不信也。

【阐　释】 惊悸多指心不安宁，心跳不适之状，郑氏谓两者名异而源同。惊由神气之衰，不能镇静，悸由水气之扰，阴邪为殃，二证治各不同，是有见地的。治惊宜扶阳，交通水火为主，应服白通汤、补坎益离丹；治悸宜行水，应服桂苓术甘汤、泽泻散一类方剂，甚者应以十枣汤峻逐其水，诚属治各有当。前人治惊悸谓因伤于寒者，仍须遵仲景法分别用桂枝甘草汤、炙甘草汤、四逆散等加减施治。因心虚血亏者用养心汤、养营汤。因心气虚怯者宜温胆汤、小建中汤。因痰饮气郁者，宜茯苓饮、四七汤加味治之，亦足供临症参考。但均不及郑氏之简明扼要。现代医学所说的心肌疾病，心脏神经官能症及心律不齐等，亦均常有惊悸、怔忡的病象，亦可用此诸方加减施治。笔者曾治一林某患者，其面容青黯无神，饮食减少，怕冷，口虽干而不思茶水，心慌心跳，惶惶不安，猜疑他人而恐惧，心律失常，有时一分钟达120次。先治以补坎益离丹，使其心肾相交，自觉较前安宁。继则治以白通汤，附片剂量150克，重在回阳，使水火相交，而调和上下，则在葱白一味，能引心火下交于肾，启肾水上交于心，阴阳相交，而水火互根矣。连服十剂而愈。

不　卧

按：不卧一证[(一)]，有因外邪扰乱正气而致者，有因内伤日久，心肾不交而致者，有因卒然大吐大泻而致者，有因事势逼迫，忧思过度而致者。因外感而致者，由邪从外入，或在皮肤，或在肌肉，或在经输，或在血脉，或在脏腑，正气受伤，心君不安，故不得卧，必须去其外邪，正复神安，始能得卧，医者当审定邪之所在，如汗出不透者透之，热郁不泄者泄之，气化不得化者化之，枢机失运者运之，可吐者吐之，可下者下之，可温者温之，可凉者凉之，按定浅深病情提纲，自然中肯。因内伤而致者，由素禀阳衰。有因肾阳衰而不能启真水上升以交于心，心气即不得下降，故不卧。有因心血衰不能降心火以下交于肾，肾水即不得上升，亦不得卧。其人定见萎靡不振，气短神衰，时多烦躁，法宜交通上下为主，如白通汤[54]、补坎益离丹[98]之类。因吐泻而致者，由其吐泻伤及中宫之阳，中宫阳衰，不能运津液而交通上下，法宜温中，如吴萸四逆汤[85]、理中汤[149]之类。因忧思而致者，由过于忧思，心君浮躁不宁，元神不得下趋，以交于阴，故不得卧，此非药力可医，必得事事如意，神气安舒，自然能卧，若欲治之，亦只解郁而已，如归脾汤[59]、鞠郁丸[169]之类。近来市习，一见不卧，便谓非安魂定魄不可，不知外感内伤，皆能令人不卧，不可不辨也。

敬评： （一）不卧一证属少阴，于何征之？仲景《伤寒论》曰：少阴之为病，脉微细，但欲寐也。但欲寐者，但想卧而不得卧，即不卧之深文，故属少阴，学者凡遇不卧之证，拿定提纲，再审所因，罔不中肯，此扼要之法也。

【阐　释】 不卧亦称不寐，即失眠症。郑氏分为四种论治，是恰当的。由外邪侵入人体，多引起发热、疼痛等全身疾患，扰乱正气，使心神不宁，而致不得卧，必须审其邪之所在，按定病情深浅，用透、泄、化、运、吐、下、温、凉各法治之。一般透汗可用葛根解肌汤，泄热可用人参白虎汤，化气可用五苓散，枢机失运可用小建中汤，吐可用瓜蒂散，下可用三一承气汤。可温者如下后复发汗，昼日烦躁不得眠，身无大热者，宜干姜附子汤；可凉者如伤寒大热，干呕呻吟，夜不得眠，宜服黄连解毒汤；淤血者，可用犀角地黄汤。邪去正复，自然得寐。《伤寒论》所述之各种不寐，多属此类，宜各以原方加减治之。其因内伤而致之不卧，常由精神刺激及情绪波动而发生或加重。郑氏认为系心肾阳衰，水火不能正常升降，故用白通汤及补坎益离丹以交通上下，自能得卧。其由吐泻过甚而致之失眠，则外、内因俱有，主要是伤及中宫之阳，转输失职，法宜温中，以吴茱萸汤、理中汤之类治之。至于因忧思过度而致之不卧，则须重视精神治疗，药物治疗，只宜解郁，如归脾汤、鞠郁丸之类以作辅佐治疗。分析比较详细，比一般只用酸枣仁汤、养心汤等通方，更切实用。余治心肾阳衰，及伤及中宫之阳而失眠者，除用补坎益离丹、理中汤外，常配合桂枝龙牡汤加附片，轮流服用，取得满意效果。

痢　证

按：痢证一条，舒驰远先生分为四纲，曰秋燥、曰时毒、曰滑脱、曰虚寒，甚为恰切。余谓此四法中，燥症十居其八，时毒十居二三，滑脱与虚寒十居四五，但辨察之间，不可无法。燥症之痢，里急后重，日虽数十次，精神不衰，喜饮清凉，法宜清润，（始）〔如〕甘桔二冬汤₄₃是也。时毒之痢，里急后重，多见发热身疼，一乡一邑，病情皆相似也，乃是时行不正之气，由外入内，伏于肠胃，与时令之燥气相合，胶固肠胃而成痢，法宜升解，如人参败毒散₆、葛根芩连₁₆₄之类。滑脱与虚寒之痢，二证情形虽异，病原则同，总缘中宫阳衰，运转力微，阴邪盘踞肠胃，阻滞元气运行之机，虽有里急后重之势，粪出尚多，非若秋燥、时毒之痢，每次便时，不过几点而已。其人多见面白无神，四肢困倦，法宜温固为主，如附子理中汤₉₅、理脾涤饮₁₅₀之类。总之白痢赤痢，痛甚里急后重剧者，燥热之征；不痛里急后重微者，虚寒之验。他如纯白如鱼脑，如猪肝，如尘腐，大热不休，口噤不食，呃逆频添，种种危候，虽在死例，然治得其法，十中亦可救二三。余亦常遇此等危证，审无外感，无邪热，每以回阳收纳法治之，多效。但大热不休一条，审察其人烦躁饮冷有神者，以调胃承气治之，若元神安静不渴，急以回阳大剂治之，亦易见效。若妄以阴虚而以养阴法治之，百无一生。近来市习，一见痢证，便以黄芩芍药汤[148]与通套痢疾诸方治之，究其意见，无非清热导滞，调气行血而已。不知气血之不调，各有所因，知其所因而治之，方是良相，不知其所因而治之，皆是庸手。

敬评：知非氏曰：夫痢险症也，最多危候，庸手无论矣。历来诸名家，亦少会归，惟陈修园先生《时方妙用》中论痢最佳，缘熟习伤寒所论，治法推本六经，方是仲景方，法是仲景法，未尝于仲景外，稍参时法，分经治病而不治痢，其得力于伤寒者深矣。余恒遵用其法，百发百中，人咸讶其神奇，其实以古方治今病，今月古月岂有异乎？在有心人自为领取耳。钦安所论详尽，鄙心为之一快。

【阐　释】 痢证是一种消化道的传染病，临床症状主要是腹痛、腹泻、里急后重、便脓血几项。一般所谓白痢、赤痢、秋痢，是就其便色及时令而立名。古医书称为肠澼、滞下，隋代巢元方《诸病源候论》始立痢病之名，历代医家论述颇多。大多认为病变的部位在肠胃，病因、病机主要由于饮食生冷，积滞，及湿热时毒，亦有由于寒湿者。《医宗必读》谓："痢起夏秋，炎蒸郁热，本乎天也；因热求凉，过吞生冷，由于人也。"《丹溪心法》谓时疫作痢，一方一家之间，上下传染相似。可知古人对其有季节性及传染性早有认识，与现代医学谓本病为细菌及原虫感染为不悖。

治疗痢疾每因新久而不同。初痢多由湿热积滞与气血不调，故常用利湿、清热、去积滞、调气行血诸法。利湿常用五苓散、导赤散，清热常用葛根芩连汤、白头翁汤，去积滞常用枳实导滞丸、大小承气汤，调气行血常用芍药汤、导气汤。故初痢的治疗，原则上只能用清、利、下、和诸法，而不能用补，补助邪气，以使病情加重。至于久痢，则已成缠绵不愈，或时愈时发的慢性疾患，在治疗方面，固本宜温宜补，治标则宜止宜涩。一般补脾多用理中汤、补中益气汤、香砂六君汤。补肾多用肾气丸、四神丸。止涩多用真人养脏汤、赤石脂禹余粮丸。至于各种兼证，则须视具体情况而有不同的治法。郑氏根据舒驰远治痢法分为四纲，前两种秋燥、时毒，因有时令性与传染性的不同，但多属于热毒为害，故宜清润升解，以甘桔二冬汤、人参败毒散、葛根芩连汤之类治之。郑氏则特重滑脱与虚寒，此为寒湿阴邪盘踞肠胃，阻滞元气运行之机，为他书所少道及，总缘中宫阳衰，运转力微，故宜温固之附子理中汤治之。其他几种危候，除大热不休，烦躁饮冷，有神者治以调胃承气汤。若面白元神，四肢困倦，均须以回阳大剂治之，始能见效。若以为阴虚而以养阴法治之，则百无一生，允属经验之谈。笔者治刘某久痢，自夏迄冬，大便溏，每日五六次，稍吃多脂油腻食品，则腹泻加重，吃生冷食品，则腹痛而泻，其人面容苍白，困倦无神，四肢软弱无力，舌质淡，苔白腻，脉沉细，治以附子理中汤加减，先后服药十六剂而痊愈。

呃　逆

　　按：呃逆一条[一]，有阳虚、阴虚、元气将绝之别，不可不知也。因阳虚者，由中宫之阳不足，以致阴邪隔据于中，阻其呼吸往来接续之机，其人定见无神、安静，不食不渴，法宜温中降逆为主，如理中汤$_{149}$加吴萸、半夏之类。因阴虚者，盖以阴虚由于火旺，火邪隔据于中，阻其上下交接之气，其人定见躁暴，饮冷恶热，精神不衰，二便不利，法宜苦寒降逆为主，如大、小承气汤$_{18,21}$之类。因元气将绝而致者，盖以元阳将绝，群阴顿起，阻其升降交接之机，其人或大汗自汗出，或气喘唇青，或腹痛囊缩，或爪甲青黑，或头痛如劈，目（皆）〔眦〕欲裂，耳肿喉痛，种种病情，皆宜大剂回阳降逆，十中亦可救二三，如吴萸四逆汤$_{85}$、白通汤$_{54}$之类。近来市习，一见呃逆，阴阳不分，一味以橘皮、半夏、竹茹、丁香、柿蒂等药治之，亦有见效，终不若辨明阴阳治之为当也。

　　敬评：（一）知非氏曰：钦安论此一条，不在证名上论治，专在所因上谈法，是一段聪明文字，是此症聪明治法，学者能识此聪明之理法，必是良医。

【阐　释】呃逆是气由下冲上，出于咽喉，呃逆作声，声短而频，其症有虚有实，郑氏所举阳虚、阴虚及元气将绝之呃，系由于阴邪或火邪隔绝于中，阻其上下交接之机而致，故分别用温中降逆、苦寒降逆、回阳降逆之方以治之。凡此皆属虚损之呃。前人论此症谓有寒、热、痰、气、食数种。寒呃宜橘皮汤、丁香散或生姜二陈汤；热呃宜安胃饮；痰火呃宜芩连二陈汤或竹沥汤；气呃宜丁香柿蒂汤或木香匀气散；食呃宜加味二陈汤或和中饮。陈修园则主以旋覆代赭汤治之，以其中药物具备祛痰、镇吐、降逆、温胃、补虚诸作用，自可随证加减施治。至于久病、重病忽发之呃逆，及因虚损误攻而致之呃逆，均为胃气将绝之危候，预后多不良。

反　胃

按：反胃一证[一]，有阳虚、阴虚之别。因阳虚者，盖以阳衰，则不能镇纳僭上之阴，阴邪过盛，势必与阳相拒，一切经火烹调之物，皆不能容，故下喉数刻，或二三时，乃仍吐出，其人定见脉大而空，或劲如石，言语一切无神，困倦喜卧，法宜回阳降逆为主，如吴萸四逆汤[85]、半夏生姜汤[62]之类。诸书亦云朝食暮吐，为命门无火，不能熏蒸，果称灼见，但用药多以阳八味[71]、大补元煎[16]治之，为补命门必用之药，舍此二方，无从下手，余常试之，多不见效。所以然者，二方概以熟地为君以补阴，枣皮以滋阴，丹皮以泻火，用桂、附仅十中之二三，试问既曰命门无火，理宜专用桂附以补火，何得用地、枣以滋阴，丹皮以泻火乎？此皆景岳不读仲景之书，而未明阴阳之道也。在景岳以为善补阳者，于阴中求阳，故用一派养阴之药，杂一二味补火之品于中，而谓阴中求阳，至极无二之法，独不思仲景为立法之祖，于纯阴无阳之证，只用姜、附、草三味，即能起死回生，并不杂一养阴之品，未必仲景不知阴中求阳乎？伸景求阳在人身坎宫中说法，景岳求阳在药味养阴里注解，相隔天渊，无人窥破，蒙蔽有年，不忍坐视，故特申言之。因阴虚者，盖以阴衰不能制火，火拒于中，气机有升无降，故饮食下喉一刻，仍然吐出，其人定见精神不衰，声音响亮，烦躁不宁，关脉必洪大有力，法宜苦寒降逆为主，如大、小承气汤 18,21 之类。他书议论纷纷，愈出愈奇，去理愈远，不可为法，其中因受虽异，总以一逆字定之，逆则以阴阳判之便了。

敬评：（一）知非氏曰：斯文宗孔孟，讲武宗孙子，注疏宗程朱，百家众技者流，咸存而不论，以故朝野相安，道一风同，称郅治焉。独至于医，为斯世所不可缺，虽穷乡僻壤，亦有郎中，而趋向各不相侔，圣凡迄无定论，草菅人命，亦不为怪，此改疑案（邑）〔悒〕于怀（泡）〔抱〕久矣。欲互相商榷，又少知音。今于批评钦安书，至反胃一证，其驳景岳用药，大为有理。因思市医，宗后世诸家者多，后世诸家之书，又多于古人。古人分六经，后人分五经。古人立方不讲药性，后人立方专究药性。古人方效，而今人不用，后人方不效，今人乐于从事，反诋古人之方为太重，后人之方为轻而合宜。古人不立症名，后人多立证名。古人不以脉定证，后人能以脉知病。古人只论六阴阳，后人论千阴阳，万阴阳，群言淆乱衷诸圣。今人竟舍古人而从后人，视古人为不可知，后人乃可法，反觉后来居上，以故《灵》《素》《难经》及《伤寒》成为畏途，而人命直为儿戏矣。余诚不知医，鄙意总以能读古人之书，得古人之心法，用古人之方，治今人之病，或生或死，与古人相合，于今人无误方为医者，未知是否，祈阅者教之。

【阐　释】反胃与噎膈相似而实异。噎膈患者不能进食，食入即吐，多由于津液干枯，胃脘闭小，食物被阻于膈上而不能入。反胃患者一般能食，但常于数小时后原物吐出，或朝食暮吐，暮食朝吐，宿谷不化，自古认为虚寒之证，陈修园主以吴萸饮、独附丸、附子理中汤及六君加姜、附之类治之，亦属回阳降逆之法。张景岳则谓："虚在中焦而食久反出者，宜五君煎、理中汤、温胃饮、圣术煎之类主之。""虚在下焦而朝食暮吐，或食入久而反出者，其责在阳，非补命门以培脾土之母，则火无以化，土无以生，亦犹釜底无薪，不能腐熟水谷，终无济也，宜六味回阳饮，或人参附子理阴煎，或右归饮之类治之，此屡用之妙法，不可忽也。"郑氏谓试用张氏之方，每多不效，由其系以熟地为君，于阴中求阳，不如宗仲景四逆之法，用回阳降逆之效更强，自是另有见地。至于谓阴虚之反胃，须用苦寒降逆之大、小承气汤，更是他书所少见。赵养葵《医贯》谓："反胃大便秘少若羊矢然，必须外避六淫，内节七情，饮食自养，滋血生津以润肠胃。"是反胃之症，用药虽重于扶阳，而饮食调养则宜进清润滋养食物以补其阴液，一部分患者体质须于补阳中兼顾其阴，亦是合理的。张景岳自谓其阴中求阳诸方为"屡用之妙法"。足见其亦有一定之效验。但笔者临症，对因阳虚而反胃者，仍宗郑氏之说，以回阳降逆为主，常用附子理中汤加吴萸、半夏治之。

颠 狂

按：颠狂一证，名异而源同（同者同在心经也）。颠虚而狂实，颠为心阳之不足，神识昏迷（颠者，言语重复，嬉笑无常，作事无绪，皆由心阳不足，神识不清，寒痰易生，上闭心窍，亦能使人颠颠倒倒。然专于治痰，便是舍本逐末，不可为法，交通上下，是为治本握要法，宜细心体会之）。狂乃邪火之横行，神无定主（狂者，本由邪火乘心，乱其神明，神无所主，故大叫狂妄，登高弃衣，亲疏不避，治之专以下夺清热为主）。治颠贵于养正[一]，兼以行痰；治狂务于祛邪，灭火为要。白通[54]、栀豉[117]，主于交通，阴颠阳颠可疗；大、小承气[18,21]，专行攻下，狂妄能医。其中尚有夙孽冤凭，尤当急作善功忏悔。近来市习，治颠专以祛痰安魂定魄，治狂每以清火降痰，亦多获效，终不若握定金针，临证有据也。

敬评： 知非氏曰：扶正治颠，下气治狂，名论不刊。

【阐 释】 颠、狂、痫三症，古医家无定说，但多认为是心经（脑神经系统）疾病，其症状亦各异，与现在所见的颠痫及各种精神病颇相类似。《难经》谓重阳者狂，重阴者颠。颠者多静而抑郁，是阴盛而阳衰，是易生寒痰而迷心窍；狂者多动而暴躁，是阳盛而阴衰，致火邪乱其神明而妄行。郑氏断为颠虚而狂实，颠为心阳不足，神识昏迷；狂乃邪火横行，神无定主。治颠宜养正行痰，治狂宜祛邪灭火，原则亦颇切当。惟方用白通、栀豉，主于交通，大、小承气，专于攻下，似嫌过简。前人对此症之论治，谓养正可用归脾汤、养心汤、安神丸等加减；清火可用泻心汤、凉膈散加减，亦可供临症参考。至谓其中尚有夙孽冤凭，尤当急作善功忏悔，除其涉及迷信外，亦颇有精神治疗的意味。前人对此症之心理社会原因，亦早有认识。《中藏经》谓："病者之乐、喜、好勿违背，亦不可强抑也。"《丹溪心法》谓："五志之火因七情而起，郁而成痰，故为颠、痫、狂妄之证，宜以人事制之，非药石所能疗，也须察其由以平之。"《医学正传》谓："曰颠曰狂，……多为求望不得志者有之，故治疗此症，须审察其原因，精神治疗与药物治疗相辅而行，其效始佳。"至于因外邪感染、错误治疗，饮食及药物中毒，及胎中受毒而发之颠狂，前人亦每有论及，则须对症施治，始为适当。

胀　满

　　按：胀满一条，诸书分别有肤胀、腹胀、水胀、气胀、血胀、蛊毒之名，总无一定之旨归。余仔细推究，因太阳失职，气化失运而致者，十居七八，因吐泻伤中，尅伐元气而致者，十居四五；苦蛊毒则另有由致。所谓因太阳失职者何？盖以太阳为一身之纲领，主皮肤，统营卫，脏腑经络骨节，莫不咸赖焉。太阳居坎宫子位，一阳发动，散水精之气于周身，乃众阳之宗，一元之主也，故称之曰太阳，至尊无二之意也。乃人不知保护，内而七情损之，外而六客戕之，以致一元伤损。运化失于皮肤，则肤胀生；运化失于中州，则腹胀作；运化失于下焦，则阴囊脚胀起。水逆于肺，则生喘咳。水逆于肠，则生泄泻，水注于左，注于右，留于上，留于下，留于中，化而为痰，则有五饮之说，水胀之源，皆本于斯。至于气胀者，乃元气散漫之征，多起于大病、久病，或吐泻，或过于克伐，伤于一元。血胀者，周身浮肿而皮色紫红，是气衰而阴乘于上也。亦有周身浮肿而小腹硬满，小便短赤，是阳衰于下，而阴不化也。总而言之，万病起于一元伤损，分而言之，上中下各有阴阳，十二经各有阴阳，合而观之，一阴一阳而已。更以阴阳凝聚而观之，一团元气而已。至于受病浅深，各有旨归，然分类以治之，未始不当，但方愈多而旨愈乱，若不再行推醒，拈出旨归，将来后学无从下手。当今之际，谁非见肿治肿，见胀消胀者哉？余意此病治法，宜扶一元之真火，敛已散之阳光，俾一元气复，运化不乖，如术附汤44、姜附汤113、真武汤130、桂苓术甘汤120、附子理中汤95、麻黄附子细辛汤155、附子甘草汤94之类。以上数方，各有妙用，肤胀、水胀、气胀、血胀、腹胀，皆能奏功。惟蛊毒则另有治法，然蛊有自外自内之别。自外者何，埋蛊厌人一法，蛮方最多，或蛇、或虫、或龟、或鳖，炼而成之，或于食物放之，或于衣被放之，人中之者，久久面黄肌瘦，腹大如鼓，不久即死，蓄蛊之人，家道顺遂，自喜术灵，而不知造孽已深，不可解也。《汇参辑成》、《石室秘铎》，各家书上，皆有妙方，兹不具载。自内者何？若《易》云：山风蛊，为女惑男，因少男配长女，阴阳失常，尊卑紊乱，不思各正其性，艮则安止，巽则顺从，久而败坏，蛊乃生焉。治之之法，于止而不动者动之，柔而不振者振之，使之各有向背，不失其正，庶几天地泰而阴阳不偏矣。然则治法奈何？宜苦宜辛尽之矣。余常治一男子，腹大如鼓，按之中空，精神困倦，少气懒言，半载有余，余知为元气散漫也，即以大剂吴萸四逆汤₈₅治之，一二剂而胀鼓顿失矣。又治一男子，腹大如鼓，按之中实，坚如石块，大小累累，服破气行血之药，已经数月，余知为阴积于中，无阳以化之也，即以附子理中汤₉₅加桂、蔻、砂、半、丁香，一二剂而腹实顿消。二证虽不足以蛊论，然而治蛊之法，未始不可以二证概也。另有虫蛊一证，又不可不知也。

敬评：知非氏曰：中寒生胀满，胀满属太阴，此病根也。试取譬焉，人身犹葫芦，葫芦有前面，腹为阴也；葫芦有后面，背为阳也；葫芦有上面，头为诸阳之首，乾也；葫芦有下面，戌亥子丑，两阴交尽，二阳初生之地，坎也，坤地。斗胆言乎，中葫芦里面有金丹，金者，乾为日也；丹者，坎为月也，月本无光，借日而有光。盖乾交乎坤；三索而得男，哉生明矣。三五而盈，三五而缺，职此之故，所谓天道下济而光明也。胀满本属阴寒为病，必阳先虚而不运，斯阴始实而成胀，欲消此胀，必先扶阳。岐伯曰：阴病治阳。仲景曰：太阴之为病，腹胀满而用干姜，早为万世之梯航，何待饶舌。然而时医不知身中阴阳上下往来为病之消息，不得不将古法今朝重提起。钦安推本太阳，知非更进少阴，少阴者，君火也，主弱则臣强，臣强必欺主。是故少阴之君火衰微，则各路之烟尘四起，或太阳之寒水一强，主膀胱不利；或少阳之相火一强，主胸膈胁胀满；或阳明之燥金一强，主肌肉胀满；或太阴之湿土一强，主单腹胀满，有大如瓮者；或厥阴之风木一强，主少腹阴囊及脚腿胀满；独少阴之君火一强，则群阴见睍，秋阳当空，万魔潜消矣。故仲景以脉微细，但欲寐，称为少阴不足之病，三泻心汤治少阴有余之痾，三急下法存少阴将绝之阴，由此推之，六经皆能为胀，六经之方，各有治胀之妙，神而明之，存乎其人耳。总而言之，元阳为本，诸阴阳为标，能知诸阴阳皆为元阳所化，一元阳而变为诸阴阳，元阳即是诸阴阳，诸阴阳仍是元阳，而又非诸阴阳之外，另有一元阳，元阳之外，另起诸阴阳。阴阳又不能混作一团，又不能打成一片，则治病不难，而可悬壶于市矣。再能知六经中有主脑，六阴阳中有窍妙，斯真凿破鸿濛关，开太极医道，特其余事，又多能云尔。

【阐　释】胀满是多种疾病都能产生的一种症状。《内经·灵枢》即对五脏六腑所生的胀满皆有所描述，后世诸书曾分别列有肤胀、腹胀、水胀、气胀、血胀、蛊胀之名，而大端不外虚实两种。陈修园谓："胀者，胀之于内也，虚胀误攻则坏，实胀误补则增。"郑氏则认为皆由于外感内伤，损及元阳，致使运化失职，积渐而生。在治疗方面，认为方愈多而旨愈乱，一般见肿治肿，见胀消胀，都属非是。只宜扶一元之真火，敛已散之阳光，俾一元气复，运化如常，主以术附、姜附等七方，随宜施用，即可治愈各种胀满之证。诚属一家独具之经验。笔者用之，确有实效。惟对于一般热胀或实胀，伴有便结、溲赤、色红、气粗、脉滑数有力，发病急速者，则不相宜，应用《金匮》厚朴七物汤或厚朴三物汤为宜。至其所论蛊毒分内外，外蛊即埋蛊害人之术，近于迷信，今已绝迹，可以不论，而内蛊引《易经》山风蛊一段，则属不正当的解说。惟谓治则宜苦宜辛，并举胀鼓二例，以吴萸四逆汤及附子理中汤加味而取得速效，尚可供参考。但二例似亦非古人所谓之蛊毒或蛊胀。蛊胀又名单腹胀，其症是四肢不肿，单独腹胀如鼓，是最难治愈的。因《说文》有"蛊者，腹中虫也"之说，现在有人说此当是寄生虫病，甚至认为是血吸虫病的晚期腹水症，恐亦未必尽当。又有人认为单腹胀尚不止于虫、水、气、血可以引起，凡属肝、脾肿大以及腹水、肿瘤等病变，均可出现单腹胀满的症状，故临症时尤须把细分辨。笔者曾治鼓胀二例。一例腹大如怀双胎，肚脐高出一寸，生殖器常缩入，病已三年，百药不效，近更畏寒，不思饮食，不能劳动，余审其全属阴寒积滞，法当大力回阳，先治以大剂四逆汤加上肉桂，继用当归四逆加吴萸、干姜、附片，各服四剂；按《金匮》气分，心下坚，大如盘，边如旋杯，水饮所作，桂枝去芍药加麻辛附子汤主之，又服四剂，最后用加味附子理中汤数剂而治愈。另一例鼓胀更大，已坐不下去，中西医治疗无效，有时肿胀稍消，二三日后更甚。余审其病系水气为害，用大剂五皮饮加味以行水，服药后病反加重，细审其胀按之坚实，当为阳不化阴，饮食积滞而成，分别用四逆汤加桂以扶阳，大承气汤以推荡积滞，相间服用，各尽二剂而病减轻。复以大黄附子细辛汤温下之，附子理中汤健运之，俟其邪实而正不虚，乃用十枣汤峻下之，服后大、小便十余次，甚感疲乏，复进以独参汤，天明起床，肿胀全消，顿觉轻快。但胃弱乏力，复以理中汤加味而收功。审证用药，各有所宜，诚不可一概而论。皆师郑氏治胀满之意而获效。

小儿抽掣 俗作惊风

按：小儿抽掣一条，有外感内伤之别。因外感而致者，由其感受外来之风寒，闭其经络运行之气，现角弓反张，壮热自汗者，风伤太阳之卫也，桂枝汤₁₁₈可与之。角弓反张，壮热无汗而畏寒，寒伤太阳之营也，麻黄汤₁₅₁可与之。若壮热烦（燥）〔躁〕口竭，气粗蒸手，二便不利者，热淫于内也，白虎₅₅、调胃承气₁₄₀可与之，稍轻者导赤散₇₃加荆、防、虫退、茯苓亦可与之。因内伤而致者，或饮食伤中，或大吐后，或大泻后，或久病后，或偶受外邪，发散太过，或偶停滞，消导克伐太过，积之既久，元气日微，虚极而生抽掣，诸书称慢脾风者是也。其人定见面白唇青，饮食减少，人困无神，口冷气微，或溏泄日三五次，或下半日微烧微汗，抽掣时生，此是元气虚极，神无定主，支持失权，由内而出外之候，只有扶元一法，如附子理中$_{95}$加砂、半，回阳饮$_{64}$加砂、半，昧者不知此理，一见抽掣，便称惊风，若妄以祛风之品施之，是速其（已）〔亡〕也。业斯道者，逢此等证候，务须细心斟酌阴阳实据，庶不致屈杀人命。余非言大而夸，其所目睹而亲见者，不胜屈指矣。病家于此，切切不可单求捷方。

敬评：知非氏曰：凡视小儿之病，虽曰哑科，而望闻问切四诊，皆有凭据，青黄赤白黑，有神无神，形体之肥瘦厚薄，容貌之惨舒虚实，皆可目睹，所谓望也。声音之盛衰，气息之粗细，喘与不喘，微与不微，可以耳听，所谓闻也。腹痛则其哭也头必俯，项背痛则其哭也头必仰，小便数不数，大便调不调，其父母必能稔知，可以面讯，所谓问也。烧热不烧热，厥冷不厥冷，有汗无汗，可以手摸两手之脉，可以指取，所谓切也。有此四诊，即得病情。至于抽掣，病在筋膜，主伤风木之气，风寒无疑，调和营卫足矣。再有他故，知犯何逆，以法救之，无不见（救）〔效〕。钦安指示亲切，分辨详细，断不可照市医看法，单视虎口筋纹，定是何病，便处方药，（紫）〔指〕纹冲上三关，不必定是危候，尤要在小儿抽掣，勿认是风，便用惊药，功德无量矣。况小儿阳气嫩弱，不胜风寒作祟，或发表太过，或经误下，往往筋惕肉瞤，振振动摇，不是惊风，养阴和阳，便不惊风。谓小儿火大者，是其父母欲自杀其儿，可辞去不治，尤为切嘱。须知小儿阳弱，火不能从内发，小儿无欲火，不能从外入，此是金针。

【阐　释】此证即一般医家所称之急惊风及慢惊风。郑氏谓前者因外感而致，后者因内伤而生。因外感者，视其症状，分别用伤寒方桂枝汤、麻黄汤、调胃承气汤，或加味导赤散治之。由内伤而生者，则须扶元，宜以附子理中汤加砂、半，或回阳饮加砂、半治之，固属合拍。但一般医家多谓小儿稚阳之体，不宜纯用此等方剂。并谓惊风有八候：即搐（臂肘搐缩）、搦（十指开合）、掣（肩膊搐掣或势如相搏）、颤（手脚头身四肢颤动）、反（颈项强直，角弓反张）、引（臂若引弓）、窜（眼上视、目直似怒）、视（眼斜视，睛露不合），观察极为仔细。急惊风发作期，一般还有热、有痰，而且来势迅速，治疗上常采取解表、清热、通关、涤痰、熄风、镇惊的方药，以求早日治愈。如延至晚期诸症恶化，多危笃难治，一般用大补肝肾真阴法施治，预后仍多不良。至于慢惊风，原因亦不少。庄在田《福幼篇》谓："或久疟久痢，或痘后疹后，或因风寒积滞，过用攻伐，或禀赋本虚，或误服凉药，或因急惊而用药攻降太甚，或失于调理，皆可致此症。"并将其症状概述为吐泻，大热不退或乍寒乍热，或身冷肢厥，鼻风煽动，面色青黄或灰白，口鼻中气冷，大、小便青白，昏睡露睛，手足抽掣，角弓反张，汗出如洗，囟门下陷等项，实可供临症参考。至于此症之治疗原则，《医宗金鉴·儿科》谓："此乃纯阴无阳之症，逐风则无风可逐，治惊则无惊可治，惟宜大补脾土，生胃回阳为主。"郑氏主用附子理中汤或回阳饮加砂、半治之，并告诫不可用祛风之品，是正确的。但庄氏所立加味地黄汤，用于阴阳俱虚的患儿，也是切当的。笔者曾治一小儿慢惊风，其眼扯嘴歪，二三分钟扯一次，面容青白而黯，手口冰凉，鼻孔煽动等症状，予以成品药附子理中丸，用温开水冲服，其后则五六分钟一次，九十分钟一次，逐渐减轻。二日后又来诊，一小时内，仍抽掣二三次，手足稍温，即以附子理中汤加砂、

半、琥珀治之，连服八剂而愈。以后用此方治愈慢惊风患儿数
十人。

中　风

　　按：中风一证，原有中经、中腑、中脏、闭脱之情，
陈修园先生《三字经》、《从众录》分辨甚详，可以熟
玩。余更细为思之，夫人身原凭一气包罗，无损无伤，
外邪何由而得入？内邪何由而得出？凡得此疾，必其人
内本先虚，一切外邪，始能由外入内，一切内邪，始能
由内出外，闭塞脏腑经络气机，皆能令人死，不得概谓
皆由外而致也。余常见卒倒昏迷，口眼㖞斜，或半身软
弱，或周身抽掣，众人皆作中风治之，专主祛风化痰不
效。余经手主治先天真阳衰损，在此下手，兼看何部病
情独现，用药即此攸分。要知人之所以奉生而不死者，
恃此先天一点真气耳。真气衰于何部，内邪外邪，即在
此处窃发，治之但扶其真元，内外两邪，皆能绝灭，是
不治邪而实以治邪，未治风而实以祛风，握要之法也。
若专主祛风化痰，每每酿成脱绝危候，何也？正虚而邪
始生，舍其虚而逐其末。况一切祛风化痰之品，皆是耗
散元气之斤，未有不立增其病者。然而浅深轻重，步步
有法，贵在圆通，余不过以鄙意之管见，以与同人共商
之耳。

敬评：知非氏曰：此解已透，然内本无虚，所谓本实先拨，即专主先天施治，未必十治十全，须知先天之阳不易回也，先与病家说明，愈是万幸，不愈医不任咎。若是回阳不愈，真阴不能自生，有人能治愈此病，愿焚其书，愿铲其批。

【阐　释】中风一症，自《内经》及《伤寒论》论述以后，包括的范围较广，一般归结为外中与内中两种。外中系由外而致，如《伤寒论》所述之中风，系属一种外感证候，不应再以中风病论治。张景岳早见及此，故谓："此症多见卒倒，卒倒多由昏聩，本皆内伤积损颓败而然，原非外感风寒，而古今相传，咸以中风名之，其误甚矣。"分辨甚为明晰。郑氏谓："凡得此疾，必其人内本先虚。"故见卒倒昏迷，口眼㖞斜，或半身软弱，或周身抽掣等证，不作祛风化痰医治，而专主先天真阳衰损。无论中脏、中腑、中经、中络，视其病在何部发生，而用药即于何部扶其真元，实属探本求源之论，惟未提出治则与方药。陈修园以《内经》言"风为百病之长"，"风善行而数变"，而谓风随人之脏腑而变。热风多见闭证，宜疏通为先；寒风多见脱证，宜温补为急。闭者宜开，开表用续命汤，开里用三化汤，开痰用㵉涎散、涤痰汤。脱者宜固，固肾气宜参附汤，固脾气宜归附汤，固卫气宜芪附汤，固营气宜术附汤，先固其气，再治其风。若正虚邪盛，则须标本兼治，宜三生饮加人参，所论颇当。本病虽是急性发作，而实由于各方面的慢性原因所造成，外因只是一种诱因。每多变起仓促，情况险恶，急救处理后，还须用柔润熄风药物，如喻嘉言的加味六君汤、资寿解语汤等以滋养强壮，镇静安神。如出现口开、目合、上视、撒手、遗尿、鼾睡、汗出如油等，均属难治，其预后多不良。故对于本病，应及早注重预防，主要是戒酒、节欲、避免身心过劳，及各种精神刺激。陈修园主以黄芪桂枝五物汤及陈氏自拟丸药方作药物预防，因二方都是滋养强壮剂，亦可供选用。笔者曾治一六十多岁中风半身瘫痪卧床两年多，百药无效病人，其症状为恶寒特甚，两胯以下冰冷，两膝以下如泡在水中，两腿无力，不能站立，舌苔白厚腻，脉沉细，综合其全身症状，断为阳虚阴寒湿甚所致，期以四月，服药六十剂，可望痊愈，或者大大减轻，能生活自理。先以四逆汤加桂、术，连续服十剂，始略见减轻，已能扶杖站立，行走几步，惟觉一身重痛，乃用麻附细辛汤加味，以温经散寒去湿，复用白通、四逆加童便，以通达周身之阳，各服数剂，已能在室内行走。大、小便无需人照顾。但一身仍畏寒，复以附子理中汤加上桂，及加鹿茸粉之方，嘱其轮服，服至七八剂，诸症大减，全身转暖，饮食增多，可不用手杖走数百步，乃就原方减小剂量以进。殊知一周以后，病势转坏，舌苔黑腻，余百思难解，疑其拣药有误，或另有他故，嘱另请高明。病家固请，仍处原方。又一周以后，其子来告病稍好转，前次病情变坏，由其父误信江湖医生，服了"透骨消"所致。至此疑团虽释，而前功尽弃。当告以误于药则难治，只以前方缓服可也。今举此例，主要为病家信心不专，乱服药者戒。

中　痰

　　按中痰一证[一]，余思中字不甚恰切。夫痰之所以生，半由太阳失运，水液不行，聚而为痰；或由中宫火衰，转输失职，水湿生痰；或由心阳亏损，不能镇纳浊阴，水泛于上，而痰证生。种种不一，是痰皆由内生，并非由外而致，由外而入内，始可以言中，由内而出外，绝不可以言中。凡为痰迷之人，必素禀阳衰，积阴日盛，饮食不运，气机不宣，忽然外邪引之，内气滞之，阴邪窃发，寒痰上涌，堵塞清道，人事昏迷，喉中痰响，脉必滑利，平素多病多痰，法宜扶阳为先，祛痰为末。如姜附汤₁₁₃、姜桂茯半汤₁₁₂、真武汤₁₃₀之类，皆可施之，即曰痰闭可也，何必曰中。

敬评：（一）知非氏曰：中字之义驳得倒，痰字之理认得真，治痰之法，自尔超妙，非庸手所得知。患疾之人遇之病可愈，学医之人入手不得错，此救世之法，医医之意也。

【阐　释】此节专论痰迷，非泛论一切痰证，故谓痰皆由内而生，且必素禀阳衰，积阴日盛，忽然外邪引之，内气滞之，阴邪窃发，致寒痰上涌，甚则人事昏迷。法宜扶阳为先，祛痰为末，用姜附汤、姜桂茯半汤、真武汤之类治之。并认为中痰名称不切，应改为痰闭，俱颇合理。其实一般外感六淫之痰，亦多由内本先虚，或脏腑受伤而生，非独痰闭而然。笔者曾治一70岁之教授，猝然昏倒，不省人事，舌不能转动，四肢不能升举，口流涎水，喉中有声。余断为中痰而非中风，为平日多饮茶水，久积寒湿，与外邪相感召而发病，法当回阳降逆，行水化痰，主以姜附茯半汤，连尽二剂，仍不能言语，四肢无知觉，不能活动，知为病重药轻，乃以大剂四逆汤加茯、半、生姜治之，服后病势

稍减，但寒痰堵塞不去，系茯、半力微，须另用攻药，又恐患者
体力不支，乃先服附子理中汤两剂，以培其本，病势又有所好
转，遂以矾石汤探吐之。服药后呕吐痰涎泡沫清水半痰盂，大感
疲乏，先后以附子理中汤去参加桂，加茯、半治之，连尽八剂
后，痰涎减少，能说话，手足亦较活动，能坐在床上。继以苓桂
术甘汤加附片、防己、半夏治之，尽四剂后能扶桌在室内行走，
并能翻阅书报，但时觉头痛身痛，此乃内外寒湿相感召，以麻黄
附子细辛汤加味治之，服两剂后，痛大减，饮食增加，大、小便
无需人照顾，言语神识更清楚，又先后服附子理中汤、苓桂术甘
汤加味治之，症状大大减轻，即以小建中汤、黄芪建中汤善其
后。治疗近半年时间，患者已能在室外步行，阅读书报，饮食便
溺能自理，即停止服药。

中　食

按：中食一证，中字亦不恰切。夫食以养生，虽由
外入内，并非食能害人。必其人素缘中气不足，运化气
衰，阴邪已经发动，偶遇饮食入内，阻滞不进，忽然闭
其清道，人事卒倒，形如死人，皆是气机偶闭为之耳，
何得谓食之能中乎[一]？即如平常气实之人，日日酒食厌
饱，而胡不中，以此推之，内本先虚也。（虽）〔须〕探
吐之，一吐即愈。愈后急温补脾土，自无失矣。

敬评：（一）知非氏曰：此数语包一切，扫一切，元箸超
超，颠扑不破，神曲、麦芽、槟榔、山楂，可以扫除，而干姜、

附子又能治食矣，可发一噱！

【阐　释】本症因饮食阻闭而卒倒，形如死人，实属罕见之症。郑氏谓为中气不足，运化气衰，气机偶闭而致，并以气实之人，日日酒食厌饱而不病相比，知其为内本先虚，则中食之名，自是不切。其治法为探吐后，再温补脾土，颇简便易行。

脱　肛

按：脱肛一证[一]，有下焦阳衰，而不能统束者；有（面）〔三〕焦火旺而逼出者。因下焦阳衰而致者，由其人或房劳过度，或大吐大泻大病后，元气损伤，不能收束，其人定见少气懒言，精神萎靡，面白唇青，喜食辛辣热物者是也。法宜温固脾肾之阳，阳回气足，肛脱自收。如附子理中汤95加葛根，黄芪建中汤146，与市习之补中益气汤88之类。因火旺逼出者，或由过食厚味醇酒椒姜辛辣之物，热毒流注下焦，或感受外热燥邪，流注肠胃，热邪从下发泄，火气下趋，渐渐逼迫，直肠遂出，其人定见躁烦，（善分）〔喜饮〕清凉，或大便不利，或不便赤热，或善食易饥，种种病情者是也，法宜清热，如黄连解毒汤143、三黄石膏汤12之类，专清肠胃之热，热清而肠自收矣。近来市习，多用补中益气倍升麻，或用槟麻仁捣泥涂囟门穴，亦多见效。但于阴阳攸分，全无定见，终不若握此阴阳法度，治之庶可无差，第所列药方，亦未必尽善，不过明其理法之当然，学者从中神而明之，自然发无不中也。

敬评：知非氏曰：巽为股为风，风性属阳主升，平〔常〕人不脱肛者，风（本）〔木〕之气生升不已。今病脱肛，生升之气机失权。钦安参悟其理，指出温升之法，所谓火旺者，火急风生，直步广肠肛头，顺势脱出，亦当升阳散火，桃花汤可用。必见实热之病情，方可直折，火熄风平，遂其升达之性，其肛自举，一剂即止，所谓中病即已，毋过用以伤生气，否则旋举旋脱，久久遂漏，又不可不知也。

【阐 释】脱肛一证，郑氏析为阳衰不能收束，及火旺逼出两类，各述其病因病情，而分别以温阳、清热之方治之，诚属的当。前人治此症不外升举、固摄、益气三法。张景岳谓："古人用参、芪、术、归、甘草、升麻升补之，或兼用五味、乌梅固涩之，外用熏洗收涩之药，则无不愈。"汪昂谓："有气血热而肛挺出者，用芩、连、槐、柏及四物、升、柴之类。"与郑氏说可相辅为用。笔者在临证中，所见脱肛患者，大多为下焦阳衰，中气不足，即投以补中益气汤倍升麻、参，易生姜为炮姜，再加附片、罂粟壳治之，屡用屡效。至于妇女患"阴挺"、"阴颓"者，现代医学称为子宫脱垂，其原因为素体不强，产后体虚，胞络松弛，气虚下陷，不能收摄所致，其治法亦与脱肛相同。笔者治一患儿脱肛已两年多，医治无效。经常腹泻，脚冷，知为脾胃虚寒，真阳不足，先后以附子理中汤加吴萸，又加升麻、粟壳、葛根之方治之而获效告愈。因患儿体太虚，复用附子理中汤合当归补血汤以巩固疗效。另治一子宫脱出如拳大而淌水之妇女，系十年前产后得病，医药罔效。余审其病情，先以加味参苏饮去其外感，继以附子理中汤加吴萸、上桂以温其阳，再以补中益气汤加粟壳治之，病已减轻大半，更以原方加龙、牡治之，连服两剂，得收全功。不久即能参加劳动，并于两年后生一女孩，母子皆平安。此等治法，皆本钦安之说也。

痔　疮

按：痔疮一症，诸书分别牡痔、牝痔、气痔、血痔、酒痔、脉痔、内痔、外痔，又俗称翻花痔、鸡冠痔、莲花痔、蜂窠痔、鼠奶痔、牛奶痔，种种不一。余谓形像（鸡）〔虽〕异，其源则同，不必细分，总在阳火阴火判之而已。因阳火而致者，或平素喜食厚味醇酒椒姜，一切辛辣之物，热积肠胃，从下发泄，肛门乃属下窍，终非时刻大开，热邪下趋，发泄不畅，蕴积而痔乃生焉。其痔定然痛甚，肛门红肿，精神不衰，饮食如常，粪鞭溺赤，喜饮清凉者是也。法宜专清肠胃之热，如大、小承气$_{18,21}$、调胃承气$_{140}$、葛根芩连$_{164}$等汤，皆可酌用。又或燥邪发泄不畅，辨认与上同，而时令不同，法宜清燥为主，如黄连玉竹阿胶汤$_{147}$、清燥汤$_{161}$、甘桔二冬汤$_{43}$之类。因阴火而致者，或由房劳过度，君火下流，前阴发泄不畅，直逼后阴，蕴积亦能生痔。又或（火）

〔久〕病，用心过度，忧思过度，元气虚极，涣散欲从下脱，而不得即脱，蕴积亦能生痔。其痔多青色、黑色、白色，微痛微肿，坐卧不安，人必无神，困倦喜卧，畏寒身重，面色唇口青白，脉或浮空，两尺或弦劲，此是元气发泄不藏之故，不得照寻常通套等方施治，法宜收固，如附子理中汤$_{95}$加葛根，潜阳丹$_{68}$、回阳饮$_{64}$、封髓丹$_{106}$倍砂、草之类。近来治论纷纷，愈出愈奇，理法将泯，不得不为之一正。

敬评： 知非氏曰：治疮亦贵理法明晰，钦安兼习外证，的是妙人。

【阐　释】 痔疮名目繁多，郑氏判为阳火、阴火两类，每类又各有几种情况，均分别述其病因、病机，又分别给以适当的治则、方药，诚属以简驭繁，扼要易行立论。并谓："近来治论纷纷，愈出愈奇，理法将泯，不得不为之一正。"可见当时痔病较多，治法亦多种多样。今则痔漏早成专科，多着重手术治疗，而传统的理法方药，仍不可废，本节所论，尚不无参考借鉴价值。余曾治一痔漏病患者，血流不止，用大剂炮姜甘草汤加升麻、荷叶治之，一剂而血止，连服五剂，痔即上升而告愈，继服封髓丹善后，巩固疗效。

赤白浊

　　按： 赤白浊一证，诸书所载，有云赤属血，白属气，有云败精流溢，乃谓白浊，血不及变，乃为赤浊。有云入房太甚，发为白淫。有云脾移热于肾。有云白浊乃劳伤肾，肾冷所致。种种分辨，果从谁说？余谓不必拘分，握定阴阳治之便了^(一)。夫赤浊、白浊，俱从溺管而出，有云败精流溢，既云败精，不过一二次见之，未必日日见之，况精窍与尿窍不并开，即云元阳不固，关锁不牢，而败精有如此之多，不几元阳有立绝之势乎？余亦常见患浊症之人，精神不衰者亦多，可知其非败精也明矣。余细维此证，总缘二气不调，中宫运化机关失职。所以然者，先天赖后天以生，水谷之精气生血，水谷之悍气生精，血入于营，精行于卫，皆从中宫转输，转输失权，或精或血，流注阑门，阑门乃泌清别浊之所，从此渗入膀胱，渗入者赤，溺便赤，渗入者白，溺便白，非膀胱之自能为赤白也。方书多用利水，尚未窥透此中消息。又有云：湿热流注于下，此说实为有理，卓见颇超，清热利水，（火）〔大〕约从此。须知中宫不调，有寒热之别，寒主胃阳之不足，阻滞中宫，转输即能失职^(二)，其人定见面白无神，饮食短少，困倦嗜卧，不问赤白，但以温暖中宫，俾寒邪去，而转输复常，如香砂六君₁₁₀、附子理中₉₅之类。热主胃气之过旺，盘踞中宫，转输亦能失职，其人多烦躁好动，精神不衰，言语脉息，一切有神，不问赤白，便以清胃为主，俾热去而转输复常，如导赤散₇₃加茯苓、前仁，清胃散₁₅₉、凉膈散₁₃₈之类。

敬评：（一）片言居要。（二）知非氏曰：阳虚不能运化精微一语，可补钦安之注脚。

【阐　释】各家医书所载赤白浊种种分辨，诚令人无所依从。郑氏认为系由于二气不调，中宫运化转输机关失职，致精血流注阑门，渗入膀胱，而溺白溺赤，亦有未当。据前人及近人的实践，确知浊症的主要特点是尿痛、尿频、尿道口时有浓汁排出，混血者赤，只有浓汁者色白，其发病部位主要在精道，属生殖系统。一般淋浊常连言，只因两者在症状上易于相混，如赤浊近似血淋，白浊近似膏淋，实则淋症的发病部位主要在溺道，属泌尿系统，两者是不同的。前人对此亦有所认识，如李中梓《医宗必读》谓："患浊者茎中如刀割火灼而溺自清，惟窍端时有秽物，如疮之脓，如目之眵，淋漓不断，与便溺绝不相混。"并谓其成因为"心动于欲，肾伤于色，或强忍房事，或多服淫方，败精流溢"。浊症既为精病，而非溺病，故治则亦不重利尿而重在治脾肾。故陈修园谓："水愈利而肾愈虚矣。"只初期尿痛甚时，可用萆薢分清饮以利湿清热，以后则只宜补肾补脾。郑氏依中宫寒热而处方用药，其所用之附子理中汤，即是肾脾并补之方，而香砂六君，则是专治脾法。如注重补肾阳，笔者常用四逆汤加肉桂、补骨脂、益智仁、仙茅、肉苁蓉等温补肾阳药味，取得满意疗效。有时亦用八味丸加龙骨、牡蛎，而加重桂、附剂量以获效。

血证门 吐血、鼻血、牙血、毛孔血、耳血、二便血 [一]

按：血症虽云数端，究竟不出阴阳盈缩定之矣。余于《医理真传》分辨甚详。查近市风，一见血出，红光遍地，人人皆谓之火，医生亦谓之火，细阅其方，大半都是六味地黄汤₃₅、回龙汤₁₀₉、生地四物汤₅₇加炒芥、藕节、茜草、茅根、牛膝、大黄之类，专主滋阴降火。曷不思火有阴阳之别，血色虽红，由其从火化得来，终属阴体，气从阳法天居上，血从阴法地居下，天包乎也，气统乎血，气过旺可以逼血外越，则为阳火，气过衰不能统血，阴血上僭外溢，则为阴火。阳火其人起居一切有神，阴火动静起居一切无神。阳火始可用以上市习之方，阴火决不可用，当以《医理真传》之法为是。要知人周身躯壳，全赖一气一血贯注之而已，不必区分血从何出，当何治，血是某经，主某方，分解愈多，源头即失。余治一切病症，与此血证，只要无外感病形，即握定阴阳盈缩治之 [二]，见功屡屡，获效多多，真不传之秘法，实度世之（食）〔金〕针。余经验多人，不敢隐秘，故罄所知，以告将来。

敬评：（一）知非氏曰：火是阴。《内经》曰：阴病治阳，当用阳药。夫火何以能阴？孔子曰：离为火，离为阴卦。火是红色，血亦是红色，故知火盛吐血，正是阴盛，必用阳药而始能愈，此儒者之权衡，非俗子所能窥测，而医亦是名医，故敢论血。（二）老实人说老实话，知著书之婆心，更知评者之婆心，有同心焉耳！以为邀誉则非矣。

【阐　释】血症虽多，郑氏统以阴阳盈缩定之，是扼要之法。根据祖国医学文献论述，血症的发病机理，主要为血不行经。陈修园《时方妙用》谓："若外有所感，内有所伤，则血不循经，从上而涌，则为吐血、咳血、咯血、鼻血、齿衄；从下而走，则为便血、溺血、妇人血崩。"而究其血之所以不循经，则不外因热、因寒而致。刘完素谓："热甚则血有余而妄行。"严用和《济生方》谓："夫血之妄行也，未有不因热之所发，盖血得热则淖溢，血气俱热，血随气上乃吐衄也。"斯即郑氏所谓气过旺可以逼血外出之"阳火"。陈无择《三因方》谓："血得冷而凝，不归经络而妄行。"即郑氏所谓气过衰不能统血，阴血上僭外溢之"阴火"。至于阳火、阴火之区分及施治，郑氏在《医理真传》中已有详说，这里只自述其经验谓："余治一切病证，与此血症，只要无外感病形，即握定阴阳盈缩治之，见功屡屡，获效多多，真不传之秘法，实度世之金针。"笔者用之，确有显效，在临床上无论其为阳火阴火之血证，都先以大剂炮姜甘草汤加血余炭，先止其血，然后辨证治疗。《医理真传》阐释一书中，有详细论述可参阅。

发　斑

按：发斑一证[一]，有由外入而致者，有由内出而致者。由外入而致者，由外感一切不正之气，伏于阳明，阳明主肌肉，邪气遏郁，热毒愈旺，忽然发泄，轻则疹痒，重则斑点，或如桃花瓣，或如紫云色，大小块片不等，其人口臭气粗，壮热饮冷，脉大而实，或周身疼痛，二便不利者，此为外感，阳证发斑是也。法宜随其机而导之，如升麻葛根汤32、举斑114化斑29消斑136等汤，皆可酌用。因内伤而致者，或饮食伤中，克伐过度；或房劳损阳，过于滋阴；或思虑用心过度；或偶感外邪，过于发散。以致元阳外越，或现斑点，或现通体紫红，其人懒言嗜卧，不渴不食，精神困倦，或现身热，而却无痛苦情状，行动如常，或身不热，而斑片累累，色多娇嫩，或含青色者是也。粗工不识，一见斑点，不察此中虚实，照三阳法治之，为害不浅，法宜回阳收纳为主，如封髓丹106、回阳饮64之类。余曾经验多人，实有不测之妙。总之外证发斑在三阳^(二)，宜升散，内证发斑在三阴，宜收纳。此二法乃万病治法之要，不仅此证，学者须知。

敬评：（一）知非氏曰：斑发于阳，因外感而致其证为阳，能治者多。惟斑发于阴，因内伤而致其证为阴，能识此者少。钦安指出两法，重在人所难识一面，学者知其所难，作者之心苦矣。（二）知其要者，一言而终，不知其要者，流散无穷。

【阐　释】一般对于此证，只论及阳证发斑，除郑氏所举数方外，尚有用三黄汤加减治之者。至于因内伤而致的发斑，都很少论及。郑氏历述其病因病象，而谓其病在阴，法宜回阳收纳，用封髓丹、潜阳丹、回阳饮之类治之，可谓有独到之见。笔者曾治一发斑之患者，经年治疗无效，又用艾火烧之，遍体疤痕、斑点，而斑点隐含青色，声低息微等症状，显属阳虚发斑，乃师法郑氏之意，用王洪绪所订阳和汤加附片治之，一剂轻，四剂痊愈。盖用附片固其根本，麻黄以开腠理，肉桂、炮姜以解其寒凝。腠理一开，寒凝一解，气血流行，则斑点随之消失矣。

痿 躄

按：痿躄一证，《内经》云：肺热叶焦，五脏因而受之，发为痿躄。又云：治痿独取阳明，阳明为五脏六腑之海，主润宗筋，束骨，利关节者也。阳明虚，则宗筋弛。李东垣、朱丹溪遵《内经》肺热一语，专主润燥泻火，似为有理，但《内经》称治痿独取阳明，乃不易之定法，此中必有定见，当是肺热叶焦之由起于阳明也。阳明为五脏六腑之海，生精生血化气行水之源也。《内经》谓阳明虚，则宗筋弛，明是中宫转输精气机关失职。精气不输于（肺）〔皮〕则肺痿生；精气不输于脉，则心痿生；精气不输于肉，则脾痿生；精气不输于筋，则肝痿生；精气不输于骨，则肾痿生。以此分处，则治痿独取阳明一语，方成定案，即不能专以润燥泻火为准。要知人身三百六十骨节，无论何节，精气一节不到，则一节即成枯枝，以此推求，方得痿证之由，肺热叶焦之实，即此可悟治痿独取阳明一语，实握要之法。余思各经为邪火所侵，并未见即成痿证，即有邪火太甚，亦未见即成痿证，果系火邪为殃，数剂清凉，火灭而正气即复，何得一年半载而不愈？东垣、丹溪见不及此，故专主润燥泻火^(一)，是皆未得此中三昧。法宜大辛大甘以守中复阳，中宫阳复，转输如常，则痿症可立瘳矣。如大剂甘草干姜汤42、参附汤102、芪附汤80、归附汤60、术附汤44之类，皆可酌选。

　　敬评： 一家之言，未窥全豹。

　　【阐　释】 痿躄是指身体筋脉弛缓，软弱无力，尤以下肢痿弱，足不能行之病。《内经》论痿谓有肺、心、肝、脾、肾五种，而皆由于热与阳明虚，故治则独取阳明，以润宗筋、束骨、利关节。还谓必须"各补其营而通其俞，调其虚实，和其顺逆、筋、脉、骨、肉各以其时受气，则病已矣"。观点是比较全面的。李东垣、朱丹溪专执火热立论而主润燥泻火。丹溪有著名的泻南补北方，却也有一定的疗效。但谓"痿证无寒，不可用热药以灼其阴"，则未免一偏之见，故郑氏谓其未得此中三昧。而本《内经》"阳明虚则宗筋弛"之说，谓由于中宫转输精气失职，不输于皮、脉、肉、筋、骨，始发为肺、心、脾、肝、肾五痿，确属探本立论。故主用大辛大甘以守中复阳，使中宫转输如常而痿可立愈。所举甘草干姜汤等六方，俱可随证酌用。前人谓痿多为不足之证，李时珍谓："湿热成痿，乃不足中之有余也，宜渗泄；若精血枯涸成痿，则不足中之不足也，全要峻补。"李士材治四年不能起床之痿症，用十全大补汤及八味丸加减，朝夕轮服，三月而大见成效。可见久病多虚，宜于峻补，痿证尤须如此。笔者曾治抽脊髓之后遗症而成痿躄之患者王某，平时坐着犹如好人，但不能站立行动，大小便都需其母亲扶持。先以大剂甘草干姜汤守中复阳，连服四剂，稍见好转；继进大剂附子理中汤加鹿角霜、牛膝四剂，能在室内扶墙壁桌椅而行走一二十步；仍以附子理中汤为主方，合当归补血汤治之；以后或加上桂，加鹿角胶，加枸杞，连服三十剂而痊愈。

虚　劳

按：虚劳一证[一]，诸书分别五劳七伤，上损下损。陈修园先生《三字经》、《从众录》分辨甚详，可以熟玩。余思虚劳之人，总缘亏损先天坎中一点真阳耳。真阳一衰，群阴蜂起，故现子午潮热（子午二时，乃阴阳相交之时，阳不得下交于阴，则阳气浮而不藏，故潮热生。阴不得上交于阳，则阴气发腾，无阳以镇纳，则潮热亦生。医者不得此中至理，一见潮热，便称阴虚，用一派滋阴养阴之品，每每酿成脱绝危候，良可悲也），**自汗盗汗出**（凡自汗盗汗，皆是阳虚之征，各书俱称盗汗为阴虚者，是言其在夜分也。夜分乃阳气潜藏之时，然而夜分实阴盛之候，阴盛可以逼阳于外，阳浮外亡，血液随之，故汗出，曰盗汗。医者不知其为阳虚，不能镇纳阴气，阴气外越，血液亦出。阴盛隔阳于外，阳不得潜，亦汗出，此旨甚微，学者务须在互根处会），**咳吐白痰**（真阳一衰，则阴邪上逆，逆则咳嗽作，白痰虽非血，实亦血也，由其火衰而化行失职，精气不得真火锻炼，而色未赤也。近来多称陈寒入肺，实是可笑），**腹满不食**（阴气闭塞，阳微不运故也），**面黄肌瘦**（真火衰则脾土无生机，土气发泄欲外亡，故面黄，土衰则肌肉消，以脾主肌肉故也），**腹时痛时止**（阳衰则寒隔于中，阻其运行之机，邪正相拒，故时痛时止），**大便溏泄**（胃阳不足，脾湿太甚，故也）。**困倦嗜卧，少气懒言**（皆气弱之征）。**种种病情，不可枚举。惟有甘温固元一法，实治虚劳灵丹，昧者多作气血双补，有云大剂滋阴，有等专主清润，有等开郁行滞，不一而足，是皆杀人不转瞬者也。余非言大而矜，妄自争辩，实不得不辩也。**

敬评：（一）知非氏曰：虚劳之人，五神无主，四大不收。夫五神者，五官之神也，五官不能自为用，其中有主之者，仙经曰：譬如弄傀儡，中有工机轴是也。四大者，地水火风也。毛发爪指皮肤者，地也；津液涎沫者，水也；运转动作者，风也；暖气者，火也。然此四大者，全要元神元气为主宰收摄。虚劳之人，元神昏散，视听混淆，是五神无主宰，元气耗散，举止疲惫，是四开不收摄。夫人身元阳为本，是生真气，真气聚而得安，真气弱而成病。虚劳者，真气耗散，元阳失走，迨至元阳

尽，纯阴成，呜呼死矣。钦安指出大法，惟有甘温固元，是姜、
附、草，不是参、芪、术，学者不可不知也。

【阐　释】虚劳有广狭二义。如隋代巢元方《诸病源候论》
关于虚劳共五十七论，提出了"五劳"、"六极"、"七伤"诸
名。几乎将有关五脏的虚弱慢性疾病都包括在内，是最广义
的。而狭义的虚劳，则多指痨瘵、尸疰、骨蒸等证，略与现在
所说的结核病相似。按郑氏所列各种症状，如子午潮热、自
汗、盗汗、面黄肌瘦，困倦嗜卧等而言，亦系指狭义的虚劳。
此症有传染性，古人亦早有认识。但认为虫菌之能感染，总缘
于内本先虚，故治劳原则不外"补虚以复其元，杀虫以绝其
根"。而补虚之法，则郑氏说："惟有甘温固元一法，实治虚劳
灵丹。"系从《内经》"劳者温之"，及仲景小建中汤、复脉等
方悟出。即有阴虚的患者，亦不能舍此而大剂滋阴，或一味清
润。故陈修园对此症亦谓："小建中汤加黄芪、人参、当归、
白术等汤，皆急建其中气，俾饮食增而津液旺，以补血生精而
复其真阴之不足。但用稼穑作甘之本味，而酸、苦、咸在所不
用，盖舍此别无良法也。"固然，对于本症之治疗，适当的对
症加减用药，及饮食调理以至预防，都是必要的。余曾治一虚
劳患者，咳嗽吐血已五年，经中西医治疗无效。近日大吐血两
次，每次一大碗，病势垂危。经余综合分析诊治，断为阳虚所
致。以大剂四逆汤、白通汤治之，有虚热时加童便引，水湿盛
时加茯苓。服药十剂后，忽吐血加甚，其色乌黯系瘀血经热药
蒸化而出，急用大剂甘草炮姜汤治之，二剂而血止咳减。复用
四逆汤加上桂以扶其肾阳，并加生姜、茯苓、白术以健脾利
水，连续服十六剂而诸症悉减，乃以封髓丹、潜阳丹轮服以纳

气归肾，而缓姜、附之峻烈，病势更逐渐减轻，复以苓桂术甘汤善其后。前后时间约三月，服药四十余剂，患者已基本缓解，能参加轻微家务劳动。

厥　证

按：厥证一条[一]，有阳虚阴虚之别。阳厥者何？由其外邪入内，合阳经热化，热极则阴生，阳伏于内，阴呈于外，故现四肢冰冷，或脉如丝，或无脉，其人虽外见纯阴，而口气必蒸手，小便必短赤，精力不衰，法宜清热下夺为主。如大、小承气$_{18,21}$、调胃承气汤$_{140}$等是也。阴厥者何？由其正气已虚，阴寒四起，阴盛阳微，闭塞经络，阳气不能达于四肢，故见四肢冰冷，其人目瞑倦卧，少气懒言，法宜回阳祛阴。如四逆汤$_{48}$、回阳饮$_{64}$之类。此阴阳生死攸关，不容不辨。

敬评：（一）知非氏曰：阴证发厥，内伤已极，诸人能认，治多不谬。惟阳证发厥，热极成寒，仲景有厥证用白虎之条，人多不辨。钦安此论，两两对言，重在热厥一面，学者能认出热厥，评者之心亦慰矣。

【阐　释】《内经》有寒厥、热厥、薄厥、风厥、暴厥、尸厥、火厥诸名；后世更有气厥、血厥、痰厥、食厥、蛔厥诸症，而主要则为热厥、寒厥，亦即阳厥、阴厥两种。《内经素问·厥论》以"阳气衰于下则为寒厥，阴气衰于下则为热厥"。张仲景《伤寒论》则以"阴阳气不相顺接"及"手足逆冷"为厥。郑氏所谓阳厥即是热厥，所谓阴厥即是寒厥。一般凭寒热辨证，固是常则。但遇有假寒真热，即热深厥亦深之症，则非积有经验者，难于辨别。郑氏指出"其人虽外现纯阴，而口气必蒸手，小便必短赤，精力不衰"，是与阴厥不同的几点。故治宜清热下夺，清热可用白虎汤，下夺则用大、小承气汤，及调胃承气汤。即有谵语，自汗者，亦宜如此，切不可认为已变成阴症而用药。至于阴厥，既由正虚阴盛阳微，阳气不能四达而为冷厥，历来均以四逆、理中、回阳一类方剂治之。有人谓阳厥发病之前常多热象，及厥冷后，手足心多暖，脉沉而多缓，亦足供辨认假寒真热之参考。

谵　语

按：谵语一症[一]，有阴阳之别，不可不知。阳证之谵语，由其外邪伏热，热乘于心，浊火乱其神明，神无所主，其人口中妄言，必见张目不眠，口臭气粗，身轻恶热，精神不衰，轻者可用导赤散[73]加黄连，重者可用大、小承气汤[18,21]、三黄石膏汤[12]。阴证之谵语，由其正气已衰，阴邪顿起，神为阴气闭塞，则神识不清，其人多闭目妄言，四肢无力，倦卧畏寒，身重、汗出，即有欲饮冷水一二口者，其人无神，定当以回阳为准，切不可以为饮冷，而即以凉药投之，则害人多矣。须知积阴在内，生有微热，积阴一化，热自消亡。此处下手，便是高一着法。余曾经验多人，不问发热、汗出、谵语、口渴、饮冷，但见无神，便以大剂回阳饮[63]治之，百治百生。

敬评：（一）知非氏曰：谵语不是神昏气沮，此论精当，治法绝妙。后言不问其证，决之早也；但见无神，眼之萌也；便以大剂，手之快也，百治百生，效之必也。学者先要学此手眼。

【阐　释】仲景《伤寒论》之分析，以邪有余为谵语，正不足为郑声，此处之阳证、阴证，盖名异而义同。谵语一般属高热征象，按阳证用凉寒为正治。郑氏揭出阴证之谵语，实即郑声也，由于正衰阴盛，蒙蔽神识而致。其分辨在有神无神，恶热畏寒，张口闭口，张目倦卧几项。只要具有阴象，即欲饮冷水，亦不过积阴生微热，仍当以回阳为准，而不可投寒凉药以误人。并谓曾经验多人，不问发热、汗出、谵语、口渴、饮冷，但见无神，便以大剂回阳饮治之，百治百生，实为独到的经验。余曾冶一谵语患者，两目直视，两膝以下冰冷，说神说鬼，说脚下常有风吹，人如悬半空中，六脉沉迟而细，此乃正气虚极，神不守舍，真阳欲从上脱之危候。先以大剂桂甘姜枣麻辛附子汤治之。服药后病无进展，而亦无不良反应。遂以大剂四逆加上桂、童便施治。连服四剂而谵语减，食量增。再以附子理中汤先后并补之，并加上桂以助命门之火，加琥珀以宁心定魄，连进四剂而诸症大减，惟两膝以下仍冰冷，乃就上方加龙、牡、龟板以迎阳归舍，并配猪心蒸朱辰砂食疗。又服数剂，始基本痊愈。复以附子理中汤加茯神以巩固疗效而收功。

女科门

按：女科与男子[(一)]，稍有不同。以其质秉坤柔，具资生之德，而有经期、胎前、产后病情，与男子不同，其余皆同，诸书分辨甚详，实可择取，余于女科一门，亦稍有见解，因于闲暇，又从而直切畅言之，以补诸书未言之旨，恐见解不当，高明谅之。

敬评：（一）知非氏曰：女子之病，多于男子，奈何多？多一病耳。虽曰五漏成体一，两耳不烦治一，两乳不须治一，经水则其要也。治之奈何？在知本。知本于太阴，无他谬巧矣。夫太阴者月也，三五而盈，三五而缺。盈者，阴进为阳主长。缺者，阳退为阴主消。阳长阴消，以阳为运用。长者生之，徒升发不泄；消者死之，徒降下不留。月事以时下，一月一降为不病之恒，降下无所苦，又不爽其期，曰月信。苟阳失健运，则坤中之阴精不藏，如先期而至，是月受日魂未足，阴中阳微，不得谓为有火，而用芩、连、知、柏。如后期而致，是日魂消阴未尽，阴中阳虚，阳虚阴亦无准，不得谓为有寒，而用四物、桂、附。淋漓不断者，少则非崩，崩则多而不止，皆由元阳先期不下，以致阴精流溢不守，不得仅以热论。色紫成块，色泽不鲜，同为阳气不足。将行腹痛，行后腹痛，均是阳虚气凝。至于处子妇人，经闭不通，皆由虚损，先宜扶阳，继须通利，通利之方，桃核承气汤，不遗余力，若姑息养奸，百日而痨瘵成，不可救药矣，非医之过而何？所有带证，处子妇人皆多患此，不在经证之例，亦非带脉为病，非白淫，即寒湿，浊恶不堪，法宜升散，不宜燥熯，致烁阴精，皆治本之诀也。至于内伤外感，亦能伤太阴，而有以上诸疾，又当于六经求治，不可专于治本，细读仲景妇人热入血室诸条，触类而伸之，比类而参之，有形证，有理路，何患无治法乎？钦安分门别类，博学而详说之，妙在窥透阳不化阴之玄理，反复论辨，只重一阳字，握要以图，立法周密，压倒当世诸家，何况庸手？知非良深佩服。而胎前不言证，归于六经矣；产后不言法，尽于阴阳矣。知非亦可无言矣。

经水先期而至或十七八九日、二十四五日者是也。

按：经水先期而来，诸书皆称虚中有热，为太过，为气之盈，多以四物汤$_{46}$加芩、连、阿胶之类治之，以为血中有热，热清而血不妄动，经自如常。余谓不尽属热，多有元气太虚，血稍存注，力不能载，故先期而下。其人定见面白无神，少气懒言，稍有劳动，心惕气喘，脉细而微，抑或浮空。此等法当温固元气为主，不得妄以芩连四物$_{83}$治之，果系可服芩连四物者，人必精神健旺，多暴怒，抑郁，言语起居动静，一切有神，如此分处，用药庶不错误。

【阐　释】经水先期而至，一般来说，是虚中有热，但亦有元阳不足如郑氏所指出者，一般多忽略。余曾治一高中女生，一月来月经两次，每次七天始能干净，干净后七天月经又来。经来前一二日，小腹胀痛，其人身体瘦小，面白无神，看书觉头眩晕，舌质淡，苔白滑，脉沉细。此为阳气不足，不能统血，法当扶阳为主，以附子理中汤加味治之。因在校读书，煎熬药不方便，改服丸药，一月而愈。

经水后期而至 或三十七八日，四五十日，及两三月者是也。

按：经水后期而至，诸书称为虚中有寒，为不及，为气之缩，多以桂、附之类加入四物汤$_{46}$治之，以为血中有寒，寒得温而散，血自流通，经即如常。余谓不尽属寒，其中多有暗泄处，不可不知。暗泄者何？其人或常自汗不止，或夜多盗汗，或常流鼻血，或偶吐血，或多泄水，或饮食减少，如此之人，切不可照常通经赶经法施治，当审其病而调之。如其人当经期将至，前四五日常自汗出者，是气机上浮而不下降，汗出即血出也。审其是卫阳不固者固之，如芪附汤$_{80}$、建中汤$_{23}$是也。察其系内有热伏，热蒸于外，而汗出者，宜凉之，如益元散$_{134}$、生地四物汤$_{57}$之类治。若是盗汗，察其系阴盛隔阳于外，阳气不得潜藏，气机上浮，故盗汗出，法宜收纳，如封髓丹$_{106}$、潜阳丹$_{168}$之类。察其系血分有热，热蒸于外，盗汗亦作，法宜清润，如鸡子黄连汤$_{92}$之类。若是鼻血、吐血，审是火旺，逼血外行，自有火形可征，法宜清凉，如桃仁地黄犀角汤$_{126}$之类。审是阳虚不能镇纳阴气，阴血上僭外越，自有阳虚病情可考，不得即为倒经，而妄用通经凉血止血之方，惟有扶阳抑阴，温中固土为准。如甘草干姜汤$_{42}$、潜阳$_{168}$、建中$_{146}$

等汤。若是时常泄水，饮食减少，多由元气下泄，阴血暗耗，法宜温中收固，况饮食减少，生化机微，天真之液，不能如常流注，学者须知。切切不可见其经之后至，而即以通套等法施之。其中尚有外感寒邪，闭束营卫气机，亦能使经期后至，可按六经提纲治之。更有经期将至，偶食生冷或洗冷水，亦能使经期后至，须当细问明白，切不可粗心。

【**阐　释**】经水后期而至，一般固是虚中有寒。郑氏举出有因种种暗泄而致之症，则常为他书所忽略。郑氏分别举出其病机、病理及治则、方药，无论在理论上及实践中都是有价值的。这类病症，自不能按通套的通经、赶经，用四物加桃仁、红花、玄胡等方治之。余遇此等证候，斟酌病者实况，采选郑氏所举方药加减治疗，多获良效。笔者曾治一身体强健之中年妇女，过去月经按时而至，此次月经将至，贪凉而暴吃西瓜，寒凉闭束营卫气机，月经五十日不至，治以麻附细辛汤温经散寒，二剂便通。

经来淋漓不断

按：经来淋漓不断一证，有元气太虚，统摄失职者。有因冲任伏热，迫血妄行者。因元气太弱者，或由大吐、大泻、伤中，或过服宣散克伐，或房劳忧思过度，种种不一，皆能如此。其人起居动静，脉息声音，一切无神，法宜温固，如附子理中$_{95}$、黄芪建中$_{146}$、香砂六君$_{110}$之类。因冲任伏热，热动于中，血不能藏，其人起居动静，脉息声音，一切有神，法宜养阴清热，如黄连泻心汤₁₄₄、生地芩连汤₅₈之类。总要握其阴阳，方不误事。

【阐　释】经水来淋漓不断，郑氏析为元气虚弱及血热妄行两种，分别用不同方药施治是正确的。余曾治一患者，月经差前错后，干净两三天又来，来即七八日或半月淋漓不断。其人面色苍白，神疲嗜眠，饮食不多，脉沉细，诊断为阳气虚弱，不能统摄阴血所致。先以炮姜甘草汤加棕炭以止淋漓不断之经水；继用附子理中汤，连服四剂，经水未再来；最后原方合当归补血汤以善其后，而巩固疗效。自此之后，每次月经来时，四五日即干净。

经水来多而色成紫块

按：经水紫色成块一证，诸书皆称火化太过，热盛极矣，多以凉血汤₁₃₉及生地四物汤₅₇加芩、连之类，法实可从，其病形定是有余可征。若无有余足征，而人见昏迷，困倦嗜卧，少气懒言，神衰已极，又当以气虚血滞，阳不化阴，阴凝而色故紫，故成块，不得妄以清凉施之，法宜温固本元为主。如理中汤₁₄₉加香附、甘草干姜汤₄₂、建中汤₂₃之类，方不为害。总之众人皆云是火，余不敢即云是火，全在有神无神处，仔细详情，判之自然无差矣。

【阐　释】此症郑氏按有余、不足二分法施治，简明扼要，极为正确。余治元气不足而经色成紫块之证，患者大都面容苍白或灰黯，精神萎靡不振，食少便溏，怕冷，月经来时小腹胀痛，脉沉细，此乃阳衰之征，火化不足，用附子理中汤加砂仁、香附治之而愈。

经水来少而色淡

按：经水少而色淡一证，诸书皆称血虚，统以四物加人参汤$_{52}$主之。以为血虚者宜补其血。余谓此证明是火化不足，阳衰之征。阳气健，则化血赤；阳气微，则化血淡；阳气盛，则血自多；阳气衰，则血自少。乃一定之理，法当扶阳以生血（即天一生水的宗旨）。何得专以四物人参汤，一派甘寒之品乎？此皆后人不识阴阳盈虚之妙，故有如此之说也。余见当以黄芪建中汤$_{146}$，或当归补血汤加附子$_{87}$，或甘草干姜汤合补血汤$_{42}$，如此治法，方不误事。

【阐　释】郑氏谓此证多为阳衰而火化不足，确有独到见地。余治此症，多按其法加减，常用附子理中汤合当归补血汤治之，收到良好效果。

经水将行而腹痛

按：经水将行而腹痛一证，诸书皆言血中有滞也。多用通滞汤$_{127}$及桃仁四物汤$_{125}$。余思此二方，皆是着重血中有滞也。如果属热滞，此二方固可治之。苟因寒邪阻滞，以及误食生冷，又当以温中行滞为主，无专以此二方为是，如此分处治去，庶不至误事。

【阐　释】郑氏分析此症有热滞、寒滞二种，不可专从热滞论治，比较全面。在临症中以寒滞为严重。余曾治患者多人，月经来前而剧烈腹痛，痛不可忍，可从床上滚下地来；同时呕吐，食入即吐，不能饮食。治以附子理中汤加茯苓、半夏、玄胡，而重用小茴香，二剂即痊愈。为巩固疗效，嘱患者平时应忌吃生冷，月经来前不吃生冷，不用冷水洗衣，可服上方四剂，连续数月。

经水行后而腹痛

按：经水行后腹痛一证，诸书皆云虚中有滞也，统以八珍汤$_8$加香附治之，亦颇近理。余思经后腹痛，必有所因，非外寒风冷之侵，必因内阳之弱，不得概以气血两虚有滞为准。又当留心审察，如系外寒风冷，必有恶风、畏寒、发热、身痛，仍宜发散，如桂枝汤$_{118}$是也。若系内阳不足，则寒从内生，必有喜揉按、热熨之情，法宜温里，如附子理中$_{95}$加丁香、砂仁之类。余常治经后腹痛，其人面白唇淡者，以甘草干姜汤$_{42}$加丁香、官桂治之，或以补血汤$_{87}$加安桂治之，必效。

【阐　释】本节谓经行后腹痛，不全是虚中有滞，尚有外寒侵袭及内阳不足二种，各出其治则方药，确有其独到之处，比较全面而切用。笔者曾治一经水行后而腹痛之患者，平时即常感腹痛，小腹冰凉，行经后腹痛加剧，痛不可忍，必注射潘生丁以镇痛。其人精神萎靡，面容苍白无神，舌苔白腻，脉沉细，此为内阳不足，经后血又虚，法当扶阳生血以止痛，用附子理中汤合当归补血汤加小茴、玄胡治之，一剂痛减，二剂痛止而愈。以后遇此病症，即按此方施治，皆获满意疗效。

妇人经闭不行或四五十日，或二三月者是也

按：经闭一证，关系最重，诊视探问，必须留心。如诊得六脉迟濇不利者，乃闭之征。若诊得六脉流利，往来搏指，妊娠之兆，切切不可直口说出，先要问明何人，看丈夫在家否，如丈夫在家，称云敝内，他先请问，方可言说是喜，不是经闭。设或言寡居，或言丈夫出外，数载未归，设或言室女年已过大，尚未出阁，访问的确，审无痰饮证形（痰病脉亦多滑利），虽具喜脉，切切不可说出，但云经闭。如在三两月内，不妨于药中，多加破血耗胎之品，使胎不成，亦可以曲全两家祖宗脸面，亦是阴德。即服药不效，而胎成者，是恶积之不可掩而罪大之不可解也。倘一遭遇此，主家向医说明，又当暗地设法，曲为保全，不露圭角，其功更大。设或室女，于归期促，不得不从权以堕之，不堕则女子之终身无依，丑声扬，则两家之面目何存，舍此全彼，虽在罪例，情有可原。自古圣贤，无非在人情天理上体会轻重而已。余思经闭不行，亦各有所因，有因经行而偶洗冷水闭者，有因将行而偶食生冷闭者，有因将行而偶忿气闭者，有因素禀中气不足生化太微而致者，有因偶感风寒闭塞而致者，不可不知。因洗冷水而闭者，盖以经血之流动，全在得温以行，得寒而凝，理势然也，今得冷水以侵之，气机忽然闭塞，血液不流，法当温经，如麻黄附子细辛汤$_{155}$、阳旦汤$_{72}$或补血汤$_{87}$加丁香、肉桂之类。因食生冷而闭

者，诚以天真之液，如雾露之气，全赖中宫运转，血自流通，今为生冷停积中宫，闭其运转之机，血液故不得下降，法当温中，如理中汤₁₄₉加砂仁、丁香、肉桂，或甘草干姜汤₄₂加丁香、胡椒之类。因忿气而闭者，盖以忿争则气多抑郁，抑郁则气滞而不舒，气不舒，则血不流，故闭，法宜理气疏肝为主，如小柴胡汤₂₂加香附、川芎、麦芽之类。因素禀不足，生化太微而致者，盖以不足之人，多病、多痰、多不食，或多泄泻，或多汗出，元气泄多蓄少，不能如常应期而下。要知血注多，则下行之势易，血注少，则下行之势难，务宜看其何处病情为重，相机而治之，或宜甘温，或宜辛温，或宜苦温，又当留意。因外感风寒而闭者，按六经提纲治之，自然中肯。切不可一见经闭，即急于通经，专以四物₄₆加桃仁、红花、玄胡、杏、附、苏木、丑牛之类，胡乱瞎撞，为害非浅，学者宜知。更有寡妇、室女经闭，要不出此，不过多一思交不遂，抑郁一层，终不外开郁行滞而已。

【阐　释】郑氏指出经闭是重要病症，诊治不可粗心，而用一般通经赶经之方治疗。并细析经闭有五种原因，其病象及治法各有不同，颇精到而切用，较他书为赅备。唯室女寡妇的经闭，多抑郁所积，宜开郁行滞，未出方药。宜用小柴胡汤加香附、川芎，或逍遥散加香附、桃仁、川芎均可治愈。笔者对治经闭一证，即按郑氏五种原因，细加分析，对症处方用药，获得良好效果。而五种原因中，又以素禀中气不足，生化太微而致者为多，常用附子理中汤合当归补血汤加砂仁、丁香、甘松治之，十治十效。

崩

按：崩证一条，有阳虚者，有阴虚者。阳虚者何？或素禀不足，饮食不健；或经血不调，过服清凉；或偶感风寒，过于宣散；或纵欲无度，元气剥削。如此之人，定见起居动静言语脉息面色，一切无神，元气太虚，不能统摄，阴血暴下，故成血崩，实乃脱绝之征，非大甘大温不可挽救，如大剂回阳饮$_{64}$、甘草干姜汤$_{42}$之类，切切不可妄以凉血、止血之品施之。因阴虚者何？由于火之旺，或忿怒而肝火频生，或焦思而心火顿起，或过饮醇醪，而胃火日炽，如此之人，精神饮食，动静起居，一切有余，缘以火邪助之也。火动于中，血海沸腾，伤于阳络，则妄行于上，伤于阴络，则妄行于下，卒然暴注，若决江河，急宜凉血清热以止之，如十灰散$_2$、凉血汤$_{139}$之类，切切不可妄用辛温，要知此刻邪火动极，俟火一去，即宜甘温甘凉，以守之复之，又不可固执。须知道血下既多，元气即损，转瞬亦即是寒，不可不细心体会。

【阐　释】郑氏指出崩症有阳虚、阴虚二种，其病象及治则方药各不相同，不可失误，解说精当。笔者曾治一中年妇女血崩症，其人面容乌黯，特别怕冷，尤以两足为甚，虽暑热炎天，亦穿绒衣，舌质淡，苔白腻中微黑，脉沉细。先以大剂甘草干姜汤加血余炭、棕炭以止血；继以回阳饮而重用党参治之，数剂即获痊愈。并嘱咐病者，今后忌吃生冷，注意饮食调理，以巩固疗效。

带

按：带证一条，诸书言带脉伤，发为带疾。《宝产》云带下有三十六疾。《汇参》有赤白带、室女带下、胎前带下之别。《女科仙方》又分为五带，是就五色而立五方，亦颇近理。余常用其方，多获效验。余思万病不出乎阴阳，各家纷纷议论，究竟旨归无据，后人不得不直记其方也。余细思阳证十居五六，即湿热下注是也；阴证十居六七，即下元无火是也。湿热〔下〕注者何？或素喜辛燥醇酒椒姜，或素多忿怒暴戾，或素多淫欲摇动相火，合水谷之湿，与脾之湿，流入下焦，时时下降，陆续不断，其形似带，故名之曰带。其人定多烦躁，精神饮食不衰，脉必有神，其下之物，多胶粘极臭者是也，法宜除湿清热为主，如葛根芩连汤164、黄连泻心汤144加茯苓、泽泻、滑石之类，所谓下元无火者何？或素禀不足，而劳心太甚（则损心阳）。或偶伤于食，而消导太过（则损胃脾之阳）；或房事过度，而败精下流（则损肾阳）。如此之人，定见头眩心惕，饮食减少，四肢无力，脉必两寸旺而两尺甚弱（浮于上而不潜于下）。其下之物，必清淡而冷，不臭不粘，法宜大补元阳，收纳肾气，如潜阳丹168加故纸、益智、回阳饮64加茯苓、安桂，或桂苓术甘汤120加附片、砂仁之类。更有五色杂下，不必多求妙方，总以大温大甘，收固元气为要，诸书所载，亦可择取。

【阐　释】 郑氏对于带证，除采纳诸书所说外，仍按阴阳二法辨证施治，简明扼要而切用。余治一白带患者，已历三年，乌贼骨已服数斤，无效而反加甚。余见其带重而咳嗽痰多，先治以麻附细辛汤加味而咳嗽愈，继进附子理中汤四剂，最后以潜阳丹纳气归肾而痊愈。另一患者系 16 岁之中学女生，月经不正常，白带多而清冷，脉细弱，余断为元阳衰弱所致，服附子理中汤加味而病减；复感寒邪直中三阴，腰背酸痛，咳嗽痰多，乃以麻附细辛汤加味治之，最后仍服附子理中汤加桂、益智仁，两剂而痊愈。三年后病者已上大学，复病带下来求治，而病情全变，余断为湿热下注，以葛根芩连汤加味治之，四剂而愈。一人同患一症而治各不同，足见郑氏所云确属握要辨证的经验之谈。

求嗣约言

大凡中年无子之人，宜多积善功，夫妇好生保养节欲，果然精神安舒，百脉和畅，务于天癸至三日内乘其子宫未闭，易于中鹄。当交媾之际，夫妇二人，彼此留神，勿将心放他去，如此施之，百发百中。切勿多蓄媵妾，以取败德丧身灭亡之祸。

敬评： 知非氏曰：人之生也，性赋于天，命悬于地，各有善恶因缘，以成报施，知非存而不论。

【阐　释】此处所云虽多属老生常谈，或有言过其实之处，但亦不悖于生理常识。戒勿多蓄媵妾以取败德丧身灭亡之祸，允为金石良言。

妊　娠

凡妇人经水不行，二三月内，腹中隐隐微微频动者，乃有喜之征。设若无频动者，可用验胎法以验之，验胎方(一)：归、芎各三钱，为末艾汤吞，吞后腹频动，有胎定无疑，若是腹不动，脉息细详求。亦有四五月始动者。

敬评：（一）知非氏曰：稳。

【阐　释】所说验胎法，在当时是有用的。现有新法检查，更简便有效。

妊娠产后诸疾约言

按：妊娠已确，固说着重安胎。产后已毕，固说着重补养，此皆举世相传至要之语。余谓胎前产后不必执此，当以认证去病为主^(一)。认证去病之要，外感仍按定六经提纲、病情，内伤仍握定阴阳盈缩为准，如此方不见病治病了。至于胎前产后，一切病症，亦当留心。如《万氏女科》、《女科仙方》、《汇参女科》、《济阴纲目》，皆当熟玩，以广见识。

敬评：（一）知非氏曰：要。

【**阐　释**】郑氏认为胎前产后诸疾，不宜固执旧说，仍当以认证去病为主，外感仍按六经提纲病情，内伤仍握阴阳盈缩为准。并须广览女科诸书以广见识，均系通达之论，切实可从。

小儿诸疾约言

按：小儿初生，只要安静，审无胎中受寒，无胎中受热，切不可用药以戕之，以伐生生之气。今人每见小儿下地，多用银花、黄连、大黄、勾藤、甘草，取其清胎毒，小儿少生疮癣，此说似近有理，究竟皆是婆婆经。此说省城最重，不知山野乡村，小儿下地，大人常无药服，何况小儿？难道皆生疮，皆死亡了？但食乳之子，外感病多，饮食病少，设或有虚损病出，多半从母乳上来，审其阴阳之盈缩治之。食五谷之子，多半饮食，或是外感，按定病情治之。至于痘症，初发热以调和营卫之气为主，桂枝汤$_{118}$是也。初现点以升解发透出透为主，升麻葛根汤$_{32}$是也。痘现齐以养浆为主，理中汤$_{149}$是也。浆足疮熟，以收（回）〔固〕为主，潜阳丹$_{168}$、封髓丹$_{106}$是也。此乃痘科首尾不易之法。至于坏症，如灰黑平塌不起，空壳、无脓者，真元之气衰也，法宜回阳，白通汤$_{54}$、回阳饮$_{64}$是也。如紫红顶焦，烦躁口臭，气之有余，血之不足也，法宜清凉，如导赤散$_{73}$、凉血汤$_{139}$、人参白虎$_5$、当归补血汤$_{87}$之类。近来痘科，一见痘点，专以解毒升散清凉，如赤芍、生地、连翘、枳壳、银花、大力、黄芩、当归、麦〔冬〕、花粉、荆芥之类。不知痘证，全在随机变换，当其初发热，气机勃勃向外，正宜应机而助之，以发透为妙，如以上药品，虽有升散，其中一派苦寒之品，每多阻滞向外气机，以致痘不透发，酿出许多证候，非痘之即能死人，实药杀之也。余每于痘初现点，只用二三味轻清之品，多见奇功，如升麻一二钱、葛根一二钱、虫退五六个、甘草一钱，即吐亦当服之。所谓吐者何？毒邪已壅于阳明，吐则毒邪发泄于外，故以轻清之品，助其升腾之机，使其出透，若加苦寒阻之，危亡之道也。司命者当留意于此，方不误人。

　　敬评：知非氏曰：好。抽掣条中，业已详论，故不复赘。

【阐　释】此节所论清胎毒及痘症各阶段之治法，在当时甚切实用。今则此类情况很少，可以不论。《医理真传》阐释卷四载有小儿另列一科之问答，可以与本节互参。

外科约言

外科者，疮科之谓也。凡疮之生，无论发于何部，统以阴阳两字判之为准。阴证其疮皮色如常，慢肿微疼，疮溃多半清水、清脓、黄水、血水、豆汁水、辛臭水，其人言语、声音、脉息、起居、动静，一切无神，口必不渴，即渴定喜滚饮，舌必清滑，大小便必自利，此皆由正本先虚，阳衰已极，不能化其阴滞，故凝而成疮，阴盛阳微，不能化阴血以成脓，故见以上病形，法宜辛甘化阳为主。化阳者，化阴气为阳气也，阴气化去，其正自复，脓自稠粘，疮自收敛，而病即愈。初起无论现在何部，或以桂枝汤₁₁₈加香附、麦芽、附子，调和营卫之气，佐香附、麦芽者，取其行滞而消凝也，加附子者，取其温经而散寒也。或麻黄附子细辛汤₁₅₅、阳旦汤₇₂皆可。疮溃而脓不稠，可(周)〔用〕黄芪建中汤₁₄₆、附子理中汤₉₅，阴最盛者，可用回阳饮₆₄、白通汤₅₄，或黄芪甜酒炖七孔猪蹄、羊肉生姜汤之类，皆可酌用。阳证其疮红肿痛甚。寒热往来，人多烦躁，喜清凉而恶热，大便多坚实，小便

多短赤，饮食精神如常，脉息有力，声音响亮，疮溃
多稠脓，此等疮最易治，皆由邪火伏于其中，火旺则
血伤，法宜苦甘化阴为主。化阴者，化阳气为阴气也，
阳气化去，正气自复，疮自收敛，而病自愈。初起无
论发于何部，或以桂枝汤118倍白芍加香附、麦芽、栀
子治之，或麻杏石甘汤153，或人参败毒散6加连翘、花
粉之类。疮溃可用当归补血汤87加银花、生地、白芍之
类，或补中益气汤88加生地、银花之类，皆可用也。总
之，阴阳理明，法自我立，药自我施不无妙处也。更
有一等真阳暴脱之证，其来骤然，无论发于何部，其
疮痛如刀劈。忽然红肿，其色虽红，多含青色，人必
困倦无神，脉必浮大中空，或大如绳，或劲如石，其
唇口舌必青黑，务在脉息，声音颜色四处搜求，便能
识此等证候，切勿专在疮上讲究。凡此等证，每多旦
发夕死，惟急于回阳收纳，庶可十中救二三，若视为
寻常之疮治之，则速其死矣，可不慎欤？

敬评：知非氏曰：妙。

【阐　释】此节所论，系指疮科之内治法，统以阴阳两字判
之。阴证用辛甘化阳之品，以化阴气为阳气；阳证用苦甘化阴之
品，以化阳气为阴气。所用各方，均极对症，真所谓"阴阳理
明，法自我立，药自我施，不无妙处也"。至今疮科仍重内治，
此等扼要之法，自仍有一定价值。《医理真传》卷四载有外科工

专金、疮诸症问答，可以与本节互参。

　　知非氏曰：钦安先生性敏而巧，学博而优，运一缕灵思妙绪，贯诸名家之精义，不啻若自其口出，认证只分阴阳，活人直在反掌，高而不高，使人有门可入，可谓循循善诱矣。知非之评，乃一意孤行，空诸倚傍，恐词义多未精赅，议论太涉放纵，然紫不能夺朱，《郑》不能乱《雅》，阅者谅之。

医法圆通卷三

伤寒溯源解

仲景为医林之祖，著《伤寒》一书，以开渡世津梁，揭出三阳三阴，包含乾坤二气之妙，后贤始有步趋。无奈相沿日久，注家日多，纷纷聚讼，各逞己见，舍本逐末，已至于今，故读《伤寒》书者寡矣，亦并不知伤寒何所取义也。即注伤寒者，亦只是照原文敷衍几句，并未道及伤寒宗旨，与万病不出伤寒宗旨，教后人何由得入仲景之门，余特直解之。夫曰伤寒者，邪伤于寒水之经也，太阳为三阳三阴之首，居于寒水之地，其卦为坎（阳为阴根），坎中一阳（一），即人身立极真种子，至尊无二，故称之曰太阳，如天之日也。太阳从水中而出，子时一阳发动，真机运行，自下而上，自内而外，散水精之气于周身，无时无刻无息不运行也。故《经》云："膀胱者，州都之官，津液藏焉，气化则能出焉。"气化二字，乃伤寒书一部的真机。要知气化行于外，从皮肤毛窍而出水气（水即阴，气即阳，外出，是气上而水亦上也），气化行于内，从溺管而出水气（内出，是水降而气亦降也）。外出者，轻清之气，如天之雾露也；内出者，重浊之气，如沟渠之流水也。太阳之气化无乖，一切外邪，无由得入，太阳之气化偶衰，无论何节何候中不正之气干之（一年六气，即风、寒、暑、湿、燥、火，六气乃是正气，六气中不正之气，才是客气。六气，每气司六十日有零，一年三百六十日，而一年之事毕，循环之理寓矣），必先从毛窍而入，闭其太阳运行外出之气机，而太阳之经证即作，故曰伤寒。今人只知冬月为伤寒，不知一年三百六十日，日日皆有伤寒。只要见得是太阳经证的面目，即是伤寒也。太阳为六经之首，初为外邪所侵，邪尚未盛，正未大衰，此际但能按定太阳经施治，邪可立去，正可立复。因近来不按经施治，用药不当，邪不即去，正气日衰，邪气日盛，势必渐渐入内，故有传经不传腑，传腑不传经，二阳并病，三阳并病，两感为病，渐入厥阴，邪苟未罢，又复传至太阳，迁延日久，变症百出，邪盛正衰，酿成阴阳脱绝，种种危候，仲景立三百九十七法，一百一十三方，以匡其失，而辅其正。邪在太阳经腑，则以太阳经腑之法治之；邪在阳明经腑，则以阳明经腑之法治之；邪在少阳经腑，则以少阳经腑之法治之。邪太阴、少阴、厥阴，或从本化，或从中化，或从标化，按定标、本、中法治之。举伤寒而万病已具，揭六经，明六气，而一年节候已（该）［赅］。论客邪由外入内^{（二）}，剥尽元气，能令人死，步步立法，扶危为安，似与内伤无涉，不知外邪入内，剥削元气，乃是六经，七情由内而戕，剥削元气，毋乃非六经乎？不过外邪之感，有传经之分，七情之伤，无经腑之变，由外入内，固有提纲，由内出外，亦有考据，不过未一一指陈，未明明道破，总在学者深思而自得之。余谓一元真气即太阳，太阳进一步不同，又进一步不同，退一步不同，退两步又不同，移步换形，移步更名，其中许多指归，外感内伤，皆本此一元有损耳。最可鄙者，今人云仲景之方，是为冬月伤寒立法，并非为内伤与杂证立法，试问内伤失血、肺痿，有服甘草干姜汤$_{42}$而愈者否？呕吐、泄泻，有服理中汤$_{149}$而愈者否？抑郁肝气不舒，两胁胀痛，有服小柴胡汤$_{22}$而愈者否？夜梦遗精，有服桂枝龙牡汤$_{119}$而愈者否？肾脏不温，水泛为痰，有服真武汤$_{130}$而愈者否？寒湿腰痛，有服麻黄附子细辛汤$_{155}$而愈者否？少气懒言，困倦嗜卧，咳嗽潮热，有服建中汤$_{146}$而愈者否？温病初起，有服麻杏石甘汤$_{153}$、鸡子黄连汤$_{92}$、四逆汤$_{48}$而愈者否？痢证有服白头翁汤$_{56}$、桃花汤$_{124}$而愈者否？腹痛吐泻、霍乱，有服理中汤$_{149}$、吴茱萸汤$_{84}$而愈者否？妇人经期、妊娠，有服桂枝汤$_{118}$而愈者否？痘证初起，有服桂枝汤$_{118}$、升麻葛根汤$_{32}$而愈者否？老人大便艰涩，有服麻仁丸$_{152}$而愈者否？阳虚大便下血，有服四逆汤$_{48}$而愈者否？阴虚大便脓血，有服鸡子黄连汤$_{92}$而愈者否？今人全不体贴，只记时行几个通套方子，某病用某方倍某味，某病用某方减某味，如此而已。究其阴阳至理，全然莫晓，六经变化，罕有得知，愈趋愈下，不堪问矣。

附七绝一首：

伤寒二字立津梁，六气循环妙理藏。

不是长沙留一线，而今焉有作医郎？

敬评：（一）放之即在六合之中，卷之即在坎中一点。以坎中一点，示在血中，皆喻言也。（二）客邪由外入内，宜升散清解，不使入内为要。元气由内出外，以回阳收纳，不使外出为要，只此二法，诚为度世金针。

【阐　释】郑氏对伤寒有深入的研究和特殊的见解，直解伤寒为"邪伤于寒水之经也"。谓"太阳为三阳三阴之首……自内而外，散水精之气于周身"。"气化二字，乃《伤寒》书一部的真机，要知气化行于外，从皮肤毛窍而出水气；气化行于内，从溺管而出水气"。只要"太阳之气化无乖，一切外邪，无由得入，太阳之气化偶衰，无论何节何候中不正之气干之，必先从毛窍而入，闭其太阳运行外出之气机，而太阳之经证即作，故曰伤寒……只要见得是太阳经证的面目，即是伤寒也"。不仅指冬月为伤寒，即风、寒、湿、暑、燥、火六客，随时伤及太阳寒水之经，亦均属伤寒。仲景立三百九十七法，一百一十三方，各对准邪之传变，及其所在之脏腑，步步立法施治，不仅不止于治冬月伤寒，且亦不限于外感病。因寒邪入内，剥削元气，自不能不引起内伤。而无论外感内伤，皆使一元真气有损，故谓"举伤寒而万病已具"，以说仲景方"是为冬月伤寒立法，并非为内伤与杂证立法"为可鄙。随即举出许多内伤病用伤寒法治愈之实例，亦足证其立说之有据。笔者用之于临床，亦效如桴鼓，无限钦佩郑氏之学验俱丰，嘉惠后学不浅。《内经》早有"今夫热病者，皆伤寒之类也"、"人之伤于寒也，则为热病"之说。清初柯韵伯亦有伤寒方不止治伤寒病之论。郑氏能推溯其源，并举出若干实例以为证，信而有征，甚切实用。今则科学昌明，伤寒方之推广应用，更取得许多新的成就，郑氏能于百余年早见及此，自是难能可贵的。

问曰：冬伤于寒，春必病温，其故何也？

夫曰：冬伤于寒者，伤于太阳寒水之气也。冬令乃阳气潜藏，正天一生水之际，少年无知，不能节欲（一），耗散元精（元精即天一），元精一耗（冬不藏精也），不能化生真水，即不能克制燥金之气，故当春之际，温病立作（二月属卯，卯酉阳明燥金主事）。苟能封固严密（指冬能藏精者），元精即能化生真水，而燥金自不敢横行无忌，春即不病温矣。此刻辛温固本之药，未可遽施，当从二日传经之法治之，未为不可。虽然如此，又当细求，而清凉之品，亦不可妄用。病人虽现大热、口渴、饮冷、谵语，又当于脉息声音之有神无神（二），饮冷之多寡，大便之实与不实，小便之利与不利。有神者可与麻杏石甘汤153，无神者可用回阳收纳之法治之，庶不致误人性命也。

敬评：（一）节欲二字，不专指房劳，兼一切耗神耗气之事。（二）无神非温，有神乃是。

【阐　释】《内经·素问》说："冬伤于寒，春必病温。"又说："藏于精者，春不病温。"两者是有一定关系的。郑氏结合解说，自属有据。而其治法谓"辛温固本之药，未可遽施"，"清凉之品，亦不可妄用"，亦颇精到。因一般认为温病的特征是"发热而渴，不恶寒"。故只宜投以辛凉清下之剂。殊不知伏气温病与新感温病各有不同，而伏气温病中，伤于寒与不藏精的程度亦互有差异，必须于脉息、声音及饮冷、大小便等处下细分辨。热重有神者，始可与麻杏石甘汤，无神而现阴象者，可用回阳收纳法施治，而不可妄用清下法。上节云温病初起可用四逆汤，当即指此类伏气温病。这种病例虽较少，亦不可忽略。笔者曾于立春后对所谓春温病陈某，其症状为声低息短，渴而不欲饮，脉息无力，困倦懒言，用回阳饮加味治之而愈。

辨温约言

今人于春令，偶感外邪，发热身疼，口渴饮冷，汗出谵语，便闭恶热等情，举世皆云温病，动用达原饮[63]、三消饮[11]、升解散[30]、三黄石膏[12]、大、小承气[18,21]、普济消毒饮[167]，种种方法。余思此等施治，皆是治客邪由太阳而趋至阳明[（一）]，伏而不传，渐入阳明之里，以此等法治之，

实属妥帖，切切不可言温，但言风邪伤了太阳，由太阳趋
至阳明，风为阳邪，合阳明之燥热，化为一团热邪，热盛
则伤阴，故现气实、脉实、身轻、气粗，只宜清凉、滋
阴、攻下等法。至于温病，乃冬不藏精，根本先坏，这点
元气，随木气发泄，病情近似外感，粗工不察，治以发散
清凉，十个九死。余业斯道三十余年，今始认得。病情形
状，与用药治法，一并叙陈。病人初得病，便觉头昏，周
身无力，发热而身不痛，口不渴，昏昏欲睡，舌上无苔，
满口津液，而舌上青光隐隐，即或口渴而却喜滚，即或饮
冷而竟一二口，即或谵语而人安静闭目，即或欲行走如
狂，其身轻飘无力，即或二便不利，倦卧不言不语，即或
汗出而声低息短，即或面红而口气温和，六脉洪大，究竟
无力，即或目赤咽干，全不饮冷，大便不实，小便自利。
即服清凉，即服攻下，即服升解，热总不退，神总不清，
只宜回阳收纳，方能有济。余经验多人，一见便知，重者
非十余剂不效，轻者一二剂可了。惜乎世多畏姜、附而信
任不笃，独不思前贤云"甘温能除大热"，即是为元气外
越立法，即是为温病立法。今人不分阴阳病情相似处理
会，一见发热，便云外感，便用升解，一见发热不退，便
用清凉、滋阴、攻下，一见二便不利，便去通利，把人治
死，尚不觉悟，亦由其学识之未到也。兹再将阴虚、阳虚
病情，录数十条，以与将来。

　　敬评： （一）客邪二字，春为风客，夏为火客，长夏为湿

客，按定六气节候可矣。

【阐　释】对于春令新感温病，用达原饮等方剂施治，郑氏亦认为妥帖，但却认为是风伤太阳，传入阳明化燥化热伤阴而非温病，这只是界说不同，实质无大差异。重要的是郑氏指出冬不藏精的伏气温病所现的种种征象，虽病情近似外感，但无论热、渴、脉、色、言、行、大小便等，都是阳中带有阴象。一般粗工不下细分辨，治以发散、清凉、攻下，而热总不退，神总不清，往往致人于危殆，故只宜回阳收纳，方能有济。并谓曾经验多人，一见便知，系本前贤甘温除大热的原则，以治这种元气外越的伏气温病，故能应手而取效，实属重要的经验之谈。笔者曾治一刘姓患者，其症状为头昏，全身无力，发热微渴，喜滚饮，恶油晕食品，初服清凉之剂，继服滋阴药方，其热总不退。虽胡言乱语，见神见鬼，但声音确很细小，风吹帐子，则说鬼来捉他，将被子紧紧裹着身体。脉息无神，二便尚利，知其系阳虚体质，元气外越，病情近似外感，实为伏气温病。初投以麻黄附子细辛汤加味而诸症有所减轻，继进回阳饮加味而痊愈。至于只发热口渴而不恶寒的内外皆热的新感温病，自当以麻杏石甘、白虎、黄连阿胶汤等方，并参以后世温病学家所立银翘、桑菊等方施治为当，而不可误用回阳收纳。

辨认邪盛热炽血伤病情

干呕不止

病人二三日，发热不退，脉息声音，一切有神，干呕不止者，此热壅于阳明也，法宜解肌清热。

张目谵语

病人四五日，发热恶热，烦躁不宁，张目不眠，时而妄言，脉健者，此热邪气盛，气主上升，故张目不眠，谵语频临，属邪热乘心而神昏也。法宜清热，热清而正复，张目谵语自已。若瞑目谵语，脉空无神，又当回阳，不可养阴。

口渴饮冷不止

病人六七日，发热不退，脉洪有力，饮冷不止者，此邪热太甚，伤及津液也，法宜灭火存阴为主。

大汗如雨

病人或六七日，发热汗出如雨，脉大有力，口臭气粗，声音洪亮，口渴饮冷，此乃热蒸于内，胃火旺极也。法宜急清肌热，此有余之候，并非久病亡阳可比。

舌苔干黄、烦躁不宁

病人或七八日，发热不退，舌苔干黄，烦躁不宁，脉健身轻，肠胃已实，此胃火太甚，津液将枯，急宜滋阴攻下为主。

狂叫不避亲疏

病人或八九日，发热不退，气粗身轻，脉健狂叫，目无亲疏，弃衣奔走，此邪火旺极，乱其神明，神无所主也。急宜清凉攻下，灭去邪火，不可迟延。

二便不利

病人或七八日，发热与热，烦躁不宁，口渴饮冷，脉健身轻，二便不利，此邪热伤阴，血液不能滋润沟渠，通体皆是一团邪火，急宜攻下，不可迟延。

鼻如煤烟

病人或八九日，发热不退，烦躁饮冷，胸满不食，口臭气粗，忽现鼻如煤烟，此由邪火旺极，炎熏于上也，急宜攻下。

肛门似烙

病人或十余日，发热不退，脉健气粗，烦躁不宁，饮水不已，自觉肛门似烙，此邪热下攻于大肠，真阴有立亡之（热）〔势〕，急宜攻下，不可因循姑息。

小便淋滴作痛

病人或八九日，发热恶热，烦渴饮冷，舌黄而芒刺满口，脉健身轻，小便淋滴痛者，此邪热下趋小肠，结于膀胱也，急宜清热利水。

食入即吐

病人发热恶热，口臭气粗，脉健，食入即吐者，此是邪热伏于胃口，阻其下行之机，热主上升，此刻邪热为祟，升多降少，故食入即吐，急宜攻其邪火，邪火一灭，食自能下矣。

昏沉不省人事

病人或八九日，身热不退，气粗舌干，小便短赤，大便极黄而溏，或清水血水，脉健有力，或脉细如丝，或四肢厥（立）〔逆〕，人虽昏沉，其口气极蒸手，舌根必红活，即舌黑起刺，此是邪热入里，伏于其内，急宜攻下清里，切不可妄用辛温。

日晡发热饮冷，妄言鬼神

病人或八九日，十余日，外邪未解，入于里分，身虽发热，日晡更甚，饮冷不已，妄言鬼神，此是热甚伤血，神昏无主，急宜养血滋阴，并非阴火上腾，元气外越可比。

呃逆不止

病人或八九日，发热不退，口渴转增，饮水不辍，忽见呃逆连声，此由邪热隔中，阻其交通之气机也，法宜攻下。

鼻血如注

病人发热烦躁，二便不利，口臭气粗，忽见鼻血如注，发热更甚者，此由邪火太甚，逼血妄行也。法宜清热攻下，苟血出而热退便通，又是解病佳兆。

斑疹频发

病人发热不退，烦躁不宁，饮冷气粗，脉健神健，忽发现斑疹，此邪热尽越于外，解病之兆，急宜随机而升解之。

干咳无痰，吐涎胶粘

病人七八固，发热不退，或热已退，舌上干粗，脉健声洪，烦渴饮冷，人时恍惚，干咳不已，吐涎胶粘，此乃火旺津枯，热逼于肺，宜润燥清金泻火为要。

喉痛厥逆

病人或八九日，发热不退，或不身热，脉健身轻，口气极热，小便短赤，神气衰减，肌肤干粗，忽见喉痛厥逆，此邪入厥阴，热深厥深，上攻而为喉痹是也。急宜清润泻火、养阴为主。

脓血下行不止

病人或八九日，身热不退，或身不热，时而烦渴，时而厥逆，烦躁不宁，此厥阴邪热下攻于肠也。法宜清火养阴为主。

皮毛干粗

病人或七八日，发热不退，或身不热，心烦气衰，小便短而咽中干，忽见皮肤干粗，毛发枯槁，此邪火伤阴，血液失运。急宜泻火养阴为主。

筋挛拘急

病人或七八日，或十余日，发热不退，或不身热，烦渴咽干，小便短赤，恶热喜冷，忽然四肢拘急不仁，此由邪火伤阴，血液不荣于筋，故见拘急。法宜滋阴泻火为主。

阴囊如斗

病人或十余日，身热未退，或不身热，脉健身轻，心烦口渴，声音洪亮，忽见阴囊红肿，其大如斗，疼痛异常，此热邪下攻宗筋，宗筋之脉贯于阴囊。急宜泻火养阴滋肝为主。

周身红块

病人身热脉健，烦躁不宁，忽现周身红块，痛痒异常，此是邪热壅于肌肉也。宜解肌清热泻火为主。

身冷如冰，形如死人

病人八九日，初发热口渴饮冷，二便不利，烦躁谵语，忽见身冷如冰，形如死人，此是热极内伏，阳气不达于外，证似纯阴，此刻审治，不可粗心，当于口气中求之，二便处求之。余经验多人，口气虽微，极其蒸手，舌根红而不青，小便短赤、急宜攻下，不可因循姑息，切切不可妄用姜、附。

头面肿痛

病人二三日，头面肿痛，此邪热壅于三阳也。急宜宣散清热为主。

以上数十条，略言其概，其中尚有许多火证情形。有当用甘寒养阴法者，有当用苦寒攻下存阴法者，有当用清凉滋阴法者，有当用利水育阴法者，有当用润燥救阴法者，有当用甘温回阳救阴法者，种种不一，全在临时变通。总之正气生人，邪气死人，用养阴等法，皆为阳证邪火立说，而非为阴气上腾之阴火立说。当知阳证邪火，其人脉息声音，一切有神，若阴气上腾之阴火，脉息起居，一切无神，阴象全具，此乃认证关键，不可不知。

【阐　释】郑氏对于阳虚阴虚病情体认深切，达到一见病者便能判别的境地，已在《医理真传》中分别详论。在写此《医法圆通》时，对于二证的危笃病情的各种表现，有更深切而较全面的认识。为改正当时不按阴阳至理，只凭几个通套方子治病的通弊，指示后学以活人济世的正道，故又各举数十条实例以资印证。此节二十五条全系邪盛热炽血伤病情，皆为阳症邪火立说。每条均能摄其要点，出其治则，简要易从。其间亦有不易着手者，如"昏沉不省人事"条，及"身冷如冰，形如死人"条，均系热深厥深，假寒真热之证，非老有经验，不易辨认。至其治法，此类火热阳症，只宜清热救阴。而具体细分，则有宜甘寒养阴的，如导赤散之类；有宜苦寒攻下存阴的，如大、小承气之类；有宜清凉滋阴的，如人参白虎汤之类；有宜利水育阴的，如四苓滑石阿胶汤、六味地黄汤之类；有宜润燥救阴的，如黄连阿胶汤、芍甘汤之类；还有须要甘温扶阳救阴的。其方药均备载《医理真传》阐释，故不再赘述。最后指出阳证邪火与阴气上腾之阴火，其差别全在脉息、声音、起居一切有神或无神。所谓有神元神，主要指有力无力，能掌握此点枢要，识别阳阴二证，并无神秘之处，可谓明白易晓。

辨认阴盛阳衰及阳脱病情

头痛如劈

素禀阳虚之人，身无他苦，忽然头痛如劈，多见唇青、爪甲青黑，或气上喘，或脉浮空，或劲如石，此阳隔于上，急宜回阳收纳，十中可救四五（笔者曾用潜阳丹治此类病者，一剂减轻，重者四五剂痊愈）。

目痛如裂

察非外感，非邪火上攻，或脉象与上条同，病情有一二同者，急宜回阳，若滋阴解散则死。

耳痒欲死

审无口苦咽干，寒热往来，即非肝胆为病，此是肾气上腾，欲从耳脱也，必有阴象足征，急宜回阳收纳（笔者曾治一耳痒欲死病人，用四逆汤加僵蚕治之，一剂而痒止。复以原方去僵蚕加党参、枸杞、苁蓉以补肾，连服四剂而痊愈）。

印堂如镜

久病虚极之人，忽然印堂光明如镜，此是阳竭于上，旦夕死亡之征。若不忍而救之，急宜大剂回阳收纳，光敛而饮食渐加，过七日而精神更健者，即有生机，否则未敢遽许。

唇赤如朱

久病虚极之人，无邪火可征，忽见唇赤如朱，此真阳从唇而脱，旦夕死亡之征，急服回阳，十中可救二三。

两颧发赤

久病与素禀不足之人，两颧发赤，此真元竭于上也。急宜回阳收纳，误治则死。

鼻涕如注

久病虚极之人，忽然鼻涕如注，此元气将脱，旦夕死亡之征。急宜回阳收纳，或救一二（笔者曾治一鼻涕如注之患者，因其来之骤然，而又无丝毫外感症象，乃用四逆汤加上桂治之，而鼻涕减少。因其久病虚极，连续服附子理中汤加味二十剂而痊愈）。

口张气出

久病虚极之人，忽见口张气出，此元气将绝，旦夕死亡之征，法在不治。若欲救之，急宜回阳收纳，以尽人事。

眼胞下陷

久病之人，忽见眼胞下陷，此五脏元气竭于下也，旦夕即死，法在不治。若欲救之，急宜大剂回阳，十中或可救一二。

白眼轮青

久病虚损之人，忽见白睛青而人无神，此真阳衰极，死亡之征。急宜回阳，十中可救五六。

目肿如桃

久病与素禀不足之人，忽见目肿如桃，满身纯阴，并无一点邪火风热可验，此是元气从目脱出，急宜回阳收纳，可保无虞。

目常直视

久病虚极之人，忽见目常直视，此真气将绝，不能运动，法在死例。若欲救之，急宜回阳，或可十中救一二（笔者治此症，用白通汤加吴茱萸治之）。

目光如华

久病与素禀不足之人，目前常见五彩光华，此五脏精气外越，阳气不藏，亦在死例，急宜回阳收纳，十中可救五六（笔者治此症，用四逆汤加上肉桂治之）。

面色光彩

久病虚损之人，忽见面色鲜艳，如无病之人，此是真阳已竭于上，旦夕死亡之（客）〔容〕，若欲救之，急宜回阳，光敛而神稍健，过七日不变者，方有生机，否则不救。

面如枯骨

久病虚极之人，忽见面如枯骨，此真元已绝，精气全无，旦夕死亡之征，可预为办理后事，急服回阳，十中或可救一二。

面赤如朱赤如瘀，面白如纸，面黑如煤，面青如枯草。

久病虚极之人，并无邪火足征，忽见面赤如朱者，此真阳已竭于上也，法在不治。惟回阳一法，或可十中救一二。更有如瘀、如纸、如煤、如枯草之类，皆在死例，不可勉强施治。

齿牙血出

素禀阳虚之人，并无邪火足征，阴象全具，忽见满口齿牙血出，此是肾中之阳虚，不能统摄血液，阴血外溢，只有扶阳收纳一法最妥。若以滋阴之六味地黄汤治之，是速其危也（笔者治此症，常用大剂炮姜甘草汤以止其血，然后用四逆汤加补肾药物治之而愈，屡用屡效者）。

牙肿如茄

凡牙肿之人，察其非胃火风热，各部有阴象足征，此是元气浮于上而不潜藏，急宜回阳收纳封固为要。若以养阴清火治之，是速其亡也（笔者治此症，或牙龈肿痛，有阴象足征，常用潜阳丹治之而愈）。

耳肿不痛

凡耳肿之人，其皮色必定如常，即或微红，多含青色，各部定有阴象足征，急宜大剂回阳，切勿谓肝胆风热，照常法外感治之，是速其死也。

喉痛饮滚

凡喉痛饮滚之人，必非风热上攻，定见脉息声音，一切无神，阴象毕露，急宜回阳之药冷服以救之，其效甚速，此是阳浮于上，不安其宅，今得同气之物以引之，必返其舍，若照风热法治之，是速其危矣。

咳嗽不已

久病与素禀不足之人，或过服清凉发散之人，忽然咳嗽异常，无时休息，阴象全具，此是阴邪上干清道，元阳有从肺脱之（热）〔势〕，急宜回阳祛阴，阳旺阴消，咳嗽自止。切不可仍照滋阴与通套治咳嗽之方治之。若畏而不回阳，是自寻其死也（笔者对治此症，用大剂四逆汤稍加麻、桂、细辛，附片、干姜剂量，有时各用至100克以上）。

气喘唇青

久病与素禀不足之人，忽见气喘唇青，乃是元气上浮，脱绝之征，法在难治。急宜回阳降逆收纳，俟气喘不作，唇色转红，方有生机，苟信任不专，听之而已（笔者治此症，常用大剂潜阳丹治之）。

心痛欲死

凡忽然心痛欲死之人，或面赤，或唇青，察定阴阳，不可苟且。如心痛面赤，饮冷稍安一刻者，此是邪热犯于心也，急宜清火。若面赤而饮滚，兼见唇舌青光，此是寒邪犯于心也，急宜扶阳（笔者治此症，常用吴萸四逆汤加玄胡治之而愈）。

腹痛欲绝

凡腹痛欲死之人，细察各部情形，如唇舌青黑，此是阴寒凝滞，阳不运行也，急宜回阳。如舌黄气粗，二便不利，周身冰冷，此是热邪内攻，闭其清道，急宜宣散通滞，如今之万应灵通丸，又名兑金丸，又名灵宝如意丸，又名川督普济丸，又名玉枢万灵丹，一半吹鼻一半服，立刻见效，不可不知也。

肠鸣泄泻

凡久病与素禀不足之人，有肠鸣如雷，泄泻不止者，此乃命门火衰，脏寒之极，急宜大剂回阳。若以利水之药治之，必不见效，余曾经验多人（笔者治此症，用大剂四逆汤加上桂，以补命门火，附片、干姜可用至250克）。

大便下血

凡久病与素禀不足之人，忽然大便下血不止，此是下焦无火，不能统摄，有下脱之势，急宜大剂回阳，如附子理中、回阳饮之类（笔者治大便下血、小便下血、吐血、鼻血，有阴象足征，皆选用此方，治之而愈）。

小便下血

此条与上大便下血同。余曾经验多人，皆是重在回阳，其妙莫测，由其无邪热足征也。

精滴不已

大凡好色之人，与素禀不足之人，精常自出，此是元阳大耗，封锁不密，急宜大剂回阳，交通水火为主。余常以白通汤治此病，百发百中（笔者曾治小便后滴精之患者多人，俱以白通汤加补肾药治之而愈）。

午后面赤

凡午后面赤，或发烧，举世皆谓阴虚，不知久病与素禀不足之人，阳气日衰，不能镇纳其阴，阴邪日盛，上浮于外，况午后正阴盛时，阳气欲下潜藏于阴中，而阴盛不纳，逼阳于外，元气升多降少，故或现面赤，或现夜烧，此皆阴盛之候，若按阴虚治之，其病必剧。余常以回阳收纳，交通上下之法治之，百发百中（此条涉及时间医学，午后面赤或发高热，乃阴盛之候，此由阳虚不能配阴，法当补阳以配阴。笔者用白通汤治之而愈）。

身痒欲死

久病与素禀不足之人，身忽痒极，或通身发红点，形似风疹，其实非风疹。风疹之为病，必不痒极欲死，多见发热、身热、恶寒、恶风。若久病素禀不足之人，其来者骤，多不发热身疼，即或大热，而小便必清，口渴饮滚，各部必有阴象足征，脉亦有浮空劲急如绳可据。此病急宜大剂回阳收纳为要。若作风疹治之，速其亡也（笔者治老年人血虚身瘁，用扶阳生血加祛风药治之，有显效）。

大汗如雨

久病与素禀不足之人，忽然大汗如雨，此亡阳之候也。然亦有非亡阳者，夫大汗如雨，骤然而出，片刻即汗（正）〔止〕者，此非亡阳，乃阴邪从毛窍而出，则为解病之兆。若其人气息奄奄，旋出而身冷者，真亡阳也，法则不治，若欲救之，亦只回阳一法。然阳明热极，热蒸于外，亦有大汗如雨一条，须有阳证病情足征，此则阴象全具，一一可考（笔者曾治一外感引发之阳虚汗症，先后以桂枝汤、黄芪建中汤及附子理中汤加味而愈。至阳明热极，热蒸于外，大汗如雨，则用白虎汤治之而愈）。

大汗呃逆

久病与素禀不足之人，与过服克伐清凉之人，忽然大汗呃逆，此阳亡于外，脾肾之气绝于内，旦夕死亡之证也，急宜回阳降逆，服药后如汗止呃逆不作，即有生机。若仍用时派之麻黄根、浮小麦，止呃之丁香、柿蒂，未有不立见其死者也。

身热无神

久病与素禀不足之人，或偶劳心，忽见身大热而不疼，并无所（若）〔苦〕，只是人困无神，不渴不食，此是元气发外，宜回阳收纳，一剂可愈。若以为发热，即照外感之法治之，是速其危也，世多不识。

吐血身热

凡吐血之人，多属气衰，不能摄血，吐则气机向外，元气亦与之向外，故身热，急宜回阳收纳为主，切不可见吐血而即谓之火，以凉剂施之。

大吐身热

经云："吐则亡阳，吐属太阴。"大吐之人，多缘中宫或寒、或热、或食阻滞。若既吐已，而见周身大热，并无三阳表证足征，此属脾胃之元气发外，急宜收纳中宫元气为主，切不可仍照藿香正气散之法治之，余于此证，每以甘草干姜汤加砂仁，十治十效。

大泄身热

久病与素禀不足之人，忽然大泄，渐而身上大热者，此属阳脱之候。大热者，阳竭于上，大泄者，阴脱于下，急宜温中收纳为主。切不可一见身热，便云外感，一见大泄，便云饮食，若用解表、消导、利水，其祸立至，不可不知。

午后身热

《经》云："阴虚生内热。"是指邪气旺而血衰，并非专指午后夜间发热为阴虚也。今人全不在阴阳至理处探取盈缩消息，一见午后夜间发热，便云阴虚，便去滋水，推其意以为午后属阴，即为阴虚，就不知午后夜间，正阴盛之时，并非阴虚之候。即有发热，多属阴盛隔阳于外，阳气不得潜藏，阳浮于外，故见身热，何也？人身真气，从子时一阳发动，历丑、寅、卯、辰、巳，阳气旺极，至午、未、申、酉、戌、亥阳衰，而下潜藏。今为阴隔拒，不得下降，故多发热，此乃阴盛阳衰，元气出入消息，不可不知也。余于此证，无论夜间午后烧热，或面赤、或唇赤、脉空、饮滚、无神，即以白通汤治之，屡治屡效。

皮毛出血

久病与素禀不足之人，忽见皮毛出血，此乃卫外之阳不足，急宜回阳收纳，不可迟延。

阴囊缩入

久病与素禀不足之人，忽然囊缩腹痛，此厥阴阴寒太甚，阳气虚极也。急宜回阳，或用艾火烧丹田，或脐中，或以胡椒末棉裹塞脐中，用有力人口气吹入腹中，囊出痛止，亦是救急妙法。

两脚大烧

久病与素禀不足之人，或夜卧，或午后两脚大烧，欲踏石上，人困无神，此元气发腾，有亡阳之势，急宜回阳收纳为主，切不可妄云阴虚，而用滋阴之药。

两手肿热

凡素禀不足之人，忽然两手肿大如盂，微痛微红，夜间午后便烧热难忍，此阴盛逼阳从手脱也，急宜回阳收纳为主（笔者对治两脚大烧、两手肿热，常用桂枝龙骨牡蛎汤重加附子，治之而愈）。

两乳忽肿

凡素禀不足之人，忽然两乳肿大，皮色如常，此是元气从两乳脱出，切勿当作疮治，当以回阳收纳为主。

疮口不敛

凡疮口久而不敛，多属元气大伤，不能化毒生肌，只宜大剂回阳，阳回气旺，其毒自消，其口自敛。切忌养阴清凉，见疮治疮（笔者对疮口久而不敛者，除用附子理中汤内服外，另用象牙粉蒸蛋，早、晚各吃一次，对收敛疮口，其效更速）。

痘疮平塌

凡痘疮平塌，总原无火，只宜大剂回阳，切不可兼用滋阴。

肛脱不收

凡素禀不足之人，或因大泄，或因过痢，以致肛脱不收，此是下元无火，不能收束，法宜回阳收纳肾气，或灸百会穴，亦是良法（笔者对此病症，常用附子理中汤加升麻、粟壳治之；或用补中益气汤倍升麻加粟壳治之，屡用屡效。妇女子宫脱垂，其原因为产后体虚，胞络松弛，气虚下陷，不能收摄所致，其治法亦与脱肛相同）。

小便不止

久病与素禀不足之人，忽见小便日数十次，每来清长而多，此是下元无火也，急宜回阳收纳肾气，切不可妄行利水（此症老年人居多，肾与膀胱有寒，不能制约膀胱之开阖，笔者常用附子理中汤加安桂、小茴、益智仁治之而愈）。

腹痛即泄

久病与素禀不足之人，多有小腹一痛，立即泄泻，或溏粪、清白粪，日十余次，此属下焦火衰，阴寒气滞，急宜温中回阳，切不可专以理气分利为事。

身疼无热

久病与素禀不足之人，忽见身疼，而却不发热者，是里有寒也，法宜温里。但服温里之药，多有见大热身疼甚者，此是阴邪（溃）〔溃〕散，即愈之征，切不可妄用清凉以止之。

身热无疼

久病与素禀不足之人，与服克伐宣散太过之人，忽见身热，而却无痛苦，并见各部阴象足征，此是阳越于外也。急宜回阳收纳，不可妄用滋阴、升散。

身冷内热

久病与素禀不足之人，身外冷而觉内热难当，欲得清凉方快。清凉入口，却又不受，舌青滑而人无神，二便自利，此是阴气发潮，切不可妄用滋阴清凉之品，急宜大剂回阳，阳回则阴潮自灭。若果系时疫外冷内热之候，其人必烦躁口渴饮冷，二便不利，人必有神，又当攻下，回阳则危。

身热内冷

久病之人，忽见身大热而内冷亦甚，叠褥数重，此是阳越于外，寒隔于内，急宜回阳，阳气复藏，外自不热，内自不冷，切不可认作表邪，若与之解表，则元气立亡。此等证多无外感足征，即或有太阳表证，仍应大剂回阳药中加桂、麻几分，即可无虞。

身重畏冷

久病与素禀不足之人，忽见身重畏冷者，此是阴盛而阳微也，急宜回阳。

身强不用

久病与素禀不足之人，与过服克伐宣散之人，忽然身强不用，此是真阳衰极，阳气不充，君令不行，阴气旺甚，阻滞经脉，宜大剂回阳，阳旺阴消，正气复充，君令复行，其病自已。世人不识，多以中风目之，其用多以祛风，每每酿成坏证，不可不知也。

脚轻头重

久病与素禀不足之人，忽见脚轻头重，此是阴乘于上，阳衰于内也。急宜大剂回阳，收纳真气，阳旺阴消，头重不作，便是生机。

脚麻身软

久病与素禀不足之人，多有脚麻身软者，此是阳气虚甚，不能充周，急宜甘温扶阳，阳气充足，其病自已（笔者治此症，常用附子理中汤加牛膝治之而愈）。

气喘脉劲

久病之人，忽见气喘脉劲，此阳竭于上，旦夕死亡之候，急急回阳，十中可救一二。但非至亲，切切不可主方。即主方亦必须批明，以免生怨。切不可见脉劲而云火大，便去滋阴降火。

吐血脉大^(一)

凡吐血之人，忽见脉来洪大，此阳竭于上，危亡之候也，今人动云吐血属火，脉大属火，皆是认不明阴阳之过也。

敬评：（一）人能知得血是水，气是火，便知得滋阴之误，姜、附之效也。

虚劳脉劲

凡虚损已极之人，脉象只宜沉细，若见洪大细数，或弦，或紧，或劲，或如击石，或如粗绳，或如雀啄釜沸，皆死亡之候，切切不可出方。果系至亲至友，情迫不已，只宜大甘大温以扶之，苟能脉气和平，即有生机，切切不可妄用滋阴。要知虚损之人，多属气虚，所现证形，多有近似阴虚，其实非阴虚也。余常见虚损之人，每每少气懒言，身重嗜卧，潮热而口不渴，饮食减少，起居动静，一切无神，明明阳虚，并未见一分火旺阴虚的面目。近阅市习，一见此等病情，每称为阴虚，所用药品，多半甘寒养阴，并未见几个胆大用辛温者，故一成虚劳，十个九死，非死于病，实死于药，非死于药，实死于医，皆由医家不明阴阳至理，病家深畏辛温，故罕有几个得生，真大憾也。

以上数十条，揭出元气离根，阳虚将脱危候。情状虽异，病源则一，学者苟能细心体会。胸中即有定据，一见便知，用药自不错乱。虽不能十救十全，亦不致误人性命。但病有万端，亦非数十条可尽，学者即在这点元气上探求盈虚出入消息，虽千万病情，亦不能出其范围。余更一言奉告，夫人身三百六十骨节，节节皆有神，节节皆有鬼。神者阳之灵，气之主也（此言节节皆正气布护）。鬼者阴之灵，血之主也（此言节节皆真阴布护，故前贤云，鬼神塞满宇宙，宇宙指天地、指人身也）。无论何节现出鬼象（即阴邪也），**即以神治之**（神阳也、火也、气也，以阳治阴，即益火之源以消阴翳，即扶南泻北之意，即补火治水之义，用药即桂、附、姜、砂一派是也）。**无论何节现出邪神为殃**（言邪神者，明非正气之盛，指邪气之盛，邪气即邪火也。乾坤以正气充塞，正气不能害人，邪气始能害人，故曰邪神），**又可以鬼伏之**（鬼阴也、血也、水也，邪神邪火也，鬼伏神，即以水治火，滋阴降火，用药即三黄石膏、大、小承气一派是也。今人动云滋阴降火，皆是为邪火伤阴立说，并未有真正阴虚，即谓阴虚，皆阳虚也。何则？阴阳本是一气，不可分也。故经云：气旺则血旺，气衰则血衰，气升则血升，气降则血降，气在则血在，气亡则血亡，明得此理，便知天一生水之旨归，甘温辛温回阳之妙谛）。**学者不必他处猜想，即于鬼神一语领会通身阴阳，用药从阴从阳**

法度，认得邪正关键，识得诸家错误，便可超入上乘，臻于神化。

【阐　释】此节揭出阳虚危重病候共五十八条，每条只用简单几行，指明其病因、病机及治则，有的还与他证比较辨别，令人可以从中得到启发。即以有关身热的九条而言。如一：身热无神，并无痛苦，只是困倦不食不渴，则是元气外越，只宜回阳收纳，如照外感治之，将愈速危。二：吐血而身热，多属气衰不能摄血，元气向外，急宜回阳收纳，而不可清凉泻火。三：大吐后身大热，则须视其有无三阳表证，如无，则为脾胃之元气外发，亦宜以收纳中宫元气为主。四：大泄而身大热，则为阴脱于下。阳竭于上，急宜温中收纳。如以为外感或饮食所致，用解表、消导、利水，则其祸立至。五：午后或夜间身热，并非如一般所说由于阴虚，而是阳为阴隔，不得下降，郑氏解说精详，确有卓见。笔者在治此类病人时，如见口不渴，不思水饮，亦常以白通汤治之而愈，足证并非阴虚。六：两脚午后或夜卧大烧，欲踏石上，人困无神，亦属阳亡之兆，急宜回阳收纳，而不可滋阴。七：两手肿大如盂，夜间午后烧热难忍，是阴盛逼阳欲从手脱，亦宜回阳收纳。八：身外冷而内热，则须细辨。如烦渴饮冷有神，则为时疫感染；如内热难当，欲得清凉方快，而清凉入口，却又不受，舌青滑而人无神，二便自利，则是阴气发潮之热，只宜回阳，不能滋阴。九：如身大热而内甚冷，叠褥数重，则是阳越于外，寒隔于内，急宜回阳自愈，不可解表。即有太阳表证，仍宜大剂回阳药中加麻、桂几分，即可无虞，分辨甚为精细。其他各条亦各有特点，如"头痛如劈"条等，皆于条文末括号内简明扼要介绍笔者经验，以资验证。"虚劳脉劲"一条，所现症形多近阴虚，而实属气虚，如"少气懒言，身重嗜卧，潮热而口不渴，饮食减少，起居动静，一切无神，明明阳虚，并未见一分火旺阴虚的面目"。而一般多谓阴虚，治以甘寒养阴，每致酿成虚劳而死，此非死于病，实死于药，非死于药，而实死于医，可谓慨乎言之。最后总结这数十条，情状虽异，病源则一，细心体会，一见便知，用药自不会错。凡见阳虚症，回阳诸方，皆可服也，即在分两轻重上斟酌，当不致酿成纯阴元阳之候。末复指明人身阴阳、水火、血气的相互关系，谓无论何处出现阴邪，即"以阳治阴，即益火之源以消阴翳，即扶南泻北之意，即补火治水之义，用药即桂、附、姜、砂一派是也"。出现阳邪，"即以水治火，滋阴降火，用药即三黄石膏、大、小承气一派是也"。所论均极明确。末更论及一般所谓阴虚，多系火邪伤阴，并非真阴虚。若真阴虚，多起于阳虚，推究其极，阴阳本是一气，气能统血，李东垣立甘温除大热之法，实本此理，所论均有独到之见。

辨脉切要

浮脉（主风）、洪脉（主火）、实脉（主热）、数脉（主热）、紧脉（主寒）、滑脉（主痰）、沉脉（属阴）、迟脉（属寒）、细脉（不足）、微脉（不足）、虚脉（不足）、弱脉（不足）。

以上脉象，诸书言浮主风也，洪与实、数、紧、滑，主火、主热、主寒、主痰也。余谓浮脉，未可遽概为风，洪、（大）实、数、紧、滑，未可遽概为火、为热、为

寒、为痰也。沉、迟、细、微与虚、弱，亦未可遽概为
阴、为寒、为不足、为虚损也。要知外感脉浮，而病现
头疼、身痛、发热、恶风、自汗、鼻筑流清，始可以言
风也。若内伤已久，元气将脱之候，脉象亦浮，犹得以
风言之乎？洪（大）实、数之脉，而病现发热、恶热、
烦躁、口渴、饮冷、谵语、口臭、气粗、二便闭塞之类，
始可以言火、言热也。若内伤已久，元气将脱之候，脉
象有极洪、极长、极实、极数、极劲之类，又尚得以时
行火热证言乎？紧寒、滑痰之脉，而病现身疼、发热、
畏寒，与吐痰不休之类，始可言寒邪、痰湿也。若内伤
已久，元气将脱之候，脉象亦有极紧、极滑之形，又尚
得以寒痰目之乎？沉、迟、细、微、虚弱之脉，而病现
面白唇青，少气懒言，困倦嗜卧之类，乃可以言不足，
言虚寒，言阴阳两伤。若外邪深入，协火而动，闭其清
道，热伏于中，阳气不达于四末，四肢冰冷，惟口气蒸
手，小便短赤而痛，此为阳极似阴，又尚得以气血虚损
言之乎？总之，脉无定体，认证为要，阴阳内外，辨察
宜清，虽二十八脉之详分，亦不过资顾问已耳。学者苟
能识得此中变化，便不为脉所囿矣。

【阐　释】本节列举浮、洪、实、数、紧、滑及沉、迟、
细、微、虚、弱，共十二脉。诸书多言分别主风、主火、主热、
主寒、主痰及属阴、属寒、属不足，郑氏则说未可一概而论。因
内伤已久，元气大亏之人，脉象亦有浮、洪、长、实、数、劲、

紧、滑之形，而外邪深入，协火而动，闭其清道，热伏于中，阳气不达于四末，亦有现沉、迟、细、微、虚、弱之脉，不得说是气血虚损不足。所以归结为"脉元定体，认证为要，阴阳内外，辨察宜清，虽二十八脉之详分，亦不过资顾问已耳"。确为明体达用之真言，教人不可视脉为神秘而为其所囿。祖国医学注重四诊合用，望、闻、问、切，有神、圣、工、巧之分。切脉只其一端，而古今辨说不一。《内经·素问》有"三部九候论"，而后世多本《素问·脉要精微论》立说，即以寸口脉分为寸、关、尺三部，每部又各以浮、中、沉取脉为九候。至其所配脏腑，各家虽有小异，但自《难经》以后，多以左手心、肝、肾，右手肺、脾、命为准则。而论脉之专著，自晋人王叔和《脉经》始，其中载有二十四脉，即浮、芤、洪、滑、数、促、弦、紧、沉、伏、革、实、微、涩、细、软、弱、虚、散、缓、迟、结、代、动。至明代李时珍《濒湖脉学》，增加长、短、牢三脉为二十七脉。李中梓《诊家正眼》又增加一疾脉，即成一般所说的二十八脉。清代脉学专家周学海所论更精，但亦不能一一固执。笔者经验，应以郑氏所说，明其变化而不为所囿，为切要可从，并可参阅《医理真传》一书中论脉之阐释。

切脉金针

　　夫脉者，气与血浑而为一者也，其要在寸口（百脉皆会于此），其妙在散于周身，随邪之浅深，脏腑之盛衰，人性之刚柔，身体之长短，肌肉之肥瘦，老幼男女之不同，变化万端。其纲在浮、沉、迟、数，其妙在有神、无神（即有力无力也）。有神无神者，即盈缩机关，内外秘诀。他如浮、洪、长、大、数、实，皆为盈，为有余之候，果病情相符，则为脉与病合，当从有余立法施治。如脉虽具以上等像，而病现不足以极，则为脉不合病，当舍脉从病，急宜扶其不足，培（皆）〔其〕本源，切勿惑于浮风洪火之说，若按浮风洪火治（去）〔法〕，则为害非浅。沉、迟、细、微、虚、弱，皆为缩，为不足，果病情相符，则为脉与病合，当照不足立法施治。如脉虽具以上等像，而病现有余以极，又当舍脉从病，切勿惑于沉、迟、细、微为虚损，若按虚损治（去）〔法〕，则为祸不浅。余恒曰，一盈二缩，即阴阳旨归，万病绳墨，切脉知此，便易进步，便易认证，庶不为脉所囿矣。

【阐　释】此节所论，极为精要，确属金针度人。首先说："脉者，气与血浑而为一者也，其要在寸口，其妙在散于周身。"颇合科学。而切脉则须"随邪之浅深，脏腑之盛衰，人性之刚柔，身体之长短，肌肉之肥瘦，男女老幼之不同，变化万端"。可谓精细周到，而兼有望、闻、问、切之功夫在内。复谓"其纲在浮、沉、迟、数，其妙在有神、无神。有神无神者，即盈缩机关，内外秘诀"。至于脉之浮、洪、长、大、缩、实，固为盈，为有余之候，脉之沉、迟、细、微、虚、弱，固为缩，为不足之候，但亦须脉与证合，始能按脉立法，如与证不符，则须舍脉从证，这是一条切用的经验。前人有舍证从脉之说，似轻望、闻、问而重脉，实不可取。

相舌切要

舌上白苔

病人虽舌现白苔，并未见头疼、身痛、发热、恶寒、恶热等情，切不可认为表证，认为瘟证，当于脉息声音、起居动静，有神无神处探求病情，自有着落，切切不可孟浪，如果有表证足征，始可照解表法施治。

舌上黄苔

病人虽舌现黄苔，无论干黄色、润黄色、老黄色、黑黄色，并未见口渴饮冷，烦躁，恶热，便闭等情，切不可便谓火旺热极，当于阳虚真气不上升处理会，病情上理会，治法即在其中。如果见便闭，口臭气粗，身轻恶热，心烦饮冷，精神有余等情，便当攻下，不可迟延。

舌上黑苔

病人虽舌现黑苔，无论干黑色、青黑色、润黑色，虽现阴象，切不可即作阴证施治。如其人烦躁，口渴饮冷，恶热身轻，气粗口臭，二便闭结，即当攻下，不可迟延。如其人安静懒言，困倦，不渴不食，二便自利，即当回阳，不可迟延。

舌上红黑色。舌上润白苔。舌根独黄色。

舌上白黄色。舌上黄芒刺。舌尖独青色。

舌上黑黄色。舌上黑芒刺。舌根独黑色。

舌上青黄色。舌上白芒刺。舌尖惨红色。

舌上粉白苔。舌上青红色。舌心独黄色。

舌上干白苔。舌上淡黄色。舌边独白色。

舌裂而开瓣。舌如猪腰色。

舌之分辨，实属繁冗，亦难尽举。姑无论其舌之青、黄、赤、白、黑，干润燥裂，芒刺满口，红白相间，黄黑相兼，统以阴阳两字尽之矣。是阴证，则有阴象足征；是阳证，则有阳证可凭。识得此旨，则不专以舌论矣。诸书纷纷论舌，言某舌当某药，某舌当某方，皆是刻舟求剑之流，不可为法。学者务于平日，先将阴阳病情，真真假假，熟悉胸中，自然一见便知，亦是认证要着。

【阐　释】相舌在《内经》、《难经》少有道及，后世逐渐发展成为望诊一重要部门。至清人周学海著有《形色外诊简摩》二卷，论舌苔、舌质颇为精详，但一般能遵行者却少。普通虽以舌苔之白、黄、黑、干、润、燥、刺等定外感、内伤之深浅，亦必结合证象，始能判定。故郑氏谓："舌之分辨，实属繁冗，亦难尽举，姑无论其舌之青、黄、赤、白、黑、干、润、燥、裂，芒刺满口，红白相间，黄黑相兼，统以阴阳两字尽之矣。"因为阴阳实据是全身性的，可靠性大。即如病人虽现各种黑苔，亦须见烦躁、口渴、饮冷等证象，始可作阴证施治；如其人安静懒言，困倦不食，不渴，二便自利，即当回阳。可见舌、证不合，仍当和脉、证不合一样，须舍舌从证为是。至于辨舌之精，能为诊病之助，则是肯定的。并可参阅《医理真传》卷一阐释望诊一节。

万病一气说

病有万端，发于一元。一元者，二气浑为一气者也。一气盈缩，病即生焉。有余即火，不足即寒。他如脉来洪大，气之盈也，脉来数实，脉来浮滑，气之盈也，间亦不足（脉来洪、大、数、实、浮、滑，乃邪实火盛此为有余，久病暴脱，亦有此脉象，不可不知）。脉来迟细，气之缩也，脉来短小，脉来虚弱，气之缩也，间亦有余（脉来迟、细、短、小、虚、弱，皆为不足，若温病热极脉伏，亦有此脉，不可不知）。脉来劈石，脉来鱼尾，脉来雀啄，脉来釜沸，脉来掉尾，脉来散乱，气之绝也。推之面色如朱，气盈之验，亦有缩者（素平面赤，不作病看。新病面赤恶热，则为邪实火旺。久病无神，虚极之人而面赤，则为阳竭于上，脱绝之候。色如鸡冠者吉，色如淤血者死）。面青有神，气盈之验，亦有缩者（素平面青有神，不作病看。有病而始面青，则为肝病，有神主肝旺，无神主肝虚，色如翠羽者吉，色如枯草者凶）。面白有神，气盈之验，亦有缩者（素平面白，不作病看。有病而始见面白者，方以病论。白而有神，肺气常旺，白而无神，肺虚之征。白如猪膏者吉，色如枯骨者危）。面黄有神，气盈之验，亦有缩者（素平面黄，不作病看。有病而始面黄，方以病论。黄而有神，胃（积）〔气〕之盛，黄而无神，气弱之征。黄而鲜明者吉，黄如尘埃色者凶）。**面黑有神。气盈之验，亦有缩者**（素平面黑，不作病看。有病而始面黑，方以病论。黑而有神，肾气尚旺，黑而无神，肾气衰弱。黑如乌羽者吉，色如炭煤者危）。**此论五色之盛衰。其中尚有生克。（额）〔颏〕属心而黑气可畏，鼻属土而青色堪惊，骸下黄而水病，腮左白而肝伤，腮右赤兮火灼，唇上黑兮水泆。气色之变化多端，明暗之机关可据。至若审因察理，五音细详**（五音，指宫、商、角、徵、羽，以应人身五脏也）。**声如洪钟，指邪火之旺极**（素平音洪，不作病看，有病而始见声洪，则为邪实火旺，法宜泻火为主）。**语柔而细，属正气之太伤**（素平声细，不作病看，有病而始见声低息短，则为不足）。**忽笑忽歌，心脾之邪热已现**（笑主心旺，歌主脾旺）。**或狂或叫，阳明之气实方张**（狂叫乃胃热极）。**瞑目而言语重重，曰神曰鬼**（瞑目妄言鬼神，是正气虚极，神不守舍也）。**张目而呼骂叨叨，最烈最横**（肝火与心胃邪旺，其势有不可扑灭）。**曰饮食，曰起居，也须考证。食健力健，言气之盈，食少力少，本气之缩，饮冷饮滚兮，阴阳之形踪已判，好动好卧兮，虚实之病机毕陈。至于身体，更宜详辨，肌肉丰隆，定见胃气之旺，形瘦如柴，已知正气之微，皮肤干润，判乎吉凶，毛发脱落，知其正败。要知风气为殃，春温之名已播；火气作祟，暑热之号已（工）〔生〕；湿气时行，霍乱之病偏多；燥气行秋，疟痢之病不少；又乃冬布严寒，伤寒名著。一年节令，病**

气之变化无穷；六气循环，各令之机关可据；六气即是六经，六经仍是一经；五行分为五气，五气仍是一气。揭太阳以言气之始，论厥阴以言气之终，昼夜循环，周而复始，病也者，病此气也（周身骨节经络，皆是后天有形之质，全赖一气贯注。虽各处发病、形势不同，总在一气之中，神为气之宰，气伤则神不安，故曰病）。气也者，周身躯壳之大用也（身中无气则无神，故曰死）。用药以治病，实以治气也。气之旺者宜平（正气不易旺，惟邪气易旺，须当细分），气之衰者宜助（衰有邪衰、正气之衰之别，当知），气之升者宜降（泻其亢盛），气之陷者宜举，气之滞者宜行，气之郁者宜解，气之脱者宜固，气之散者宜敛。知其气之平，知其气之变，用药不失宜，匡救不失道，医之事毕矣。

【阐　释】此节重要论点，为万病生于一气之盈缩，气盈有余便是火，气缩不足便是寒。故曰："病也者，病此气也。气也者，周身躯壳之大用也，用药以治病，实以治此气也。"因人身有形之质，原有一气贯注，才得以生，无气则死，此气为周身躯壳之大用，按先哲理气之辨，气质之论，气本身仍是物质性的，合于科学的。气有盈缩，病即发生，虽各处发病情况不同，皆在一气之中，故用药治病，实以治此气。即是治病要从整体观点着眼，着重于全身机能的调整，并非专以治愈某一部位的疾病为能事。如肺病咳嗽，有因脾胃之阳不足，不能转输津液水谷而作者，有因肾阳不足，不能收束其水，而水泛于上，直干清道而作者。分别用理中汤、甘草干姜汤、真武汤、潜阳丹治之而愈。医者当视病者气之盛、衰、升、陷、滞、郁、脱、散，而分别用平、助、降、举、行、解、固、敛之法以治之。能"知其气之平，知其气之变，用药不失宜，匡救不失道，医之事毕矣"。至于如何知其盈缩，则仍赖于熟练地掌握四诊。郑氏首以辨证观点论脉与气之盈缩关系；次论望色之部位与盛衰；三论闻声以合证，审因以察理；四论问诊饮食起居体气之考辨。末复结合时令六气之变化，与人身六经之关联，以证此万病一气之说，是结合人体与周围环境而立论的。

胎　元　图

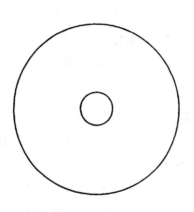

胎元图说

今以一大圈，喻人一身之真气，中一小圈，喻人身受胎之始基，始基之谓，胎元之消息也。称为祖气，号曰先天，先天即父母精血中一点真气^(一)，二气浑为一气，一气中含五气（五气，即青黄赤白黑，秉天也；五气，即金木水火土，秉地也；在人即心肝脾肺肾。《经》云：二五之精，妙合（二）〔而〕凝是也）。五气发生万物（阴阳配合，迭相运用，化生五脏、六腑、百脉、经络。天地所有，人身皆具。然未生以前，五行在乾坤之中，既生以后，乾坤即在五行之内。五气生万物，一物一太极，一物一阴阳。阳之用从昼，阴之用从夜，此坎离之功用所由分，而万物之功用所由出，由一而万理攸分，由万而一元合聚）。故曰：一粒粟藏大千世界，即此之谓也（孟子云："万物皆备于我。"皆是由明善复初，以知得个中这一点机关，这一点胎元消息也）。其中这一点真消息，逐日运行，无刻休息，子时发动，由下而中而上（阳根于阴，故由下而发上），由上而中而下（阴根于阳，故由上而趋下，此阴阳互为其根，一元之消息也）。循环不已，然由下而中而上，三阳已分（下中上为三步，阳主上升，一气分为三步，即太阳、阳明、少阳也），由上而中而下，三阴已定（上中下为三步，阴主下降，阳从背面，阴从腹面，三阴即太阴、少阴、厥阴是也）。合之二三如六，故曰六步而成位，六爻之义于此分，六气六经之所由判，亦无非这一点胎元流行充周之所化育也。仲景知得六步之精义，移步换形，移步更名，变化万端，不出范围。余初业斯道，即闻诸师云：万病不出六经，不出阴阳。终不了了，冥心之余，忽得此胎元消息，始识师言之不谬，仲景之骨髓如见矣。

    敬评：（一）阳精阴血，各具真气。故曰真气寓于凡精凡血之中。

    【阐　释】胎元图说，本于祖国医学中先天后天之说，及古哲"万物本乎天，人本乎祖"。与天人通感之义，阐明人的生命来源于父精母血。由"阴阳配合，迭相运用，化生五脏、六腑、百脉、经络。天地所有，人身皆具"。并引儒家"万物皆备于我"及佛家"一粒粟藏大千世界"以为喻。说明"六气六经之所由判，亦无非这一点胎元流行充周之所化育"。仲景立六经六步之精义，即随气之常变而移步换形、更名，故病虽变化万端，而终不出其范围。古人"万病不出六经，不出阴阳"之义，亦即由此胎元消息而获得真解。现今科学昌明，由于生物进化及遗传基因等的研究，对人类生命延续已有较为精确的论述。郑氏所说，虽已过时，但在当时仍是有一定理论水平的。

用药须知

1. 外感风寒忌收纳也

    凡一切外邪初入，切不可攻下，攻下则引邪深入，变证百出。切不可妄用温固收纳，收纳为关门捉贼，延祸匪轻。切不可妄用滋阴，滋阴则留恋阴邪，病根难除，只宜按定六经提纲病情施治，庶不误人。

2. 内伤虚损忌发散也

凡内伤之人，多半咳嗽，由清阳不升，浊阴不降，闭塞清道而成，只宜辛甘化阳之品，荡去阴邪，清升浊降，咳嗽自已。昧者不识，称为陈寒入肺，纯用一派搜寒宣散之品，每每酿成脱证。不知病既内伤，正虚无疑，而更用此宣散，则一线之正气，又为大伤，岂能久延时刻，而不脱绝者乎？

凡内伤之人，多半胸满不食，痰多，由中宫气衰，转输失职，阴邪痰水，堵塞胸中，只宜温中，醒脾助正，胸满痰水自去也。昧者不察，多用一派推荡破滞之品，每每酿成腹胀不治之病，不可不知。

凡内伤之人，多有身热而却不疼，虽然内热而口不渴，如此等病情，近似外感，近似火症，只宜回阳收纳，收纳则阳不外越，而身热自已。阳回则镇纳阴邪，而阴潮不作（诸书称内热由阴虚，不知阳衰而阴鬼立出，即昼夜亦可知也）。昧者不识，一见发热，称为外感，便以发散，投之必危。一见内热，称为阴虚，滋阴降火必殆。

3. 阳虚吐血忌滋阴也

凡吐血之人，由正气已衰，中宫不运，阴邪僭居阳位，久久积聚，阳无力以施运行之权，阳无力以申乾刚之令，一触即发，血所以出也。只宜甘温扶阳以申其正气，正气日申，阴血自降，一定之理，昧者不察，一见吐血，便以滋阴止血之品，希图速效，究竟酿成死证，含糊有年，真憾事也。

4. 阴虚吐血忌温补也

凡阴虚吐血之人，多半精神有余，火伏于中，逼血妄行，吐后人不困倦，此乃有余之候，百中仅见一二，只宜清凉，平其有余，若照阳虚吐血治之必殆，不可不知。

5. 阳虚一切病症忌滋阴也

凡阳虚之人，多属气衰血盛，无论发何疾病，多缘阴邪为殃，切不可再滋其阴。若更滋其阴，则阴愈盛而阳愈消，每每酿出真阳外越之候，不可不知。

6. 阴虚一切病症忌温补也

凡阴虚之人，多属气盛血衰，无论何部发病，多缘火邪为殃，切不可再扶其阳。若扶其阳，则阳愈旺而阴愈消，每每酿出亢龙有悔之候，不可不知。

【阐　释】以上各段论外感内伤及阳虚阴虚（包括吐血）用药之大忌，极为扼要。郑氏在《医理真传》卷一有外感说及内伤说揭其大义。谓外感为风、寒、暑、湿、燥、火六客，皆能从外入内以伤人，而寒邪尤为重要，太阳不治即传至阳明、少阳、太阴、少阴、厥阴，而为燥、热、湿、火、风诸邪，治之惟有把仲景伤寒六经病情提纲，熟记胸中，并将六经定法贯解，细心领会，便得步步规矩，头头是道之妙，可以为世之良医。其内伤说统七情而以一心赅之，总由心君阳衰而引起阴气上腾，故治内伤特重在扶阳。现于用药须知中着重指出外感风寒忌收纳（燥、暑、湿、火之外感自当包括在内），内伤虚损忌发散（阳虚阴虚皆然），是因这两种用药原则特别重要，不可或误，故指出其病机病理，外感切不可攻下、温固收纳、滋阴，否则危害严重，内伤切不可发散，发散则必更虚而致脱绝。

关于阳虚、阴虚（包括吐血），郑氏在《医理真传》卷一有论，辨认一切阳虚症法及辨认一切阴虚症法二篇，论述极详。现于用药须知特别指出阳虚一切病症忌滋阴，阴虚一切病症忌温补，并指出当忌之理与不忌之害，所论均极切当扼要，不可违误。

7. **病有宜汗者**

太阳病，发热身疼，自汗恶风者，当发汗。

太阳病，外症未解，脉浮弱者，当微发汗。

太阳病，表症未罢，发汗未过，脉浮数者，仍可发汗。

阳明病，脉迟，汗出多，微恶寒者，表未解也，可发汗。

太阴病，脉浮者，可发汗。

太阴病，汗后不解，仍发热，脉浮者，当复汗之。

伤寒发汗本无体，随邪之浅深，本气之盛衰，有大发汗、复发汗、微发汗，更有和解亦得汗而解，温经亦得汗而解，回阳亦得汗而解，不可不知。

8. 病有不宣汗者

仲景云：阳盛阴虚，下之则愈，汗之则死。

发热身疼，脉浮紧者，当发汗。假令尺脉迟弱者，不可发汗，以营弱血少故也。

咽燥喉痹者，不可发汗，津液现已伤也。

咳而小便利，若失小便者，不可发汗，下元虚也。

下利虽有表证不可发汗，发汗则水湿必散于周身，而成浮肿胀满。

淋家不可发汗，发汗则津液内亡，客热更增。

衄血亡血家不可发汗，以其血液虚也。

疮家不可发汗，发汗则痉，表虚热盛故生疮，汗之则表愈虚而热愈炽，热则伤血，热则生风，故变为痉。

少阴病，脉沉细数，沉为在里，不可发汗。

大便素难便者，不可发汗，发汗则谵语，以其血液既少，而复夺之，表虚里实，故谵语。

汗家不可重发汗，发汗则心神恍惚，盖以汗为血液也。心液大耗，神无所主，故见恍惚。

虚人发热，无身疼者，不可发汗，发汗则阳亡，盖以发热乃阳越于外，收之惟恐不及，今误汗之，阳必亡。

血气欲绝，手足厥冷，引衣蜷卧，不可发汗，发汗则殆。

厥证脉紧不可发汗，汗则声绝、咽嘶、舌萎。要知阳厥宜下，即热深厥深是也；阴厥宜回阳，即四逆汤

（法之）〔之法〕也。

脉弦细，头痛发热者，属少阳，宜和解，不宜发汗，发汗则变证百出。

太阳与少阳并病，头项强痛，或眩〔晕〕，时加结胸，心下痞鞭者，不可发汗。

风温证不可发汗，汗之则热盛，汗则血伤也。

湿温证不可发汗，汗之卫阳虚，津液竭，热必盛也。

虚烦证不可发汗，汗之则心血虚，而烦愈盛也。

午后热不可发汗，汗之则阳亡。

久病阳虚、阴虚，一切诸症，不可擅发汗。

9. 病有宜吐者

病如桂枝证，头不疼，项不强，寸脉微浮，胸中痞鞭，气上冲咽喉，不得息者，此为有寒。一云内有久痰，宜吐之。

病人胸中菀菀而痛，不能食，欲使人按之，而反有涎唾，下利日十余行，其脉反迟，寸口微滑，此宜吐之，吐之则利止。

少阴病，饮食入口即吐，心下温温欲吐，复不能吐者，宜吐之。

宿食在上脘者，当吐之。

病人手足逆冷，脉乍结，以客气在胸中，心下满而烦，欲食不能，病在胸中，当吐之。

凡病在隔上，脉大、胸满、多痰者；食在胃口，脉滑者，俱宜吐之。

10. 病有不宜吐者

脉虚脉微者，不可吐。

太阳病干呕，呕逆者不可吐，吐之则伤胃。

四肢厥逆者，不可吐。

膈上有寒饮干呕者，不宜吐，当温之。

凡中下二部之病，切不可吐，吐则为逆。

11. 病有宜下者

发汗不解，腹满痛者，急下之。

下利三部脉皆平，按之心下鞕者，急下之。

下利脉迟滑者，内实也，利未欲止，当下之。

脉滑而数者，有宿食也，宜下之。

寸脉浮大，按之反涩，尺中亦微而涩，知有宿食也，宜下之。

下利不欲食者，以有宿食故也，当下之。

下利见谵语者，有燥屎也，宜下之。

下利瘥，至其年月日时复发者，病不尽故也，当下之。伤寒六七日，目中不了了，睛不合，无表里证，大便难，身微热者，此为实也，急下之。

阳明病，发热汗出多者，急下之。

二阳并病，太阳证罢，但发潮热。手足漐漐汗出①，大便难而谵语者，下之则愈。

少阴病，得之二三日，口燥咽干者，急下之。此邪未深入，便作口燥，肾水将干，宜急下之，以救欲绝之水也。

少阴证，六七日腹胀，不大便者，急下之，此少阴邪热入胃腑也，土胜则水干，宜急下以救肾水。

少阴病，自利清水，色纯青，心中必痛，口中燥者，急下之，青为肝色，肝邪乘肾，故下利，阳邪上攻故口燥，此亦少阴传阳明腑证也。

厥阴证，舌卷囊缩，宜急下之。此证有寒极而缩者，宜温。此由阳明之热，陷入厥阴，阳明主润宗筋，宗筋为热所攻，弗荣而急，引舌与睾丸，故舌卷囊缩，此为热极，故宜急下以存阴也。须知胃为五脏六腑之大源，凡胃受热，处处皆可传及，总之土燥则水易亏，故阳明与厥阴皆有急下法，证虽不同，其入腑之理则一也。

12. 病有不宜下者

仲景云：阴盛阳虚，汗之则愈，下之则死。

太阳病，外证未解者，不可下，下之则引邪入里也。

脉浮大者，不可下，浮大为在表也。

---

① 漐（zhì）漐：《通雅》云"小雨不辍也"。形容微汗潮润之状。

恶寒者，不可下，邪尚在表也。

呕多虽有阳明证，不可下，邪在上焦也。

阳明病，不能食，攻其热必哕，胃中虚冷故也。

阳明病，应发汗，反下之，则为大逆。

太阳阳明合病，喘而胸满，不可下，宜麻黄汤，寒散肺清，胃邪亦自散也。

脉细数者不可下，细数为血虚有热，下之热邪入里，恐亡阴。

恶水者不可下，下之则内冷，不嗜食，完谷出。

头痛目黄者不可下，邪在上也。

阳微者不可下，下之痞鞕，阴盛而阳不宣也。

寒厥者不可下，下之则死。

腹胀可按而减者不可下，里虚而邪未实也。

咽中秘塞者不可下，邪在上也。

阳明病，面赤，心下虽微满，不可下，邪未实也。

腹中上下左右有动气者，不可下。

结胸证，脉浮大者不可下，邪在表也。

脏结无阳证，舌上苔滑，安静不渴者，不可下。

大便鞕，小便数者，不可下，乃脾约丸证也。

阳明病，自汗出，若发汗，小便自利者，不可下，此为津液内竭，虽鞕不可攻，宜蜜煎导之。

凡病之当汗与不当汗，当吐与不当吐，当下与不当下，浅深各有定据，不得胡行妄为，务宜详察病情，诊视脉象，有神无神，声音微厉，饮热饮冷，喜按畏按，各处搜求，自然有下手处也。

【**阐　释**】以上数段，详述病者之宜汗不宜汗，宜吐不宜吐，宜下不宜下，各举若干条，本《伤寒论》为准则，而以自身经验，汇集整理，加以说明，每条均具体而适用，值得熟读而切记。如以发汗而言，何种情况宜大发汗，微发汗，复发汗，甚至和解、温经、回阳亦得汗而解，均有详细说明。不可发汗的各种情况，亦一一举出为何不可发汗，如发汗即有何种祸害。并指出凡久病阳虚、阴虚一切诸症，均不可擅发汗。至于当吐不当吐，当下不当下，亦各列若干条，而说明其所以然的道理，均明白如话，极便应用。但实际下手，则仍须"详察病情，诊视脉象，有神无神，声音微厉，饮热饮冷，喜按畏按，各处搜求"。不可疏忽。

清程钟龄《医学心悟》第一卷论医门八法，对汗、吐、下均有详细说明。其说谓："汗者，散也。"经云："邪在皮毛者，汗而发之是也。"又云："体若燔炭，汗出而散是也。"然有当汗不汗误人者，有不当汗而汗误人者，有当汗不可汗而妄汗之误人者，有当汗不可汗而又不可以不汗，汗之不得其道以误人者，有当汗而汗之不中其经，不辨其药，知发而不知敛以误人者。并各举若干实例以证之，如谓"虚人自汗、盗汗等证，则归脾、补中、八珍、十全，按法而用，委曲寻绎，各尽其妙，而后即安，所谓汗之必中其经，必得其药，知发而知敛者此也。嗟嗟！百病起于风寒，风寒必先客表，汗得其法，何病不除！汗法一差，夭亡随之矣。吁！汗岂易言哉"！今虽医学昌明，新药百出，汗法仍不可轻视。

程氏论吐谓："吐者，治上焦也。胸次之间，咽喉之地，或有痰、食、痈脓，法当吐之。经曰：其高者因而越之是也。"亦举有当吐不吐，不当吐而吐，妄吐，吐不得其法以误人各种实例，俱有实用价值。末谓"近世医者每将吐法置之高阁，亦似汗、下之外，并无吐法，以致病中常有自呕、自吐而为顺症者。见者惊，闻者骇，医家亦不论虚实而亟亟止之，反成坏病，害人多矣"。今则吐法更少用，以致缠喉、锁喉以及停痰蓄饮、食停胸膈而胀满疼痛之病不少，是否与不善用吐法治病有关，值得研究。

程氏论下法谓："下者，攻也，攻其邪也。病在表，则汗之，在半表半里则和之，病在里，则下之而已。"亦举有当下不下，不当下而下，妄下，下之不得其法，及下之不知浅深，不分便溺与蓄血，不论汤丸以误人者，又杂症中，不别寒热、积滞、痰、水、虫、血、痈脓以误人者，各种实例，颇切实用。如杂症攻下谓"东垣治伤食症，腹痛、便秘、拒按者，因于冷食，用见𪀰丸；因于热食，用三黄枳术丸；若冷热互伤，则以二丸酌其所食之多寡而互用之，应手取效。又实热老痰，滚痰丸；水肿实证，神佑丸；虫积，剪红丸；血积，花蕊丹、失笑丸；肠痈，牡丹皮散，随症立方，各有攸宜，此杂症攻下之良法也"。近世医家不讲下法，每视下药为畏途，病者亦视下药为砒鸩，致令热症、实症垂危，袖手旁观，委之天数，大可悲耳。昔张子和《儒门事亲》三法，即以"下法为补，谓下去其邪而正气自复，谷、肉、果、菜，无往而非补养之物"。所论至今仍有参考价值。俗谓药补不如食补，今之药膳广行，皆本于此。

笔者临症对于当汗、吐、下者，多本诸郑、程二氏之说，随证应用，每获良效。

服 药 须 知

大凡阳虚阴盛之人，满身纯阴，虽现一切证形，如气喘气短，痰多咳嗽，不食嗜卧，面白唇青，午后夜间发热，咽痛，腹痛泄泻，无故目赤、牙疼、腰痛膝冷、足软手弱，声低息微，脉时大时劲，或浮或空，或沉或细，种种不一，皆宜扶阳，驱逐阴邪，阳旺阴消，邪尽正复，方可了扶阳之品。但初服辛温，有胸中烦躁者，有昏死一二时者，有鼻血出者，有满口起泡者，有喉干、喉痛、目赤者，此是阳药运行，阴邪化去，从上窍而出也，以不思冷水吃为准，即吃一二口冷水皆无妨。服辛温四五剂，或七八剂，忽咳嗽痰多，日夜不辍，此是肺胃之阴邪，从上出也，切不可清润。服辛温十余剂后，忽然周身面目浮肿，或发现斑点，痛痒异常，或汗出，此是阳药运行，阴邪化去，从毛窍而出也，以饮食渐加为准。服辛温十余剂，或二十余剂，或腹痛泄泻，此是阳药运行，阴邪化去，从下窍而出也，但人必困倦数日，饮食懒餐，三五日自已。其中尚有辛温回阳，而周身反见大痛大热者，阴陷于内，得阳运而外解也，半日即愈。凡服此等热药，总要服至周身腹中发热难安时，然后与以一剂滋阴，此乃全身阴邪化去，真阳已复，即与以一剂滋阴之品，以敛其所复之阳，阳得阴敛，而阳有所依，自然互根相济，而体健身轻矣。虽然邪之情形，万变莫测，以上所论，不过略陈大意耳，学者须知。

【阐　释】郑氏以擅长治阳虚证，善用大辛大热之姜、桂、附著称，故本节仅论阳虚阴盛之患者，服热药的剂数与反应，郑氏将其独特的经验总结出来，预为医者及病者增加服药信心。谈到服药一二剂、七八剂、十余剂、二十余剂后，所现烦躁、昏死、鼻血、口泡、喉干、喉痛、目赤、咳嗽痰多、面目浮肿、发斑、痛痒、腹痛泄泻、困倦、不食、大痛、大热等，都是阳药运行，化去阴邪，从上窍、从肺胃、从皮肤、从下窍而外解，只要不思水饮，或饮食渐加，即不可停药，改服寒凉、清润。必待服至周身腹中发热难安时，然后与以一剂滋阴，以敛其所复之阳，而后病愈体健。这确是他书没有谈到的重要经验。笔者临症深有体会，确信其真。病者服辛温一二剂，有流鼻血者，有喉干、喉痛者，有口内起泡，口腔溃烂者，病者及其家属多认为是辛热太过所致，当即向其解释，如系热甚火大，何以不思冷饮以自救，明是阳药化尽阴邪从上而出，继服病将好转。病者亦遂相信，安心服热药，不久即收功。更有多服几剂热药而咳嗽痰多，日夜不辍者，乃肺胃之阴邪，因阳药运化而上出。亦有痰饮病服热药数剂，反觉胸中满闷不舒，有痰粘在喉中，甚至干咳无痰，此为阳药将凝聚之寒湿痰蒸化，病将因此而解之兆。更有服热药数剂或十数剂，而周身面目浮肿或发斑者，此为阳药荡去阴邪从毛窍而出。至于多服热药而腹痛泄泻者，大多系风泡沫状，遇咳嗽即减轻，并未用攻下药品如大黄、芒硝等而腹痛泄泻，自然是阳药涤去腹中凝聚渣滓从大便而出。此诸种情况，笔者都曾亲身见过，即以郑氏所说——向病者及其家属善为解释，以坚定其信心，因而治愈者不少。这是业医者除用药治病外的另一种功夫，颇为重要。郑氏还提到阳药服至通身发热，阳已大复之后，即与以一剂滋阴之品，以敛其所复之阳，阳得阴敛，而阳有所依，自然互根相济，而诸症自愈。亦系重要经验，笔者每用黄连阿胶汤，获得满意效果。

医法圆通卷四

失血破疑说

今人一见失血诸证，莫不称为火旺也。称为火旺，治之莫不用寒凉以泻火，举世宗之而不疑，群医信之而不察，所以一得失血症，群皆畏死，由其一经失血，死者甚多，不知非死于病，实死于泻火之凉药耳！然则凉药其可废乎？非即谓凉药之可废，但失血之人，正气实者少也（正气一衰，阴邪上逆，十居八九，邪火所致，十仅一二），不可不慎。余有见于今之失血家，群皆喜服清凉而恶辛温，每每致死，岂不痛惜，余故为当服辛温者，决其从违焉。不观天之日月，犹人身之气血乎！昼则日行于上，而月伏于下；夜则月行于上，而日伏于下。人身气血同然，失血之人，血行于上，而气伏不升可知，欲求血之伏于下，是必待气之升于上，气升于上，血犹有不伏者乎？知得此中消息，则辛温扶阳之药，实为治血之药也。又可怪者，人人身中，本此气血二物，气为阳法天，火也，血为阴法地，水也。故曰：人非水火不生活（水火二字，指先天先地真气，非凡世之水火也）。愚夫愚妇，固说不知，而读书明理之士，亦岂不晓。明知血之为水，水既旺极而上逆，何得更以滋水之品以助之，此其中亦有故，故者何？惑于血色之红也。不知血从火里化生出来，经火锻炼，故有色赤之象，岂得以色红而即谓之火，即宜服凉药乎？此处便是错误关头，毒流有年，牢不可破，余不惮烦，又从而言之，愿与后之来者，作一臂力焉，幸甚！

附七绝二首：

吐血都传止血方，生军六味作主张。甘寒一派称良法，并未逢人用附姜（姜附阳也，血阴也，以阳治阴，即益火之源，以消阴翳）。　　血水如潮本阳亏，阳衰阴盛敢僭为（阴盛，即君弱臣强、夫弱妻强的意本）。人若识得升降意（阳主升，阴主降，乃是定理，今阴升而阳不升，更以阴药助之，阴愈升而阳愈降，不死何待），宜苦宜辛二法持（宜苦者十仅一二，宜辛者十居八九）。

【阐　释】这里所谓失血，实指吐血。郑氏见当时医家多谓吐血是阴虚火旺，纯用寒凉泻火之剂，致病者多死于药而非死于病，特指出失血之人，由于正气衰微，阴邪上逆者多，而由于邪火所致者少。凡由于真火衰而阴水上逆之失血，只能用辛温扶阳之药，始为切当治法。故在附诗中喟叹当时治吐血者都以生军、六味止血，而不敢用姜、附，都由未明阴阳、气血升降之理，这在当时是别开生面的。即在今天，本此以辨证，亦有很大实用价值。笔者在临症中，凡遇血症，首先辨其为阳虚、阴虚，若是阳虚，即以甘草炮姜汤加血余炭以止血，继用附子理中汤加味治之而愈，屡用屡效。若是阴虚，则以六味地黄汤、黄连阿胶汤加味治之。《医理真传》阐释四卷中，对此有详细解说，可以参阅。

益火之源以消阴翳辨解

前贤云：益火之源，以消阴翳，阳八味[71]，是也。此方此语，相传已久，市医莫不奉为准绳，未有几个窥透破绽，余不能无疑也。疑者何？疑方药之不与命名相孚，即云益火之源，以消阴翳，必是在扶助坎中一点真气上说，真气一衰，群阴四起，故曰阴翳。真气一旺，阴邪即灭，故曰益火。方中桂、附二物，力能扶坎中真阳，用此便合圣经。何得又用熟地、枣皮之滋阴（阴邪既盛，就不该用此），丹皮之泻火（益火而反泻火，实属不通），山药、茯苓、泽泻之甘淡养阴利水乎！推其意也，以为桂、附之辛热属火，降少升多，不能直趋于下，故借此熟地、枣皮沉重收敛之品[（一）]，而使其趋下，又以丹皮之苦寒助之，更以苓、泽利水，使阴邪由下而出，似为有理，独不思仲景治少阴病，四肢厥逆，腹痛囊缩，爪黑唇青，大汗淋漓，满身全是阴翳，何不重用此熟地、枣皮、丹皮、苓、泽之品，而独重用姜、附、草三味，起死回生，其功迅速。由此观之，仲景之白通[54]、四逆$_{48}$实益火之源以消阴翳者也。若此方而云益火消阴，断乎不可。余非固为好辩，此是淆乱圣经之言，毒流已久，祸延已深，不得不急为剪除也。

敬评：（一）熟知五味下喉，其气味立刻周遍，呼吸立刻上下交通，何待此药。

【阐　释】益火之源以消阴翳，语出唐王冰《内经》注解，而后世所谓阳八味，实即《金匮》所载之崔氏八味丸，此方在《金匮》凡五见，并非为培补元阳而立。自明薛立斋、赵养葵等用以温补命门之火，时医遂奉为圭臬而不疑。郑氏指出此方仅桂、附二味可以益火，其余皆滋阴泻火利水之药，与消阴翳的作用正好相反。只有用仲景白通、四逆汤施治，始为对症之剂，实有独到见解。笔者在临症中，对患阳虚病者，用四逆辈取效，而不用八味丸，因其中阴药多而阳药少，牵制阳药之效。只有阴阳两虚之患者，始选用阳八味。

壮水之主以制阳光辨解

前贤云：壮水之主，以制阳光，六味丸$_{35}$是也。此方此说，相传有年，举世宗之而不疑，群医用之而不辨，余不能无说也。窃思此方，必是为邪火伤阴立说，并不是言坎中阳旺立说，今人动云阴虚火旺，阴虚便说是肾水虚（通身血水皆属肾，言肾虚亦可），火旺便说是肾火旺

（通身之气皆本肾中一点真火生来，即云肾火旺亦可，但有邪正，不可混淆），统以六味丸₃₁₈治之，其蒙蔽有年矣，余特辨而明之。阴者，水也。阳者，火也。水、火互为其根，合而为一，不可分为二也⁽一⁾。水从火里生来，故曰天一生水（先天真气，号曰真火，真气，即真金所化），阳旺一分（指真气），阴即旺一分（指真阴），阳衰一分，阴即衰一分，试问阴虚火旺何来，所谓制阳光者，明是教人泻邪火也，邪火始能伤阴，真火实能生阴，此邪正关键，用药攸分区处，岂堪混淆莫辨。要知邪火窃发，无论在于何处，皆能伤血，即以三黄₁₂、白虎₅₅、承气₁₈与此六味丸₃₅，按定轻重治之，皆是的对妙法。今人不明阴阳一气，不明邪正机关，专以此方滋肾中之元阴，泻肾中之元阳，实属不通。

敬评：（一）阴阳一气耳，岂有阳虚而阴不虚，阴虚而阳不虚者乎？千古疑团，一语道破。仲景一生，全在邪正上论偏盛，今人在一气之上论偏盛，相隔天渊，源头错乱，今得此说，方知前人之错误不少。

【阐　释】六味丸出于宋钱乙《小儿药证直诀》，实即《金匮》肾气丸去桂、附后所余之地黄等六味，一般都用为壮水之主以制阳光，亦即补肾阴的主方。郑氏辨明此方是为邪火伤阴立说，既不能泻肾中之元阳，亦不能滋肾中之真阴。并说明阴阳本是一气，水火互为其根，真阳旺一分，真阴即旺一分，真阳衰一分，真阴即衰一分。邪火始能伤阴，真火实能生阴，真阴真阳，本无所谓偏盛。六味丸与三黄、承气、白虎一派，按邪火轻重施治，是的对妙法，而用以滋元阴，泻元阳，实有未当。陈修园《医学三字经》对于真阴虚患者，本"精不足者补之以味"及"调以甘药之旨，主用小建中汤加参、归、术等，急建其中气，俾饮食增而津液旺，以补血生精而复其真阴之不足，但用稼穑作甘之本味，而酸辛苦咸在所不用"。实已深知此理。郑氏谓："邪火始能伤阴，真火实能生阴，此邪正关键，用药攸分。"辨明六味丸不能当此任，洵具卓见。

申明阴盛扶阳、阳盛扶阴的确宗旨

万（古）〔病〕一阴阳耳，阴盛者扶阳为急，阳盛者扶阴为先，此二语实治病金针，救生宝筏，惜乎人之不得其要耳。今人动以水火二字喻天平，水火不可偏盛，偏盛则为病，余谓不然。人自乾坤立命以来，二气合为一气，充塞周身上下四旁，毫无偏倚，火盛则水盛（此火指真火，水指真阴，言火盛水盛者，即五六月之雨水可知），火衰则水衰（即十冬月雨水可知）。此正气自然之道，不作病论，亦无待于扶。所谓偏盛者何？偏于阴者宜扶阳，是言阴邪之盛，不是言肾中之真阴偏盛也。偏于阳者宜扶阴，是言邪火之盛，不是言肾中之真阳偏盛也。前贤立阳八味[71]、六味丸[35]以言治元阴元阳之方，此说一倡，俱言真阴真阳之果有偏盛也。此语害世非浅，今人又不读圣经，元怪乎六味[35]、八味[72]之盛行，而承气[18]、四逆$_{48}$之莫讲也。

【阐　释】此节说明火盛则水盛，火衰则水衰，系正气自然之道，不作病论，亦无待于扶。所谓偏盛，都是指邪而言，阳邪盛者宜扶阴，阴邪盛者宜扶阳，非谓真阴真阳之果有偏盛。前贤以六味、八味为治真阴真阳之方，实有未当，郑氏此说，固不无见地，但六味八味二方，自宋以来，直至今日，人多用以治元阴元阳之不足，亦有一定功效，与承气、四逆用各有当，对于阴阳偏盛程度较轻的患者，颇为适宜。

邪　正　论

凡天地之道，有阴即有阳，有盈即有虚，有真即有伪，有邪即有正，试问邪正之道若何？邪也者，阴阳中不正之气也（一）。不正之气，伤于物则物病，伤于人则人病，治之调之，皆有其道，欲得其道，必明其正，正也者，阴阳太和之气也（二）。太和之气，弥纶六合，万物皆荣，人身太和充溢，百体安舒，太和之气有亏，鬼魅丛生，灾异迭见，诸疾蜂起矣。天地之大，生化消长，不能全其太和，人生逐利逐名，亦不能全其固有，正日衰，则邪日盛，欲复其正，必治其邪。邪有阴邪（客邪在脏，或在里之谓也）、阳邪之名（言客邪在表在腑之谓也），正有外伤（三）（言六节之客邪，由外入内也）、内伤之别（言七情之客邪，由内而出外也），正自外伤，邪自外入（卫外之正气衰，外来之客邪作），**正自内伤，邪自内出**（或劳神损心阳，饮食伤脾阳，房劳损肾阳，皆是内伤根柢），**从阴从阳，邪之变化无方**（邪由外入，或从风化，从燥化，从热化，从湿化，从寒化，随邪变迁，原无定向。内伤不然，或损于脾，或损于胃，或损予肝，或损于心，或损于肾〔或损于肺〕，病情有定向，用药有攸分），**曰脏曰腑，邪之居处各异**（邪居气分、表分，呼为阳邪，阳火也，阳旺极，则凡血伤，凡血伤，则真阴真气亦与之俱伤，皆能令人死，仲景立白虎、承气，早已为阳邪备法也。邪居血分、里分，呼为阴邪，阴水也，阴旺极，则凡气伤，凡气伤，则真阳真阴亦与之俱伤，皆能令人死，仲景立白通、四逆，早已为阴邪备法矣。今人以偏盛归于元阴、元阳，是不知邪正之有区分，虽医书万种，其立（正）〔方〕立言，皆是祛邪扶正。知祛邪扶正，则知偏盛属客邪之盛衰，非元阴元阳之自能偏盛也）。**仲景垂方，本祛邪以辅正，六经画界，诚调燮之旨归，有余**（言气分之邪旺）**不足**（言血分之阴邪旺，而正衰也，阳旺是正衰，阳不足亦是正衰），**都是邪踪，阳阴偏盛，俱非正体**（真阴真阳，原无偏盛之理）**元阴元阳，今人知偏盛在兹**（世人知水火之有偏盛，而不知是客邪伤正之为偏盛也）。**同盛同衰，一元之旨归不谬**（二气浑为一气，不可分为二道看，故同盛同衰，一定不易）。**论天道，则日月有盈虚，论人身，则禀赋有强弱，究竟循环盛衰之理，不作病看，举世借为口实，真乃功力未深，兹特反复推详，愿后之来者，相参砥砺，恐未道及根**（株）〔本〕**处，尚祈再加润色。**

敬评：（一）不正之气，四时皆有，六经分为六气，不正之气流行于中，故曰六客。（二）太和者，真阴真阳浑然一气，氤氲化育之消息也。（三）风寒暑湿燥火六气，乃是六经的本气，六气中不正之气，方是客气。邪正原有分别，无奈今人含含糊糊而不察也。

【阐　释】此节谓正是阴阳太和之气，邪是阴阳中不正之气。邪伤于人则正日衰，正目衰则邪日盛，故欲复其正，必治其邪。邪有两种，在脏在里为阴邪，在腑在表为阳邪。阳邪自外伤人，则从风、寒、暑、湿、燥、火而变化无方；阴邪自内伤人，则无论损于心、肝、脾、肺、肾何处，病情皆有定向。阳邪是火，旺极则凡血伤，阴邪是水，旺极则凡气伤，凡血凡气伤，则真阴真阳亦与之俱伤，重则能令人死。故仲景立白通、四逆诸方以治阴邪，皆是本祛邪以辅正之旨，使邪去而正自复。从治病之必祛邪辅正，则知偏盛属客邪之盛衰，而非元阴元阳之自能偏盛，与前数节所论之旨趣同，与下节无专用补药之说，亦是一贯的。

客问参芪归地辨论

客有疑而问曰：余观先生之方，鲜用参、芪、归、地。夫参、芪、归、地，补气补血之药也，先生何用之罕欤？曰：大哉问也！子以参、芪、归、地为补药，余谓仲景一百一十三方，皆补药也，岂仅参、芪、归、地已哉！何子之不察耶？曰：先生欺余哉！余亦尝观本草矣，如麻黄、桂枝，主发散也；泽泻、猪苓，主利水也；柴胡、黄芩，主和解也；甘草、干姜，主温中也；附子、吴萸，主回阳也；黄连、阿胶，主养阴也。各方各品，各有功用，先生皆谓之补药，毋乃欺人太甚耶？曰：子以余为欺子也？余实非欺子也，请少坐，余实告子。夫人自受生以来，本父母真气，浑合化育，成象成形，五官百骸具备，全赖这一团真气充周，真气无伤，外邪不入，内邪不作，何待于药？何待于补？况这团真气，也非草木灵根所能补得出来。医圣仲景，立方立法，揭出三阳三阴，是明真气充周运行之道。如邪伤太阳，则以太阳之方治之，太阳邪去，则太阳之气复，邪伤阳明、少阳及三阴，即从阳明、少阳、三阴之方治之，邪立去，则正立复，正复神安，其病立去，即是平人。余故曰：一百一十三方，皆补药也，以此而推，余欺子乎！余未欺子乎！曰：诚如先生所言，则参、芪、归、地，可以无用也。曰：亦何可废哉？如白虎汤，则人参可用矣；建中汤，则黄芪可用矣；〔当归〕四逆（散）〔汤〕，则当归可用矣；炙甘草汤，则地黄可用矣。仲景亦何常弃而不用？独可怪者，众人谓人参补气〔一〕，夫气，阳也、火也，何仲景不用参于四逆汤内以回阳，而却用参于白虎汤内以泻火，岂有阳明邪火正盛，人参又是补火，兹胡不更助其火，而反泻其火乎？究其由来，皆是惑于李时珍之本草，有能回元气于无何有之乡，此话一出，参即盛行，一切调和之药，皆不究也。如无人参，以高丽参代之，高丽参来路远，而价又且贵，虚劳之人，有参在家，便有几分足恃，谁知竟不可恃也。全不思仲景为医林之孔子，所立之方，所垂之法，所用之药，专意在祛邪以辅正，不闻邪去之后，另有补药，此皆后人之不明，姑惜己身之太过，日月积累，酿出别证，以致死亡，尚不觉悟，良可哀也！今与诸公约，病无论乎男女老幼，药无论乎平常奇异，价贵价廉，只求先生认得阴阳，用得恰当，则尽善矣，何必多求？

敬评：（一）细查李时珍云：人参能回元气于无何有之乡。这一句话不为无理，当是为亢龙有悔，真阴将尽之际说法，庶与仲景用人参白虎汤之意混一，今人不识此理，竟于阳虚阴虚之证，一概用之，以冀回阳，百治百死，景岳不明此语，而曰阳虚倍人参，阴虚倍熟地，后世宗之，成为定论，究竟贻害千古，诸公察之，切不可为之惑。况《神农本草经》皆云：人参主补五脏。是五脏属阴，人参补阴，其非补阳也，明甚。

【阐　释】此节论一般人专以参、芪、归、地为补药之非，而谓仲景一百一十三方皆为补药。因其所主之方，所垂之法，所用之药，专意在祛邪以辅正，不闻邪去之后另有补药。参、芪、归、地在白虎汤、建中汤、当归四逆汤、炙甘草汤亦曾分别施用，以收祛邪补正之功，并未专视之为补药。近人谓《伤寒论》方多注重存津液，多具阴阳两向性。此理郑氏早已窥见，故能专用、重用、善用而不疑。至于人参补阴补阳之辨，《医理真传》

卷三独参汤条，郑氏有详细解说，笔者认为郑氏谓："用参以冀回阳，总非至当不易之理。"是有相当见地的。不过不能强调过甚，谓参只能补阴。根据阴阳、水、火互为其根的原理，以及古今的实施，人参确有补阴以益阳两相的功能，故能救急脱、回元气有显效，是比较适当的，末谓"病无论乎男女老幼，药无论乎平常奇异，价贵价廉，只求识得阴阳，用得恰当，则尽善矣，何必多求"？允为至理名言。

分脾肾为先后二天〔辨〕解

圣经云："知所先后，则近道矣(一)。"先者何？人身立命之祖气也（祖气，即父母真气浑而为一者也。性命由此立）。后者何？人身血肉躯壳也（凡世上一切有形之质，皆属后天，不独人身，故道家称为臭皮囊）。今人以肾为先天，脾为后天，此二语举世宗之，传为定论。余窃谓不然。夫人自乾坤颠倒化育以来（先天即乾坤，乾破为离，坤孕为坎，故曰颠倒乾坤化作身，即此），**先天纯粹之精，畀于人身，浑然一气**（是言父精母血中之真气，合而为一，即太极真体，先天祖气根源，今人不知此中消息，妄以两肾形似太极，即以肾为先天，此是淆乱圣经之言，理应急正。但无天真气化生真水，灌溉周身，肾配水脏(二)，虽说有理，究竟不是腰中两肾之谓）。**流行六合**（六合即周身上下四旁也，即三阳三阴旨归也，一气充周，无方不在，故曰水无一脏不润，火无一脏不烧，水何常独在两肾，况两肾有形有质，皆先天所生。如何说他是先天，知其要者，便知得此身无处非先天，亦无处非后天。先与后，又浑然一太极也），**包罗三界**（三界即天、地、水，上元、中元、下元是也。人身分为三焦，上焦、中焦、下焦是也），**发育万物**（万物皆一气所生），**根于呼吸**（呼则为辟，阳之用也，吸则为阖，阴之用也。故易曰：阖户为之坤，辟户为之乾。混元破体，水火即在此区分。世人欲复先天一元之真气，即在此处下手可也，毋他求），**号曰宥密**（这一点真窍，乃真气立极之所，万物发育之处，古圣每每秘而不宣，故称之曰宥密，又曰元关，又曰天根月窟，又曰黄庭黄中，更喻无数名目，人能知此，接命延年），**先天也。先天一气，造成五官百骸，后天也。先天一气即寓于中，先天为体**（先有这一团真气，而后始有人身），**后天为用**（先天无为，无臭无声，后天有为，有形有质，不易定理），**先天立命**（自二五凝聚，人之性命已立），**后天成形，形合乎命，命合乎形，神宰乎中，性命乃成，合之则生**（真气与躯壳合一也），**散之则亡**（真气亡于躯壳之外也）。**脾呼后天，今人所云**（今人不知周身躯壳，皆属后天，而独曰脾为后〔天〕，推斯意也，以为人之奉生而不死者，以其赖有饮食也，饮食下喉一刻，即入胃脾，人七日不食则死。故以脾胃为后天。试问饮食入脾，是自己能化汁以养生，还是要真气运动，不要真气运动。真气运动，还是只养脾胃，还是能养周身，知运动所养在周身，可知后天非仅在脾胃也。余故曰：先天立命，后天成形，形命合一，先后称名）[三]，**谁知错误，不足为凭**（天之功用，全在于地，地生万物，故曰土为万物之母。人身躯壳，包藏百脉、脏腑、经络、骨节，不易乎地，故曰脾为后天。是脾也，余以为皮字之皮，非脾字之脾也。惟此皮乃能包藏万象，统束气血。若脾字之脾，乃仅一脏也，何能包藏万有。或曰是脾也，古人配之中央，取其运化精微而灌溉四旁，不得谓脾字全非。余曰：人之运动全在先天一团真气鼓动耳。饮食虽入于脾胃，非真气鼓动不能腐熟水谷，真气鼓动，则一切饮食立刻消镕，脏腑一身立刻俱受其泽，又何尝是脾之功乎？观于朝食暮吐之病，早晨所食菜饭，至晚尽行吐出，菜饭全然不化，称之曰命门无火，由此推之，是赖脾乎？是赖气乎？古人无非借物寓理，借象著名，今人不识一气浑合躯壳之道，先后互赖之理，认脾为宗，其谬已甚，学者切不可执定脾肾，以论先后，当于无形，并有质上以求理，以言先后可也）。**相传有年，奉为准绳。余今剖析，质之高明，是是非非，尚祈指陈。**

敬评：（一）圣人以大道示人，欲人知明善复初。故曰知所先后，则近道矣。（二）肾配水，皆是喻言。（三）先天先地二物，浑为一气，无多无少，不倚不偏，故曰中。立极在中。《易》曰：黄中通理。又曰：美在其中。《书》曰：允执厥中。以脾为中，借喻也。即以八卦方位论之，坤艮为戊己土，一在西南角，一在东北角，而又曰中五寄坤，特虚位耳。

【阐　释】今之医者、病者，以肾为先天，脾为后天，传为定论。郑氏此论驳一般以有形之肾为先天，脾为后天之说，颇有见地。但以先天为人身之祖气，后天为人身血肉躯壳，先天为体，后天为用，先有这一团真气，而后始有人身，则仍感玄虚空泛。实则所谓父精母血，真气浑而为一，乃是形质的发展。物质是第一性的，很难作先天后天的区别。

六 客 辨 解

今人动云六淫之气所伤，六淫之气，即风、寒、暑、湿、燥、火是也。余谓六气，乃六经之本气，每气各司六十日，以成一岁，何得称之曰客。所谓客者，是指六气节中不正之气也。不正之气，在风令中则曰风客，在寒令中则曰寒客，在暑令中则曰暑客，在湿令中则曰湿客，在燥令中则曰燥客，在火令中则曰火客，非指六气即是六客也。邪正之间，今人每多混淆，余所以辨而明之，更为之进一解曰。如邪伤太阳，则曰寒客；寒邪传到阳明，则曰燥客；燥客传至少阳，则曰暑客；暑客传至太阴，则曰湿客；湿客传至少阴，则曰火客；火客传至厥阴，则曰风客。此六客，乃是论邪从太阳入内，气机流行之谓，非节令之谓，流行与节令，皆宜明辨，亦无容辨。只消按定仲景六经提纲病情，便知客之所处。论节令也可，论气机流行也可，总之一令之中，主病亦有一定，不可不知。

【阐　释】本节谓一年四季六令中不正之气伤人，始名为六客或六淫（风、寒、暑、湿、燥、火），是节令之六客。而每客伤人，多由太阳、阳明、少阳、太阴、少阴、厥阴六经的层次，表现为寒化、燥化、暑化、湿化、火化、风化六种证候，是为气机流行之六客。在理论上二者固须辨明，而实际上则只需按仲景六经病情提纲，便知六客之所处，而如法施治，即不致误。理论与实践互有关联，是辩证统一的。

胎前忌服药品辨解

近来有妊之妇，多有忌服药品。如半夏、大黄、巴豆、丑牛、槟榔、大戟、芫花、甘遂、麝香、三棱、莪术、附子、红花、三七之类，称为堕胎之品。凡有胎者，切不可服。今人死死记着，毫不敢易，余以为皆可服也，不必忌虑，总在看病之若何。如病果当服，半夏、大黄、附子一切药品，皆是安胎；病不当服，即参、茸、胶、桂亦能堕胎，奈世人之不讲理何！余故为有胎者劝。凡妇人有妊三四月，即当慎言语，节饮食，戒房劳。皆是保生之道。设或有病，外感须按定六经提纲，不必问乎药品；内伤认定阳虚、阴虚，亦不必问乎药品；饮食气滞，仍当推荡，亦不必问乎药品。总之邪去则正复，即是安胎，何今人之不察病情，而只计忌服药品。此皆《医方捷径》一家之私言，未明变化神而明之之道也。学者切切不可为药所惑，而酿成死亡之候，病家更要明白，医家亦不可大意。还有一等妊妇，专意堕胎^(一)，竟不能堕，从可识矣。

敬评：（一）难道不去觅些三七、麝香一切破血之药乎？

【**阐　释**】此节指斥当时以半夏、大黄、附子等十四种药为堕胎之品，妊妇切不可服，是荒谬之说。凡妊妇有病仍须按一般治法施治。外感须按六经病情提纲，内伤须认定阴虚阳虚，饮食气滞仍须推荡，只求邪去而正复，即是安胎。若病者当服，半夏、大黄、附子等十四种药，亦能安胎；病不当服者，即参、茸、胶、桂亦能堕胎。有的妊妇，以服药影响胎儿正常发育，坚持不服药，这是错误的。有卢姓妇女怀妊六月，因感寒咳嗽一月有余，坚不治疗服药，而咳喘愈甚，通夜不眠。告之以不服药，则将早产。因感寒而咳嗽，用麻黄附子细辛汤加半夏，二剂而愈，方中有附片、半夏，并未堕胎。笔者对怀妊妇女，只要辨证其为阳虚感寒咳嗽、喘促者，附片剂量达100克，半夏30克，并未闻有胎堕者，从不顾忌某药动胎，某药堕胎，疑而不用。《内经》所谓有故无陨，即此意也。又见刘姓妇女，为多子女所苦，怀孕三月，用麝香一个带在脐前，而胎不堕，甚至吞服麝香二厘（约合0.6克）亦不堕。可见郑氏所说胎不易因药堕是可信的。至于孕妇应当忌服某些药品，亦有一定道理，至今某些成药，仍有标明孕妇忌服的。

食　气　篇

　　夫人之所以奉生而不知死者，惟赖有此先天一点真气耳。真气在一日，人即活一日，真气立刻亡，人

亦立刻亡，故曰人活一口气，气即阳也，火也。又曰
人非此火不生。此火一存，凡后天一切食物，下喉一
刻，立刻锻炼。食物之真气，皆禀诸先天先地之真气，
与人身之真气，本同一气也。借食物之真气，以辅人
身之真气，故人得食则生，不得食则死，所以饮食健
旺之人，肌肉丰隆，精神倍加，由其盗得天地生物之
真气独厚也。今人只知饮酒食肉以养生，谁知还是天
地之真气，日日在灌溉，呼吸不住在充周也。人不能
保全身内之真气，则疾病丛生。疾病者何？邪为之也。
邪气之来，无论内邪外邪，皆是阻隔天地之真气，不
与人身之真气相合，身即不安，故曰病。必待邪去，
而天地之真气，与人身之真气，仍旧贯通合一，始言
无病。故医圣出而立法垂方，祛邪为急，明人身脏腑
之由来，五行分布，阴阳充周，天人一气之道，借草
木之真气以胜邪。邪居在上（上字，又作表字看），则以
能制在上之邪之品以攻之，邪去自然正复。推之在中、
在下、在内、在外、在脏、在腑、在经、在络，药品
皆有定主，内含生化之机，调燮之妙，总在学者留心
讨理，明阴阳消长之变化，达顺逆吉凶之趋向，便知
得天地即我身，我身即万物之身。万物、我身、天地，
原本一气也。服食与服药，皆保生之要也。

【阐　释】此节论天地之真气与人身之真气，本同一气，故
能借饮食的摄取，空气的呼吸，而营养身心，保持健康。一旦受

邪致病，亦能借药物以祛邪。因其内具有生化之机，调燮之妙。由于燮我身与天地万物本为一气，故服食与服药为保生之要，是人与自然联系的整体观。

一气分为六气图

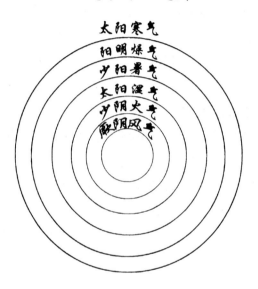

一气分为六气图说

今以一圈分为六层，是将一元真气，分为六气，六气即六经也。气机自下而上，自内而外，真气充满周身，布护一定不易。外邪入内，先犯外之第一层，第一层乃太阳寒水气化出路，故畏风恶寒，法宜宣散。治之不当，邪不即去，渐至第二层，二层乃阳明所主，阳明主燥，外邪至此，化为燥邪，故恶热，法宜清凉，不可妄用温燥。治之不当，邪不即去，渐至第三层，三层乃少阳所主，居半表半里之间，法宜和解。治之不当，邪不即去，渐至第四层，四层乃太阴所主，太阴主湿，邪与湿合，化成湿邪，湿多成泻，故吐泻病居多，法宜温中。治之不当，邪不即去，渐至第五层，五层乃少阴所主。少阴有两法：一邪从少阴心火为病，则火症居多，法宜清润；一邪从少阴肾水为病，则阴寒为重，法宜温经散寒。治之不当，邪不即去，渐至第六层，六层乃厥阴所主。厥阴有两法：一邪从风化为病，风为阳邪，故曰热深厥深，下攻而便脓血，上攻而为喉痹，法宜养阴清热；一从阴化为病，多见爪甲青黑、腹痛，法宜回阳。仲景分配六经，标出六经提纲病情，为认邪之法；又立出六经主方，为治邪之法。其间随邪变化，亦难尽举，学者细读三百九十七法，一百一十三方，便得步步规矩之道。兹再将六经主方，圆通活泼之妙，略言一二，庶学者不执于方，明理为要，则得矣。

【阐　释】一气分为六气图说，分六气六经为六层，是继承前贤如柯韵伯六经为六种地面的论点，又开启近世以六经为六种层次及症候群的说法，讲明外邪入内，先犯第一层寒水，治宜宣散。到第二层阳明化燥，法宜清凉。到第三层少阳半表半里，法宜和解。到第四层太阴化湿，法宜温中。到第五层少阴，则从火化者宜清润，从水化者宜温经散寒。到第六层厥阴，亦有两种情况，从风化者宜养阴清热，从阴化者则宜回阳，分辨极为明晰。并指出仲景六经病情提纳是认邪之法，六经主方为治邪之法，能握其要点，则可随邪之变化而圆通应用，明理而不执方，是郑氏一生最得力处。以下即分别举出各经主方之圆通应用法以示例。

太阳经用药图

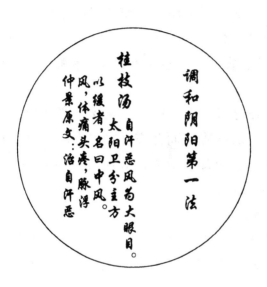

风为阳邪善动，从毛窍而入，风动于中，血液不藏，毛窍疏而不实，故见自汗出，恶风。

桂枝汤圆通应用法

按桂枝汤一方，乃调和阴阳，澈上澈下，能内能外之方，非仅治仲景原文所论病条而已。想仲景立法之日，当是邪之在太阳卫分时说法，就未言及别证皆可用得。今人不明圣意，死守陈法，不敢变通，由其不识阴阳之妙，变化之机也。余亦粗知医，常于临症时多用此方，应手辄效，因思桂枝汤方，原不仅治一伤风证。凡属太阳经地面之病，皆可用得。兹特将经验病形，略举一二于下，以便参究。

1. 治胸腹痛，背亦彻痛者（原书未列数字顺序，加入以醒眉目，下仿此）。

盖太阳之气，由下而上至胸腹，寒邪逆于太阳，则气机不畅，故胸腹痛而背亦彻痛。太阳行身之背，因腹中之气不畅，而背亦受之，故桂枝汤治之而愈（笔者经验，加附片效果更佳）。

2. 治通身寒冷。

寒为太阳之本气，今见通体恶寒，是邪犯太阳之本气也。桂枝汤能扶太阳之气，故治之而愈（笔者经验，桂、姜、甘宜重）。

3. 治小儿角弓反张，手足抽掣。

太阳行身之背，因风中于背，太阳之经气不舒，经气卒闭，故见角弓反张，桂枝汤力能宣太阳之风邪，故治之而愈（按此即小儿惊风症。临床上分急惊风、慢惊风，前者为热症、实症，后者为寒症、虚症，应辨证用药，不可拘于此方）。

4. 治脑后生疮。

脑后者，太阳经脉之所贯注者也^{（一）}。风寒之邪逆于脑后，抑郁而成疮，桂枝汤宣散太阳之邪，故治之而愈（按疮症应分阴症、阳症，郑氏用方主以加味桂枝汤，阳症倍芍加栀子、香附、麦芽，阴症倍桂加附子、香附、麦芽）。

5. 治周身皮肤作痒，时而恶风。

周身毛窍，乃太阳寒水气化出路。风寒之邪外干而不得入，逆于皮肤，抑郁生热，故周身作痒，桂枝汤能宣太阳抑郁之气，故治之而愈（笔者经验，治老年人皮肤作痒，合当归补血汤治之，效果更佳）。

6. 治足跟痛，痛彻腰股。

足跟与腰背，皆太阳经循行之道，因寒客之邪闭之，故见以上病形，桂枝汤力能输太阳之气，故治之而愈（笔者经验，加延胡索更具活血、利气、止痛之效）。

7. 治小儿两腮肿，发热恶风。

夫两腮近耳下，乃少阳阳明地面，似不可与桂枝汤，今竟以此方治之而愈者，因其发热恶风，知太阳之邪，逆于此也（近称为腮腺炎，笔者有时用麻桂各半汤治之而愈）。

8. 治小儿发热痘出。

盖痘本胎毒，欲出于外，必得太阳真气鼓动，方能引痘外出。桂枝汤扶助太阳之气，气伸而毒尽越于外，不遗于内，故此方又能治痘也。

9. 治妇人妊娠恶阻。

妇人初妊，经气卒然不舒，营卫之气不畅，故见恶阻。桂枝汤能宣营卫，协和阴阳，故治之而愈（笔者亲用此方，治此病数例，均有效）。

10. 治发热、恶风、下痢，日数十次。

风邪犯于太阳，则表气不通，表气不通，则里气不顺，邪陷于下，故见于痢。桂枝汤宣风外出，表气顺，则太阳之气升而不陷，故痢可愈（笔者经验，加葛根之升腾，效果更佳）。

按此方，伤寒门尚有数症可用，至于加减变通，实多奇异，仲景已言之矣。学者细读仲景伤寒书，明其理而通其变，则得活泼之妙，内外兼备之道也。

敬评：（一）明得太阳行身之背，所有上部诸疮，以及上搭、中搭、下搭之类，皆可用也。

【阐　释】郑氏指出"桂枝汤一方，乃调和阴阳，澈上澈下，能内能外之方……不仅治伤风症，凡太阳经地面之病，皆可用得"。随即举其亲身经验治愈的十种病例，多发前人所未发。良由本方组合精当，桂枝、生姜辛温通阳，芍药、甘草、大枣苦甘化阴，有升有降，有散有敛，能调和营卫，燮理阴阳，适应证候广泛。《伤寒论》桂枝汤证类之加减变通已有多种，郑氏更推广应用以治胸腹痛背亦彻痛，足跟痛痛彻腰股，通身寒冷、脑后生疮、下痢及儿科、妇科病证，实属难能可贵。笔者对此方运用之经验及加减法，随附正文括号内，以资印证。又用以治伤风咳嗽，因风邪入于经络，出现头项强痛、发热，恶风寒，汗自出，舌苔灰白，脉浮缓，兼见鼻鸣干呕，而咳嗽特甚者，以此方加减治之，常能药到病除。清柯韵伯谓："此方为仲景群方之魁，乃滋阴和阳，调营和卫，解肌发汗之总方也。凡头痛、项强、发热、恶风、恶寒，其脉浮而弱，汗自出者，不拘何经，不论中风、伤寒、杂病，咸得用此……因知仲景方可治百病。"以其营卫阴阳内外并治，肺气与腠理皮毛俱得畅通，故不必专用肺药而咳嗽亦解。近人更有加减化裁以治流感、鼻炎、低热、盗汗及多种皮肤病而亦获得良效，足证本方除外感伤寒外，即内伤杂病亦能应用，诚如柯、郑二氏所云是能内能外，可治百病之方。

太阳经腑用药图

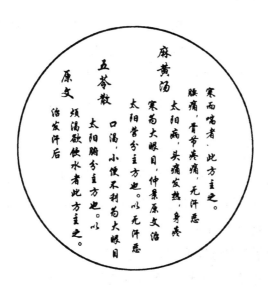

寒而喘者，此方主之。

腰痛，骨节疼痛，无汗恶

太阳病，头痛发热，身疼

麻黄汤

寒为大眼目，仲景原文治

太阳营分主方也。以无汗恶

口渴，小便不利为大眼目

五苓散

太阳腑分主方也。以

原文

烦渴欲饮水者此方主之。以

治发汗后

寒为阴邪，从毛窍而入，寒主静而不动，毛窍密而不疏，故见无汗恶寒。

邪不传经而传腑，故见口渴，小便不利，五苓散功专利水，水道利则太阳气舒，邪亦从此而解。桂、麻二方，是祛邪从上出者也。五苓散是祛邪从下出者。惟此三方，可称太阳首尾专主之方也。

麻黄汤、五苓散圆通应用法

1. 治痘初出而忽隐，壮热无汗者。

盖痘之初出，全借太阳一点真气鼓动，运毒外出。今壮热而痘忽隐，是因其感受外寒，闭束气机，抑郁生热，麻黄汤能开腠理，祛寒外出，邪去则正安，痘自外出，而人自平安。若壮热太甚，烦躁饮冷者，又可于方内加石膏。

2. 治肩背沉重，觉内冷者。

盖肩背之沉重，寒之滞也。寒滞于内，故觉内冷。麻黄汤轻清属阳，力能祛寒外出，肩背正属太阳所主，故治之而愈（加附片以扶元阳，效果更佳）。

3. 治两脚弯发起红块，痛甚。

脚弯地面，乃太阳经循行之道，今为寒邪闭束，阻其气机，遏郁而起红块痛甚。麻黄汤力能散太阳之寒，故治之而愈（加延胡索活血利气以止痛，其效益著）。

4．治大便泻水，而小便全无者。

此病夏月居多，由暑邪拂郁，扰乱正气，以致阑门失职，津液不行于膀胱，而直趋大肠，五苓散力能化膀胱之气，故治之而愈（笔者常加滑石以利窍行水）。

5．治头晕、咳嗽、呕吐、腹胀、小便短。

病形虽现头晕、咳嗽、呕吐，总缘膀胱气机不运，水湿之气不得下降，气机必返于上，上干清道，故现以上病形，五苓散功专利水，水气下降，气机自顺，故病自愈。

6．治霍乱吐泻，思饮冷水者。

此病上吐下泻，理应着重太阴，其所以用五苓散，盖以吐泻之病，无小便也；又见渴而思水，正是太阳腑证提纲，故五苓为要药。其所以致吐泻者，皆由太阳气化失运，中宫失职，此刻先治太阳，然后理中，庶为正治，亦经权之道也。

二方，伤寒门尚有数症当用，至于加减变通，仲景言之甚详，兹不赘。

【阐　释】麻黄汤《伤寒论》原文是治太阳病头痛、发热、身疼、腰痛、骨节疼痛、无汗、恶寒而喘者。主要是由于寒邪外来，卫阳被郁，以致阴阳失调，故以麻、桂之辛温宣散，杏仁之苦温利肺，甘草之甘平以协调之，使外来之寒邪得解，内郁之热邪得散，肺气宣通，血行流畅，而诸症悉愈。与桂枝汤同为伤寒之主方，郑氏用以治痘症壮热无汗，肩背沉重内冷及脚弯红块痛甚三症，主要是取其祛寒力强。笔者经验以此方治伤寒咳嗽、哮喘，疗效尤佳。凡见头痛、项强、发热、恶风寒，腰背痛、骨节烦疼，吐清痰或泡沫样痰，舌苔薄黄或腻，或无苔而润，脉浮紧有力而滑，咳嗽、喘促，均属表寒实证，以麻黄汤发其汗，则咳嗽，喘促随诸症自愈。笔者用此方治疗寒咳，寒喘。无不应手取效，从未发生任何副作用。又凡外寒引起之剧烈头痛，阵阵发作，坐卧不宁，夜不能寐，现代医学称之为三叉神经痛，可用此方治之而愈。如头剧痛，而感觉头重，有如物压在头上，则以清震汤治之而愈。又可治眼病，其症状为头痛、项强、恶寒、发热等症状外，兼见白珠血丝作淡红色，泪多，畏光，无眵，服麻黄汤可愈。现在本方除应用于多种呼吸道疾病外，更有加减应用以治肾炎水肿及银屑病等皮肤病而收到良效者。

　　五苓散为太阳腑证之主方，治疗口渴、小便不利、膀胱蓄水、表里上下同病。郑氏用以治泻水、呕吐及霍乱三症，本非此方所治之病，因其有无小便及小便短的病征，故能治之而愈，可谓善于运用成方。方中猪苓、泽泻利水于下，白术、茯苓健脾利湿于中，桂枝辛温通阳化气宣上，协同诸药使表里上下诸症悉解，足见制方之精密。笔者曾用此方治腹胀。患者腹部胀满，食欲不振，食后胀满更甚，虽口干而不思饮水，小便短少，人困无神，舌苔白腻，脉沉数而滑。此脾失健运，气化不行，水湿阻滞，用五苓散倍桂、术，再加上桂以化膀胱之气，气行水即行，加椒目专行水道以消水胀，而腹胀之症即愈。又伤湿咳嗽之症，肌肉隐黄，头眩，涎痰及泡沫痰特多，脘中不畅，有时呕吐清水，身体倦怠，小便不利，口中津液多，虽渴不欲饮水，舌苔白腻，脉沉细而滑。系因膀胱气机不利，湿邪反上干清道而咳，则须以渗利为主，五苓散加味治之。痰饮咳嗽其根本由于水饮所致，祛其水饮则咳嗽自愈，如中满腹胀，上气喘逆，二便不利，或四肢俱肿者，此为痰水壅滞，五苓散能上下分消其痰水，治之而愈。现在应用更广，凡属津液运行失调的病症，均可以本方加减施治而获效。

阳明经证用药图

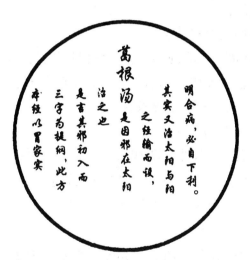

葛根汤 是因邪在太阳之经输而设，治之也，是言其邪初入而明合病，必自下利。其实又治太阳与阳三字为提纲，此方本经几胃家实

盖太阳主开，阳明主阖，今阳明为太阳之邪所逼，不从本经之阖，而从太阳之开。开于下，故下利也。

葛根汤圆通应用法

1. 治周身发热，发现斑点，呕吐。

夫周身肌肉，皆属阳明，阳明主发热不恶寒。今为外邪抑郁，壅于阳明，故发热而现斑。呕吐者，皆邪毒上涌外出之故。葛根汤力能祛邪外出，随其邪之所向而祛之，故愈。

2. 治两眼皮红肿痛甚。

眼皮上下皆阳明所主，今为风热所闭，抑郁而为红肿痛甚，葛根汤力能解阳明风热，故治之而愈（笔者经验，加白芷行手、足阳明经，除湿散风，治头目昏痛）。

3. 治两乳红肿发热。

两乳地面，乃阳明所主，今外感之邪，伏于两乳之间，故见红肿痛甚。葛根汤专祛阳明之邪，治之故愈（加蒲公英以清热解毒，效果最佳）。

4. 治小儿痘初现点。

夫痘毒自内出外，即在现点，此刻毒邪尽在肌肉之间，肌肉属阳明，葛根汤力能宣通肌肉之邪，不使痘毒遗留于内，发透为佳，然后另行养浆之法，若已发透，即不可用此。

此方功用颇多，加减法亦多，仲景伤寒书言之甚详，兹不复赘。

【阐 释】葛根汤一方，系桂枝汤加葛根再加麻黄而组成。郑氏谓系治邪在太阳之经输、发热、恶寒、项背强，及邪初入阳明而成的必自下利的二阳合病，是切合的。因本症病人所表现的症状是恶寒甚，发热高，身痛项强剧烈，表热不得外越，内逼于肠而下利，里病是由表病所引起，治在使表解而里自和，故于桂枝汤中加入能"起阴气，致津液，舒经脉，解肌散邪"之葛根，并加入发汗散寒力强之麻黄，始能达到平调阴阳，表解里和而诸症悉去之目的。郑氏用以治发斑，呕吐，眼皮肿痛，两乳热肿及痘初出现点四症，皆邪甚、热郁、津亏的阳明地界疾病，故能治之而愈。

阳明〔腑证〕用药图

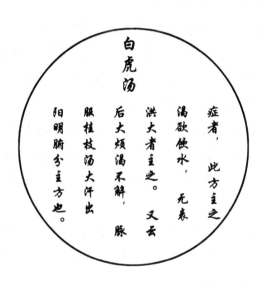

白虎汤

症者，此方主之

渴欲饮水，无表

洪大者主之。又云

后大烦渴不解，脉

服桂枝汤大汗出

阳明腑分主方也。

此方本列于太阳篇中，而又曰治阳明腑症者，盖以太阳之邪，服桂枝汤大发汗，表邪既解，而阳明之血液已伤，阳明乃多气多血之腑，今血液骤伤，阳明之内热立作。若不急用白虎以清热，人参以养血液，邪火益盛，即有不可扑灭之势，故白虎又是阳明腑分方也。

白虎汤圆通应用法

1. 治上消证。

夫上消者，渴而多饮也。由邪火在胃，血液大伤，血为阴，阴伤而引水以救者，阴与阴相亲也。白虎汤力能灭火以存阴，故治之而愈。

2. 治心下一寸间发生疮疾，红肿痛甚。

按心下一寸，乃胃之上口也。因邪热结于胃之上口间，故发生疮疾。白虎汤专清胃热，故治之而愈。

3. 治牙龈红肿痛甚，饮冷。

夫牙龈乃阳明所主，今胃火聚于上，故见红肿痛甚，又见饮冷，知其邪火伤阴，白虎汤力能清胃之热，故治之而愈（笔者常用此方加地骨皮、延胡索治之，效果更佳）。

4. 治两乳红肿痛甚。

两乳乃阳明脉过之所，今见红肿痛甚，是胃中之邪热壅滞所致也。白虎汤专清胃热，热邪去而肿自消，故治之而愈（加蒲公英、延胡索，效果更佳）。

5. 治谵语、遗尿、口不仁而面垢，三阳并病。

谵语者，邪热入于阳明之腑也；遗尿者，邪热合于太阳之腑也。口不仁而面垢者，邪热合于少阳之腑也。白虎汤力能清热，一热清而三病立解，故治之而愈。

此方功用颇多，加减变通亦多，伤寒书言之甚详，其中尚有背恶寒一证，亦用之，学者当辨而明之。

【**阐　释**】白虎汤《伤寒论》原文共三条，分见于太阳、阳明及厥阴三篇。其治疗目标是壮热、大汗出、大烦渴、脉洪大、无表证。因热甚伤津灼阴，故汗渴饮冷。但邪初入阳明，热而未实，急需灭火清热以救阴，故以本方治之。方中石膏、知母，寒凉性降，能清热解渴，止汗宁烦，粳米、甘草甘平，益气和中，合而收到清热益气，保胃生津之效，适用范围，亦较广泛。郑氏推广以治上消、胸疮、乳肿及三阳并病四症，以其皆由胃火旺极伤阴而致，故治之而愈。《伤寒论》三阳合病条已言及腹满身重难以转侧，口不仁、面垢、谵语、遗尿诸证象，郑氏具体指明其邪热分别入于太阳、阳明、少阳之腑，白虎汤力能清热，热一清而病立解。末提到尚有背恶寒一证，亦用白虎汤，须辨而明之。查《伤寒论》原文有"伤寒无大热，口燥渴，心烦，背微恶寒者，白虎加人参汤主之"一条，此背微恶寒可能是体偏虚者，大汗出后的一种症象，而口渴心烦仍甚，与少阴病之背寒不同，故以白虎汤加人参助正救阴以治之。此外有白虎汤证而挟湿者，则加苍术；挟风者，则加桂枝，亦极有效验。笔者用本方治疗伤热咳嗽、哮喘，取得满意效果。其症状为咽喉干痛，鼻孔出热气，口臭气粗，咳嗽而痰难出，色黄且稠，有时成块成坨，或带血腥臭，面赤身热，更兼烦躁不安，舌质红绛，舌苔干黄，脉洪大有力。全系热甚之象，故以白虎汤治之而愈。又曾用此方治尿崩症，亦获良效。现在白虎汤广泛应用于各种急性热病，更有用于挟热之眼疾、痢疾亦获良效，可见其应用范围之广泛。

阳明里证用药图

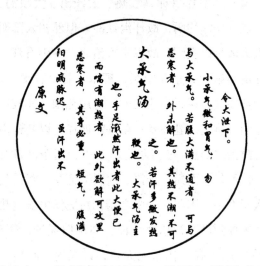

大承气汤圆

小承气微和胃气，勿与大承气。若腹大满不通者，可与小承气汤微和胃气，勿令大泄下。

恶寒者，外未解也。其热不潮，不可与之。若汗多微发热恶寒者，外未解也。

大承气汤主之。若汗出者此大便已硬也。手足濈然汗出者此大便已硬也。

而喘有潮热者，此外欲解可攻里也。

恶寒者，其身必重，短气，腹满而喘有潮热者，此外欲解可攻里也。

阳明病脉迟，虽汗出不

原文

凡用此方，必须审察的确，总要知道胃家实三字提纲。何为胃家实，如大小便不通是也，大便鞭腹满是也，狂乱奔走，叫骂不避亲疏是也，潮热谵语是也。种种不一，务宜斟酌，不可孟浪。

大承气汤圆通应用法

1. 治咳嗽声如洪钟。

夫咳嗽之病，似不可以与此方，其所以必用此方者，诚以咳嗽声洪，乃邪火旺极之征，火刑于肺，若不亟用此方以扑灭其火，肺有立坏之势，故不得不用之也。

2. 治食入即吐。

夫食入而出，亦非可下之候，其所以可下者，盖以吐则为逆，非寒即火。今食入而出，是胃中之火逆行于上，其食故不得下降也。但寒与火（虽）〔须〕辨明，方可用此（笔者治寒逆，则用附子理中汤加味，屡用屡效）。

3. 治头晕，人昏乱无主，三五日一发。

夫头晕之症，原非应下之候，其所以应下者，盖以阴血虚极，不能制其亢龙，龙奔于上，则烛火乱其神明，故昏昏无主，大承气汤力能制其亢龙，故治之而愈。

此方吴又可《温疫论》条中，可用此方，有三十余症。《伤寒》阳明本篇，可用六七症，少阴篇急下可用有三症，兹不备举。学者务宜熟读仲景《伤寒》书，便得圆通应用变化之道，切不可死守原文，当以明理为要。

【阐　释】《伤寒论》原文大承气汤用于阳明病者有十一条，用于少阴病者有三条，大都有热结里实，宜急下存阴的病征。郑氏专就阳明里症立说，故特别指出"胃家实"三字提纲，必须审察的确，如大、小便不通，大便鞕、腹满、狂乱奔走叫骂，不避亲疏、潮热、谵语种种病象，务宜斟酌，不可孟浪误用。又指出吴又可《温疫论》中用此方者有三十余症，教人宜明圆通应用之妙，不可死守原文，是既慎重而又通达之论。其推广应用以治咳嗽声如洪钟，食入即吐及头晕神昏无主三症，俱非应下之症，但审其俱由邪火炽甚而致，故以本方治之而愈，实属善用成方。本方由大黄、芒硝、厚朴、枳实组成，大黄苦寒沉降泄热，芒硝苦寒辛咸泄热软坚，枳实、厚朴消导通滞，共收去实热，通积滞，除燥结，峻下救阴的功效。笔者曾用此方治臌胀病，患者腹胀如鼓，胸胁满闷，皮肤苍黄，肌肉变硬。大便常秘结，所下如羊矢，舌质深红，苔黄燥，脉沉实有力，精神不衰，口渴饮冷。此病显然属阳明腑症，痞满燥实俱备，故急用大承气汤下之而愈。现代应用则更加广泛，善于加减化裁，能治多种肠梗阻及阑尾炎，使许多病者可免于动手术而治愈，即动手术后用本方亦有促进伤口愈合的功能。还有用以治流行性乙型脑炎，于通下后即能热退神清，抽搐停止，这可能与本方治谵语神昏的作用有关，足见其适用之广泛。

少阳经用药图

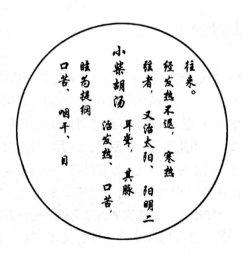

小柴胡汤 治发热、口苦，咽为提纲口苦、咽干、目眩为提纲

往来。经发热不退，寒热强者，又治太阳、阳明二耳聋，其脉

此方虽名为少阳方，究竟总是太阳经所感受的这一点邪气种子，不能从胸出去，逆于胸胁之间，阻其少阳升降之机，故少阳之经症作。其方治少阳，实是治太阳也。

小柴胡汤圆通应用法

1．治两胁胀痛。

夫两胁乃少阳所主，今见胀痛，是少阳之气抑郁不舒也。柴胡汤力能舒少阳之气，故治之而愈。

2．治头响，两侧胀。

夫头之两侧，乃少阳所主，今见胀而响，是少阳之火浮于上也。柴胡汤力能治少阳之经，倍黄芩力能清少阳之火，故治之而愈。

3．治两耳红肿痛甚。

夫两耳前后，俱属少阳所主，今见红肿痛甚，是风热之邪聚于少阳也。柴胡汤力能治少阳之风热，故治之而愈。

4．治疟疾。

夫疟之为病，多缘外邪伏于少阳，不能从转输而出，少阳居半表半里，邪欲从阳明而出则热，欲从太阴而入则寒。诸书云疟不离少阳，皆是明少阳之经气不舒，转枢失职，邪故伏而不去。小柴胡汤力能伸少阳之气，少阳之气伸，转枢复运，邪自从此而出，病自愈而人自安也。

5. 治吐酸不食。

夫不食而吐之症，属于太阴，理宜温中健脾，今见不食吐酸，明是木气不舒，上克脾土，土畏木克，故不食，酸属木，乃是禀少阳热气所化，土木相凌，故见以上症形。小柴胡力能舒少阳之气，少阳之气舒，即不克制脾土。两经之气平，而病自不作矣。

6. 治妇女热入血室、谵语。

夫肝乃藏血之所，肝与胆相为表里，胆移热于肝，热入血室，故见谵语。柴胡汤力能治肝胆邪热，故治之而愈。

按此方功用颇多，加减变化亦无穷，《伤寒》书言之甚详，兹不赘。

【阐　释】郑氏对少阳经用药图所述，似未尽揭出小柴胡汤证的全貌，而谓"此方功用颇多，加减变化亦无穷，伤寒书言之甚详"。示人要细读原书，以明其广泛应用，则是很确切的。据原文，本方的主证是"往来寒热"，胸胁苦满，默不欲食，心烦喜呕，口苦、咽干、目眩、脉弦等项。因邪至少阳，正当胸胁部位，在半表半里之间，邪正相争，汗、吐、下法俱在禁用之列，只有和解为上。仲景特立小柴胡汤，寒热补泻并用，表里上下分消，以达调气行血，助正祛邪的目的，为和解剂之首选方。方中主药柴胡，气清而升浮，味苦而降泄，具有升降两性，黄芩苦寒、姜、夏辛温，共具辛升苦降之妙用，复用人参、甘、枣助正以祛邪，故能使少阳半表半里之气机舒畅，上下内外协调而诸症尽解，原文七种或然证（兼证）的加减法，亦颇切要，故应用极为广泛。郑氏用以治胁胀痛、头响胀、耳肿痛、疟疾、吐酸不食及妇女热入血室、谵语，均属少阳经腑邪热抑郁，气机不畅之病，故能治之而愈。笔者用以治肝咳，其由于肝阳不足，症现腰胁胀痛，足膝时冷，咳嗽则夜间痰水更多，气逆而恶寒，苔白滑，脉微细而弦。用小柴胡汤去参、枣、生姜，加干姜、五味、桂枝以温肝利肺而咳愈。如因肝阴不足，肝火上逆，自觉气逆于喉间，频发阵咳，烦躁易怒，面赤唇红，口干口苦，痰黄，不易咳出，咳时引两胁作痛，甚至发呕，有时又干咳无痰，口中津液少，舌质红，苔青白而干燥，脉见紧数或弦数。法当滋肝、降火、润肺，小柴胡汤去参、姜、枣，加贝母、知母、石膏以清热、润肺、止咳，即可诸症自愈。又曾治胃脘胀痛，其证状为口苦、目眩、胸胁满闷，脘腹时作胀痛，稍多食则胀痛难忍，大便溏，日四五次，舌质淡红，苔腻，脉弦细，治以小柴胡汤加公丁香、吴茱萸，二剂而痊愈。现代用以治疗具有本方主症的多种疾病，如感冒、扁桃腺炎、流行性腮腺炎、各型肝炎、胆囊炎、胸膜炎、肠伤寒、肾炎及产后发热、长期潮热等，只要加减适宜，均能收到良效。更有用本方以通小便、止泄泻的，可能与原文所谓"上焦得通，津液得下，胃气因和"的作用有关，足见其制方之精当与应用之广泛了。

太阴经用药图

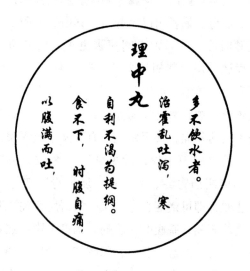

理中丸

治霍乱吐泻，寒

多不饮水者。

自利不渴为提纲。

食不下，时腹自痛，

以腹满而吐

太阴篇内，有桂枝加芍药汤、桂枝加大黄汤，皆是太阳误治，邪陷于太阴而设，不得即谓为太阴主方，学者须知。

理中汤圆通应用法

1. 治吐血。

夫吐血之症，多由中州失运，阴血遂不归经，瘀滞闭塞清道，以致清阳不升，阴血僭上，便成血逆，理中汤力能调中州之气，中州健运，血自归经，其病自已（笔者用理中汤治血症，将干姜易炮姜，再加血余炭，屡用屡效者也）。

2. 治四肢浮肿。

夫四肢属土，土虚则元气发泄，不能潜藏，故见四肢浮肿。理中汤力能温暖脾胃，脾胃有权，元气不致漫散，故治之而愈。

3. 治心下嘈杂吐水。

夫心下一寸，乃胃之上口，胃主纳而脾主运，脾气衰而不运，津液上逆于胃口，以致心气不宁，故嘈杂，吐水即是明验。理中汤力能温暖中宫，脾土健运，水气下行，嘈杂吐水自已（笔者经验，治此症时加半夏，和胃健脾，除湿降逆气，疗效显著）。

4. 治咳嗽吐清水。

夫咳唾之病，属于肺经，理应从肺（于）〔施〕治，今独用理中者，原由中州失运，水聚于上，肺气欲下降而不能，故咳唾清水。理中汤力能健脾，脾土健而水湿下趋，肺气降而咳唾自已。

5. 治唾水不休。

夫唾水之病，多属胃冷，理中汤力能温暖中宫，土暖而水湿自消，唾病立愈。

6. 治呃逆不休。

夫呃逆之病，原有寒热之分，果属胃寒而呃逆不休，理中汤能温中，中寒去而呃逆自止（笔者经验，加吴茱萸温中下气，燥脾除湿，效果更佳）。

7. 治手足微冷少神。

夫四肢厥冷之症，原有四逆之法，此乃微冷少神，明系中州气衰，不能充周四肢，理中汤大能温暖中宫，中州气旺，肢冷自愈。

按此方功用最多，加减变通更多，姑举数条，以便学者参悟。

【阐　释】理中汤所治的主症"腹满而吐，食不下，时腹自痛，下利，口不渴"，是太阴病的典型证候。其基本病理是脾胃虚寒，气机阻滞，故以温中散寒补脾之理中汤为首选方。方中姜、术、甘，辛甘化阳以温寒，人参助阳益阴以扶正，使脾胃机能健全，自然满、痛、吐、利悉去。其兼有脐上筑及吐、悸、痛、满甚者，各有加减法以为对症治疗，故应用亦颇广泛。郑氏用以治吐血、四肢浮肿、心下嘈杂吐水、咳嗽吐清水、唾水不休、呃逆不休、手足微冷少神七症，系审其皆由脾胃虚寒，转输失职所引起，故能治之而愈。笔者经验用此方加味治疗脾脏咳嗽。其因脾脏阳虚而咳嗽者，乃脾脏之阳不足，不能转输津液水谷而作，其人饮食减少，腹满时痛，多吐清冷涎痰，痰多而滑，身体消瘦，面色苍黄而带白，声低息短，唇口青白，有时四肢冷，喜食辛辣椒姜热物，舌苔白润而滑，脉沉细而迟。理中汤能温阳利湿，益气化痰，故可治之而愈。如由于胃寒发吐而咳嗽者，则加砂、蔻、半夏，其效始著。因脾主湿，湿动则为痰；肾主水，水泛亦为痰。故痰之化无不在脾，而痰之本无不在肾。治痰者，必当温脾强肾，以治痰之本，使根本渐充，则痰将不治而自去矣。其方则以理中汤加附子为最好。今人用本方加减化裁以治虚寒型的消化道疾病，如慢性胃炎、肠炎及胃痛、胃溃疡，多见良效。实则理中汤能治的疾病不限于消化道，凡由脾胃虚寒而引起的疾病，均可加减施治，郑氏所举各例，即可见其一斑。

少阴经用药图

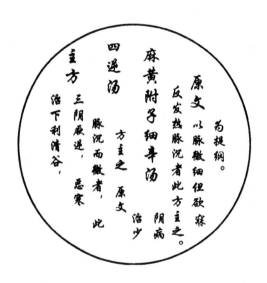

原文 以脉微细但欲寐为提纲。

反发热脉沉者此方主之。 麻黄附子细辛汤 方主之 原文 治少阴病

四逆汤 脉沉而微者，此主方 三阴厥逆，恶寒治下利清谷，

按少阴乃水火交会之地，元气之根，人身立命之主也。病至此际，是元气衰极，剥至于根。仲景立四逆，究竟是专为救这点元气说法。主方又云：治三阴厥逆，可知这一点元气，澈上澈下，包罗天地。此方不独专为少阴立法，而上中下三部之法俱备，知得此理，便知得

姜附之功用也。今人不知立极之要，不知姜附之功，故不敢用也。非不敢用也，不明也。

麻黄附子细辛汤、四逆汤圆通应用法

1. 治喷嚏不已。

夫嚏之为病，多缘少阴受寒。麻黄附子细辛汤，力能祛少阴之寒，故治之而愈（盖肾络通于鼻，嚏属肾，故知病在少阴也）（笔者经验，亦治长期鼻流清涕，而无外感足征者）。

2. 治腰痛难于转侧。

夫腰痛之症，原有数端，今见转侧难者，明是肾脏不温，阴寒滞于内也，麻黄附子细辛汤，力能温经散寒，故治之而愈（笔者常加川乌、桂枝、干姜、延胡索治之效果更好）。

3. 治周身皮肤浮肿，内冷身重。

夫周身浮肿，内冷身重者，盖以先天之阳衰于内，寒湿之邪即生于内，故见身重内冷，寒湿太盛，则真气不藏，散于周身，无阳以运化，故又见浮肿。麻辛附子汤，力能温肾扶阳，祛阴逐寒，故治之而愈（笔者经验加白术、茯苓效果更佳）。

1. 治头脑冷。

夫脑为元神之府，清阳聚会之处，如何得冷？其所以致冷者，由命门火衰，真气不能上充，四逆汤力能扶先天真阳，真阳旺而气自上充，故治之而愈（笔者经验治头痛如裂如劈，效果亦佳）。

2. 治气喘痰鸣。

夫气喘之病，举世皆谓肺寒，不知先天这一点真气衰，即不能镇纳浊阴之气，阴气上腾，渐干清道，故见痰喘。四逆汤力能温下焦之阳，故治之而愈（笔者治此症，有时加龟板，或用潜阳丹，疗效显著）。

3. 治耳肿皮色如常。

夫耳肿之症，每多肝胆风火，今见皮色如常，明是阴气逆于上也。四逆汤力能扶阳祛阴，治之故愈（如系肝胆风火，笔者常用小柴胡汤倍黄芩、党参治之而愈）。

4. 治舌黑唇焦，不渴少神。

夫舌黑唇焦之症，多因阳明胃火而作，果系阳明胃火，必现烦躁、口渴、饮冷、二便闭塞等情，此则舌黑唇焦，其人并不口渴，却又少神，明是真阳衰极，不能熏蒸津液于上。当知阳气缩一分，肌肉即枯一分，此舌黑唇焦所由来也。四逆汤力能回先天之阳，阳气一回，津液复升，枯焦立润，故治之而愈（如系阳明胃火而作，笔者常用白虎加人参汤治之而愈）。

5. 治喉痛、畏寒、脚冷。

按喉痛一症，原非一端，此则畏寒脚冷，明是少阴受寒，逼出真火浮于喉间，故喉痛而脚冷。四逆汤力能温少阴之气，逐在里之寒，故治之而愈。

6. 治喉痛、身大热、面赤、目瞑、舌冷。

夫喉痛、面赤、身热，似是阳症，又见目瞑、舌冷，却是阴盛隔阳于外之征。四逆汤力能祛逐阴寒，迎阳归舍，故治之而愈。

7. 治吐血困倦^(一)。

夫吐血一症，总缘地气上腾，升降失职，人身气为阳主升，血为阴主降，今当升者不升，不当升者而反升，明明阴血太盛，上干清道。古人云："益火之源，以消阴翳。"是教人补火以治水也。又云："壮水之主，以制阳光。"是教人补水以制火也。四逆汤力能补火，故治之而愈（治吐血困倦、治齿牙出血二条，可参见《医理真传》阐释卷四"吐血一症，其阳虚乎？阴虚乎"？笔者曾治多种血症，都先用炮姜甘草汤加血余炭，先止其血，然后用四逆汤加补肾药治之而愈）。

8. 治齿缝流血。

夫齿乃骨之余，本属肾，肾为水脏，先天之真阳寄焉，以统乎骨分中之血液。真阳不足，不能统摄血液，故见血出。四逆汤力能补肾中之阳，治之故愈。

9. 治朝食暮吐，完谷不化。

夫饮食入胃，固以胃为主，然运化之机，全在先天命门这一点真火，始能运化，真火一衰，即不能腐熟谷水，而成完谷不化。朝食暮吐者，暮为阴盛之候，阴气上僭，心肺之阳不能镇纳，故听其吐出也。四逆汤力能补命门衰火，故治之而愈（笔者经验，朝食暮吐，用四逆汤加吴茱萸、半夏治之可速愈。先朝食暮吐，以后食不下，再加硫黄补命门火，屡用屡效）。

10. 治足心夜发热如焚，不渴尿多。

夫足心夜发热如焚，人皆谓阴之虚也。夫阴虚由于火旺，火旺之人，尿必短赤，口必饮冷，理势然也。今则不渴而尿多，明是下焦无阳，不能统束肾气，以致阴火沸腾，故见足心发热如焚也。四逆汤力能补火，火旺即能统束群阴，故治之而愈（此病余亲身患过，并治好多人。此法即是丙夺丁光之义也，得知丙夺丁光，便知得阳衰不能镇阴的旨归也）。

11. 治面赤发热，汗出抽掣。

夫面赤发热，汗出抽掣，近似中风，其实不是，务必仔细斟酌，如其人本体有阴象足征，即不可当作风热。须知面赤发热者，阳越于外也。汗出抽掣者，阳亡于外，不能支持四维也。四逆汤力能回阳，阳回则诸症自已。

12. 治大便下血，气短少神。

夫大便下血，固有虚实之分，此则气短少神，必是下焦之阳不足，不能统摄血液，四逆汤力能扶下焦之阳，阳旺则开阖有节，故治之而愈。

13. 治头摇，面白少神。

夫头摇之症，人皆目之为风，而余于此症，察其人面白少神，知其为清阳不升，元气虚极，不能镇定也。四逆汤力能扶阳，真阳一旺，即能镇定上下四旁，故治之而愈（笔者治陈某，抽脊髓后遗症，能坐着编竹器，但面容苍白无神，头摇不止，连服此方八剂而愈）。

14. 治背冷目瞑。

夫背为阳中之阳，不宜寒冷，今又背冷而目瞑，明是先天真阳衰极，阴寒内生，阴盛则阳微，故目瞑而背冷也。四逆汤力能扶先天真阳，故治之而愈。

15. 治舌肿硬而青。

夫舌肿一症，似乎心火旺极，不知舌肿而青，此乃阴寒太盛，逼出真火，欲从舌尖而出，故见肿硬青滑，四逆汤力能补火，祛逐阴寒，故治之而愈（笔者经验，舌肿硬，但不现青色，思冷饮，则为心火旺极，可用大剂导赤散加味治之。如是胃火为殃，可用白虎加人参汤治之）。

16. 治唇肿而赤、不渴。

夫唇肿之症，近似胃火，胃火之肿，口必大渴。今见病人唇肿，而口并不渴，可知阴火出于脾间，四逆汤功专补阳，阳旺则阴火自消，故治之而愈。

17. 治鼻涕如注，面白少神。

夫鼻涕一症，原有外感内伤之别，此则面白无神，明是真阳衰于上，不能统摄在上之津液。四逆汤力能扶坎中真阳，阳旺自能统纳，故治之而愈（笔者经验，如系外感鼻涕如注，多系风寒之邪伤肺脏，用麻黄汤或桂枝汤治之而愈）。

18. 治尿多。

夫尿之多，由于下焦火弱，不能收束故也。惟四逆汤力能补下焦之火，故治之而愈（笔者经验，治尿多宜加益智仁、覆盆子以补心气、命门之不足。固精、缩小便之力更强，老人、小儿每多此病，均可治之）。

19. 治周身发起包块，皮色如常。

夫周身发起包块，疑似风热阳邪，此则皮色如常，却是阴邪僭居阳位。四逆汤力能扶阳，阳旺则阴邪自伏，故治之而愈（笔者治张某某，全身发起包块，隐隐含有青色，不痛不痒，虽服祛风解热之药不效，用艾火烧之亦无效，服此方数剂而愈）。

20. 治周身忽现红片如云，不热不渴。

夫周身发现红云，人孰不谓风火郁热于皮肤。夫风火郁热之症，未有不发热而即作者，亦未有口不渴而即谓之火者，此处便是认症机关。余每于此症，认作阳衰，阴居阳位，以四逆汤治之而愈。

21. 治发热、谵语、无神、不渴。

夫发热谵语，世人皆谓热伏于心，神无所主也。不知阳症热伏于心，精神不衰，口渴饮冷，小便亦必短赤，此则无神不渴 [二]，明是真阳衰极。发热者，阳越于外也；谵语者，阴邪乘于心，神无所主也；不渴无神，非邪火也。四逆汤力能回阳，阳回则神安，故治之而愈（《伤寒论·辨阳明病并治》："夫实则谵语，虚则郑声。郑声者，重语也。"郑声为患者心气内损，精神散乱而出现神识不清，不能自主，语言重复，声音低怯，断断续续，话不成句的垂危征象。谵语是指阳明实热或温邪入于营血，热邪扰及神明时出现的神志不清，胡言乱语的重症，治宜泻热清心为主。此则无神不渴，知为阴气乘于心而神无所主，故以四逆汤治之，非老有经验者不能识此，笔者按郑氏所说，用四逆汤治愈神志不清，语音低怯，说神说鬼的病患者多人）。

22．治两目白睛青色。

夫白轮属肺，金也，今见纯（责）〔青〕，（曰）无白色，是金气衰而肝木乘之也。妻乘于夫，是乾刚不振，纯阴无阳之候，多在死例。四逆汤力能扶坎中之金^(三)，金气一旺，目睛自然转变，故治之而愈。

23．治两目赤雾缕缕，微胀不痛。

夫目窠乃五脏精化所聚之地，原着不得一毫客气，今见赤雾缕缕，疑是阳火为殃，不知阳邪痛甚胀甚，此则微胀不痛，明是阳衰于上，不能镇纳下焦浊阴之气，地气上腾，故见此等目疾。四逆汤力能扶阳祛阴，阳光一照，阴火自灭，故治之而愈。

按此方功用颇多，得其要者，一方可治数百种病，因病加减，其功用更为无穷。余每用此方，救好多人，人咸目余为姜附先生，不知余非专用姜、附者也，只因病当服此。难道余不会写几个参、地、归、芍、芩、连、栀、柏之方乎？只因世风日下，不究病之阴阳，专究方药之平稳，不知水懦弱，民狎而玩之，多死焉；火猛烈，民望而畏之，鲜死焉。总之水能生人，亦能死人；火能生人，亦能死人。余非爱姜、附，恶归、地，功夫全在阴阳上打算耳。学者苟能洞达阴阳之理，自然头头是道，又奚疑姜、附之不可用哉！

敬评：（一）认得血是水，气是火，便敢用姜、附，便知此方之妙也。（二）全在无神二字上定案。（三）坎中一点真金，即真阳也，人活的即此。

【阐　释】郑氏于少阴经用药图列四逆汤及麻黄附子细辛汤主症原文，并强调少阴为水火交会之地，元气之根。四逆汤不专为少阴立法，而上、中、下三部之法俱备。复谓："此方功用颇多，得其要者，一方可治数百种病，因病加减，其功用更为无穷。余每用此方救好多人，人咸目余为姜附先生。"的确，对于四逆汤能起死回生作用的重视，与善用之而活人无算，直可说是前无古人。如治头脑冷、气喘痰鸣、头摇、吐血、便血、抽掣、谵语、耳、目、喉、舌、齿、唇、鼻诸病，及足心夜热如焚，俱能透过表面现象，而洞达致病之源，俱由于阳气虚，阴寒盛所引起，故虽无原文所列厥逆、下利、恶寒、欲寐、脉微细的少阴典型症状，亦以四逆汤施治而辄效。少阴多危症，尤其阳亡欲绝之症，多赖此方能回阳救逆，立起沉疴。实为辛甘化阳，救逆回阳之峻剂。郑氏于百年前即能深刻认识此方之真谛，而能广用、善用，其见识、魄力、经验均异于寻常，诚不愧为当时首屈一指的伤寒学家。《伤寒论》四逆汤证类有八个汤方。都是姜、附同用，其作用亦大同小异。至于少阴病反发热脉沉者，因系少阴与太阳同病，里阳虚而外寒束，故以发表温经表里两解之麻附细辛汤治之。郑氏用此法治喷嚏不已，腰痛难于转侧，及周身皮肤浮肿、内冷身重三症，亦系取其温经散寒的作用。笔者经验认为本方治慢性咽炎、喉炎有很好疗效。因少阴经脉循于咽喉，挟舌本，故咽喉疼痛与痹阻，属少阴病者甚多。选用此方治愈慢性咽炎、喉炎患者十数人，皆药到病除。如教师陈某某，患慢性咽炎已数年，服用六神丸、麦迪霉素无效，注射青霉素、链霉素针剂亦无效，服清热解毒汤药百余剂，非但无效，反而声嘶，讲课困难。余先治以麻黄附子细辛汤，连服四剂而大大减轻。由于病者面容萎黄无神，怕冷，口虽干而不思饮，此为肾虚不能启真水上升而口干，治以附子理中汤加补肾药味，如上桂、枸杞、肉苁蓉、补骨脂等数剂而愈。又本方加干姜、桂枝、甘草，可治寒邪入里，表里同病，恶寒发热，口不渴，全身倦怠无力，但欲寐，时时背部恶寒、小便清长，咳甚痰多，全身骨节疼痛，项强、心累，手足酸软无力，舌苔黄白而腻，脉沉细而紧之咳嗽、哮喘，伤寒虚弱咳、喘，以及因伤寒引起之各种疾病数十种。有时用于奇难之症，其效果常常出于意外。

厥阴经用药图

乌梅丸

主治伤寒脉微而厥，至七八日，肤冷，其人躁无暂安时者，此为藏厥，非蛔厥也。蛔厥者，其人当吐蛔。今病者静而复时烦，此为藏寒蛔上入膈，故烦，须臾复止，得食而呕，又烦者，蛔闻食臭出，其人当吐蛔、蛔厥者，乌梅丸主之。又主久利方。

心中疼热，饥而不欲食，食则吐蛔，下之利不止为提纲。原文以消渴，气上撞心，

按厥阴为阴经，阴极则生阳，故多寒热错杂。又肝主宗筋玉茎，人性多思淫，心火一动，玉茎必举，发泄不遂，多生邪热，亦多见寒热错杂，此受病之源，人多不察。仲景立乌梅丸，寒热并投，大有灼见，并非专为虫立法。凡厥阴一切征候，莫不备具。舒驰远先生谓此方不是，未免执一。

乌梅丸圆通应用法

1. 治巅顶痛

夫厥阴之脉，会于巅顶。今见巅顶痛者，是厥阴之邪侵于上也。乌梅丸专主厥阴，故治之而愈。

2. 治睾丸肿痛

夫睾丸俗称为外肾，世人多以肾目之，不知此乃木之余气所生，古贤配之☳卦，震，木也，二阴一阳，二睾丸为偶，玉茎一为奇，奇居腹面，丸居背面，所论确乎不爽，而世人盖未之细求其理也。余每于此处病，多以乌梅丸治之而愈。

3. 治腹痛（饭）〔饮〕冷

夫腹痛爪甲青，明是厥阴阴寒之气，阻其真阳运行之机，邪正相攻，故见腹痛。既云寒邪，何得饮冷，必是阴极阳生，见此寒热错杂。乌梅丸寒热并用，故治之而愈。

按此方功用最多，颇难尽举，姑列一二条，以备参究，其中之精义，修园先生言之甚详，学者可熟读而深思之，便得立法立方之意，而于厥阴一切症候，莫不应手辄效也。

【阐　释】乌梅丸为厥阴之主方。郑氏谓："厥阴为阴经，阴极则生阳，故多寒热错杂……仲景立乌梅丸，寒热并投，大有灼见，并非专为虫立法，凡厥阴一切征候，莫不备具。"是有相当见地的。因厥阴病在症候上常见发热、肢冷、厥热来复、脉微，或呕吐、吐蛔、腹泻，多由于阴极生阳，阳气内伏、寒热错杂、阴阳胜复而致。乌梅丸寒热并用，补泻兼施。乌梅酸收杀虫以敛肠，连、柏苦寒以泄热，姜、附、归、辛、椒辛热以祛寒，人参扶正以固本，故能使阴阳平调而诸症缓解，向为治蛔厥及久痢之首选方，应用亦颇广泛。不过谓厥阴一切症候莫不备具，则又未免过当。以厥阴病在阴阳错杂之中，尚有偏于热而需用白头翁汤、小承气汤、白虎汤、栀子豉汤的；偏于寒而需用四逆汤、吴茱萸汤的。即寒热错杂之症，乌梅丸外，亦尚有当归四逆汤、干姜黄芩黄连人参汤施治的。只是乌梅丸在厥阴诸方中，系以平调寒热，补泻兼施着眼，应用确较广泛。郑氏用以治巅顶痛、腹痛饮冷，又因肝脉循少腹，绕阴器，故谓睾丸为木之余气所生，及肝主玉茎，用乌梅丸治睾丸肿痛，殊有灼见。笔者认为以此方治痢，无分新久，功效显著。如患者王某某，面容苍白无神，下肢冰凉，舌质淡，无苔，脉微细，每日下利十余次，腹痛、里急后重，兼见心烦，口渴而饮冷，此为寒热错杂，下寒上热之痢症，投以乌梅丸（改作汤剂）治之，一剂减轻，连服三剂而痊愈。今人以乌梅丸加减治胆道蛔虫及多种肠道病，屡获良效。更有人认为凡寒热错杂之症，本方均可施治，足见其应用之广泛了。

附:

方剂索引

（按笔画顺序）

历代以来，中医著作上千，古方数以万计，查方源及组成药物，实非易事。曾请成都中医学院方剂教研室主任陈潮祖教授、大邑县人民医院梁仲强主治医师为之查证，尚有少数方剂暂缺。如：

30. 升解散　（暂缺）

93. 附羌汤　（暂缺）

又如有组成药物，而未标出方剂来源：

52. 四物人参汤　（待查）

地黄　当归　川芎　白芍　人参

122. 桂苓姜半汤　（待查）

桂枝　茯苓　干姜　半夏

又方剂名目间有异名，如回龙汤，《本草纲目》作还元汤，方家谓之轮回酒，童便或谓自身小便。均待考。

凡方剂后无组成药物或方剂来源，均注明待查或待考。

1. 二陈汤　（和剂局方）

半夏　陈皮　茯苓　甘草

2. 十灰散　（十药神书）

大蓟　小蓟　荷叶　侧柏叶　茜草根　茅根　栀子　大
黄　牡丹皮　棕榈皮

3. 十枣汤　（伤寒论）

大戟　芫花　甘遂　大枣

4. 十全大补汤　（和剂局方）

人参　地黄　当归　白芍　川芎　茯苓　白术　肉桂
黄芪　炙甘草

5. 人参白虎汤　（伤寒论）

人参　知母　石膏　炙甘草　粳米

6. 人参败毒散　（和剂局方）

人参　柴胡　前胡　羌活　独活　茯苓　枳壳　白芍
桔梗　甘草

7. 八正散　（和剂局方）

扁蓄　瞿麦　滑石　木通　车前子　大黄　栀子　甘草

8. 八珍汤　（正体类要）

人参　茯苓　白术　炙甘草　当归　地黄　白芍　川芎

9. 九味羌活汤　（医学正传）

羌活　防风　细辛　苍术　川芎　白芷　生地　黄芩
甘草

10. 三黄散　（外科正宗）

生大黄　生蒲黄　姜黄　冰片　麝香　蜂蜜

11. 三消饮　（瘟疫论）

厚朴　槟榔　芍药　知母　黄芩　大黄　葛根　羌活
柴胡　大枣　甘草　生姜

12. 三黄石膏汤　（外台秘要）

黄连　黄柏　黄芩　石膏　豆豉　栀子　麻黄

13. 三才封髓丹　（卫生宝鉴）

天冬　熟地　人参　黄柏　砂仁　炙甘草

14. 三物备急丸　（金匮要略）

大黄　干姜　巴豆霜　蜂蜜

15. 大青饮　（圣济总录）

大青叶　升麻　生地　大黄

16. 大补元煎　（景岳全书）

人参　熟地　山药　杜仲　当归　枸杞　山茱萸　炙甘草

17. 大建中汤　（金匮要略）

蜀椒　人参　干姜　饴糖

18. 大承气汤　（伤寒论）

厚朴　枳实　大黄　芒硝

19. 大黄木香汤　（医理真传）

大黄　木香　当归　苏叶　甘草

20. 小青龙汤　（伤寒论）

麻黄　桂枝　芍药　干姜　五味子　细辛　半夏　甘草

21. 小承气汤　（伤寒论）

厚朴　枳实　大黄

22. 小柴胡汤　（伤寒论）

柴胡　人参　半夏　黄芩　甘草　大枣　生姜

23. 小建中汤　（伤寒论）

桂枝　芍药　大枣　生姜　炙甘草　饴糖

24. 五苓散　（伤寒论）

茯苓　猪苓　泽泻　白术　桂枝

25. 五淋散 （和剂局方）
   赤茯苓　当归　赤芍　栀子　甘草

26. 五积散 （和剂局方）
   茯苓　半夏　麻黄　干姜　枳壳　桂心　厚朴　苍术
   桔梗　陈皮　白芷　当归　芍药　川芎　甘草

27. 天王补心丹 （摄生秘剖）
   地黄　人参　当归　茯苓　柏子仁　五味　天冬　麦冬
   玄参　酸枣仁　丹参　远志　桔梗　朱砂　蜂蜜

28. 乌梅丸 （伤寒论）
   乌梅　附片　干姜　细辛　川椒　黄柏　黄连　人参
   桂枝　当归

29. 化斑汤 （温病条辨）
   石膏　知母　甘草　玄参　犀角　粳米

30. 升解散
   （方源及组成药物均待查）

31. 升阳散火汤 （东垣十书）
   葛根　升麻　羌活　独活　人参　白芍　柴胡　防风
   生姜　大枣　生甘草　炙甘草

32. 升麻葛根汤 （和剂局方）
   升麻　葛根　白芍　甘草

33. 丹栀四物汤
   丹皮　栀子　生地　白芍　当归　川芎

34. 丹栀逍遥散 （内科摘要）
   丹皮　栀子　柴胡　当归　芍药　茯苓　白术　薄荷
   生姜　甘草

35. 六味丸 （小儿药证直诀）

　　熟地　茯苓　山药　丹皮　泽泻　山茱萸

36. 六君子汤　（妇人良方）

　　人参　茯苓　白术　炙甘草　半夏　陈皮

37. 平胃散　（和剂局方）

　　厚朴　苍术　陈皮　甘草

38. 左归丸　（景岳全书）

　　熟地　山药　山茱萸　枸杞　菟丝　龟胶　牛膝　鹿
角胶

39. 右归丸　（景岳全书）

　　熟地　山药　山茱萸　枸杞　菟丝　杜仲　当归　鹿角
胶　肉桂　附子

40. 甘桔汤　（伤寒论）

　　甘草　桔梗

41. 甘露饮　（局方）

　　生地　熟地　天冬　麦冬　石斛　茵陈　黄芩　枳壳
甘草　枇杷叶

42. 甘草干姜汤（伤寒论）

　　炙甘草　炮干姜

43. 甘桔二冬汤　（医理真传）

　　甘草　桔梗　天冬　麦冬　地骨皮　桑皮　黄芩　杏仁
白蜜

44. 术附汤　（类证活人书）

　　白术　附子

45. 龙胆泻肝汤　（和剂局方）

　　龙胆草　黄芩　栀子　泽泻　木通　车前子　当归　生
地　柴胡　甘草

46. 四物汤　（和剂局方）
　　地黄　当归　白芍　川芎

47. 四苓散　（伤寒论）
　　茯苓　泽泻　猪苓　白术

48. 四逆汤　（伤寒论）
　　附子　干姜　炙甘草

49. 四神丸　（证治准绳）
　　补骨脂　吴茱萸　五味　生姜　大枣　肉豆蔻

50. 四磨汤　（济生方）
　　人参　槟榔　沉香　台乌

51. 四君子汤　（和剂局方）
　　人参　茯苓　白术　炙甘草

52. 四物加人参汤　（待查）
　　地黄　当归　白芍　川芎　人参

53. 四苓滑石阿胶汤　（伤寒论）
　　茯苓　猪苓　泽泻　白术　滑石　阿胶

54. 白通汤　（伤寒论）
　　附子　干姜　葱白

55. 白虎汤　（伤寒论）
　　石膏　知母　甘草　粳米

56. 白头翁汤　（伤寒论）
　　白头翁　黄连　黄柏　秦皮

57. 生地四物汤　（和剂局方）
　　生地　白芍　当归　川芎

58. 生地芩连汤　（寿世保元）
　　生地　柴胡　黄连　黄芩　山栀子　犀角　川芎　桔梗

芍药

59. 归脾汤 （和剂局方）

人参 白术 黄芪 龙眼肉 茯神 木香 酸枣仁 炙甘草

60. 归附汤 （医学三字经）

当归 附子

61. 宁神丹 （丹溪心法）

人参 天麻 白术 当归 茯苓 陈皮 荆芥 僵蚕
独活 远志 犀角 杏仁 茯神 半夏 酸枣仁 川芎
郁金 石膏 南星 白附子 辰砂 牛黄 珍珠 生地
甘草

62. 半夏生姜汤 （类证活人书）

半夏 生姜

63. 达原饮 （瘟疫论）

厚朴 常山 槟榔 知母 草果 菖蒲 黄芩 青皮
甘草

64. 回阳饮 （伤寒论）

附片 干姜 炙甘草 人参

按郑氏书中，多次提到回阳饮，但未指出本方组成药味。经前后文对照推理，实即四逆加人参汤。可参阅《医理真传》独参汤条。

65. 当归散 （寿世保元）

当归 赤芍 生地 黄连 红花 石膏

66. 当归六黄汤 （丹溪心法）

当归 生地 熟地 黄连 黄芩 黄柏 黄芪

67. 当归四逆汤 （伤寒论）

当归　桂枝　白芍　细辛　木通　大枣　炙甘草

68. 当归芦荟丸　（宣明论方）

当归　芦荟　栀子　黄连　黄芩　黄柏　大黄　青黛
木香　龙胆草　麝香　蜂蜜

69. 肉蔻散　（奇效良方）

肉蔻　黄连　干姜　诃黎勒　厚朴　甘草　白术　赤
茯苓

70. 阴八味　（医宗金鉴）即知柏地黄丸

知母　黄柏　熟地　茯苓　山茱萸　山药　丹皮　泽泻

71. 阳八味　（金匮要略）即肾气丸

熟地　茯苓　山药　丹皮　山茱萸　泽泻　肉桂　附子

72. 阳旦汤　（外台秘要）

桂枝　白芍　大枣　生姜　炙甘草　黄芩

73. 导赤散　（小儿药证直诀）

生地　木通　淡竹叶　甘草

74. 芍药甘草汤　（伤寒论）

白芍　甘草

75. 壮水明目丸　（寿世保元）

熟地　山药　泽泻　山茱萸　茯苓　川芎　丹皮　生地
蔓荆子　菊花　当归　黄连　柴胡　五味子

76. 冰硼散　（外科正宗）

玄明粉　朱砂　硼砂　冰片

77. 麦冬饮　（外台秘要）

人参　麦冬　橘皮　羚羊角　生姜

78. 杞菊地黄丸　（医级）

枸杞　菊花　熟地　淮山　山茱萸　丹皮　茯苓　泽泻

79. 吹喉散　（寿世保元）

　　牙硝　硼砂　雄黄　僵蚕　冰片

80. 芪附汤　（赤水玄珠）

　　黄芪　附子

81. 苏子降气汤　（和剂局方）

　　苏子　橘红　半夏　当归　厚朴　前胡　肉桂　生姜
　　炙甘草

82. 苏陈九宝汤　（证治要诀）

　　紫苏　陈皮　麻黄　官桂　大腹皮　薄荷　杏仁　桑皮
　　甘草

83. 芩连四物汤　（证治准绳）

　　黄芩　黄连　地黄　当归　白芍　川芎

84. 吴茱萸汤　（伤寒论）

　　吴茱萸　人参　大枣　生姜

85. 吴萸四逆汤　（伤寒论）

　　吴茱萸　附子　干姜　炙甘草

86. 皂荚丸　（金匮要略）

　　皂荚　大枣　蜂蜜

87. 补血汤　（东垣十书）

　　当归　黄芪

88. 补中益气汤　（东垣十书）

　　人参　黄芪　白术　当归　陈皮　柴胡　升麻　炮姜
　　大枣　炙甘草

89. 补坎益离丹　（医法圆通）

　　桂枝　附子　海蛤粉　生姜　炙甘草

90. 辛夷散　（济生方）

辛夷　细辛　升麻　藁本　川芎　木通　防风　白芷
羌活　炙甘草

91. 鸡鸣散　（证治准绳）
苏叶　吴茱萸　桔梗　木瓜　橘皮　槟榔　生姜

92. 鸡子黄连汤　（伤寒论）
黄连　黄芩　白芍　阿胶　鸡子黄

93. 附羌汤
（方源及组成药物均待查）

94. 附子甘草汤　（伤寒论）
附子　甘草

95. 附子理中汤　（和剂局方）
附子　人参　白术　炮姜　炙甘草

96. 肾着汤　（金匮要略）
茯苓　白术　干姜　甘草

97. 定志丸　（千金方）
人参　茯苓　远志　菖蒲　蜂蜜

98. 定喘汤　（摄生众妙方）
麻黄　白果　桑皮　苏子　杏仁　黄芩　半夏　冬花
甘草

99. 羌活附子汤　（卫生宝鉴）
羌活　附子　干姜　木香　茴香

100. 泽泻汤　（金匮要略）
泽泻　白术

101. 炙甘草汤　（伤寒论）
炙甘草　人参　桂枝　阿胶　地黄　麦冬　麻仁　大
枣　生姜

102. 参附汤　（妇人良方）

人参　附子

103. 参苏饮　（和剂局方）

人参　紫苏　葛根　前胡　茯苓　枳壳　半夏　橘红
桔梗　木香　甘草

104. 参苓白术散　（和剂局方）

人参　茯苓　白术　陈皮　炙甘草　山药　扁豆　砂
仁　苡仁　莲子肉　桔梗　大枣

105. 厚朴七物汤　（金匮要略）

厚朴　枳实　甘草　大黄　桂心　大枣　生姜

106. 封髓丹　（医宗金鉴）

黄柏　砂仁　炙甘草

107. 胃苓汤　（丹溪心法）

厚朴　苍术　陈皮　甘草　茯苓　猪苓　泽泻　白术
桂枝

108. 荆防败毒散　（外科理例）

荆芥　防风　人参　羌活　独活　柴胡　前胡　桔梗
枳壳　茯苓　川芎　甘草

109. 回龙汤　（景岳全书）

童便

100. 香砂六君汤　（时方歌括）

人参　茯苓　白术　炙甘草　半夏　陈皮　木香
砂仁

111. 姜桂汤　（医理真传）

生姜　桂枝

112. 姜桂茯半汤

生姜　桂枝　茯苓　半夏

113. 姜附汤　（医宗必读）

　　干姜　附子

114. 举斑汤　（瘟疫论）

　　当归　赤芍　升麻　白芷　穿山甲　柴胡

115. 泻白散　（小儿药证直诀）

　　桑白皮　地骨皮　甘草　粳米

116. 泻肝汤　（三因方）

　　柴胡　前胡　桑皮　细辛　蕤仁　栀子　黄芩　升麻
　　决明子

117. 栀豉汤　（伤寒论）

　　栀子　淡豆豉

118. 桂枝汤　（伤寒论）

　　桂枝　白芍　大枣　生姜　炙甘草

119. 桂枝龙牡汤　（伤寒论）

　　桂枝　白芍　大枣　生姜　炙甘草　龙骨　牡蛎

120. 桂苓术甘汤　（伤寒论）

　　桂枝　茯苓　白术　甘草

121. 桂枣丸

　　（方源及组成药物均待查）

122. 桂苓姜半汤　（待考）

　　桂枝　茯苓　干姜　半夏

123. 桂枝大黄汤　（伤寒论）

　　桂枝　白芍　大枣　生姜　炙甘草　大黄

124. 桃花汤　（伤寒论）

　　赤石脂　干姜　粳米

125. 桃仁四物汤　（女科秘要）
桃仁　归尾　赤芍　川芎　生地　香附　丹皮　红花
元胡

126. 桃仁地黄犀角汤
（方源及组成药物均待查）

127. 通滞汤
（方源及组成药物均待查）

128. 祛风散　（和剂局方）
荆芥　防风　羌活　川芎　僵蚕　厚朴　蝉蜕　藿香
人参　茯苓　陈皮　甘草

129. 祛风散湿汤
（方源及组成药物均待查）

130. 真武汤　（伤寒论）
茯苓　附子　白术　白芍　生姜

131. 润燥汤　（东垣十书）
升麻　生地　熟地　当归　大黄　麻仁　桃仁　红花
甘草

132. 柴苓汤　（景岳全书）
柴胡　猪苓　茯苓　泽泻　白术　黄芩

133. 逍遥散　（和剂局方）
柴胡　当归　白芍　茯苓　白术　甘草　薄荷　生姜

134. 益元散　（宣明论方）
滑石　甘草　辰砂

135. 养血汤　（东垣十书）
当归　生地　秦艽　川芎　杜仲　桂枝　甘草

136. 消斑汤　（类证活人书）

人参　石膏　葳蕤　知母　甘草

137. 流气饮　（和剂局方）

大黄　川芎　菊花　牛蒡　细辛　防风　山栀　黄芩
玄参　白蒺藜　蔓荆　荆芥　木贼　苍术　草决明
甘草

138. 凉膈散　（和剂局方）

大黄　芒硝　栀子　连翘　黄芩　薄荷　竹叶　炙
甘草

139. 凉血汤　（女科秘要）

当归　地黄　黄芩　黄连　黄柏　知母　防风　荆芥
细辛　蔓荆　羌活　稿本　升麻　甘草

140. 调胃承气汤　（伤寒论）

大黄　芒硝　炙甘草

141. 黄连汤　（伤寒论）

黄连　干姜　甘草　桂枝　人参　半夏　大枣

142. 黄连吴萸汤　（景岳全书）

黄连　吴萸

143. 黄连解毒汤　（儒门事亲）

黄连　黄芩　黄柏　栀子

144. 黄连泻心汤　（杂病源流犀烛）

黄连　黄芩　生地　知母　甘草

145. 黄连木香汤　（证治准绳）

黄连　木香　黄柏　木通　枳壳　陈皮　大黄

146. 黄芪建中汤　（金匮要略）

黄芪　桂枝　白芍　大枣　炙甘草　生姜　饴糖

147. 黄连玉竹阿胶汤

（方源及组成药物均待查）

148. 黄芩芍药汤 （伤寒论）

　　黄芩　芍药　大枣　甘草

149. 理中汤 （伤寒论）

　　人参　白术　炮姜　炙甘草

150. 理脾涤饮

　　（方源及组成药物均待查）

151. 麻黄汤 （伤寒论）

　　麻黄　杏仁　桂枝　炙甘草

152. 麻仁丸 （伤寒论）

　　麻仁　厚朴　枳实　大黄　白芍　杏仁　蜂蜜

153. 麻杏石甘汤 （伤寒论）

　　麻黄　杏仁　石膏　甘草

154. 麻黄定喘汤 （张氏医通）

　　麻黄　杏仁　厚朴　冬花　桑皮　苏子　黄芩　半夏
　　甘草

155. 麻黄附子细辛汤 （伤寒论）

　　麻黄　附子　细辛

156. 滋肾丸 （卫生宝鉴）

　　黄柏　知母　肉桂

157. 滋肾养肝丸

　　（方源及组成药物均待查）

158. 清震汤 （宣明论方）

　　苍术　升麻　荷叶

159. 清胃散 （东垣十书）

　　黄连　生地　当归　丹皮　升麻

160. 清肺饮 （症因脉治）
     黄芩　桔梗　栀子　连翘　天花粉　玄参　薄荷
     甘草

161. 清燥汤 （东垣十书）
     黄芪　苍术　白术　陈皮　泽泻　茯苓　当归　人参
     生地　升麻　麦冬　神曲　黄柏　猪苓　柴胡　黄连
     五味　炙甘草

162. 清暑益气汤 （东垣十书）
     人参　白术　麦冬　当归　黄芪　五味　青皮　陈皮
     升麻　泽泻　苍术　神曲　黄柏　葛根　生姜　大枣
     炙甘草

163. 葛根汤 （伤寒论）
     葛根　桂枝　麻黄　白芍　大枣　生姜　炙甘草

164. 葛根芩连汤 （伤寒论）
     葛根　黄芩　黄连　甘草

165. 犀角地黄汤 （丹溪心法）
     犀角　地黄　白芍　丹皮

166. 温肺汤 （和剂局方）
     白芍　干姜　五味　细辛　肉桂　半夏　陈皮　杏仁
     甘草

167. 普济消毒饮 （东垣十书）
     黄连　黄芩　牛蒡　玄参　陈皮　马勃　连翘　薄荷
     升麻　板蓝根　僵蚕　柴胡　桔梗　甘草

168. 潜阳丹 （医理真传）
     附子　龟板　砂仁　炙甘草

169. 鞠郁丸

（方源及组成药物均待查）

170. 藿香正气散　（和剂局方）

藿香　厚朴　白术　陈皮　半夏　茯苓　白芷　桔梗
苏叶　大腹皮　大枣　生姜　甘草

傷寒論

李一氓

郑钦安原序

《伤寒》一书，相传千余年，俱云仲景原文，名贤迭出，注家亦多，不胜枚举。余阅原文，颇有领悟。兹将原文逐条——剖析，不敢与前贤并驾，但就鄙见所及，逐条发明，虽不敢云高出手眼，此亦救世之本心，聊以补名贤之不逮，亦大快事也，高明谅之。是为序。

大清光绪二十年孟冬月上浣临邛郑寿全钦安序

一、此书即遵舒驰远先生分列上、中、下篇，挨次发明，而他书则前后原文不一。总之论其原文，发明圣意，即前后错乱，而原文终在也。学者亦不必论短论长，则得矣。

二、太阳篇条内有称中风字句，当是太阳受风，而中字不当，何也？中者如矢之中靶，人何能当？况书有称中经中风中脏之别，而条内所称中风，全不似中风面目，学者察之。

张仲景原序（校补）

　　论曰：余每览越人入虢之诊，望齐侯之色，未尝不慨然叹其才秀也。怪当今居世之士，曾不留神医药，精究方术，上以疗君亲之疾，下以救贫贱之厄，中以保身长全，以养其生；但竞逐荣势，企踵权豪，孜孜汲汲，惟名利是务。崇饰其末，忽弃其本，华其外而悴其内，皮之不存，毛将安附焉！卒然遭邪风之气，婴非常之疾，患及祸至，而方震栗，降志屈节，钦望巫祝，告穷归天，束手受败。赍百年之寿命，持至贵之重器，委付凡医，恣其所措。咄嗟呜呼！厥身已毙，神明消灭，变为异物；幽潜重泉，徒为啼泣。痛夫举世昏迷，莫能觉悟；不惜其命，若是轻生。彼何荣势之云哉！而进不能爱人知人，退不能爱身知已，遇灾值祸，身居厄地；蒙蒙昧昧，蠢若游魂。哀乎趋世之士，驰竞浮华，不固根本，忘躯徇物，危若冰谷，至于是也。

　　余宗族素多，向余二百；建安纪年以来，犹未十稔，其死亡者，三分有二，伤寒十居其七。感往昔之沦丧，伤横夭之莫救。乃勤求古训，博采众方，撰用素问九卷，八十一难，阴阳大论，胎胪药录，并平脉辨证，为伤寒杂病论合十六卷，虽未能尽愈诸病，庶可以见病知源。若能寻余所集，思过半矣。

夫天布五行，以运万类；人禀五常，以有五脏，经络府俞。阴阳会通；玄冥幽微，变化难极。自非才高识妙，岂能探其理致哉！上古有神农、黄帝、岐伯、伯高、雷公、少俞、少师、仲文，中世有长桑、扁鹊，汉有公乘阳庆及仓公，下此以往，未之闻也。观今之医，不念思求经旨，以演其所知，各承家技，始终顺旧；省疾问病，务在口给；相对斯须，便处汤药。按寸不及尺，握手不及足，人迎趺阳，三部不参；动数发息，不满五十，短期未知决诊，九候曾无仿佛；明堂阙庭，尽不见察，所谓窥管而已。夫欲视死别生，实为难矣。孔子云："生而知之者上，学则亚之，多闻博识，知之次也。"余宿尚方术，请事斯语。

前　言

　　《伤寒论》系张仲景总结汉代以前医学成果，参合其临床经验撰著的第一部理、法、方、药俱备的医典，从而形成我国医学独有的"辨证论治"理论体系。自金代成无己《注解伤寒论》问世后，千百年来注释者无虑数百家（包括日本汉医）。因其文字古奥，叙证简略，大都从文字角度阐述，而少有论及如何具体运用其方。于其内涵亦见仁见智，学术多歧，各不相侔，但都推崇备至，誉其为"方书之祖"。名医家张令韶特别指出，《伤寒论》是治百病的全书。他说："书虽论伤寒，而脏腑经络，营卫气血，阴阳水火，寒热虚实，靡不毕备，神而明之，千般疢（chèn 衬）难，如指诸掌。故古人云：能医伤寒，即能医杂证，信非诬也。"柯韵伯亦强调："仲景之六经，为百病立法，伤寒杂病，治无二理，成归六经节制。"但真能全面应用《伤寒论》理、法、方、药来治疗各种病症者，实属罕见。

　　郑钦安紧紧掌握《伤寒论》之精髓，于临证中广泛运用其方药于各种病症之治疗，卓有成效。著《医理真传》、《医法圆通》、《伤寒恒论》三书，互相发明，浑然一体，不可分割，全是临证经验的总结，贯穿以阴阳为总纲，万病不出六经宗旨，不出一元冥气的学术思想。特重阳虚阴盛之阐发，达到登峰造极。善用大剂量姜、桂、附以回阳救逆，拯人于危。其于阳虚辨治所积累之独到经验，实发前人之所未发，乃祖国医学之瑰宝，千古一人而已！

余深服其理，运用亦多效验。惜年代稍久，原书已少流传，乃决心就平日学习所得及临床经验，对三本书加以点校，并为之阐释。《医理真传阐释》、《医法圆通阐释》二书已先后问世。出版后，日本汉医界亦来函赞誉，如东洋医学综合研究所所长矢数道明将此书收入《汉方临床丛书》，东洋医学会副会长伊藤良誉为"填补了日本研究汉医史缺清代伤寒学派的空白"，并对其采用书中方剂治病取得疗效而感谢。德国真仁堂康复中心去岁邀请前往讲学。中国台湾、香港地区学者，亦累函索书。国内外识与不识者，承纷纷赐信或见访，各方鞭策，时切于心。

国务院前古籍整理领导小组组长李老一氓，倍加鼓励，叮嘱务必完成三书阐释，俾郑氏三书成一完璧。因年事已高，且预为《伤寒恒论》题签。殷殷期许，不敢稍忘。三年来，未遑寝息，反复考订、修改，现已付梓，庶可稍慰李老在天之灵。

《伤寒恒论》（光绪二十年，即公元1894年刊行）郑氏自序云："余阅原文，颇有领悟。兹将原文逐条一一剖析，不敢与前贤并驾，但就鄙见所及，逐条发明，虽不敢云高出手眼，此亦救世之本心，聊以补名贤之不逮。"通观全书，不因袭陈说，能独抒己见，对原文疑似之处，加以纠正，而无曲解臆断之嫌。其最大特点是将条文紧密扣合临床实际，切实说理，将理论与临床密切结合起来，指导辨证、治疗。如太阳中篇13条："咽喉干燥者，不可发汗。"郑氏说："凡咽喉干燥之人，津液已伤，岂可再行发汗，以重夺其液乎？有因下元坎中真气衰微，不能启真水上升而致者，法宜扶阳；有因邪火灼其津液而致者，法宜清润；有因寒水逆于中，阻其胃中升腾之气而致者，法宜行水。"他分析了各种不同情况，并示人在临证中细心察之。又说"若此等证，皆非发汗所宜"。这样从临症实际情况来论证，对治病多所启迪，于古医学家中未多见也。又如少阴后篇13条："少阴病，四逆，其人或咳、或悸、或小便不利，或腹中痛，或泄利下重者，四逆散主之。"郑氏认为："按少阴病，而至四逆，阳微阴盛也。其中或咳或悸者，水气上干也；小便不利者，阳不化阴也；腹痛下重，阴寒之极也。法宜大剂回阳为是，而此以四逆散主之，吾甚不解。"足见郑氏不限于前人所说，敢独抒己见，对原文疑误之处进行辨证，并提出治法，更补仲景之所未及。

惜《伤寒恒论》文笔既简，脱落亦多，临床活用，尚待发明；且未列方药、方解，检阅亦多不便。今加以点校、阐释，补明方药，并将药性及其应用范围逐一讲明，并参以五十年来临证经验以印证之。旨在古为今用，推陈出新，且欲保存原书全貌使之广泛流传，于其所不知者，则付缺如，以俟后之医者研究。加之学殖荒疏，错谬之处，在所难免，尚乞海内方家，不吝指正。

我与巴蜀书社人士素不相识，但他们不随俗风，不计经济损失，高瞻远瞩，以弘扬中华民族优秀传统文化为己任，精心编辑审核，前几年已将我阐释的《医理真传》、《医法圆通》先后付梓版行。今《伤寒恒论》阐释甫杀青定稿，即由责任编辑接手编辑，以期早日问世。并在适当时候拟将三书结集合订为一册扩版精印以飨广大读者，这种举措，感佩固不仅作者一人而已也。

这套书编写过程中，承蒙原中国中医学会副会长、北京中医学院教授任应秋谆谆嘱余整理发扬郑氏医学；全国政协原委员廖老沫沙题签；知名学者老友王利器教授为郑钦安撰传；西北大学原校长老同学郭琦教授，以及成都中医学院原副院长、研究员侯占元，成都中医学院教授郭子光、戴佛延，老友条行达教授，四川华西中医药研究所吴传先所长的关怀和支持，谨此表示衷心感谢。

郑氏三书之阐释，前后历时十五年，本书亦屡易其稿。余妻张赐金长期从事中学语文教学，每一稿成，必先与之探讨修订，深得启迪裨益；小儿高龙、高骧参与收集、抄写，亦多进益，当勉其潜心学习，以承家学。

唐步祺于成都槐树斋

1993 年 11 月 30 日

凡　例

一、本书根据郑钦安所著《伤寒恒论》原文，逐条阐释，以继承和发扬为原则，旨在为临床者之实用。

二、郑书编列次第，其条文系遵舒驰远《再重订伤寒集注》（舒氏篇目悉按喻嘉言《尚论篇》，故是书篇目，一一遵之而未易）。惟条文错乱，多与《伤寒论》原书不符，现据 1959 年中医研究院所编《伤寒论语译》本校对，将郑书每条正文结尾"原文"二字后，以阿拉伯数字序号表示出该条文在《伤寒论》原著中次序，以便读者对照检索。

三、《伤寒论语译》本有《辨霍乱病脉证并治篇》及其他条文，但舒驰远、郑钦安之书俱无，本书为郑书阐释，故亦不列，但在书末依次录出，以供参考。

四、原书条文后，未列方剂，笔者为之补出，作了方解及应用范围，并附毕生经验，以资验证。

五、对原书词义未清之处，专立注释一目，生僻字给出汉语拼音及直音。为便阅读，采用页末注方式。

六、校勘一般不出校语，以"（　）"标明错文、脱文或衍文，校改后之正字或补入者，则用"〔　〕"标出。

七、原书有少许眉批，不便横排，改写在原文之后，阐释之前。又各方煮服法"右几味"的"右"字，亦因横排，改作"上"字。

伤寒恒论一百一十三方总目

太阳上篇 计一十四方

桂枝汤　桂枝　白芍　甘草　生姜　大枣

五苓散　猪苓　茯苓　泽泻　白术　肉桂

桂枝加附子汤　于桂枝汤内加附子一枚

桂枝加桂汤　于桂枝汤内加桂二两

桂枝人参汤　桂枝　人参　甘草　白术　干姜

葛根黄连黄芩汤　葛根　黄连　黄芩　甘草

桂枝去芍药汤　于桂枝汤去白芍

桂枝去芍药加附子汤　于桂枝汤内去白芍加附子

桂枝加厚朴杏仁汤　于桂枝汤内加厚朴杏仁

桃仁承气汤　桃仁　桂枝　大黄　芒硝　甘草

抵当汤　水蛭　虻虫　桃仁　大黄

附代抵当汤　桃仁　归尾　生地　肉桂　大黄（玄明粉）　穿山甲

十枣汤　芫花　大戟　甘遂　大枣

大陷胸汤　大黄　芒硝　甘遂

大陷胸丸　大黄　芒硝　甘遂　葶苈　杏仁　白蜜

太阳中篇　计三十五方

麻黄汤　麻黄　杏仁　桂枝　甘草

小建中汤　即桂枝汤加饴糖

茯苓甘草汤　茯苓　桂枝　甘草　生姜

芍药甘草附子汤　三味

桂枝加芍药生姜各一两人参一两新加汤

麻黄杏仁甘草石膏汤　四味

桂枝甘草汤　二味

茯苓桂枝甘草大枣汤　四味

厚朴生姜甘草半夏人参汤　五味

生姜泻心汤　生姜　甘草　人参　黄连　黄芩　干姜〔半夏〕　〔大枣〕

甘草泻心汤　甘草　黄连　干姜　大枣　〔黄芩〕〔半夏〕

大黄黄连泻心汤　二味

附子泻心汤　附子　大黄　黄连　黄芩

半夏泻心汤　半夏　黄芩　人参　干姜　黄连　甘草　大枣

赤石脂禹余粮汤　二味

大柴胡汤　柴胡　黄芩　半夏　生姜　大黄　大枣
枳实　白芍

旋覆代赭石汤　旋覆花　人参　半夏　甘草　大枣
代赭石　生姜

小陷胸汤　黄连　半夏　栝蒌实

柴胡桂枝汤　柴胡　黄芩　人参　半夏　生姜　桂
枝　白芍　甘草　大枣

柴胡加龙骨牡蛎汤　柴胡　龙骨　半夏　人参　大
黄　铅丹　桂枝　牡蛎　茯苓　生姜　大枣

炙甘草汤　甘草　阿胶　麻仁　桂枝　人参　生地
麦冬　大枣　生姜　清酒

四逆汤　生附子　干姜　甘草

栀子干姜汤　二味

栀子生姜豉汤　三味

栀子厚朴汤　栀子　厚朴　枳实

栀子豉汤　二味

栀子甘草豉汤　三味

干姜附子汤　二味

抵当丸　水蛭　虻虫　桃仁　大黄　共杵为丸

茯苓桂枝白术甘草汤　四味

桂枝附子汤　桂枝　附子　甘草　生姜　大枣

（白术附子汤）〔去桂加白术汤〕白术　附子　甘草
生姜　大枣

甘草附子汤　甘草　附子　白术　桂枝

麻黄连轺赤小豆汤　麻黄　杏仁　生姜　连轺　赤小豆　甘草　大枣　梓白皮

栀子柏皮汤　栀子　黄柏　甘草

太阳下篇 <small>计一十四方</small>

大青龙汤　麻黄　甘草　生姜　大枣　桂枝　杏仁　石膏

桂枝麻黄各半汤

桂枝二越〔婢〕一汤　于桂枝汤内加麻黄、石膏

桂枝二麻黄一汤

桂枝去桂加茯苓白术汤　于桂枝汤内去桂加茯苓、白术

桂枝去芍药加蜀漆龙骨牡蛎救逆汤　桂枝　甘草　生姜　大枣　蜀漆　龙骨　牡蛎

桂枝甘草龙骨牡蛎汤　四味

甘草干姜汤　二味

芍药甘草汤　二味

茯苓四逆汤　茯苓　人参　附子　甘草　干姜

黄连汤　黄连　人参　半夏　干姜　桂枝　甘草　大枣

小青龙汤　麻黄　芍药　半夏　五味子　桂枝　甘

草　干姜　细辛
　　白虎加人参汤　于白虎汤内加人参
　　白虎汤　知母　石膏　甘草　粳米

阳明上篇 <small>计四方</small>

小承气汤　大黄　枳实　厚朴
调胃承气汤　大黄　芒硝　甘草
猪苓汤〔猪苓〕　茯苓　泽泻〔阿胶〕滑石
茵陈蒿汤　茵陈　栀子　大黄

阳明中篇 <small>计四方</small>

蜜煎导法　一味
猪胆导法　一味
大承气汤　大黄　芒硝　厚朴　枳实
脾约丸　麻仁　杏仁　芍药　大黄　枳实　厚朴

少阳篇 <small>计二方</small>

小柴胡汤　柴胡　人参　半夏　甘草　黄芩　生姜

大枣

　　柴胡桂枝干姜汤　　柴胡　　干姜　　桂枝　　黄芩　　甘草
牡蛎　　栝蒌根

合病篇 <small>计五方</small>

　　桂枝加葛根汤　　于桂枝汤内加葛根

　　葛根汤　　葛根　　麻黄　　桂枝　　白芍　　甘草　　生姜
大枣

　　葛根加半夏汤　　于葛根汤内加半夏

　　黄芩汤　　黄芩　　芍药　　甘草　　大枣

　　黄芩加半夏生姜汤　　于黄芩汤内加半夏、生姜

痰病篇

　　瓜（带）〔蒂〕散　　甜瓜（带）〔蒂〕　　赤小豆

太阴篇 <small>计二方</small>

　　桂枝加芍药汤　　于桂枝汤内倍加芍药

　　桂枝加大黄汤　　于桂枝汤内倍加大黄

少阴前篇 <small>计八方</small>

麻黄附子细辛汤　三味

附子汤　附子　茯苓　人参　白术　白芍

麻黄附子甘草汤　三味

吴茱萸汤　吴萸　人参　生姜　大枣

白通汤　葱白　干姜　附子

白通加人尿猪胆汁汤　于白通汤内加人尿、猪胆汁

真武汤　茯苓　白术　芍药　生姜　附子

通脉四逆汤　附子　甘草　干姜　葱白

少阴后篇 <small>计八方</small>

黄连阿胶汤　黄连　阿胶　黄芩　鸡子黄　白芍

桃花汤　赤石脂　干姜　粳米

猪肤汤　一味

甘草汤　一味

桔梗汤　桔梗　甘草

半夏散及汤　半夏　桂枝　甘草

苦酒汤　半夏　鸡子

四逆散　甘草　枳实　白芍　柴胡

厥阴上篇 <small>计三方</small>

乌梅丸　乌梅　细辛　干姜　黄连　人参　桂枝　附子　黄柏　当归　〔川椒〕

当归四逆汤　当归　细辛　甘草　通草　白芍　桂枝　大枣

当归四逆加〔吴〕茱萸生姜汤　于前方内加吴萸、生姜

厥阴中篇 <small>计二方</small>

麻黄升麻汤　麻黄　升麻　当归　知母　黄芩　天冬　葳蕤　石膏　白术　干姜　白芍　茯苓　甘草　桂枝

干姜黄芩黄连人参汤　四味

厥阴下篇 <small>计一方</small>

白头翁汤　白头翁　黄连　黄柏　秦皮

过经不解 <small>计一方</small>

柴胡加芒硝汤　于小柴胡汤内加芒硝

差后劳复食复 <small>计四方</small>

枳实栀子豉汤　枳实　栀子　豉

牡蛎泽泻散　牡蛎　泽泻　蜀漆　葶苈子　商陆根
海藻　栝蒌根

理中丸　人参　干姜　甘草　白术

竹叶石膏汤　竹叶　石膏　半夏　人参　甘草　麦
门冬　粳米

阴阳易病 <small>计一方</small>

烧裩散　男病用女裩，女病用男裩，烧灰。

伤寒恒论卷一

太阳上篇 凡风伤卫之证，列于此篇，计五十三法（据舒本校增）。

一、太阳为之病，脉浮①，头项强痛而恶寒②。 原文1（序号为《伤寒论》398条原次序，全书同。）

郑　论 按太阳本气主寒水，太阳统周身皮肤、毛窍、营卫、百脉、经络，为一身纲领。毛窍乃太阳寒水气化出路⁽一⁾，一切外邪之来，必由毛窍而始入内，出入两字，乃邪正机关，万病绳墨。脉浮者，指邪初入也；头项强痛者，指邪犯太阳地面经络也；恶寒者，指太阳本气受病也。恶寒二字，乃太阳提纲，认证眼目，知得恶寒二字，无论一年四季为病，只要见得病人现有头、项、腰、背强痛，恶寒、发热，即按太阳法治之，毋得

---

① 脉浮：浮象浅表，轻按即得，指邪初入也。

② 头项强（jiàng匠）痛：即头痛项强之意，谓颈部有牵强不适之感。项指颈之后部。　恶（wù务）寒：畏寒怕冷。

拘于时令，而有失经旨也。

（一）气化二字有两说：从毛窍而出者，轻清之露也；从下而出者，重浊之汁也。故太阳有传经、传腑，皆在这气化上探求（顶批）。

【阐　释】本节乃太阳病的脉证提纲。以后凡提"太阳病"三字，就有这些脉证的出现。太阳病是外感病的初期阶段，其病在表。郑氏提出"气化"二字，乃伤寒书一部的真机，以及"知得恶寒二字，无论一年四季为病……毋得拘于时令，而有失经旨也"，确为精卓之见。太阳经脉循行的部位，上额、交巅、入络脑，还出别下项，连风府，故邪客其经，必令头项强痛也。而头痛之部位在后，与阳明头痛之在前，少阳头痛之在两侧，有明显区别。本条所说恶寒，包括恶风在内，又往往与发热并见。然恶寒与发热虽都是表证的主要征象，而恶寒尤为太阳表证的辨证要点。

二、病有发热恶寒者①，发于阳也②；无热恶寒者，发于阴也③。发于阳者七日愈，发于阴者六日愈，以阳数七，阴数六故也。　原文7

郑　论　按太阳风伤卫证，发热、恶风、自汗。（伤寒）〔寒伤〕营证，发热、恶寒、无汗。此言病发于阳，指太阳也；太阳底面，即是少阴，病发于阴，指少

---

① 病：此处指太阳病。
② 阳：指太阳。
③ 阴：指少阴。

阴也。若专指太阳营卫之阴阳，则与太阳风、寒两伤病
情不符。余每临症，常见独恶寒身痛而不发热者，每以
桂枝汤重加附子，屡屡获效，以此推之，则病发于阴，
确有实据。至所言六日、七日者，是论阴阳之度数说
法也。

【阐　释】此节郑按与历代注家专指太阳营卫之阴阳有所不
同。病发于阳，指太阳也。太阳底面，即是少阴，病发于阴，指
少阴也。若专指太阳营卫之阴阳，则与太阳风寒两伤病情不符。
随即举出其临症常见独恶寒身痛而不发热者，以桂枝汤重加附子
而获效。笔者治恶寒身痛而出冷汗不止者，常用桂枝汤加附子、
黄芪治之，数剂即愈。

三、太阳病，头痛至七日以上自愈者①，以行其经
尽故也。若欲作再经者，针足阳明，使经不传则愈。
原文8

郑　论　按此条言邪传七日自愈，各经皆能分消其
势也。设若未尽，又复递传，针足阳明，预泄其气机，
邪自无复传也。

【阐　释】旧说伤寒日传一经，由太阳、阳明、少阳、太
阴、少阴、厥阴，但此说前人已举出其谬误。郑氏在《医理真

① 头痛：下应有恶寒、发热、项强等症状，单举头痛是一种省文。七日以上自
愈：这是指太阳经已经行完之故。

传》、《医法圆通》两书中亦指斥其非，并非一日二日挨次相传，曰行则与传不同，是指本经，而非他经矣。至于针足阳明，使经不传，周禹载谓应针跌阳穴，陈修园认为应针三里穴，可供临证选用。但承澹盦言跌阳穴不可用，足三里比较切于实际，以太阳病头痛发热等证，其血液大多奔放于表层与上部，"三里"一针能引血压下降，头部充血即趋下行，而头痛可愈，脑系之压迫遽减，生理机转可为之一变而汗出热解。承氏经验，当取"头维"、"足三里"、"内庭"诸穴，可确实收效于俄顷。

四、太阳病欲解时，从巳至未上。　　原文9

郑　论　此言风寒之轻者也，逢太阳旺时，亦可自解也。

【阐　释】太阳为阳中之阳，而一昼夜之中，从巳时至未时，即上午十时至下午二时，是阳气最旺之时，所以太阳病不论自愈或服药而解，都可以借助于阳气旺盛之时，这是古人从临症经验积累而获得的结论。

五、欲自解者，必当先烦，〔烦〕乃有汗而解，何以知之？脉浮，故知汗出（必）解（也）。　　原文116后段

郑　论　凡病欲解，胸中自有一段气机鼓动，先烦二字，即是鼓动机关，此间有自汗而解，战汗而解，狂汗而解，鼻血而解，从何得知，得知于脉浮耳。设脉不以浮应，又不得汗，其烦即为内伏之候，又不得以欲自

解言也。

【阐　释】郑氏在序中即说："总之论其原文，发明圣意，即前后错乱，而原文终在也，学者亦不必论长论短则得也。"（以后此种错乱甚多，不再引郑氏原文）本条原列在116条最末一段，郑氏移在此处，是承接前条之意。烦是正气抗邪气，欲作汗的先兆，邪正相争故烦，脉浮是邪在表的确据，故知汗出必解也。

六、太阳病，发热、汗出、恶风、脉缓者①，名为中风②。　原文2

郑　论　按太阳既为风邪所伤，风为阳邪，卫为阳道，两阳相搏，拂郁而热生，故见发热；风邪扰动，血液不藏，随气机而发泄于外，故见自汗。脉缓二字，指此刻正未大伤，尚得有此和缓之状，是亦病之轻浅说法也。

【阐　释】本条指出太阳病中风的主证主脉。中风、伤风、感冒，名称虽异，但都是外感风邪，却是一致的，不过有轻重之不同。《证治要诀》说："轻则为感，重则为伤，又重则为中，故《伤寒论》中的中风证，是伤风的重证，后世的感冒乃伤风中的轻证。"从而可以明确此条之中风，与《金匮》中风历节篇

---

①　脉缓：王冰说："缓者，缓纵之状，非动而迟缓也。"即应指柔和。
②　中风，即现在的伤风，与后世方书所载猝然晕倒、口眼㖞（wāi 歪）斜的中风不同。

之中风不同，与后世杂病中的猝然仆倒，口眼㖞斜的中风，其涵义则迥异，绝对不可以混为一谈。

七、太阳中风，阳浮而阴弱①，阳浮者，热自发，阴弱者，汗自出。啬啬恶寒②，淅淅恶风③，翕翕发热④，鼻鸣干呕者⑤，桂枝汤主之⑥。　原文12

郑　论　按阳浮阴弱四字，诸家俱以寸浮尺弱为定论。余细绎斯言，浮脉主风，阳也，表也，表邪实而里必虚，则阴自弱。风邪已据阳分，蹂躏于中，阴不敢与之抗，俯首听令，血淮随气机而外泄⑦，故曰阳浮者热自发，阴弱者汗自出。啬啬、淅淅、翕翕，是形容病有难开、难阖、难解之状。至鼻鸣干呕四字，系属阳明，当于桂枝汤内加（甘）〔干〕葛、半夏，方为合法。

【阐　释】本条是桂枝汤证的脉象和证状。郑氏释本条谓："浮脉主风，阳也、表也，表邪实而里必虚，则阴自弱……至鼻鸣干呕，系属阳明。"此不同于过去诸家之注，是有见地的。至

————————————

① 阳浮而阴弱：浮脉主风，阳也，表也，表邪实而里必虚，则阴自弱。简言之，即脉象浮弱。

② 啬（sè 瑟）啬：形容怕冷畏缩之状。

③ 淅（xī 希）淅：风声，如冷雨寒风侵入肌肤的感觉。

④ 翕（xī 吸）翕：病人自觉发热的情况，好像羽毛披复在身上一样。

⑤ 鼻鸣：鼻中窒塞，气息不利而发出的鸣响。　干呕：呕而无物谓之干呕。

⑥ 主之：《伤寒论》文中凡言某汤主之，表示为最适当的首选方剂。宜某汤，表示类方中较适当的方剂；与某汤，表示无十分适当方剂，可试与之（以后上述诸种情况仿此，不另作注释）。

⑦ 血淮：疑当为"血脉"；"淮"或为方言假借字。

啬啬、淅淅、翕翕，是说明恶风、恶寒、发热同时并见的形容词。

桂枝汤方（校补）

桂枝_{三两}（去皮）　　芍药_{三两}　　甘草_{二两}（炙）　　生姜_{三两}（切）　　大枣_{十二枚}（擘）

上五味，㕮咀三味①，以水七升，微火煮取三升②，去滓，适寒温③，服一升。服已须臾，歠热稀粥一升余④，以助药力。温覆令一时许⑤，遍身漐漐微似有汗者益佳⑥，不可令如水流离，病必不除。若一服汗出病差，停后服，不必尽剂；若不汗，更服依前法；又不汗，后服小促其间⑦，半日许令三服尽。若病重者，一日一夜服，周时观之⑧。服一剂尽，病证犹在者，更作服。若汗不出，乃服至二三剂，禁生冷、粘滑、肉面、五辛⑨、酒酪⑩、臭恶等物。

---

① 㕮（fǔ 甫）咀：古代煎药，先将药料切碎为末，好像经过咀嚼似的，称之为㕮咀。

② 微火：取和缓不猛之火力，使不沸溢。

③ 适寒温：使冷热适当。

④ 歠：同啜，大饮也，就是大口喝之意。

⑤ 温覆：覆盖衣被，使周身温暖，以助出汗。

⑥ 漐（zhí 直）漐：形容微汗潮润之状。

⑦ 小促其间：缩短服药间隔时间。

⑧ 周时：一日一夜二十四小时之意。

⑨ 五辛：《本草纲目》载：大蒜、小蒜、胡荽、韭、芸苔为五辛。

⑩ 酪：指动物乳类。

【方解及其应用范围】

桂枝汤乃《伤寒论》之首方，为仲景群方之冠，乃滋阴和阳，调和营卫，解肌发汗之总方也。桂枝配芍药，是于发汗中寓敛汗之旨，和营中有调胃之功。生姜味辛，能助桂解肌泄邪。大枣味甘，能佐芍和营益阴。甘草甘平，调和诸药，安内攘外，配伍最佳，故取效大。柯韵伯谓："凡头痛发热，恶风恶寒，其脉浮而弱，汗自出者，不拘何经，不论中风、伤寒、杂病，咸得用此。"近代有医家诋毁本方者，咸谓古方不能治今病。本方之能治今病，已为临床所证实。兹举近代伤寒学家恽铁樵对用本方之标准，以供参考。其谓："太阳病发热，形寒、头痛、项强、口中和，汗自出，始可用桂枝汤。口中和就是舌面润，舌质不绛，唇不干绛，不渴。如其口渴、舌干、唇绛，即是温病，桂枝是禁药。"故桂枝汤之可用不可用，在辨证之确切与否，诚所谓差之毫厘，失之千里矣。郑氏在《医法圆通》中认为：桂枝汤一方，乃调和阴阳，澈上澈下，能内能外之方，非仅治仲景原文所论病条而已。随即指出：今人不明圣意，死守陈法，不改变通，由其不识阴阳之妙，变化之机也。接着提出：桂枝汤方，原不仅治一伤风证，凡是太阳经地面之病，皆可用得。并将经验病形，列出十条：（1）治胸腹痛，背亦彻痛者；（2）治通身寒冷；（3）治小儿角弓反张，手足抽掣；（4）脑后生疮；（5）治周身皮肤作痒，时而恶风；（6）治足跟痛，痛彻腰股；（7）治小儿两腮肿，发热恶风；（8）治小儿发热痘出；（9）治妇人妊娠恶阻；（10）治发热、恶风、下痢，日数十次。笔者师法郑氏，除用本方加减治疗上述诸病外，用以治伤风咳嗽，以及长期低热症，均获满意疗效；合玉屏散以治流行性感冒，有立竿见影之效。近人用本方加减治鼻炎、多种皮肤病，疗效不错，主要是协调营卫的作用；

又治风寒之邪内闭而足肿痛，痛彻腰股，或关节肌肉风寒痹而有汗者。均可用本方治疗。

八、桂枝本为解肌①，若其人脉浮紧，发热汗不出者，不可与〔之〕也，（须当）〔常须〕识此②，勿令误〔也〕。　原文16后段

郑　论　此条明言桂枝汤，乃解太阳风伤卫之证，非治脉紧寒伤营者所宜。故曰：（须当）〔常须〕识此，勿令误。是教人辨明营卫风寒用药界限也。原文不知何故，称桂枝本为解肌，肌肉属阳明，非桂枝所宜，必是后人之误，应当削去解肌二字，而曰桂枝汤非脉浮紧者所宜，何等直切也。

【阐　释】本条是《伤寒论》16条后半段，郑氏作为单独一条处理，并云应当削去"解肌"二字，似有未当。桂枝汤的作用是和营解肌，适用于汗出恶风的表虚证；如果脉浮紧，发热而汗不出的表实证，就不能用此方，而麻黄汤则为对证之方也。

九、凡服桂枝汤吐者，其后必吐脓血也。　原文19

郑　论　按桂枝汤本调和阴阳之祖方，何得云服桂枝汤吐者，其后必吐脓血也。当其时，胸中或有火逆，或有痰逆，或有郁热，得桂枝辛温助之，上涌而吐，理

———————————

① "解肌"就是解散肌表之邪，也属发汗的范畴，但与开表发汗不同。
② 识：此同"志"，记也。

或有之。然亦有吐仍属佳兆者，理应细辨。设无火、痰、郁热诸逆，以后服之，未定吐脓血，学者切勿执此，当以认证为要。

【阐　释】桂枝汤辛温助阳，是太阳中风的主方。设病非风寒，或阴虚而内热素盛，皆不能服。如误服桂枝汤，势将引起火热益甚，热盛则涌吐，甚则以后有吐脓血的可能。柯韵伯说："桂枝汤不特酒客当禁，凡热淫于内者，用甘温辛热以助其阳，不能解肌，反能涌越，热势所过，致伤阳络，则吐脓血必也。"至于条文中的"吐"字和"必吐脓血"句，均当活看，主要应看误治的程度轻重来决定。若既吐脓血，则可按《金匮·呕吐篇》所说："不可治呕，脓尽自愈。"亦可用桔梗甘草汤排脓解毒，《千金》苇茎汤去瘀生新，并可随证加入银花、连翘、败酱、鱼腥草等清热解毒之品。

十、〔若〕酒客病①，不可（以）〔与〕桂枝汤，得之则（吐）〔呕〕，以酒客不喜（甜）〔甘〕故也。　原文17

郑　论　按酒客有喜甜食者，有不喜甜食者，不得执一而论。若酒客病桂枝汤证，而此方遂不可用乎？此是专为得汤则呕者说法也。

【阐　释】嗜酒之人，平素湿热必重，虽患了脉缓汗出的

_____

① 酒客：指平素喜欢饮酒之人。

中风证，不可用桂枝汤治疗。因桂枝辛温，能助其热，甘草、大枣味甘，能助其湿，湿盛则中满而呕。如郑氏所言："酒客有喜甜食者，有不喜甜食者，不得执一而论。"事实上酒客亦有湿热不甚，服用桂枝汤而不呕吐。如湿热素盛之人，虽不是酒客，亦要慎用。若酒客病桂枝汤证，可于桂枝汤方中加厚朴、杏仁治之。盖厚朴苦温以祛湿，杏仁之苦泄以清热，湿热去则不呕也。

十一、发汗后，水药不得入口为逆，若更发汗，必吐下不止。　原文 76 前段

郑　论　病至水药不得入口，必有寒逆、火逆、水逆之别。此则因发汗后，明系发汗过多，以致亡阳，不能镇纳浊阴，以致阴邪僭居高位，隔拒胸中，宣布失职，气机不得下降，故有此候，若更汗之，则中气愈虚，而吐下更甚也，法宜扶阳、宣中、降逆为主。

【阐　释】此条原文系《伤寒论》76 条之前一段。此证谓阳素虚，夙有寒饮，发汗则伤其上焦之阳气，故水药不得入口，此为逆也。若更发汗，又伤其中、下焦之阳气，中焦伤而吐不止，下焦伤而利不止。如郑氏所言："明系发汗过多，以致亡阳……若更汗之，则中气愈虚，而吐下更甚也。法宜扶阳、宣中、降逆为主。"笔者在临症中，常用附子理中汤加半夏、吴茱萸治之。

十二、太阳病，头痛、发热、汗出、恶风，桂枝汤主之。　原文 13

郑　论　此即太阳风伤卫证之候，桂枝〔汤〕的方，兹不赘。

【阐　释】太阳经脉之循行，起于目内眦，上额、交巅，从巅入络脑，循项背而下。此节首提出头痛二字，知外邪客太阳最高之处，故太阳头痛，每在正中与头后部，与阳明、少阳头痛之部位不同。次言发热、汗出、恶风等证，乃太阳中风的候，此经病由上而下，故先言头痛，而次及项背也。其脉当为浮弱，舌苔当为薄白，桂枝汤乃适当之方也。

十三、太阳病，外证未解①，脉浮弱者，当以汗解，宜桂枝汤。　原文42

郑　论　此条既外证未解，可以再汗，但脉浮弱，其正必虚，故不能助药力以祛邪外出，余意当于桂枝汤内，或加饴糖，或加附子，方为妥当。

【阐　释】此条乃脉象浮弱，外证未解之治法也。若脉浮紧是为伤寒外证未解，又当用麻黄汤也。郑氏指出其正必虚，于桂枝汤内，或加饴糖，或加附子，以助药力祛邪外出，为其经验之总结。笔者对于体虚之人，或产妇漏汗不止，外感风寒之邪，皆用桂枝汤加附子以助药力，祛邪外出而愈。

十四、太阳病，发热汗出者，此为营弱卫强，故使

————————————

①　外证：指表证而言．表证所指者狭，外证所指者广，实际并没有大的区别。

汗出，欲救邪风者①，宜桂枝汤（主之）。　原文95

　　郑　论　此条明是太阳为风邪所伤，卫分邪实，营分正虚耳。

　　【**阐　释**】营卫在正常时，是相互协调的。太阳为风邪所伤，卫分邪实，故有汗；营分正虚，故无汗。弱言正气虚，强调邪气实，即肌理不开，皮毛独疏之谓。惟其营弱，故里汗闭而不出，惟其卫强，故表汗独出也。故宜用桂枝汤救邪风之所伤，邪风去则卫气和，汗出止则营自复。

　　十五、病人脏无他病②，时发热自汗出③，而不愈者，此（为）卫气不和也。先其时发汗则愈，宜桂枝汤。　原文54

　　郑　论　此条定是失于解表，不然，何得云先其时发汗则愈，宜桂枝汤耶？

　　【**阐　释**】时发热，自汗出，颇似阳明，故曰脏无他病，以明其为表证也。《外台》云："里和表病，汗之则愈。"本条先其时发汗则愈，系迎其气机而导之之意也。

　　十六、病常自汗出者，此为营气和④，营气和者，

　　────────────────

　① 救：驱散的意思。邪风：内经所谓虚邪贼风。这里指作风邪解。
　② 脏无他病：指病不在里之义。
　③ 时发热自汗出：指间歇性发热，自汗出。
　④ 营气和：营不病也。

外不谐①，以卫气不共营气谐和故（所）〔尔〕②；以营行脉中，卫行脉外，复发其汗，营卫和则愈，宜桂枝汤（则愈）。　原文53

　　郑　论　按病常自汗，似不专主太阳营卫不和，如果属太阳营卫不和，亦必有恶风、畏寒足征。兹云自汗出，其中有素禀阳弱，或多言，或过用心，或稍劳动，而即自汗出者，皆在不足之例，尚敢轻用桂枝汤乎？此条大抵专主营卫不和说法也，学者宜细求之。

　　【阐　释】本条营卫不和，不是由于外受风寒所致，而是由于营卫本身不能互相协调的自汗出，不论是卫强营弱或卫弱营强，仍宜桂枝汤治疗。但郑氏深一层指出有素禀阳虚，或多言，或过用心，或稍劳动，而即自汗出者，皆在不足之例，不能用桂枝汤治疗，值得我们临症时审慎。然则如何治之，笔者认为郑氏所订之补坎益离丹为合拍之方。

　　十七、太阳病，初服桂枝汤，反烦不解者，先刺风池、风府③，却与桂枝汤〔则〕愈。　原文24

　　郑　论　此条明言解表未透，邪未遽出，故见烦，刺风池、风府穴者，泄其邪热，仍以桂枝汤，俾邪尽出无遗，故自愈也。

————————————

　　① 外不谐：外是"卫"的代称，即卫失调。
　　② 谐和故尔：指卫气与营气不协调。
　　③ 风池：穴名，在脑后（脑空穴外）发际中，在枕骨斜方凹陷中，足少阳胆经穴。风府：穴名，在项后入发际一寸，在枕骨与第一颈椎之间，是督脉经的穴位。

【阐　释】太阳中风证，治以桂枝汤，病不解而反烦者，此药力未达，烦者，为正邪相争之现象。经云：大风颈项痛，刺风池。又曰：风从外入，令人振寒，汗出头痛，身重恶寒，刺在风府。此刺法之所本也。刺法所以泄其邪势，然后再服桂枝汤，俾邪尽出无遗而愈也。

十八、风家表解①，而不了了者②十二日愈。　原文10

郑　论　既称表解，邪已去矣，应当清爽如常，此则不了了者，是邪去而正未复也。延至十二日者，俟正气渐渐复还也。

【阐　释】表解还有不爽快的感觉，一是余邪还未全清，一是正气尚未全复，而预计十二日愈者，经尽之时，余邪尽，自然愈矣。亦有教人不必服药，当心静养就可渐渐痊愈的意思。本论中的日数，多是约略之词，必须灵活的领会其精神实质。

十九、中风发热，六七日不解而烦，有表里证③，渴欲饮水，水人则吐者，名曰水逆④，五苓散主之（多

---

① 风家：凡"家"字俱皆指宿病而言，此处应作太阳中风伤寒看。

② 不了了：就是不清楚、不爽快之意。

③ 有表里证：表证指发热、恶风、汗出、脉浮等；里证指烦渴欲饮水，小便不利、水入即吐等。

④ 水逆：胃有停水，水气不化，渴欲饮水，水入即吐的意思。

服暖水，汗出愈）。 原文74

郑　论　此条既称六七日不解而烦，有表里证，应有表里证形足征，方为确论。况病形所见，全是太阳腑证，观于用五苓散方，是独重在太阳腑分一面，并未道及表证一面，原文何得称有表里证也。里证即太阳腑证也。即言外邪入腑，何等直切。况此刻病现饮水入口即吐，是因太阳之气化不宣，中宫之转输失职，气机升多降少，以致上逆而吐，用五苓散多服^(一)，俾太阳之气化行，水道通，气机下降，自然逆者不逆，而吐者不吐也。学者宜细绎之。

（一）多服二字，定教人不可见其吐而遂不与之服也（顶批）。

【阐　释】　本条中风发热，六七日经尽不解，此即表证；渴欲饮水，邪传里也，此即里证。郑注何得谓病形所见，全是太阳腑证？至郑氏所言太阳之气化不宣，中宫之转输失职，气机升多降少，以致上逆而吐，五苓散和表里，散停饮，故治之而愈，这是正确的。又原文五苓散主之后有"多服暖水，汗出愈"。舒本亦有此七字。但《伤寒论》原文无此七字，此系五苓散方后所载，舒、郑二氏竟移于原文之后，不识何故。

二十、太阳病，发汗后，大汗出，胃中干，烦（燥）〔躁〕不得眠，欲得饮水者，（少与之）〔少少与饮之〕，〔令〕胃气和则愈。若脉浮，小便不利，微热消

渴者①，五苓散主之。　　原文71

郑　论　按太阳既发汗后，复见大汗出，汗为血液，血液过伤，胃中失养，故胃干，津液不能上下交通，故烦（燥）〔躁〕不得眠，欲得水饮者，少与之，令胃和则愈。盖水亦阴也，土燥得水以润之，自然燥者不燥，而病自见其愈也。若见小便不利，微渴者，是血液亡于外，而气化失于内也，主以五苓化太阳之气，气化一宣，则水道通，里气畅，升降不乖，病焉有不愈者乎？

【阐　释】此节乃发汗伤津，胃与膀胱之救治不同也。郑氏谓："汗为血液，血液过伤，胃中失养，故胃干。"此处称汗为血液，不能是一般所指之血液，而为一种不能养营之津液。胃中津液受损不足者，以致烦躁作渴，只须饮水以和胃气则愈，非五苓散证也。若脉浮，小便不利，微热消渴者，此膀胱气化不行也。膀胱为太阳之腑，脉浮微热，太阳之表邪未尽，故用五苓散两解表里，小便利则水去渴止。用散而不用汤者，取药性直达于下也。

五苓散方（校补）

猪苓十八铢（去皮）　　泽泻一两六铢　　白术十八铢　　茯苓十八铢　桂枝半两（去皮）

---

①　消渴：形容渴饮不止的意思。《金匮》上的消渴是饮多少，小便多少，属于一种病名。本条之消渴是形容口渴甚，是一种症状，二者不可混同。

上五味，捣为散①以白饮和服方寸匕②，日三服，多饮暖水，汗出愈，如法将息。

【方解及其应用范围】

本方功专利水，乃化气行水之剂。《伤寒论》太阳腑分之主方也。茯苓甘温，助阳益脾，淡渗利窍，除湿，色白入肺，泻热而下通膀胱。猪苓甘淡，入肺而通膀胱，利便行水与茯苓同。泽泻甘淡微咸，入膀胱，利小便，功专祛湿行水。三者皆有导水下行，通行小便之功。益土所以制水，故以白术健脾去湿。最妙在桂枝一味，化膀胱气机，使膀胱津液得以通调，外则输津于皮毛，内则通行于上下，自然小便利，口渴除。观方后云："多饮暖水，汗出愈"，则本方不但有利水之功，且有发汗作用；要知如五苓散者，也可为太阳经腑两解之方也。本方现多改作汤剂。至于本方之应用，《伤寒论》列为太阳腑证之主方，治疗口渴、小便不利、膀胱蓄水、表里上下同病。郑氏在《医法圆通》中更用以：（1）治大便泻水，而小便全无者；（2）治头晕、咳嗽、呕吐、腹胀、小便短；（3）治霍乱吐泻，思饮冷水者。以上三症，本非此方所治之病，因其有无小便及小便短的症状，故能治之而愈，可谓善于运用成方。笔者曾用此方治腹水胀满。患者腹部胀满，食欲不振，食后胀满更甚，虽口干而不思饮水，小便短少，人困无神，舌苔白腻，脉沉数而滑。此脾失健运，气化不行，水湿阻滞，用五苓倍桂、术，

────────

① 散：将药制成粉末，叫作散。
② 白饮：即米汤。方寸匕：是古代食具之一，曲柄浅斗，状如今之羹匙。《名医别录》云：方寸匕者，作匕正方一寸，抄散不落为度。

再加上桂以化膀胱之气，气行水即行，加椒目专行水道以消水胀，而腹胀之症即愈。又伤湿咳嗽之症，肌肉隐黄，头眩，痰涎及泡沫痰特多，脘中不畅，有时呕吐清水，身体倦怠，小便不利，口中津液多，虽渴不欲饮水，舌苔白腻，脉沉细而滑。系因膀胱气机不利，湿邪反上干清道而咳。则须以渗利为主，五苓散加味治之。痰饮咳嗽其根本由于水饮所致，祛其水饮则咳嗽自愈，如中腹胀满，上气喘逆，二便不利，或四肢俱肿者，此为痰水壅滞，五苓散能上下分消其痰水，治之而愈。近人加减推广应用本方，凡属津液运行失调的病症，均可以用此加减施治而获效。

二十一、太阳病发汗，汗出不解，〔其〕人仍发热心下悸①，头眩身瞤〔动〕②，振振欲擗地者③，真武汤主之。　原文82

郑　论　按发汗原是解表，表解自然热退，乃不易之理，今汗出而热仍然，所现种种病形，非表邪未透之征，却是亡阳之候，必是因发汗过度，伤及肾阳。太阳底面，即是少阴，此际发热者，阳越于外也，心下悸，头眩身瞤者，阳气外亡而群阴僭上也。振振欲擗地者，阳欲藏而不得也。夫先天之真阳，喜藏而不喜露，藏则命根永固，露则危亡立生，主以真武汤，是重藏阳之意也。

————————————————

① 心下悸：即心下筑筑跳动。
② 身瞤（shùn 顺）动：即全身筋肉跳动之意。
③ 振振欲擗（pí 匹）地：描述站立不稳，摇摇欲坠的样子。

【阐　释】郑氏所按，大有卓见，与成无己、张隐庵、陈修园等之注"仍发热"为邪气未解也，太阳之病不解也等不同。郑氏说："所现种种病形，非表邪未透之征，却是亡阳之候，必是因发汗过度，伤及肾阳。太阳底面，即是少阴，此际发热者，阳越于外也，心下悸、头眩、身𥧌者，阳气外亡，而群阴僭上也；振振欲擗地者，阳欲藏而不得也。"实即发汗过度，损及肾阳，主以真武汤，是温经复阳之意，使阴气不上逆为病也。（真武汤方，载少阴篇）

二十二、太阳病，〔发汗〕，遂漏不止[①]，其人恶风，小便难[②]，四肢微急[③]，难以屈伸者，桂枝加附子汤〔主〕之。　原文20

郑　论　按发汗而至漏不止，其伤及肾阳也明甚。太阳底面，即是少阴，其人恶风者，外体疏也，小便难者，汗为水液，气化行于外，而不行于内也。四肢微急，难以屈伸者，血液外亡，而筋脉失养也。此际理应以扶阳为是，原文取桂枝加附子汤，意在用附子，取内以固其根蒂，得桂枝，外以祛其未尽之邪，内外兼备，其无大害，庶不失立方之妙也。

【阐　释】太阳病的治法，虽然以发汗为主，但以漐漐汗出为佳。今发汗太过，遂漏不止，乃伤及肾阳，肾与膀胱为表里，

————————————————————

①　漏：渗泄不止的意思，在这里形容汗多。

②　难：不通畅的意思。

③　急：拘急，即屈伸运动不自如。

肾阳衰则膀胱寒结，故小便难。四肢为诸阳之本，不得阳气以养之，故微急，且至难以屈伸者。郑氏谓："用附子内以固其根蒂，得桂枝外以祛其未尽之邪，内外兼备。"此乃发汗太过，导致阳虚液脱救逆之法也。

桂枝加附子汤方（校补）

桂枝三两（去皮）　　芍药三两　甘草三两（炙）　　生姜三两（切）　　大枣十二枚（擘）　　附子一枚（炮、去皮、破八片）

上六味，以水七升，煮取三升，去滓，温服一升。本云桂枝汤，今加附子，将息如前法。

【方解及其应用范围】

桂枝汤乃仲景群方之冠，乃滋阴和阳，调和营卫之方也，加附子复阳固表，适用于汗出过多，阳气受耗，津液暂亏的证候。盖表阳密，则漏汗自止，恶风自罢矣；汗止津回，则小便自调，四肢自柔矣。笔者常用此方治产妇体虚，其脉浮细，舌质淡，苔薄白，漏汗不止，获得良好效果。又治阳虚体弱之人患伤风感冒，大都面容苍白，头痛，倦怠乏力，恶风寒，舌质淡白，白腻苔，脉浮而细，亦取得满意疗效。近人推广应用以治阳虚之鼻衄（nù 女去声）、便血、尿血或妇人带下经漏者；阳虚而筋脉失养之证，如腰背拘急酸痛、中风半身强直、手足痿弱者。

二十三、太阳〔病〕中风，以火劫发汗，邪风被火热，血（液）〔气〕〔流溢〕，失其常度，两阳相熏灼①，其身发黄。阳盛则欲衄②，阴虚小便难③，阴阳俱虚竭④，身体则枯燥，但头汗〔出〕，剂颈而还，腹满（而）〔微〕喘，口干咽烂，或不大便，（人）〔久〕则谵语，甚者至哕，手足躁扰，捻衣摸床⑤，小便利者，其人可（至）〔治〕。　原文111

　　郑　论　据此条所见种种病形，都缘误用火劫发汗，遂至亢阳为灾，邪火燎原，竟有不可扑灭之势，但视其人小便尚利，一线之元阴犹存，故曰可治。若小便全无，则元阴已尽，危亡即在转瞬之间。

　　【阐　释】本条乃太阳病中风，被火误治后的各种变证，风火相煽，真阴有欲亡之候。揭出小便利一语，从而可知津液尚未尽竭，为此证之生机。如郑氏所说：“但视其人小便尚利，一线之元阴犹存，故曰可治。”邪盛正虚之候，以小便的有无来决定预后良否，是可靠的经验总结。笔者认为其治法应清里热、滋阴液，利小便，可用白虎加人参汤或猪苓汤治疗。

　　二十四、太阳病二日，反躁，（反）〔凡〕熨其背⑥，

---

　　① 两阳：风为阳邪，火亦属阳，中风用火劫，故称两阳。
　　② 阳盛：指邪热炽盛。
　　③ 阴虚：指阴津不足。
　　④ 阴阳俱虚竭：指气血亏乏而言。
　　⑤ 捻衣摸床：神志昏迷时，手不自觉地摸弄衣床。
　　⑥ 熨：火热疗法之一。《千金方》有熨背散。民间有以砖烧热，外以布包放置体外以取暖发汗的。

而大汗出,(火)〔大〕热入胃,胃中水竭,躁烦,必发谵语,十余日振栗自下利者,此为欲解也。故其汗,从腰以下不得汗,欲小便不得,反呕欲失溲,足下恶风,大便鞕,小便当数,而反不数及〔不〕多,大便已,头卓然而痛①,其人足心必热,谷气下流故也②。 原文 110

郑 论 按太阳二日,系阳明主气之候,邪已入胃,应当察其邪从阳化为病,从阴化为病,随其所化而治之,方为合法。粗工不知,反熨其背而大汗出,火热入胃,势必夺其胃中津液,津液被夺,则邪热炽,热乘于心,神无所主而谵语生,邪延十余日,忽振栗自下者,是里热下行,病有从下解之意,其汗从腰以下不得,欲小便不得者,太阳气化不宣,津液被热夺也。反呕者,气机上逆也。欲失溲,而足下恶风,下元之气不足也。迨至大便多,则里气畅,头卓然而痛,是邪仍欲从三阳表分而出,足下必发热者,阳气复回之征,皆佳兆也。

【**阐 释**】本节论述误用火治(即熨背)后的变证,阳气上盛,阴液受损,及自愈的机转。郑氏注文甚详,说理亦明透,当今用熨法治病者甚少,故从略。

二十五、太阳病,以火熏之,不得汗,其人必躁,

---

① 卓然而痛:即突然头痛得很厉害的意思。
② 谷气:指人饮食以后所产生的热气。

（过）〔到〕经不解，（为）〔必〕圊血①，名为火邪。
原文 114

郑　论　太阳为病，本应外解，今以火熏不汗而反躁，是邪不从外出，而从内趋也。火动于中，逼血下行，而成圊血之候，亦时势之使然也。

【阐　释】此邪不从外出，而从内趋也。火动于中，逼血下行，而成圊血之候。此证由火误引起，便血时但治其火，不必止血，火清邪去，其病自愈。仲景未出方治，至于救误的方法，自不外清解血热，大黄黄连泻心汤加黄芩，可以采用。

　　二十六、微数之脉，慎不可灸，因火为邪，则为烦逆，追虚逐实②，血散脉中③，火气虽微，内攻有力，焦骨伤筋④，血难复也。　　原文 116 上段

郑　论　据脉微数，数主有热，故不可灸，若妄灸之，则为害不浅，故见种种病形，此是为有余之候言之，而非为不足者言之。病人苟现面白唇青，舌润不渴，小便清利，脉现洪大、洪数、弦劲，此系元阳外越之候，回阳又虑不及，尚得以不可灸言之乎？余思原文加一慎

————————

　　① 圊（qīng 青）血：即便血也。
　　② 追虚逐实：血本虚而更加火法，劫伤阴分，是为追虚；热本实，而更用火法，增加里热，是为逐实。
　　③ 血散脉中：火毒内攻，血液流溢，失其常度。
　　④ 焦骨伤筋，形容火毒危害之烈，由于血为火灼，筋骨失去濡养，故曰焦骨伤筋。

字，此中隐已包括虚实两法在于中也。

【阐　释】灸有隔姜而灸、隔蒜而灸之别。必其人寒湿内阻，阳气不达，关节酸疼者，乃可灸之。微数之脉，阴虚多热也。若用灸法，则火热亢灼，造成诸多变证。但郑氏举出："病人苟现面白唇青，舌润不渴，小便清利，脉现洪大、洪数、弦劲，此系元阳外越之候，回阳又虑不及，尚得以不可灸言之乎？"故应脉证合参，不能单凭脉以辨证。原文加一"慎"字，不可轻易读过。

二十七、烧针令其汗①，针处被寒，核起而赤者，必发奔豚②。气从少腹上冲〔心〕者，灸其核上各一壮③，与桂枝加桂汤，更加桂〔二两〕也。　原文117

郑　论　烧针者，温经御寒法也。针处被寒，核起而赤者，寒邪聚于皮肤，有欲从外出之势也，何得云必发奔豚？奔豚乃少阴之证，此刻邪在太阳，未犯少阴，即以桂枝加桂汤更加桂，其邪在太阳也明甚，果属奔豚上冲，又非桂枝加桂倍桂所长也，学者宜细绎之。

【阐　释】按烧针取汗，亦是汗法之一，但针处宜当避寒，

---

①　烧针：就是用粗针外裹棉花，蘸油烧之，侯针红即去棉油而刺入，是古人取汗的一种治法。
②　奔豚（tún 屯）：在此处是形容悸气自小腹上冲心胸之势，与肾积为奔豚之义不同。
③　灸其核上各一壮：在针刺部位的肿块上，各用艾火灼烧一次（一壮就是灸一个艾丸至烬）。

若不慎而被寒袭，则针处核起而赤者，必发奔豚。郑氏注谓："寒邪聚皮肤，有欲从外出之势也，何得云必发奔豚？"此刻邪在太阳，未入少阴，即不得为奔豚之证。灸其核上备一壮，以散外寒，与桂枝加桂汤更加桂，是即先刺风池、风府，却与桂枝汤之成例，盖必疏泄高表之气，然后可以一汗而奏功。

桂枝加桂汤方　（校补）

桂枝五两（去皮）　芍药三两　生姜三两（切）　甘草二两（炙）　大枣十二枚（擘）

上五味，以水七升，煮取三升，去滓，温服一升。本云桂枝汤，今加桂满五两，所以加桂者，以能泄奔豚之气也。

【方解及其应用范围】

本方由桂枝汤加重桂枝用量而成，为散寒降冲，和营止痛之剂。桂枝汤调和营卫，加重桂枝用量增加通阳降冲之力（但亦有用肉桂者）。盖本证为心阳虚，感寒，不能制水，水寒之气上逆，故自觉气上冲心胸。此处奔豚气病与《金匮》奔豚病之义不同。故凡自觉寒气自小腹上冲之症，皆可用之。

二十八、太阳病，当恶寒发热，今自汗出，〔反〕不恶寒发热，关上脉细数者，以医吐之过也。一〔二〕日吐之者，腹中饥，口不能食；三四日吐之者，不喜糜粥，欲食冷〔食〕，朝食暮吐，〔以医吐之〕所致〔也〕，

此为小逆①。　原文120

　　郑　论　此条既无发热恶寒，则无外邪可知，咎在医家误吐之过，屡吐不止，渐至朝食暮吐，其胃阳之衰败已极，原文称为小逆，学者不得遽谓之小逆也。

　　【阐　释】此条为太阳病误用吐法而引起胃中虚寒，关于一二日、三四日者，说明发病时间的长短，对胃的影响有轻重不同，严重的朝食暮吐，原文称此为小逆。郑注谓："学者不得遽谓之小逆也。"有深意焉。笔者对治此症，轻者用理中汤，重者用附子理中汤，皆加半夏、吴茱萸治之，获得满意效果。

　　二十九、太阳病吐之，但太阳病当恶寒，今反不恶寒，不欲近衣，此为吐〔之〕内烦也②。　原文121

　　郑　论　按吐治法，亦寓发散之意，但无恶寒，则不得为太阳证，不欲近衣，内定有热，而曰吐内烦，是此病形，全是吐之过，何也？吐则气机发外，有不可禁止之势，故现此内烦，俟气定神安，而能近衣，则病自愈。若气定而仍不欲近衣，则又不得以吐内烦称之也，学者宜细辨之。

　　【阐　释】本条与上条同为太阳病误吐所致的病变，可是出现的证状，却不完全一样。本条的内烦不欲近衣是胃液受伤，胃

────────────────────────────

①　小逆：是属误治而引起的病变，但尚不十分严重的意思。
②　内烦：即心中烦闷之意。

热化燥，误吐虽同而病变各异，其治疗方法也就随之不同。据《医宗金鉴》："唯宜用竹叶石膏汤，于益气生津中清热宁神"，于理于法皆合，可以采用。

三十、太阳病，外证未解（者）①，不可下也，下之为逆。欲解外者，宜桂枝汤。　原文44

郑　论　按病当外解者，原不可下，下之则引邪深入，为害不小。病机果有向表之势，随机而导之，则得矣。

【**阐　释**】表证当解外，里证当攻下，此一定不易之法。郑氏云："病当外解者，原不可下，下之则引邪深入，为害不小。"非但外邪未解可用桂枝汤，即虽经误下，而邪欲还表者，仍可用桂枝汤随机而导之则愈。

三十一、太阳病，先发汗不解，而复下之，脉浮〔者〕不愈。浮为在（表）〔外〕，而反下之，故令不愈。今脉浮，故（知）在外，当须（发汗）〔解外〕则愈，宜桂枝汤。　原文45

郑　论　按随机调理，乃医之道，如当外解而反下之，当下而反表之固之，皆医之咎。此条既下而脉尚浮，是邪不从下趋，而仍欲从外出，故仍用桂枝汤以导之，此真用药法窍，学者宜留心记之。

————————————

①　外证：此处指表证。

【阐　释】脉浮是邪在表的主要依据，不论汗后、下后，只要脉浮（应结合头痛、发热、汗出、恶风）等表证依然存在的，那就应当再汗、三汗。本条论发汗后表未解，疑其邪已入里，而反下之，下之而不愈，脉浮等表证依然存在的，则仍当以桂枝汤解外。

三十二、太阳病，下之〔后〕，其气上冲者①，可与桂枝汤，方用前法。若不上冲者，不（可）〔得〕与（也）〔之〕。　原文15

郑　论　按应外解之病，而误下之，脉浮，邪仍在表者，俱可以桂枝汤。若因下而病现上冲，此间须宜详察。盖以为上冲者，病邪欲外，故仍以桂枝汤，不冲者，邪不外出，故不可与。谓上冲而脉浮，可与桂枝汤，上冲而脉不浮，不可与。然上冲之候，多因误下伤及胸中之阳，不能镇纳下焦浊阴之气，以致上冲者极多，法宜收纳温固，又非桂枝所能也。学者务于病情、脉息、声音、动静、有神、无神处求之，则得其要矣。

【阐　释】太阳病，头项强痛而恶寒、脉浮，本应从表解，如误用下法，病若不因下而变证，其脉浮、头痛等之病证依然，病者自觉气上冲者，知正气未衰，邪犹在表，可与桂枝汤，用前之啜粥微汗法治之。若下后气不上冲，是邪已内陷，正气虚，桂

---

①　其气上冲：是病人自觉胸中有逆气上干。

枝汤已不适用。而郑氏更深一层注"上冲之候",其谓"上冲之候,多因误下伤及胸中之阳……以致上冲者极多,法宜收纳温固,又非桂枝之所能也"。此与过去诸名家之注不同,值得我们细心体会。

三十三、太阳病,外证未除,而数下之①,遂协〔热〕而利②,利下不止,心下痞硬,表里不解者,桂枝人参汤主之。　原文 163

郑　论　按下利本非正病,因数下而致之也,痞硬亦非本有之病,因过下伤中,阴邪得以僭居高位也。原文以桂枝人参汤治之,方中药品,乃理中汤全方,加桂枝一味耳。不名理中,而名桂枝加人参汤者,重太阳之意,全是温中化气,补中祛邪之法也。

【阐　释】太阳病外证未解,仍然存在发热恶寒、头疼身痛等表证,本应从表解,但一再误下,脾胃受损,遂导致外有表热,而内则虚寒下利不止的证候,因过下伤中,故胸脘之间痞塞坚硬。原文主以桂枝人参汤,故以理中汤治痞硬与下利,仅用桂枝一味以和表,而桂枝合理中同用,亦能增强温里之力。故郑氏曰:"不名理中,而名桂枝人参汤者,重太阳之意,全是温中化气,补中祛邪之法也。"

———————————

① 数下:指屡用攻下的意思。
② 协热而利:就是在里之虚寒,挟在表之热而下利。

桂枝人参汤方　（校补）

桂枝四两（别切）　　甘草四两（炙）　　白术三两　　人参三两　干姜三两

上五味，以水九升，先煎四味，取五升，内桂，煮取三升，去渣，温服一升，日再，夜一服。

【方解及其应用范围】

本方由理中汤加桂枝，不曰理中，而曰桂枝人参汤者，言桂枝与理中表里分头建功也。本方治下后成利，肠胃虚寒，故以人参、干姜、白术、甘草助阳于内以止利；表证未除，故以桂枝行阳于外以解表。桂枝应迟入药。本方适用于理中汤证兼有表证者，以里证为主。凡肠胃虚寒，头痛、发热恶寒皆宜。

三十四、太阳病，桂枝证，医反下之，利遂不止。脉促者①，表未解也；喘而汗出者，葛根黄芩黄连汤主之。　原文34

郑　论　按本应表解可了之病，而反下之，引邪深入，利遂不止，此刻邪陷于下，若恶风、自汗、身疼仍在者，可与桂枝加葛根汤救之，俾邪复还于表，不治利而利自止，此以葛根黄连黄芩汤，是为脉促、喘、汗，有邪热上攻者言之，故用芩、连之苦寒以降之、止之，用葛根以升之、解之，俾表解热退而利自愈，是亦正治法也。余谓只据脉促、喘、汗，未见有热形

---

① 脉促：其义为脉势急促，是阳气被抑而求伸的现象。

实据，而以芩、连之品，冀其止泻，恐未必尽善。夫下利太过，中土业已大伤，此际之脉促者，正气伤也；喘者，气不归元也；汗出者，亡阳之渐也。况喘促一证，有因火而喘者，必有火邪可征；有因外寒促者，亦有寒邪可验；有因肾气痰水上逆而致者，亦有阴象痰湿可证。虚实之间，大有分别，切切不可死守陈法，为方囿也。

【阐　释】郑氏对此节所解，前半段与成无己等历代注家大同小异，与葛根芩连汤散表邪，除里热，是为正治法也。而其精义则在"下利太过，中土业已大伤，此际之脉促者，正气伤也；喘者，气不归元也；汗出者，亡阳之渐也"。此属危症，回阳尚虑不及，而用葛根芩连汤散表邪，清里热邪？况喘促一症，有因火而喘者，可用白虎加人参汤治之；有因外寒束者，可用麻黄汤治之；有因肾气痰水上逆而致者，可用真武汤治之。诚如郑氏所说：虚实之间，大有分别，切切不可死守陈法，为方囿也。

葛根黄连黄芩汤方（校补）

葛根半斤　甘草二两（炙）　　黄芩三两　黄连三两

上四味，以水八升，先煮葛根，减两升，内诸药，煮取二升，去滓，分温再服。

【方解及其应用范围】

本方以葛根为主药，轻扬升发，芩、连苦寒清里，甘草甘缓和中，善能清热止利。至于应用：一、里热腹泻，略兼表邪，可治痢证初起而发热恶寒者。二、治不恶寒之温热病，为温病辛凉轻剂。近代推广应用治疗所有的肠道感染疾患，有良好疗效。

三十五、太阳病，下之〔后〕，脉促①，胸满者，桂枝去芍药汤主之；若微（恶）寒者〔桂枝〕去芍药加附子汤主之。　原文21、22

郑　论　按太阳果属可下，下之，俾邪从下解之法也，何致脉促胸满？必是下伤胸中之阳，以致阴气上逆而为胸满脉促，亦气机之常，理应扶中降逆。原文以桂枝去芍药者，是取姜、桂之辛散，草、枣之补中，而虑芍药阴邪之品以助邪，故去之，立法颇佳。若微恶寒，于汤中去芍加附子，亦是步步留神之意，煞费苦心。

【阐　释】太阳病误下，脉促与胸满并见，此阳气被遏而欲伸，病邪仍有外出之势。郑注谓："必是下伤胸中之阳，以致阴气上逆而为胸满脉促，亦气机之常，理应扶中降逆。"笔者认为桂枝去芍药汤不可用，扶中降逆可选用理中汤加半夏、砂仁为宜；若微恶寒者，是卫阳虚的确据，故宜前方加附子治之。

桂枝去芍药汤方（校补）

桂枝三两（去皮）　　甘草二两（炙）　　生姜三两（切）大枣十二枚（擘）

上四味，以水七升，煮取三升，去滓，温服一升。

① 脉促：即是脉搏很急促的形状，诊察时手指下感觉得脉搏的波动相当躁急。

本云桂枝汤，今去芍药，将息如前法。

　　桂枝去芍药加附子汤方（校补）

　　于上方内加附子一枚（炮、去皮、破八片）

　　上五味，以水七升，煮取三升，去滓，温服一升。本云桂枝汤，今去芍药加附子，将息如前法。

【方解及其应用范围】

　　桂枝去芍药汤由桂枝汤去芍药组成，方中桂枝、甘草温通心胸之阳，生姜宣通卫阳，甘草、大枣补中益气而滋营阴，四味皆属辛甘温之品，组成专事辛甘化阳之方。去芍药者，为其阴药，恐益阴而减辛甘化阳之力也。胸阳得振，自能鼓邪外出，则脉促、胸满除。加附子温肾阳，合之成温补心肾之剂，正可治阳虚较重，证见脉微，恶寒甚，胸满者。上两方可推广用之治疗阳虚感冒、胸痹、痰饮咳嗽、哮喘等证；亦可治疗关节疼痛。笔者更用以治心脏病、高血压等，亦获得良好疗效。

　　三十六、太阳病，下之微喘者，表未解〔故〕也。桂枝加厚朴杏子汤主〔之〕。喘家作①，桂（子）〔枝〕汤加〔厚朴〕杏（仁）〔子〕佳。　原文43、18

　　郑　论　按外邪蔽束肺气，法宜解表，表解已，则气顺而喘自不作。此云下之微喘，是喘因下而始见，非不下而即见，明明下伤中土，阳不胜阴，以致痰饮水湿，随气而上，干犯肺气而喘证生，又非桂枝、厚朴、杏子

----

　　①　喘家：指素患喘病的人。

所宜也，学者当详辨之。余思太阳表邪，发热、恶寒、微喘，未经下者，此方实为妥切，若经下后，无发热、恶寒与脉未浮者，此方决不可施，当以扶阳降逆为要。

【阐　释】此条《伤寒论》原书作两条，前段为 43 条："太阳病，下之微喘者，表未解也。"是喘因下而始见，但发热、恶风、头痛等证依然，知其表证仍在未解故也。后段为 18 条："喘家作，桂枝汤加厚朴、杏子佳。"此为素有喘病的人患外感，即有发热、恶风、头痛等症。两者均可于解表药中加厚朴、杏仁以下气平喘。至郑氏所谓"下之微喘……明明下伤中土，阳不胜阴，以致痰饮水湿，随气而上，干犯肺气而喘证生，又非桂枝、厚朴、杏子所宜也"。其说为不可从。

桂枝加厚朴杏子汤方（校补）

桂枝三两（去皮）　　甘草二两（炙）　　生姜三两（切）
芍药三两　　大枣十二枚（擘）　　厚朴二两（炙、去皮）　　杏仁五十枚（去皮尖）

上七味，以水七升，微火煮取三升，去滓，温服一升，复取微似汗。

【方解及其应用范围】

本方由桂枝汤加厚朴、杏仁组成。桂枝汤以和营卫解表邪，厚朴宽中下气消痰，杏仁宣肺降气平喘。适用于原有咳喘而又因感冒新邪者。但其见证，必具桂枝汤证如头痛、发热、恶风、脉浮等，兼有喘息者，方为适宜。

三十七、太阳病，下之，其脉促，不结胸者，此为欲解也。脉浮者，必结胸（也）；脉紧者，必咽痛；脉弦者，必两胁拘急；脉细数者，头痛未止；脉沉紧者，必呕吐；脉沉滑者，（必）协热利；脉浮滑者，必下血。

原文 140

郑　论　按既经下后，邪从下趋，里气既通，则表气宜畅，病亦立解。原文以脉促不结胸为欲解，意者不结胸为内无邪滞，脉促为邪欲外出，亦近理之论。通条又何必举某脉必现某病邪？夫脉之变化无穷，现证亦多不测，学者亦不必执脉以求病，总在临时随机应变为是。

【阐　释】太阳病，用下法治疗，是属误治，但太阳病下之后，其脉促，又不结胸，此里和而不受邪，则太阳表气不因误下而陷，反欲上冲，此邪在表，为欲解也。全条又通过脉诊来断病，而不结合望、闻、问三法以论病，是不恰当的。故郑氏曰："夫脉之变化无穷，现证亦多不测，学者亦不必执脉以求病。总在临时随机应变为是。"斯为得矣。

三十八、太阳病不解，热结膀胱，其人如狂①，血自下，下者愈。其外不解者，尚未可攻，当先解〔其〕外，外解已，但少腹（结急）〔急结〕者②，乃可攻之，

━━━━━━━━━━

① 如狂：是狂而不甚，较发狂为轻。
② 少腹：脐以下腹部称少腹，亦称小腹。一说脐以下称小腹，脐两旁称少腹。

宜桃核承气汤。　　原文106

郑　论　按太阳蓄血，其人如狂，理应化气从小便以逐瘀，此既已趋大肠，血自下，故断其必自愈。但外邪未解者不可攻，恐攻而邪下陷也。外邪既已解，而独见少腹急结者，是瘀尚未尽也，故可以逐瘀攻下之法施之，方不致误。鄙意以桃仁承气汤，乃阳明下血之方，而用之于太阳，似非正法，理当分别处究，血从大便则宜，血从小便则谬，学者宜细心求之，庶不误人。

【阐　释】太阳病表病不解，邪热与瘀血互结在下焦少腹部位，以致造成蓄血的证候。一是血结较浅，血被热邪所迫，其所蓄之血，方能够自下，邪热亦可随瘀血下趋而解除；一是病情较重，邪热与瘀血相结不解，血不能自下，势非用攻下药不可。但表证没有解除的，就不可先攻下，因为表里同病，里证实的当先解表，是伤寒治法的定例。解表可用桂枝汤；然后才针对里热证，处以桃核承气汤。膀胱腑之卫为气分，营为血分。热入而犯气分，气化不行，热与水结者，谓之犯卫分之里，五苓散证也。热入而犯血分，血蓄不行，热与血结者，谓之犯营分之里，桃核承气汤证也。二方皆治犯本之剂，而一从前利，一从后攻，水与血主治，各不同也。故郑氏说："血从大便则宜，血从小便则谬。"可谓洞悉窍要。

桃核承气汤方（校补）

桃仁五十个（去皮尖）　　大黄四两　　桂枝二两（去皮）

甘草二两（炙）　　芒硝二两

上五味，以水七升，煮取二升半，去滓，内芒硝，更上火微沸，下火，先食温服五合，日三服，当微利。

【方解及其应用范围】

本方为调胃承气汤加桃仁、桂枝，为破瘀逐血之剂。大黄之苦寒，荡实除热为君，芒硝之咸寒，入血软坚为臣；桂枝之辛温，桃仁之辛润，擅逐血散邪之长为使；甘草之甘，缓诸药之势，俾去邪而不伤正为佐也。除治少腹急结，其人如狂，小便自利的下焦蓄血证外，笔者推广以治阳虚体质的妇女月经不调，先期作痛者有良效。近代用之不仅可治瘀血，也能治出血；不仅治下部之瘀血出血，也能治上部之瘀血出血。

三十九、太阳病六七日，表证仍在，脉微而沉，反不结胸，其人发狂者，以热在下焦，少腹当硬满，小便自利者，下血乃愈。所以然者，以太阳随经，瘀热在（表）〔里〕故也[①]，抵当汤主之。　　原文124

郑　论　按此条所现，实属瘀热在腑，理应以行血之品，从腑分以逐之，方于经旨不错，此以抵当汤治之，较前颇重一格，取一派食血之品以治之，俾瘀血去而腑分清，其病自愈。此方可为女科干血痨对症之方也。但此方施于果系腑分有瘀血则宜，蓄血则谬；干血则宜，

---

① "太阳随经，瘀热在里"：就是太阳本经邪热，由表入里，并未传入他经，但蓄于下焦血分的意思。

血枯则谬。总在医家细心求之，否则万不可轻试也。

【**阐　释**】太阳随经瘀热在里，深入下焦，与血搏结而成蓄血之证，实属瘀热在腑，自应以行血之品，从腑分以逐之。郑氏曰："此方可为女科干血痨对症之方也。"所谓干血痨者，多见于妇女。因五劳所伤，虚火久蒸，干血内结，瘀滞不通，久则瘀血不去，新血难生，津血不能外荣。症见经闭不行，身体羸瘦，不思饮食，骨蒸潮热，肌肤甲错，面目黯黑等。继而郑氏又言："但此方施于果系腑分有瘀血则宜，蓄血则谬；干血则宜，血枯则谬。"确属经验有得之言，殊堪宝贵。

抵当汤方（校补）

水蛭三十条（熬）　　虻虫三十个（去翅足熬）

桃仁二十个（去皮尖）　　大黄三两（酒洗）

上四味，以水五升，煮取三升，去滓，温服一升，不下更服。

代抵当汤

桃仁　归尾　生地　肉桂　大黄（芒硝）穿山甲

【**方解及其应用范围**】

本方为行瘀逐血的峻剂，药力猛于桃核承气汤，方中除大黄、桃仁外，更有水蛭、虻虫，水蛭即蚂蟥，虻虫是牛马身上之蝇也。二味食血去瘀之力，可以直入血络。惟水蛭、虻虫二药，人所罕用，王肯堂《证治准绳》中，订代抵当汤（丸）：桃仁、生地、归尾，润以通之；肉桂热以动之；大黄、芒硝以推荡之；

穿山甲引之以达瘀所也。代抵当汤常用于热与瘀血结于下焦有癥瘕积聚者，以及妇人经水闭滞者，对肝脾肿大等有一定疗效。

四十、太阳病身黄，脉沉结，少腹鞕，小便不利者，为无血也。小便自利，其人如狂者，血证谛也①，抵当汤主之。 原文125

郑　论　按此条只以小便之利与不利，判血之有无也。其人少腹满而小便不利者，是蓄尿而非蓄血也；若少腹满而小便利，其人如狂者，蓄血之验也。苟其人不狂，小便利而腹满，别无所苦，则又当以寒结热结下焦处之，分别施治，庶可言活人也。

【阐　释】　本条承上条辨蓄血与蓄水证。若其人少腹满而小便不利，是太阳腑证中之蓄尿证，治以五苓倍桂。若少腹满而小便利，其人如狂，此非膀胱蓄水，是蓄血也，所以仍用抵当汤破瘀逐血。郑氏曰："苟其人不狂，小便利而腹满，别无所苦……分别施治。"笔者认为寒结治以苓桂术甘汤加附片、白蔻、砂仁；热结可用黄连解毒汤加滑石、木通。

四十一、太阳病，小便利者，以饮水多，必心下悸②；小便少者，必苦里急也③。 原文127

---

① 谛（dì帝）：审也，证据确实的意思。
② 心下悸：心下胃脘部筑筑而动。
③ 苦里急：小便欲下不能，小腹部有急迫的感觉。

郑　论　按饮水多而小便亦多，此理之常。但既称小便多，水以下行，又何致上逆凌心而为悸乎？必是小便少而水道不畅，上逆以凌心而为悸，与理方恰。小便不畅，里必苦急，势所必然。原文以饮水多，致心下悸，理亦不差，仍不若小便之多少处求之，更为恰切。或曰：太阳行身之背，水气何得凌心？余以为凌心者，诚以太阳之气，由下而至胸腹也。

【阐　释】本条从小便之利与不利，以辨别水停的部位。饮水多，小便利者，心下胃脘部筑筑而动，此水停中焦所致，可用茯苓甘草汤治疗。饮水多，小便不利者，少腹急急迫，是水停下焦之故，可用猪苓汤治之。

四十二、大下之后，复发汗，小便不利〔者〕，亡津液故也，勿治之；〔得〕小便利，必自愈。凡病若发汗[①]、若吐、若下、若亡血[②]、亡津液，阴阳自和者，必自愈。　原文59、58

郑　论　据所言汗、吐、下，以致亡血，亡津液，只要其人无甚大苦，可以勿药，俟正气来复，必自愈。明明教人不可妄用药，误用药，恐生他变也。

---

①　若：应作"或"字解。
②　亡：应作"丧失"解。

【阐　释】此条在《伤寒论》中为两条。"大下之后……必自愈。"按此节乃下后复汗，俟其自愈之证也。勿治之三字，诸家皆谓不可用利药。惟大下之"大"字，均未注明，所谓大下者，即用大承气法是也。盖大承气直泻君相二火，既伤津液中之阳，复发汗又伤津液中之阴，此小便所以不利也，亦必待其阴阳自和，斯小便得利，而自愈矣。"凡病若发汗……必自愈"。按此节乃诸治后自愈之总纲也。阴阳自和者，即不能再用汗、吐、下之法，但当调其阴阳，则未尽之邪，从外解者，必自汗而解，从上解者，必自吐而解；从下解者，必自利而解。此即阴阳和，必自愈之真谛也。诚如郑氏所言："明明教人不可妄用药、误用药，恐生他变也。"

四十三、太阳病，〔先〕下之而不愈，因复发汗，〔以此〕表里俱虚，其〔人〕因致冒，冒家汗出自愈[①]，所以然者，汗出表和故也，（待）里未和，然后〔复〕下之。　　原文 93

郑　论　据下后复发汗，以致表里俱虚，其伤正也太甚，虚则易于感冒，此理之常，此刻应于补正药中，加解表之品，必自愈。推其故，汗出表和，待里未和，然后下之，待字不可忽略，实有斟酌可否之意，学者宜细求之。

【阐　释】太阳病本不应下，先行误下，里气先虚；又复发

————————

① 冒家：指头昏目眩的病人。

汗，表气再虚。则病者发生头目昏冒，若正气旺，必大汗出，汗出表和则自愈。否则应如郑氏所说，于补正药中加解表之品，如理中汤加苏叶、防风等，则自愈。若里未和，可酌用调胃承气汤以下之，方为正治。

四十四、太阳病未解，脉阴阳俱停①，必先振栗汗出而解。但阳脉微者②先汗出而解；但阴脉微者③，下之而解。（而解）若欲下之，宜调胃承气汤。　原文94

郑　论　按太阳病，当未解之先，而有此阴阳俱停之脉，便见振栗汗出者，是邪由战汗而解也。条中提出阳脉微者，汗之而解，阴脉微者，下之而解。余谓阳脉微者，表分之阳不足也，法宜辅正以祛之；阴脉微者，里分之阴不足也，只当温里以祛之。何得云汗之而解？下之而解？如果宜汗宜下，务要有汗下实据方可，若只凭一脉而定为可汗可下，况脉已云微，亦非可汗可下之例，学者亦〔不〕必执原文为不可易之法也。

【阐　释】太阳病未解，其脉一定呈现浮缓或浮紧，此则谓脉阴阳俱停为不通，停应是微字之误，观下文阳脉微、阴脉微可知。应是营卫之气，被邪遏阻，正邪互争战汗前的暂时现象，与正气将绝的停脉，应该作出严格的区别。郑氏云："阳

---

① 脉阴阳俱停。阴阳作尺寸解，停是停止，脉阴阳俱停是尺寸的脉搏均隐伏而诊之得。

② 阳脉微：是指寸部脉，微见搏动。

③ 阴脉微：是指尺部脉，微见搏动。

脉微者，表分之阳不足也，法宜辅正以祛之；阴脉微者，里分之阴不足也。只当温里以祛之。"是有见地的。况此病在太阳，不在阳明，总不宜下，其理甚明，何得云阴脉微者下之而愈。则原文所云若欲下之，宜调胃承气汤为不可通。故郑氏又云："学者亦不必执原文为不可易之法也。"调胃承气汤方解，见后阳明上篇。

四十五、太阳中风，下利呕逆，表解者，乃可攻之。其人漐漐汗出，发作有时，头痛，心下痞鞕满，引胁下痛，干呕短气，汗出不恶寒者，此表〔解〕里未和也，十枣汤主之。　原文152

郑　论　按中风而见下利呕逆，（夫下利呕逆）其病似不在太阳，而在太阴也。太阴受伤，转输失职，不能分运水湿之气，以致水气泛溢，上行于皮肤，故见漐漐汗出，水停心下，故见痞鞕，水流于胁，故见胁痛，至于头痛、干呕、短气，种种病形，皆是一水气之所致也，主以十枣汤，取大枣以培土去湿，湿去而诸症自释。原文直指太阳，盖太阳为一身之纲领，主皮肤，统营卫、脏腑、百脉、经络，主寒水，司冬令，行水气，外从皮肤毛窍而出，内自小便而出，气化不乖，水行无滞，往来灌溉，何病之有？今为风邪所中，阻滞气机，气化不宣，水逆于上而为呕，水逆于下而为利，水流于左而胁痛生，水逆于心而鞕痞作，水发于上而现头痛，水阻于中，上下往来之气不畅，而短气立至，此刻水气弥漫，表里焉得自和，主以十枣汤，直决其水，恐水去而正不支，故取枣之甘以补正，庶不致害。前所论主在太阴者，以吐利乃太阴之提纲说法也；后所论为太阳者，本篇之大旨也。所论虽未尽当，亦可开后学之心思也，高明正之。

【阐　释】发热、恶风、有汗、脉浮缓者为中风，今见下利、呕逆证状，则为并病证可知矣。并病而挟水饮，似宜以逐水之剂攻之，然必待表解而后可攻。饮为有形之邪，停结于胸胁之间，所以心下痞，鞕满，牵引胁部疼痛，饮邪上迫于肺，气机受阻，所以呼吸短促，饮邪外走皮肤，所以微微出汗，由于正与邪争，所以发作有时，水邪犯胃则干呕，上攻则头痛，下趋则下利。这些都是水饮内结，水气攻窜而上下充斥，内外泛溢所致。它是属于水饮内结的实证，故用十枣汤峻逐其水邪。原文中指出表解者乃可攻之，如表未解而攻之，则表邪内陷更增他变。郑氏谓："前所论主在太阴者，以吐利乃太阴之提纲说法也；后所论为太阳者，本篇之大旨也。所论虽未尽当，亦可开后学之心思也。"此示人辨证应从各个方面来诊断，不可以偏概全。

十枣汤方（校补）

芫花（熬）　　甘遂　大戟

上三味，等分，各别捣为散，以水一升半，先煮大枣肥者十枚，取八合，去滓，内药末，强人服一钱匕，羸人服半钱，温服之，平旦服。若下少，病不除者，明日更服，加半钱，得快下利后，糜粥自养。

【方解及其应用范围】

关于十枣汤，乃决堤行水之第一方也。大戟、甘遂、芫花，性味辛苦而寒，三味都是峻泻水饮的猛药，用之适当，其效极捷。但峻泻之后，影响脾胃正气，所以选用大枣为君，一以顾其脾胃，一以缓其峻毒，得快利后，糜粥自养，一以使谷气内充，一以使邪不复作，此仲景用毒攻病之法，尽美又尽善也。《金匮·痰饮篇》饮后水流胁下，咳唾引痛的悬饮证，虽然与本条不尽相同，但病的性质是一致的，二者皆是水饮结聚于胁下，都采用攻逐水饮的十枣汤治疗。笔者曾治一冯姓农民病人，腹大如鼓，能听见水响，用峻剂十枣汤一服而解大、小便半桶，腹鼓胀顿失，继服参附汤善其后。现今推广用之以治水肿病、单腹胀之腹满肠鸣、肝硬化腹水等都有疗效。

四十六、太阳病二三日，不能卧，但欲起，心下必结，脉微弱者，此本有寒分也①，反下之，若利止，必作结胸，未止者，四日复下之，此作协（势）〔热〕利也②。 原文139

郑 论 按二三日，系阳明少阳主气之候，或经或腑，总有一定病情，此并未有二阳经腑证形足征，但云不能卧，但欲起者，是阴阳不交，而神不安也。心下必结者，胸中之阳不宣也。所称脉微弱，而曰本有寒分，

---

① 寒分：指痰饮也。以痰饮本寒，故曰寒分。
② 协热利：指表热而下利。

明是正气之不足，无热邪之内扰，亦可概见。医反下之，大失其旨，若利止必结胸，是由下伤中宫之阳，不能镇下焦浊阴之气，以致上僭而为逆，未止者复下之，是果何所见而必当下耶？又未见有里热足征，而断为协热利耶？总之，原文所论，可见医家之咎。

【**阐　释**】郑氏之按，与历代注家不同，其诸种证状，总由阴阳不交，胸中之阳不宣，正气之不足，下伤中宫之阳，是有见地的。法当温中逐饮，而不应攻下。但医者诊断不明，见到心下痞结，以为里有结实，妄用攻下，势必引起下利，如正气尚盛，则利当自止。但表热因下而内陷，与痰水互结，则为结胸；如正气较虚，误下后挟表热而下利水止，则为协热下利。故郑氏归结为"原文所论，可见医家之咎"。此证虽未出方治，但当温中逐饮，兼解表邪，小青龙汤为对症之方，则可免结胸与协热利之患矣。

　　四十七、病发于阳，而反下之，热入（必）〔因〕作结胸；病发于阴，而反下之，因作痞〔也〕① 所以（然者）〔成结胸者〕，〔以〕下之太早故也。　原文131前段

　　郑　论　按病发于阳，指太阳表分受病也。病发于阴，指少阴里分受病也。二者皆非可下之证，结胸与痞，皆由误下之过，亦非下早之过。总之，医之过也。

────────────

　　① 痞：证候名，主要症状是心下痞塞，按之柔软不痛，亦有痞鞭者，但并无痛感。

【阐　释】历代注家对"病发于阳"、"病发于阴"的见解不一。郑氏指出"病发于阳"是指太阳表分受病;"病发于阴"是指少阴里分受病。无论太阳、少阴都不可下,结胸证是有形而邪实,故心下满而痛;而痞证是无形而邪虚,所以但觉痞闷而不痛。结胸与痞,皆由误下之过,并非早下之过。总由医者诊断不明之过也。

四十八、太阳病,脉浮而动数,浮则为风,数则为热,动则为痛,(散)〔数〕则为虚,头痛发热,微盗汗出,而反恶寒者,表未解也。医反下之,动数变迟,(胸)〔膈〕内拒痛,胃中空虚,客气动膈①,(气短燥)〔短气躁〕烦,心中懊侬,阳气内陷②,心下因鞕,则为结胸,大陷胸汤主之。若不结胸,但头汗出,余〔处〕无汗,剂颈而还③,小便不利,身心发黄。　　原文134

郑　论　按太阳既称脉浮数动,以及恶寒表未解句,明言风热之邪尚在,其病究竟未当下时,而医即下之,动数浮大之脉,忽变为迟,是阳邪(便)〔变〕为阴邪也明甚。阴邪盘据中宫,故见膈内剧痛,胃中既因下而空虚,故短气懊侬,心烦、鞕满之症作,此刻满腔全是纯阴用事,阴气闭塞,理应温中化气,则所现诸证自能潜消,兹以大陷胸汤主之。夫陷胸汤,乃硝、黄、甘遂

———————————————

① 客气:就是邪气,因从外来,故叫客气。
② 侬:音 náo(挠)。阳气:这里指表邪而言,不是指正气。
③ 剂颈而还:剂同齐,谓汗出到颈部而止。

苦寒已极之品，是为热结于心下者宜之，若浮数变迟，中虚之候用之，实为大不恰切。又曰若不结胸，但头汗出剂颈而还，小便不利，身必发黄。夫发黄之候，原是阳明热邪遏郁所致，此但以小便不利，头汗出，而断为必发黄，亦未必尽如斯言，学者当以病形、脉息、声音、有神无神各处求之，便得其要也。

【阐　释】太阳病表邪未解，误用下法，有两种转归，一为结胸，一为发黄。郑氏所释，有特别见解："阴邪盘据中宫……满腔全是纯阴用事，阴邪闭塞……大陷胸汤主之……大不恰切。"而"理应温中化气，则所现诸证自能潜消"。笔者认为可选用附子现中汤加砂仁、半夏、安桂，温中补气，祛阴散结。若误下未成结胸……身必发黄，未必尽是如此，应如郑氏所说："当以病形、脉息、声音、有神无神各处求之，便得其要也。"

大陷胸汤方（校补）

大黄六两（去皮）　　芒硝一升　甘遂一钱匕

上三味，以水六升，先煮大黄，取二升，内芒硝，煮一两沸，内甘遂末，温服一升，得快利，止后服。

【方解及其应用范围】

本方以甘遂为君，味苦寒，既能泄热，又能逐水破结；芒硝咸寒软坚，咸味下泄为阴，热胜者以寒消之；大黄味苦寒，荡涤邪热，推陈致新。本方与大承气汤同用硝、黄，所不同者，一用甘遂，一用枳、朴，大承气专主肠中燥粪，大陷胸并主心下水湿。燥屎在肠，必借推逐之力，故须枳、朴；水湿在胃，必兼破饮之长，故用甘遂。本方较大承气为猛峻，非脉证俱实者不可轻用。现今推广应用于肠梗阻亦有效。

四十九、太阳病，重发汗而复下之，不大便五六日，舌上燥而渴，日晡（时）所小有潮热①，从心（上）〔下〕至少腹鞕满而痛，不可近者，大陷胸汤主之。原文137

郑 论 按重发汗，亦是表而再表之义，再表而邪不去，故复下之，又不大便五六日，邪既不由表解，又不由里解，固结于中，意有负嵎之势，所现一派病情，非陷胸汤决不能拔，原文主之，深得其旨。

【阐 释】 太阳病误汗误下后，如内无水饮，仅是燥粪内结，此为阳明腑证，可用大承气汤下之；如内有水饮，热与水结，则为结胸，从心下至少腹鞕满而痛，则非大陷胸汤不能治之。徐灵胎说："大承气所下者燥粪，大陷胸所下者蓄水，小陷胸所下者黄涎。"乃其经验之言。故郑氏说："原文主之，深得其旨。"

五十、结胸者，项亦强，如柔痉状②下之则和，宜大陷胸丸。 原文131后段

————————————

① 日晡所：晡，午后三时至五时。所：不定之词，表约数。
② 柔痉：痉一作痓，是项背强直，角弓反张的证候名称，有汗的叫"柔痉"，无汗的叫作"刚痉"。

郑　论　按（胸结）〔结胸〕而项亦强，有如柔痉状者，此是邪结于胸，阻其任脉流行之气机而言也。下之以大陷胸丸者，逐其胸中积聚，积聚亦去，任脉通而气机复畅，故有自和之说也。但痉症则周身手足俱牵强，此独项强，故称为如柔痉状，学者须知。

【阐　释】结胸的主证，本是心下鞭满而痛，此证项强如柔痉状，是病邪偏结于上，胸部鞭满而不能俯，所以如同柔痉。这种项强是受胸部水热结聚的影响，和筋脉失养的项强不同，水热结聚一散，胸部胀满自消，项强也就可以自愈，所以说下之则和。用大陷胸丸缓攻上部之邪，确为对证。郑氏注与诸家不同："此是邪结于胸，阻其任脉流行之气机而言也。"治之以大陷胸丸者，使药力缓缓而行，驱邪而正不伤，乃峻药缓攻之法也。胸中积聚去，任脉通而气机复畅，故自和也。

大陷胸丸方（校补）
大黄半斤　葶苈子半斤（熬）　　芒硝半升　杏仁半升（去皮尖、熬黑）　甘遂一钱　白蜜二合
前四味，捣筛二味，内杏仁芒硝，合研如脂，和散，取如弹丸一枚，别捣甘遂末一钱匕，白蜜二合，水二升，煮取一升，温顿服之，一宿乃下，如不下，更服，取下为效，禁如药法。

【方解及其应用范围】
本方的药物组成，为大陷胸汤加入葶苈子、杏仁、白蜜而

成。因其邪结在胸，胸为肺位，故加杏仁色白入肺，以利肺气，用葶苈子佐甘遂破饮而泻下，恐硝、黄等药下行甚速，故缓以白蜜之甘，使药力缓行，留于胸中，热结之水，得芒硝而解，葶苈、甘遂逐水饮，随大黄以下行，又为丸煮服，使药力缓缓而行，驱邪而正不伤，乃峻药缓攻之法。《医宗金鉴》用以治水肿肠澼初起，形气俱实者。

五十一、结胸证，其脉浮大者，不可下，下之则死。原文132

郑　论　按结胸而称脉浮大者，明是阳邪结胸，理应清凉以解之、开之，方为合法，若攻下之，则引邪深入，结胸愈结而不解者，焉得不死。

【阐　释】此节乃结胸之虚证也。邪结于里，脉当寸浮关沉，今脉通见浮大，是邪虽内结而未实，气机仍有外达之象，若误下之，则犯本论，脉浮大，而医反下之，此为大逆之戒。亦即郑氏所说"若攻下之，则引邪深入，结胸愈结而不解者，焉得不死"之谓也。

五十二、结胸证〔悉〕具，烦（燥）〔躁〕者〔亦〕死。　原文133

郑　论　按证具结胸，阻其上下交通之机，故烦（燥）〔躁〕作。盖烦出于心，（燥）〔躁〕出于肾，病机正在坎离交会之处，不交则烦（燥）〔躁〕立作，故决之必死也。

【**阐　释**】结胸证悉具，邪结已深也，若更见烦躁，是正不胜邪，真气散乱，病者必死。郑氏以坎离立论谓"烦出于心，躁出于肾，病机正在坎离交会之处，不交则烦躁立作，故决之必死也。"诚属不刊之论。

五十三、太阳病，医发汗，遂发热恶寒，因复下之，心下痞，表里俱虚，阴阳〔气〕并竭①，无阳则阴独②，复加烧针，因胸烦，面色青黄，肤𥉠者，难治；今色微黄，手足温者易愈。　原文153

郑　论　按太阳证总要外邪未解，方可发汗，岂有无发热恶寒，而反即汗之理？此言因发汗，遂见发热恶寒，焉知非误汗而逼阳外越乎？此症总缘汗下失宜，以致表里俱虚，阴阳并竭，无阳则阴独，此刻系纯阴用事，痞塞之症所由生，后加烧针，因而胸烦，面色青黄，则土木相刑之机。全神毕露，故曰难治。若色微黄，而无青色，手足尚温，是后天之根犹存，故纯可治。

【**阐　释**】郑氏所按："岂有无发热恶寒，而反即汗之理？此言因发汗，遂见发热恶寒，焉知非误汗而逼阳外越乎？"值得深思。总由汗下失宜，所以成痞，虽曰阴阳气并竭，实由心下无阳，故阴独痞塞也。复加烧针，以逼劫其阴阳，乃成此危

---

① 阴阳气并竭：就是表里俱虚。发汗使表虚而阳气竭，攻下使里虚而阴气竭。

② 无阳则阴独：谓表邪内陷成痞，表证罢而里证独具。

候，自当扶阳散逆，温中祛邪之法，可用附子理中加砂、半、吴茱萸等药治之为当。

伤寒恒论卷二

太阳中篇　凡寒伤营之证，列于此篇，计五十八法
　　　　　　（据舒本校增）

一、太阳病，或已发热，或未发热，〔必恶寒〕，体（重）〔痛〕，呕逆，脉阴阳俱紧〔者〕①，名（曰）〔为〕伤寒②。　原文3

郑　论　按已发热者，邪已拂郁于内也，未发热者，邪入而未遏郁也。据脉象，阴阳俱紧曰伤寒，论体（重）〔痛〕，则属少阴，呕逆则属寒饮，似于此条内不切。以余细维，现有发热、恶寒、身痛、脉浮紧者，乃为太阳伤寒之的候。若无头痛、身痛、发热、恶寒，而独见身（重）〔痛〕，呕逆，脉象见紧，乃为寒入少阴之

————————————————————————

①　脉阴阳俱紧：指脉的浮沉，浮取为阳，沉取为阴。"紧脉"如切绳状，是紧张的现象，与弦脉相似而转索有力。这里所说的紧脉，是浮紧的脉象，浮紧为表寒，常与发热恶寒并见。

②　名为伤寒：这里的伤寒，不是指《伤寒论》之广义伤寒，而是指麻黄汤证的狭义伤寒而言。

征。盖太阳底面，即是少阴，以此判其或已发热，或未发热二语，庶几恰切。

【阐　释】本条乃太阳伤寒证之主证主脉。与太阳上篇中风条参之自别，主要不同点是脉紧无汗，此外体痛、呕逆也是中风证所没有的。中风因见风而恶寒，伤寒则无风而亦恶寒矣。郑氏释或已发热，或未发热，则不同于历代注家之说，而曰："盖太阳底面，即是少阴，以此判其或已发热，或未发热二语，庶几恰切。"必恶寒者，伤于寒则恶寒也。

二、太阳病，头痛发热，身（痛）〔疼〕腰痛，〔骨节疼痛〕，恶风，无汗而喘者，麻黄汤主之。　原文35

郑　论　按此条乃寒伤太（过）〔阳〕之里，里寒太甚，闭束气机，上逆而喘，此理之常，主以麻黄汤开其腠里，俾邪外出，表里通畅，一切证形，立即化为乌有，学者切勿以喘而即认为肺病也，须知。

【阐　释】本条为太阳伤寒的主要证状，也是应用麻黄汤证的标准。郑氏谓："学者切勿以喘而即认为肺病。"盖人身大气，积于心中，上焦如雾也，而胸中为太阳所主，寒邪外束，营卫闭固，气不得泄，壅阏而为喘，于肺何有也。杏仁取其利气，非治肺也，故麻黄汤实是治太阳伤寒之药，而非治肺经之方也。

麻黄汤方（校补）

麻黄三两（去节）　　桂枝二两（去皮）　　甘草一两（炙）

杏仁七十个（去皮尖）

上四味，以水九升，先煮麻黄，减二升，去上沫，内诸药，煮取二升半，去滓，温服八合，复取微似汗，不须啜粥，余如桂枝法将息。

【方解及其应用范围】

麻黄辛温，开腠理而发汗；杏仁苦温，疏利肺气而治喘；桂枝辛甘温，协同麻黄，增强其发汗作用；甘草甘平，协和诸药，药虽四味，方义周匝。本方为开表逐邪发汗之峻剂，为太阳病表实证之主方。汪昂曰："麻黄中空，辛温气薄，肺家专药，而走太阳，能开腠散寒；桂枝辛温，能引营分之邪达于肌表；杏仁苦甘，能散寒而降气；甘草甘平，发散而和中。"麻黄与杏仁相配。可以解表散邪，降逆平喘。曹颖甫谓："麻黄汤为伤寒之圣药。独怪近人畏忌麻黄，徒以荆芥、防风、豆豉、牛蒡等味，敷衍病家，病家亦以其平易而乐用之，卒之愈疾之功不见。"此为经验有得之言。近代医家恽铁樵对用此方之标准谓："除恶寒、发热、头痛、身痛等，更须注意两点：第一是无汗，第二是口中和。如其有汗，麻黄是禁药；如其口渴、舌干、唇绛，桂枝也是禁药。只要是真确无汗，口中和，此方是唯一无二的妙法，可以药到病除。"（见恽著《伤寒论辑义按》）郑氏在《医法圆通》中说："此太阳营分主方也。仲景原文治太阳病头痛发热，身疼腰痛，骨节疼痛，无汗恶寒而喘者。"随即举出其圆通应用法三条：（1）治痘初出而急隐，壮热无汗者；（2）治肩背沉重，觉内冷者；（3）治两脚弯发起红块，痛甚。近代药物之分析，麻黄有发汗、平咳、定喘诸作用，为辛温发汗药中效力最强大者。故凡一切感寒、伤寒诸

疾病之无汗者，如头痛、腰痛、身痛、关节痛等，无不可以用
之。笔者多年来常用麻黄汤以治伤寒咳嗽，无不应手取效，而
从未见发生副作用。近人推广应用此方治疗肺炎、上呼吸道感
染属表寒实证者，均获良效。亦有用本方治疗肾脏病的水肿，
并不一定出汗，大都表现为小便增多而肿胀消。

三、伤寒一日①，太阳受之，脉若静者为不（动）
〔传〕②，颇欲吐，若（烦燥）〔躁烦〕，脉数急者③，为
传也。伤寒二三日，阳明少阳证不见者，为不传也。
原文4、5

郑　论　按伤寒本旨，以一日太阳，二日阳明，三
日少阳，四日太阴，五日少阴，六日厥阴，此就六经
流行之气机而言也。至于邪入太阳，虽七八日，十余
日，只要脉静而不动，别无他经证形足征，便不传经。
若脉见动，心烦欲吐，此为传也。学者临证，务要有
别经证形可验，脉象之动静足征，则得传与不传之
实也。

【阐　释】郑氏将辨太阳病脉证并治上第四条、五条合并为
一条。临床上的病变，并不是一日太阳、二日阳明……这样机械
刻板，它既可以传入阳明，又可以传入少阳，甚至也有转属太

---

　　① 伤寒：指广义伤寒，包括中风在内，与上条名为伤寒有广狭义之分。
　　② 脉若静：指脉与证符，（伤寒脉紧，中风脉缓）无数急现象。传：谓以此之
所受，转授之于彼也。
　　③ 脉数急：与脉静相对而言。

阴、少阴的。但也可以在太阳七八日、十余日不发生传变。可以从脉证的变化来诊断其传与不传，更应以证候为主。如伤寒二日，并未见到不恶寒，但恶热、口渴欲饮等阳明证，三日并未见到口苦、咽干、目眩等少阳证，则可知病邪仍在太阳，而没有传变。于此充分说明了病情已否传变，应以征候为主，绝不可以日数来决定传与不传。亦即郑氏说："务要有别经证形可验，则得传与不传之实也。"

四、伤寒二三日，心中悸而烦者①，小建中汤主之（呕家不可用建中汤②，以甜故也）。 原文102

郑 论 按太阳司寒水之令，今二三日未见别经病情，只见心悸而烦，必是太阳失气化之令，以致水停心下，为悸而烦。今主建中汤以化太阳之气，气化而行，则升降不乖，而心悸与烦，则立化为乌有。但呕家不可用建中，以甘能上涌也，须知。

【**阐 释**】伤寒二三日，心中悸烦是属里虚，虽有表证，亦不可汗之，总以救里为急，中气得到扶助，正气能发挥祛邪作用，表邪亦往往能随之而解。其所以里虚，如郑氏所说："必是太阳失气化之令，以致水停心下，为悸而烦。"建中汤足以化太阳之气，气化而行，则升降不乖，而心悸与烦可愈矣。小建中汤方后有"呕家不可用建中汤，以甜故也"。郑氏移在原文后，未知何故。

---

① 心中悸而烦：心中筑筑然跳动和烦扰不宁的证状。
② 呕家：指素有呕吐症状的人。

小建中汤方（校补）

桂枝三两（去皮）　　甘草二两（炙）　　大枣十二枚（擘）
芍药六两　生姜三两（切）　　胶饴一升

上六味，以水七升，煮取三升，去滓，内胶饴，更上微火消解，温服一升，日三服。呕家不可用建中汤，以甜故也。

【方解及其应用范围】

桂枝汤以桂枝为君，辛甘发散，以祛邪为主；本方以胶饴为君，配芍药酸甘相合，以补中为主。桂枝、生姜，温中通阳；芍药敛阴和营，桂、姜之辛，与枣、草、胶饴之甘合，则辛甘化阳；芍之苦，与甘相合，则苦甘化阴。胶饴甘温，大补脾胃，枣、草助之，以补脾胃之虚，使中宫建立，则阳气化而上行，阴气化而下降，营卫调和，阴阳不偏，则心悸与烦可愈矣。又方后有"呕家不可用建中汤，以甜故也"。不知郑氏何故，将此段移在原文之后。本方在《伤寒论》、《金匮要略》中凡五见。治里虚腹痛、萎黄、心中悸烦，又治虚劳里急、手足烦热、梦遗失精等阴阳两虚，寒热错杂诸症。近代推广用之，治疗慢性胃炎、胃、十二指肠溃疡病、更年期综合征、心律失常、腹痛、自汗、盗汗等。笔者用治营卫不调，食减神衰，咳嗽久不愈者，以此方健胃滋脾，从阳生阴，而咳自愈。

五、太阳伤寒者，加温针必惊也。　　原文117

郑　论　按寒伤太阳，在营在卫，原有区别，此言加温针必惊，是邪在营分加温针而惊耶？是邪在卫分加温针而惊耶？以理揆之，当其时邪必在卫分，卫分属阳，断不可用温针之法，邪在营分，方可用温针之法。若邪在卫分而用之，如火上添膏，邪焉有不振惊内藏也？如此处断，学者方有趋向，万不致有用温针之害矣。

【阐　释】历代注家对病伤寒之人，加以温针，一定要发生惊惕的变证。郑氏则分别在营在卫，卫分属阳，断不可用温针之法；邪在营分，可用温针之法。如此处断，便不致有用温针之害矣。

六、脉浮宜以汗解，用火灸之，邪无（出路）〔从出〕因火而盛①，病从腰以下必重而痹者，名（水）〔火〕逆也②。　原文116中段

郑　论　按脉浮之病，本应汗解，方为合法。医家不究脉体，而妄以火灸之，大悖经旨。况表阳也，火亦阳也，二阳相合，邪不从外出而从内攻，遂致腰以下必重而痹者，是邪伏于下，阻其太阳寒水流行之气机故也。名曰火逆者，是重在未得汗解，而水滞于下也。

【阐　释】本条系116条中一节，指出浮脉误灸后的变证。

---

①　邪无从出：误治后，表邪不能从汗而出。因火而盛；因误用灸法，邪热愈加炽盛。

②　火逆：凡误用火法治疗，因而形成变证的，称为火逆。

浮脉在表，宜以汗解之，医以火灸取汗，而不得汗，邪无从出，因火而盛，虽不一定焦骨伤筋，而火阻其邪，阴气渐竭，下焦乃营血所治，营气竭而莫运，必重著而为痹。亦即郑氏所说："邪不从外出而从内攻，遂致腰以下必重而痹者，是邪伏于下……"则欲治其痹者，宜先治其火矣。

七、脉浮者，〔病在表〕，可发汗，宜麻黄汤。脉浮而数者，可发汗，宜麻黄汤。　原文51、52

郑　论　按脉浮、脉数，虽云可发汗，然有用桂枝汤者，有用麻黄汤者。在营在卫，原有区分，不得以浮、数二字，而断为麻黄汤的证也。学者务于有汗、无汗、畏风、恶寒处追求，便得用方之实据也。

【**阐　释**】本条在《伤寒论》为51、52条，郑氏合并为一条。凡表病皆见浮脉，麻黄汤证之主脉为浮紧，并有头疼发热，恶寒无汗等症状，方可用麻黄汤发汗。脉浮而数者，多是风热在表的象征，麻黄汤是不适合的，应该与本篇一条二条互参，如证与之相合，方可用麻黄汤发其汗，则诸证自愈。观原文不曰以麻黄汤为主之，而皆曰宜麻黄汤，则有商量斟酌之意也。

八、伤寒，发汗〔已〕解，半日许复烦，脉浮数者，可更发汗，宜（用）桂枝汤。　原文57

郑　论　大约此证，既经汗解，而邪尚未尽解，故可更汗之，俾邪解尽无遗，庶无后患。

【阐　释】本条为汗解后，表邪犹未尽，因而复烦，脉浮数者，邪气仍在表之证，故可更发汗，以祛表邪。但已汗复汗，故不宜麻黄汤之峻发，而宜桂枝汤之缓发也。

九、发汗已，脉浮数，烦渴者，五苓散主之。　原文 72

郑　论　按太阳伤寒，既称发汗已，想是外邪已去。又见其脉浮数，烦渴，必是外邪已去，而内热未解，故其脉浮数尚见。至于烦渴者，热伤津液也，理应清解其热，热去则烦渴自解，脉数便平，何得即以五苓散主之？凡用五苓散，必要太阳邪已入腑，口渴而小便不利，原文只据一烦渴，脉数，学者每多不识。

烦渴二字，亦有饮冷、饮热之分，不可不察（顶批）。

【阐　释】此条郑氏指出用五苓散之不当。凡用五苓散，必要太阳邪已入腑，口渴而小便不利，原文只据一烦渴，脉数，其不当明甚。

十、伤寒汗出而渴者①，五苓散主之；不渴者，茯苓甘草汤主之。　原文 73

郑　论　按汗出而渴，是太阳寒水从毛窍而出，不

---

①　此处之口渴，不是阳明里证的口渴，是水气停在下焦，津液不能上布之口渴。

能滋润肠胃，故见口渴，以五苓散主之，仍使太阳寒水之气，不从外出，而仍从内出，则汗渴便止。然有不渴者，是津液未大伤，胃中尚可支持，虽见汗出，以茯苓甘草汤主之，亦是化气行水之妙。此条据余所见，当时汗出而渴，小便不利者，以五苓散主之；汗出不渴，小便不利者，以茯苓甘草汤主之。加此四字，后学更易于明白了然。

再按汗出而渴，在阳明有白虎之方^(一)；汗出而不渴，在少阴有亡阳之概，学者宜知。

（一）大渴饮冷（顶批）。

【阐　释】此条为茯苓甘草汤证与五苓散证之辨证要点，只在渴与不渴之间，则其他症状，如脉浮数、小便不利、微热等情况，亦必大致相同。郑氏释为加小便不利四字，更加明白了然，是正确的。两证的主要区别是：一则水蓄于下，口渴而小便不利，一则水停于中，口不渴而小便不利。证情虽有异，但总的原因都属停饮蓄水为患，所以都治以温阳化水，不过一则重在温化膀胱，以利小便，一则重在温化胃阳而通利三焦，以蠲水饮，所以主治方剂各别。

茯苓甘草汤方（校补）

茯苓四两　桂枝二两（去皮）　　甘草一两（炙）　　生姜三两（切）

上四味，以水四升，煮取二升，去滓，分温三服。

【方解及其应用范围】

本方治汗出不渴，其蓄水比五苓散为轻，因而去掉主要的利水药，仅用茯苓之淡渗，加重桂枝温阳，生姜温胃，甘草和中，四味配伍，温胃散水之功最佳，为治水气停中焦，不烦不渴，心下悸而四肢厥逆的有效良方。

十一、脉浮紧者，法当身疼痛，宜以汗解之。假令尺中迟者①，不可发汗〔何以知之？然②，以营气不足，血少故也〕。　原文50

十二、〔脉浮数者，法当汗出而愈，若下之，身重心悸者，不可发汗〕，当自汗出乃解，所以然者，尺中脉微，此里虚，须表里实③，津液自和，便自汗出愈。
原文49

郑　论　条内指一脉浮紧，身痛之人，法本当汗，假令尺中虚者，不可发汗，是言其阴分本虚，发之深恐亡阳，明是教人留意于发汗之间耳。即有他证，亦俟其津液自和，自汗出愈。盖慎之深，防之密矣。

【阐　释】按此二条，郑氏合并来加以注释，原文错落较多，其按亦不全面。兹据《伤寒论》校补其错落文字，分列两

---

① 尺中迟者：尺中的脉搏现迟而涩的现象，所谓"呼吸三至，来去极迟"。迟就是脉搏至数减少。但这里的迟，是对紧而言。

② 然：古人然字，多有作"曰"字解。

③ 须：等待的意思。

条之释文。脉浮紧，身疼痛，此伤寒之脉证，宜麻黄汤以汗之者也，然尺中脉迟，此营气不足，而不可发汗之虚证也。至 12 条表证误下后，见身重、心悸、尺脉微的，不能再用发汗，可俟其自汗出而愈。但亦可以酌用小建中汤一类方剂，温养里气，使表里正气早复，气血充沛，则津液自和，便能汗出而愈。

十三、咽喉干燥者，不可发汗。　　原文 83

郑　论　凡咽喉干燥之人，津液已伤，岂可再行发汗，以重夺其液乎？余谓咽喉干燥之人，有因下元坎中真气衰微，不能启真水上升而致者，法宜扶阳；有因邪火灼其津液而致者，法宜清润；有因寒水逆于中，阻其胃中升腾之气而致者，法宜行水。学者留心察之，若此等证，皆非发汗所能了。

【**阐　释**】本条为汗法禁例之一。咽喉干燥者，上焦无津液也。郑氏认为咽喉干燥之人，有三种不同情况，并提出扶阳、清润、行水三种治法。笔者认为扶阳可用四逆汤，清润可用人参白虎汤，行水可用茯苓甘草汤或五苓散。咽喉干燥，现今多称为慢性咽炎、喉炎，笔者常先用炮姜甘草汤加桔梗治之，继加补肾药调理而愈。

十四、淋家不可发汗①，汗出（则）〔必〕便血。原文 84

━━━━━━━━━━━━━

① 淋家：是指小便淋沥不爽，尿时茎中疼痛的病人。

郑　论　凡患淋之人，或热闭膀胱，或寒闭膀胱，或败精滞于尿窍，气化现有不宣，原无发汗之理，若强汗之，则津液外亡，中气被夺，即不能统束血液，血液流注阑门秘清别浊之处，渗入膀胱，小便下血，于是乎作矣。

【阐　释】本条为汗法禁例之二。历代医家注解此条，其原因多由肾阴虚而膀胱有热，郑氏所指热闭膀胱即此，法宜扶肾阴，用四苓滑石阿胶汤治之。继指出有寒闭膀胱，或败精滞于尿窍，气化不宣者，寒闭膀胱者，由下焦阳微，阴寒阻截膀胱之路，阳微无力，不能化之，法宜扶下焦之阳，可用苓桂术甘汤倍桂加砂仁、白蔻治之。至于败精滞于尿窍，气化不宣者，治当清热利水中，加以化精化气之品，可选用滋肾丸倍桂，或大剂回阳饮加味治之。淋家虽患外感，亦无强汗之理，若强汗之，阴液愈虚，膀胱之蓄热愈炽，必致邪热逼血妄行，从小便而为尿血。

十五、疮家虽身疼痛①，不可发汗，汗出则痉②。原文85

郑　论　《内经》云：诸疮痛痒，皆属于火。火盛则血亏，若（在）〔再〕发汗，血液被夺，筋脉失养，痉证必作。然又当察其病情轻重，可汗则汗，不可固执。

---

① 疮家：患疮疡病者，流脓已久，此皆亡失其津血。
② 痉（jìng 净）：肌肉收缩，手足抽搐的现象。

【阐　释】本条为汗法禁例之三，疮家久失脓血，营血势必不足，若感外邪，虽有身体疼痛等症状，虚多实少，若以麻黄汤发其汗，则必犯虚虚之戒，故不能发汗。汗出其营血必更加亏耗，筋脉失去濡养，必然强急而为痉矣。

十六、衄家不可发汗①，汗出必额上陷，脉急紧，（目）直视不能眴②，不（能）〔得〕眠。　原文86

　　郑　论　申言素患衄血之人，切切不可发汗，汗为血液，血液既伤，若更发汗，则阳从外亡，故现额上陷，脉紧急者，阳脱之象也。目直视不能眴者，肝开窍于目，血液已伤，不能灌溉，以致不眴不眠者，皆真阳欲绝，危亡之候也。

【阐　释】本条为汗法禁例之五。常患鼻衄的病人，由于经常失血，则血液素亏，不可任意发汗，更伤其血液，其变证多端，而严重的如郑氏所说的真阳欲脱之危候。

十七、亡血家不可发汗③，发汗则寒栗而振。　原文87

　　郑　论　亡血二字，即亡阳之征也。若更发汗，则阳从外越，而内无阳以温暖，故寒栗而振，此等危候非

---

　　① 衄（nù）家：常流鼻血的病人。
　　② 不能眴：眴同"瞬"，目转动。不能眴，就是说目睛不能转动。
　　③ 亡血家：平素有失血（包括吐血、大便血、小便血、鼻血及妇人崩漏）疾患的病人。

大剂回阳不可。

【阐　释】经常失血的病者，不但阴血不足，即阳气亦不充
沛，加之发汗亦能伤阳。阴血伤则无以濡养筋脉，阳气伤则无以
卫外为固，所以发生寒栗而振，此阴阳两虚之危候。如郑氏所
言，非大剂回阳不可，诚属经验有得之言。

十八、汗家重发汗①，必恍惚心乱②，小便已阴疼③，
与禹余粮丸。　原文88

郑　论　按汗为心之液，素多汗之人，血液早亏，
今重发其汗，汗出过多，则心阳外亡，神无所主，而恍
惚生，小便已阴疼者，血液已亏，不能泽及小便也。原
文以禹余粮丸主之，亦是收纳元气之意也。

【阐　释】本条为汗法禁例之六。平日汗多者，血液早亏，
表阳即虚，若重发其汗，则阳从外亡，胸中神魂无主，故心神恍
惚。而小便已阴疼者，阳气大虚，便出则气愈泄而化源伤，因虚
而疼。禹余粮丸方，原文阙。

十九、发汗病不解，反恶寒者，虚故也，芍药甘草
附子汤主之。发汗后恶寒者，虚故也，不恶寒（反恶）

---

①　汗家：指平常惯会出汗的人，包括盗汗、自汗在内。
②　恍惚心乱：神迷意惑，慌乱不安，形容精神失常的状态。
③　小便已阴疼：小便后尿道作痛。

〔但〕热者，实也，当和胃气，与调胃承气汤。 原文
68、70

郑 论 按发汗病不解，与发汗后恶寒者，皆里阳
不足，因汗而阳更伤也，故见畏寒。原文以芍药附子甘
草汤，使其收纳元气归根，而恶寒自已。若不恶寒而反
恶热，以调胃承气汤，是为血亏火旺说法。余更有说焉，
当其时发汗，有素禀元阳不足，因发汗而有元阳外越者，
外大热而内寒，学者务宜细察。若果血亏，阳明胃热，
必有舌苔干黄，大渴饮冷，方可与调胃承气汤。若其人
因发汗而元阳外越者，虽周身大热，舌必润滑，口必不
渴，二便自利，又当以回阳为要，切切不可妄与调胃承
气汤，切记。

【阐 释】 本条《伤寒论》分为两条。发汗病不解至芍药附
子甘草汤主之为一条；以下又为一条。郑氏所按，颇为恰当。但
其中特提出元阳外越与血亏火旺，阳明胃热之区别，则与历代注
家不同，临证时应特别注意。元阳外越者，可与大剂四逆或白通
汤以回阳为要。

芍药甘草附子汤方（校补）

芍药三两 甘草三两（炙） 附子一枚（炮、去皮、破八片）

上三味，以水五升，煮取一升五合，去滓，分温
三服。

【方解及其应用范围】

本方芍药以补阴敛液，附子温经回阳，佐以甘草，从中调和，使芍、附作用，共同发挥，能够兼顾气阴，实属阴阳双补、扶正之剂。故用治汗出过多之恶寒属于阴阳俱虚之证。笔者曾治患风湿疼痛，同时有汗出恶寒证状，脚挛急，舌质淡，苔白腻，脉沉细，用大剂量芍药甘草附子汤治之，芍、甘各用60克，附子80克，连服五剂而痊愈。

二十、发汗后，身疼痛，脉沉迟者①，桂枝加芍药生姜各一两人参三两新加汤主之。 原文62

郑 论 据称发汗后，身疼脉迟，明是里分有寒也。汗则表阳被夺，而内寒卒起，闭塞经络，故见身疼。原文以桂枝加芍药人参新加汤，取姜、桂以散阴寒，参、芍以养血液，亦属妥切。

【阐 释】 发汗后，身疼痛，脉沉迟，此阳气虚损，阴液耗竭，亦即气阴两伤，营血不足也。郑氏所论"汗则表阳被夺，而内寒卒起，闭塞经络，故见身疼"。亦属确切之论。

桂枝加芍药生姜各一两人参三两新加汤（校补）

桂枝三两（去皮） 芍药四两 甘草二两（炙） 人参三两 大枣十二枚（劈） 生姜四两

上六味，以水一斗二升，煮取三升去滓，温服一升。

───────────

① 脉沉迟：沉是重按才得，迟是跳动的次数缓慢。

本云桂枝汤，今加芍药、生姜、人参。

【方解及其应用范围】

桂枝汤有调和营卫，滋阴和阳的作用。本方即桂枝汤倍芍药、生姜加人参而成。倍生姜者，以脉沉迟营中寒也；倍芍药者，以营不足，血少故也；加人参者，补诸虚也。补营阴而益卫阳，表虚身疼自愈。故汗出太过津液受伤，不能濡养筋脉而身疼痛者；气血不足之身疼痛；正气不足，风湿在表之痹证。均可酌用本方治疗。

二十一、发汗后，不可更行桂枝汤①，（若）汗出而喘，无大热者，可与麻黄杏仁〔甘草〕石膏汤。发汗后饮水多（者）必喘，以水灌之亦喘②。　原文 63、75后段

郑　论　按此条所论，与前论不符。此言发汗后，不可更行桂枝汤，若其人桂枝证仍在者，原有再用桂枝之法，此说不可用，非不符而何？又云：发汗出而喘，无大热者，可与麻杏石膏〔甘草〕汤。据余所见，果系大热、口渴、饮冷、气喘者，则为火刑于肺，而麻杏石膏〔甘草〕汤可用。若无大热、口渴等情，只见汗出而喘，吾恐汗出亡阳，若再以麻黄杏仁之方治之，能不速其亡乎？又云："发汗后，饮水多者必喘，以水灌之亦

————————————

①　更行：行，施也、用也。更行就是再用的意思。
②　灌：洗也，即以水洗浴之意思。

喘。"此必因发汗而津液伤，故渴欲饮水；水入亦喘者，是为水逆于中，而中州气化不宣故也。

【阐　释】本条分为两节，发汗后至可与麻黄杏仁石膏甘草汤为一节，即伤寒论63条全文；发汗后至以水灌之亦喘为后一节，即伤寒论75条后段。郑氏谓"此条所论，与前论不符"，其解麻杏石甘汤之可用与不可用，确有见地，非随文释义可及。又原文"发汗后饮水多必喘，以水灌之亦喘"，郑氏释为津液伤，气化不宣。盖汗后表气虚，水气乘虚，客于腠理皮毛之间，则皮毛之开阖不利，皮毛内合于肺，故肺之呼吸迫促，而为喘也。

麻黄杏仁甘草石膏汤方（校补）

麻黄四两（去节）　　杏仁五十个（去皮尖）　　甘草二两（炙）　　石膏半斤（碎、绵裹）

上四味，以水七升，煮麻黄减二升，去上沫，内诸药，煮取二升，去滓，温服一升。

【方解及其应用范围】

本方是麻黄汤去桂枝加石膏而成。麻黄辛温开泄肺气；杏仁苦降，宣肺平喘；石膏辛甘寒直清里热；甘草以和诸药。四味配合，有清肺定喘之功。此方除治本条所举之证外，适用于邪热壅肺各种病证，如风热感冒、气管炎、哮喘、百日咳、肺炎等。笔者常用此方治寒包热之咳嗽、哮喘、肺炎，以及风温初起，无汗而喘者，屡用屡效，获得满意效果。

二十二、下后不可更行桂枝汤，若汗出而喘，无大热者，可与麻〔黄〕杏（仁）〔子〕〔甘草〕石膏汤。
原文 162

郑　论　按下后不可更行桂枝汤，此语皆非确论，其间有因下而引邪深入，其脉尚浮，病机尚欲外出，仍当以桂枝汤，因其势而导之，为方合法，何得拘泥？至汗出而喘无大热句，更要仔细推求，果见脉浮紧，有热象可征，而麻杏甘膏汤，方是的对之方。若汗出，脉浮空，面舌俱青、白、黑色者，回阳犹恐不及，尚得以原文方治之乎？学者务要留心，探究阴阳消息，切勿死守陈言，为方所囿，则得矣。

【阐　释】下后不可更行桂枝汤，郑氏谓此语非确论。若其人桂枝证仍在者，原有再用桂枝之法。太阳上篇第三十一条、三十二条，太阳中篇第二十九条，都是下后而又用桂枝汤之例。至汗出而喘无大热者，可否用麻杏甘膏汤，则应如郑氏所说：探求阴阳实据，切勿死守陈言，为方所囿。

二十三、发汗过多，其人叉手自冒心①，心下悸②，欲得按者，桂枝〔甘草〕汤主之。　原文 64

郑　论　按汗为心之液，今发汗过多，则心阳不足，其人叉手自冒者，是欲扶心之意，外援之一助也。至心

---

①　叉手自冒心：叉手即两手交叉，冒即按捺，形容病人的两手覆盖在自己的心胸部位。

②　悸：跳动也。心下悸，即心下部位有紧张跳动的感觉。

下悸欲按，皆本此。

【阐　释】 此乃汗出过多，损伤胸中阳气。因胸中阳虚，以致心下悸动不宁。又手自冒心，亦是汗出多而胸阳虚的缘故。

　　桂枝甘草汤方（校补）

　　桂枝四两（去皮）　　甘草二两（炙）

　　上二味，以水三升，煮取一升，去滓，顿服。

　　【方解及其应用范围】

　　桂枝甘草汤方，桂枝并非解表，乃取其入心而益阳，配以甘草补虚以益气。桂枝配甘草，则桂枝温而不热，所以能益阳而不致发汗。辛甘合用，阳气乃生，心阳得复而悸动可愈。现本方广泛用于治疗心血管系统疾病，可调整血液循环功能。如心阳虚是受肾阳虚所引起，可酌加附子。

　　二十四、未持脉时①，病人叉手自冒心，师因教〔试〕令咳而不咳者，此必两耳聋无闻也，所以然者，以重发汗，虚，故如此也。　　原文75 前段

　　郑　论 此条是教人探阴阳之妙谛，若其人令咳而能咳，则耳聪，令咳而不咳，则耳聋。故断之曰，重发汗，以致心阳虚，浊阴上干，闭其轻窍，故耳聋也，此与风寒闭束者，大有泾渭之别，学者宜细察焉。

————————

　　① 持脉：与诊脉同义。

【阐　释】本条通过望诊与问诊来诊断病情，决其阴阳，重发汗，以致心阳虚，心寄窍于耳，心虚故耳聋，此与肝胆风木之火上升，阻滞清窍而耳聋迥然不同，以小柴胡汤加减治之必不效，必大剂参附汤加味治之。

二十五、发汗后，其人脐下悸者，欲作奔豚①，茯苓桂枝甘草大枣汤主之。　原文 65

郑　论　即称发汗后其人脐下悸者，是必因发汗而伤及肾阳也，肾阳既衰，不能镇纳下元水气，以致脐下悸，欲作奔豚，法宜回阳为是。原文所主之方，取茯苓以伐肾邪，而使水气下泄，不致上奔，真立法之妙谛也。

【阐　释】历代注家认为发汗后心阳虚而肾水上逆脐下。郑氏则谓伤及肾阳，不能镇纳下元水气，以致脐下悸，欲作奔豚，法宜回阳为是。原文主以茯苓桂枝甘草大枣汤虽佳，但不若再加附片以扶肾阳，效果更好。

茯苓桂枝甘草大枣汤方（校补）

茯苓半斤　桂枝四两（去皮）　　甘草二两（炙）　　大枣十五枚

上四味，以甘澜水一斗②，先煮茯苓，减二升，内

————————————

①　奔豚：《诸病源候论》云："奔豚者，气上下游走，如豚之奔，故曰奔豚。"此两字在这里是形容悸气自小腹上冲心胸之势，与肾积为奔豚不同。

②　甘澜水：一名劳水。程林曰："扬之无力，取其不助肾邪也。"钱天来曰："动则其性属阳，扬则其势下走故也。"

诸药，煮取三升，去滓，温服一升，日三服。作甘澜水法，取水二斗，置大盆内，以杓扬之，水上有珠子五六千颗相逐，取用之。

【方解及其应用范围】

《医宗金鉴》云："本方即苓桂术甘汤去白术加大枣倍茯苓也，彼治心下逆满，气冲胸，此则脐下悸欲作奔豚。盖以水停中焦，故用白术，水停下焦，故倍茯苓，其病由汗后而起，自不外乎桂枝之法也。"本方与苓桂术甘汤、茯苓甘草汤的作用大致相同，都能治水气疾患。苓桂术甘汤证，心下逆满，气上冲胸；茯苓甘草汤证，厥而心下悸，其病理机转偏于中焦，所以一用白术运脾，一用生姜温胃。本汤证脐下悸欲作奔豚，其病理机转偏于下焦，所以用大枣培土制水，倍茯苓以伐肾邪。

二十六、发汗后，腹胀满者，厚朴生姜半夏甘草人参汤主之。　原文66

郑　论　此病腹胀满由于发汗后，明是汗出伤及胸中之阳，以致浊阴上干，闭其清道，壅而为满，法宜补中宣通，原方亦可用，似不若理中加行滞药为当。

【阐　释】此条为发汗后脾阳虚弱，不能运化转输，虚气壅滞腹胀满的治法。郑氏云："原方亦可用，似不若理中加行滞药为当。"笔者治此类脾虚胀满者，常用理中汤加丁香治之辄效。

厚朴生姜半夏甘草人参汤方（校补）

厚朴半斤（炙、去皮）　　生姜半斤（切）　　半夏半升（洗）
甘草二两　人参一两

上五味，以水一斗，煮取三升，去滓，温服一升，日三服。

【方解及其应用范围】

本方为温运脾阳，宽中除满，消补兼施之剂。厚朴味苦辛，性温，下气开滞，豁痰泄实，故能平胃气而除腹满，生姜辛开理气，半夏开结燥湿，人参、甘草健脾培土以助运用。参、草非胀满之要药，临床时分量宜轻。除用治脾虚作胀外，近人推广用于慢性胃炎、胃、肠消化不良等病症。

二十七、伤寒汗出解之后，胃中不和，心下痞鞕，干（呕）〔噫〕食臭①，胁下有水气，腹中雷鸣下利者②，宜生姜泻心汤〔主之〕。　原文157

郑　论　此证既称汗解，是外邪已去，何至胃中不和，心下痞鞕？此是因发汗过多，以致浊阴上逆于心而成痞乎？是因挟有宿食滞于心下而成痞鞕乎？是因有邪热结于心下而成痞鞕乎？是因有寒水逆于心下而成痞鞕乎？不能无疑。又云"干（呕）〔噫〕食臭，胁下有水气，至雷鸣下利"句，定是太阳气化失职，以致寒水弥

———————————————

① 干噫食臭：噫同嗳，即嗳气带有食臭味。
② 腹中雷鸣：形容腹肠间的响声。

漫四旁,一切病情,俱由此而生。但原文以生姜泻心汤主之,似不恰切。

【阐 释】郑氏所注,与历代注家不同,首先提出心下痞鞭有四种不同情况,此条心下痞鞭,是因寒水逆于心下而成,此太阳气化失职,以致寒水弥漫,原文主以生姜泻心汤为不恰当。笔者认为可用五苓倍桂以化太阳膀胱之气,加附子以扶肾阳,较为妥切。

生姜泻心汤(校补)

生姜_{四两}(切)　　甘草_{三两}(炙)　　人参_{三两}　　干姜_{一两}
黄芩_{三两}　半夏_{半升}(洗)　　黄连_{一两}　大枣_{十二枚}(擘)

上八味,以水一斗,煮取六升,去滓,再煎取三升,温服一升,日三服。附子泻心汤,本云加附子。半夏泻心汤、甘草泻心汤,同体别名耳。生姜泻心汤,本云理中人参黄芩汤,去桂枝、术加黄连,并泻肝法。

【方解及其应用范围】

本方生姜、半夏辛温散寒,除胁下水气以和胃,人参、大枣以补中,干姜、甘草以温里,黄芩、黄连以除痞结。因本方以胃不和有水气为主,故重用生姜以和胃散水,因以名方。本方主治皆属里证,寒多热少、升降失司、虚实错杂之证。现应用本方以治急慢性肠炎、消化不良,胃扩张,胃酸过多,肠胃功能紊乱等症。

二十八、伤寒中风，医反下之，其人下利，日数十（次）〔行〕，（完）谷不化①，腹中雷鸣，心下痞鞕而满，干呕心烦不得安。医见心下痞，谓病不尽，复下之，其痞益甚，此非结热，但以胃中虚，客气上逆②，故使鞕也。甘草泻心汤主之。　原文 158

郑　论　此条既已误下，而又复下，所现之症，既称虚冷，此非结热，原文以甘草泻心汤主之，方中芩连之苦寒，而复可用乎？仲景不当处此。

【阐　释】两次误下，其痞益甚，此非热邪痞结，而是胃中虚冷之极也，理当急投四逆以救其阳，稍加人参以润之，即四逆加人参汤。在临床上，人参确有振奋胃机能，缓解虚性痞满的作用。故郑氏驳其不可用芩、连之苦寒，而曰仲景不当处此。

甘草泻心汤方（校补）

甘草四两（炙）　　黄芩三两　　干姜三两　　半夏半升（洗）
大枣十二枚（擘）　　黄连一两

上六味，以水一斗，煮取六升，去滓，再煎取三升，温服一升，日三服。

【方解及其应用范围】

本方用甘、枣以补中，干姜、半夏，辛以通达，芩、连苦

---

① 谷不化：就是食粮谷不消化。
② 客气上逆：不是人体正气，是胃中虚气上逆。

寒，泻痞清热。甘草用至四两，为本方君药，故名甘草泻心汤。现今推广用以治疗胃及十二指肠溃疡多效，其证多为寒热错杂。

二十九、伤寒大下后，复发汗，心下痞，恶寒者，表未解也，不可攻痞^①，当先解表，表解乃可攻痞，解表宜桂枝汤，攻痞宜大黄黄连泻心汤。　原文164

郑　论　既称下汗后，以致心下痞，明是下汗，亏损表里之阳，以致浊阴上干，结于心下而为痞，法宜温中扶阳，宣中散逆为是。又云：恶寒者表未解，恶寒二字，虽云太阳面目，究竟阳虚而畏外寒，亦见恶寒，况既大下发汗后，果见脉尚浮紧，周身尚在疼痛，发热，恶寒，如此可以解表，不然，只见恶寒两字，不得即当解表。至于攻痞之说，虽有次第，以此症而论，则攻痞之大黄黄连泻心汤，亦未恰切，何也？未见有热象足征，只有痞象一证，况此由下汗而成，并非未经汗下而见，前之大下，是大黄苦寒一派而致痞，既前之大黄不效，今又用之，又岂能必其效乎？吾想再下之，而命不永也。

【阐　释】郑氏所按，层层分析，与历代注家迥异。下汗后，以致心下痞，乃亏损表里之阳，阴气结于心下而成痞，法宜温中扶阳，宣中散逆，所论极是。至恶寒二字，亦有阳虚而畏寒

---

①　攻痞（pǐ）：即治疗痞证。痞：痞块、痞积，腹中可触摸之硬块，伤寒病等会发生此症状。

者，则不在解表之例。至于攻痞之说，大黄黄连泻心汤，亦不恰切，盖只有痞象一证，而未见有热象足征，况此痞由下汗而成，并非未经汗下而见，前用大黄下之而成痞，今又用之，岂能必其效乎？故郑氏慨然曰："吾想再下之，而命不永也。"

三十、脉浮而紧，而复下之，紧反入里，则作痞，按之自濡①，但气痞耳②。心下痞，按之濡，其脉关上浮（大）〔者〕，大黄黄连泻心汤主之，心下痞。而复恶寒汗出者，附子泻心汤主之。　原文 151、154、155

郑　论　按脉浮而紧，是寒伤的候，理应解表，医者不知解表，而复下之，紧反入里，明明引邪深入而成痞满之象，但按之濡，是无形之热邪结于心下。至于关上浮大，足见中州之实有热助之，而原文之大黄黄连泻心汤，是的确之法。若心下痞，而见恶寒汗出者，则又阳虚之征，因误下所致，原文以附子泻心汤主之。附子可用，而芩、连必不可用，何也？恶寒者，阳衰之验，汗出者，亡阳之机，心下痞者，阴邪上逆之据，法宜大剂扶阳宣散为是，学者宜细察之。

【阐　释】本条系《伤寒论》151、154、155 三条合并而成。脉浮而紧至气痞耳为一节，说明痞的成因与症状；心下痞至大黄

———————————

① 濡：与软同，柔软之意。

② "痞"：本是一种疾状名称，不是独立的病名。但也有以痞为主证，而进行治疗的，如诸泻心汤证。

黄连泻心汤主之为第二节，此热痞的证治；心下痞至附子泻心汤主之为第三节，此痞证而兼阳虚的证治。郑氏对第三节所按："附子可用，芩、连必不可用。"发人深省。笔者认为可用附子理中汤扶阳抑阴，加半夏、砂仁健脾降逆为当。

大黄黄连泻心汤（校补）

大黄二两　黄连一两

上二味，以麻沸汤二升渍之①，须臾绞去滓，分温再服。

附子泻心汤方（校补）

大黄二两　黄连一两　黄芩一两　附子一枚（炮，去皮，破，别煮取汁）

上四味，切三味，以麻沸汤二升渍之，须臾绞去滓，内附子汁，分温再服。

【方解及其应用范围】

大黄黄连泻心汤为泻火泄热之剂。大黄苦寒，急泻上炎之火；黄连泻中焦邪火，清热消痞。二药仅用沸汤渍泡，取汁饮服，重在清中焦之热邪而不主泻下。故凡不恶寒，但恶热，心下痞闷不舒，按之膨满而微有抵抗，自觉烦热，热气上冲，头痛、面赤等，都可治之。《金匮》用治"心气不足，吐血、衄血"。此气盛火旺，逼血妄行也。近人推广治疗炎性的胃肠病，和一般突发的充血性疾病，如高血压等，更广泛用于热盛之吐血，疗效可靠。附子泻

---

① 麻沸汤：即沸水。汪苓友曰：麻沸汤者，熟汤也，汤将熟时，其面沸泡如麻，以故云麻。渍之：用沸水泡药，而不用煎熬。

心汤即上方加黄芩、附子，为寒热并用，温清兼施，正邪两顾之
和剂。三黄泄热消痞，仅用沸水渍泡取汁；附子久煮，取浓汁。
合和与服，取寒热异其气，生熟异其性，药虽同行，而功则各奏。
故凡证属实热而体属阳虚之胃病或吐血、鼻衄等病，都可适用。

三十一、伤寒五六日，呕而发热者，柴胡汤证具，
而以他药下之①，柴胡证仍在者，复与柴胡汤，此虽已
下之，不为逆，必（兼之）〔蒸蒸而振〕②，却发热汗出
而解。若心下满而鞕〔痛〕者，此为结胸也，大陷胸汤
主之（可也）。但满而不（病）〔痛者〕，此为痞，柴胡
汤不中与之，宜半夏泻心汤。　原文149

郑　论　按柴胡汤证具，而以他药下之，柴胡证仍
在者，是下之而邪未深入，尚在少阳，故不为逆，若下
之而转变别症，少阳症全无者，则是下之过，咎无可辞。
若心下满而硬，虽名结胸，究竟务要察其虚实，果系有
邪热结于心下者，可与大陷胸汤。若系下之失宜，而阴
寒水湿上逆而作者，犹宜温中降逆，化气行水方是。所
云满而不（病）〔痛〕则为痞，原非柴胡汤所宜。原文
以半夏泻心汤，确乎有理，至于方中芩、连，似觉不当，
学者察之。

【阐　释】　此条乃柴胡汤证具，误下后的三种病变。其一

————————————

①　他药：即承气之类，非有别药也。
②　蒸蒸而振：蒸蒸，身热汗欲出之状也；振者，振振然动摇之貌，即寒战也。

是虽误下而证未变，所以仍用原方治疗。其二是病转结胸的症治，又有两种情况，果系有邪热结于心下者，可与大陷胸汤；若阴寒水湿上逆而作者，则宜温中降逆，化气行水，可用附子理中汤加肉桂、砂仁、半夏、茯苓治之。其三是转痞满的症治，亦即是心下满而不痛的痞症，则宜用半夏泻心汤治疗。郑氏提出方中芩、连，似觉不当，应用时宜详加审察，示人以慎重之意。

半夏泻心汤方（校补）

半夏半升（洗）　黄芩、干姜、人参、甘草（炙）各三两　黄连一两　大枣十二枚（擘）

上七味，以水一斗，煮取六升，去渣，再煎取三升，温服一升，日三服。须大陷胸汤者，方用前第二法。原注云："一方用半夏一升。"

【方解及其应用范围】

柯韵伯云："即小柴胡汤去柴胡加黄连、干姜也。不往来寒热，是无半表证，故不用柴胡，痞因寒热之气互结而成，用黄连、干姜之大寒大热者，为之两解也。"但下后中虚，所以用参、草、大枣以补正。近代推广应用治疗胃肠道疾病，如急慢性胃肠炎、消化不良、食欲不振、脏寒肠热之泄泻等，都有一定疗效。

三十二、本以下之，故心下痞，与泻心汤[1]，痞不

---

[1] 泻心汤：即大黄黄连泻心汤。

解，其人渴而口燥烦①，小便不利者，五苓散主之。
原文156

郑　论　痞由误下而致，服泻心汤而不解，又复见
燥烦口渴，小便不利，原文以五苓散主之，可见初非下
症，实太阳之症，因下而引入太阳之腑也。可见医家不
可妄下，总要斟酌妥帖为妙。

【阐　释】痞由误下而成，本条痞证是水饮内停，津液不行
所致，故有渴而口燥心烦，小便不利等。如郑氏所说："实太阳
之症，因误下而引入太阳之腑。"故五苓散为对症之良方。

三十三、伤寒服（泻）〔汤〕药，下利不止，心下
痞鞕，服泻心汤已，（后）〔复〕以他药下之，利不止，
医以理中与之，利益甚，理中者，理中焦②，此利在下
焦③，赤石脂禹余粮汤主之。复（利）不止者，当利其
小便。　原文159

郑　论　据所称伤寒，服（泻）〔汤〕药下利不止，
而至心下痞，明是下伤胸中之阳，遂使浊阴僭居高位而
成痞，虽服泻心汤而病未解，又复下之，一误再误，所
失愈多，医（一）〔以〕理中汤治之，下利益甚。非下
利甚之可怪，实由中州转运，而积阴下泄，虽泄甚一时，

———————————————

① 燥烦：即口燥心烦。
② 理中者，理中焦：说明理中汤的作用是调理中焦脾胃。
③ 下焦：是指病在下部。

而收功已在旦夕，昧者不察，以为病在下焦，非理中可了，又复以赤石脂禹余粮汤治之，仍不效，而曰当利小便，不知下利，有小便尚利者，有小便不利者，不利者可利，而小便利者决不可利。以余所见，全是误下所致，理中是不易良法，理中内加桂、苓、砂、半是绝妙法，原文所论之方，皆在似是而非之例，学者详细辨之。

【阐　释】本条指出，下后再次误下，有各种不同病情，应根据辨证论治的精神来处方治疗。如下后痞硬下利，而胃脘部痞鞭偏甚的，宜用泻心汤；如中焦虚寒的，宜用理中汤；如下利不止，下虚滑脱的，可用赤石脂禹余粮汤；如属清浊不分，小便不利的，可用五苓散，小便一利，便可减少大便中水分，有利于下利不止的治疗。郑氏认为全是误下所致，理中是不易良法，理中内加桂、苓、砂、半是绝妙法，亦可遵从。

赤石脂禹余粮方（校补）

赤石脂一斤（碎）　　太一禹余粮一斤（碎）

上二味，以水六升，煮取二升，去渣，分温三服。

【方解及其应用范围】

柯韵伯云："大肠之不固，仍责在胃，关门之不紧，仍责在脾，此二味皆土之精气所结，能实胃而涩肠，凡下焦虚脱者，以二物为末，参汤调服，最效。"此方亦可用于大肠咳嗽，咳则遗矢。李东垣谓："固涩止咳。"

三十四、伤寒发热，汗出不解，心中痞鞕，呕吐而下利者，大柴胡汤主之。　原文165

郑　论　按伤寒发热，有风伤卫之发热，寒伤营之发热。出汗，有风伤卫之出汗，有阳明热甚之出汗，有少阴亡阳症之出汗。而此只云；发热汗出不解，是用桂枝解表之剂而出汗不解乎？是用麻黄解表而发热汗出不解乎？此中全无实据。言阳越于外发热也可，言汗出亡阳也可。又云：心中痞鞕，呕吐下利，全是太阴病情，则于太阳症不合，至于大柴胡汤，则更属不合也，学者盍察之。

【阐　释】此条郑氏提出种种疑问，以及心中痞鞕，呕吐下利，证属太阴，皆值得学者辨证时深思，大柴胡汤为和表清里之剂，与病症不合，不可用矣。舒驰远更说："大柴胡汤不可用，仲景必无此法。"方见"过经不解"一条。

三十五、伤寒发汗，若吐若下，解后[1]，心下痞〔鞕〕，噫气不除者[2]，旋覆代赭石汤主之。　原文161

郑　论　按伤寒病，至用汗、吐、下三法，外病已解，而见心下痞，噫气不除者，由或汗、或吐、或下，伤及胸中之阳，以致浊阴上干，逆于心下，阻其升降之气机而为噫。原文以旋覆代赭石汤主之，实属至当

———————————

[1]　解：谓大邪已散去。
[2]　噫气：即饱食息也。俗曰打饱嗝。

之法。

【阐　释】本条为伤寒大邪解后，虚气作痞的治法。郑氏释"噫气不除者，伤及胸中之阳，以致浊阴上干，逆于心下，阻其升降之气机而为噫"。实属至当，主以旋覆代赭石汤，为确切不易之方矣。

旋覆代赭石汤方（校补）
旋覆花三两　人参二两　生姜五两　代赭一两　甘草三两（炙）　半夏半升（洗）　大枣十二枚（擘）
上七味，以水一斗，煮取六升，去渣，再煎取三升，温服一升，日三服。

【方解及其应用范围】
本方以人参、甘草养正补虚，姜、枣和脾养胃，半夏以蠲饮降浊，更以代赭石之重，使之敛浮镇逆，旋覆花之辛，用以宣气涤饮。浊降则痞鞕可消，清升则噫气可除。现多用于慢性胃肠病，胃气上逆，眩晕呕吐，胸痞，痰多而粘，食不下，大便秘结，噎膈反胃等。

三十六、病胁下素有痞，连在脐旁，痛引少腹，入阴筋者①，此名脏结②，死。脏结无阳症③，不往来寒热，

────────────

① 入阴筋：指睾丸而言，此指阴茎缩入。
② 脏结：脏气结塞不通的意思。
③ 阳症：指发热、头痛、身疼、口渴等阳性证状。

其人反静，（则）舌上苔滑者，（而）不可攻也。　原文
167、130

郑　论　两胁属肝地面，素有痞连在脐旁，是阴寒
久聚于厥阴而未解，阴邪甚则痛直入阴筋，故决其死。
而曰脏结者，肝为阴脏故也。无阳症，不往来寒热，其
人安静，舌滑苔，则是阴症之实据，言不可攻，是教人
不可妄用药以攻其结也。

【阐　释】此条《伤寒论》原书分作两条："病胁下素有
痞……此名脏结，死。"为第一节，此言脏结的痞属极危候。痞
症之结深结久，惟阴元阳，阴气过极，阳气竭绝，故死。第二节
为"脏结无阳症……不可攻也"。继续说明脏结证的属性，是纯
阴无阳，虽有如结胸的鞕满证状，慎不可攻，若误攻之，则犯虚
虚之戒。此条有论无方，前节言死，后节言不可攻。笔者认为可
用大剂四逆汤、白通汤以回阳，或当于十百中挽救一二，亦是尽
治病之道而已。

三十七、问曰：病有结胸[①]，有脏结[②]，其状何如？
答曰：按（则病）〔之痛〕，寸脉浮，关脉沉，名曰结胸
也。何为脏结？答曰：如结胸状，饮食如故，时时下利，
寸脉浮，关脉小、细、沉、紧，名曰脏结，舌上白苔滑
者[③]，难治。　原文 128、129

---

① 结胸：证候名，主要证状是心下鞕痛（胃脘部）。
② 脏结：证候名，证状与结胸相似，而性质不同，为脏气虚寒而结。
③ 舌上白苔滑：就是舌上有白色的滑苔。

郑　论　按结胸、脏结两症，答曰寸浮、关沉紧；寸浮、关细沉紧，皆非确论。若寸浮、关沉而不结胸；寸浮、关细沉紧而不脏结，则又当何说？以余鄙见，当时胸高突起，结于胸之上部者，可名结胸。如物盘状，结于少腹两侧，或在脐旁，可名脏结。然后以脉象参之，庶为近理。若仅以脉象而论，恐未必尽如是说也，学者须知。

【阐　释】本条《伤寒论》原书分为两条。"问曰……名曰结胸也"为一条；"何为脏结……难治"又为一条。郑氏说：不能只凭脉辨结胸与脏结，而应结合证状参之。如胸高突起，结于胸之上部者可名结胸；如物盘状，结于少腹两侧，或在脐旁，可名脏结。必这样辨结胸与脏结，方为恰当。亦即对征候的诊断，四诊缺一不可。

三十八、伤寒六七日，结胸热实①，脉沉〔而〕紧，心下痛，按之石鞕者，大陷胸汤主之。　　原文135

郑　论　此条明言热邪盘聚胸中，以致心下痛，按之如石鞕，故取大陷胸汤以治之，急欲逐去热邪之意也。前太阳上篇三十七条内云：脉浮者必结胸，此何不见脉浮也？脉沉紧者，必欲呕，此何不见呕也？总之，专以脉定病，决乎〔不〕可，况气机变化莫测，焉能以二十八脉象，以定亿万病象乎？学者切不可为脉所囿，则

----

①　结胸热实：是说结胸证属热属实，与寒实结胸相对而言。

得矣。

【阐　释】此节乃未经误下而成结胸之证也。伤寒六七日，寒不外解，而反化热入里，故曰结胸热实。提出热实二字，恐人以沉紧之脉而误认为寒实结胸也。此证寒化为热，而与有形之水，搏结于心下，故按之石鞭而痛也。治以大陷胸汤，泻热逐水，得快利，则病自愈矣。郑氏曰："专以脉定病，决乎不可。"必需四诊合参，乃能探得病原，辨证处方，斯为得矣（此条舒本列为 38 条，郑书列为 58 条，按理应列为 38 条，故从舒本将此条移前。郑书 38 条移为 39 条，以下依次顺移）。

三十九、小结胸（症）〔病〕，〔正〕在心下，（若）按之则痛，脉浮滑者，（小者）小陷胸汤主之。　原文 138

郑　论　既名结胸，何分大小，要知有热结于胸者，有寒结于胸者，有痰结于胸者，有食结于胸者，总要分辨的确，庶无差错。若小陷胸汤，与热结者宜，而非寒、痰、食所宜，即以原文脉之浮滑而论，浮主风，而滑主痰，宜是内痰，若小陷胸汤，则未必妥切。

【阐　释】小结胸症，有热结于胸者？小陷胸汤为正治之方。若寒结、痰结、食结于胸者，则非小陷胸汤所宜。笔者在临症中，对寒结于胸者，用大黄附子细辛汤；因痰结于胸者，则用苓桂术甘汤加附子以温化之；若食积结胸者，选用加味平胃散。此皆屡用屡效之方也。

小陷胸汤方（校补）

黄连一两　半夏半升（洗）　栝蒌实大者一枚

上三味，以水六升，先煮栝蒌，取三升，去渣，内诸药，煮取二升，去渣，分温三服。

【方解及其应用范围】

本方用黄连苦寒以清热，半夏辛燥而祛痰，栝蒌实甘寒滑润，既可助黄连以清热，又可助半夏以化痰，药力较大陷胸汤为缓，故称为小陷胸汤。因本方有清热、开结、化痰之作用，推广应用于呼吸系统及消化系统疾病，如急慢性胃炎、支气管炎、肺炎、胸膜炎等呈痰热结于胸脘之证者。

四十、伤寒十余日，热结在里，复往来寒热者，〔与〕大柴胡汤（主之）。但结胸（而）无大热者①，此为水结在胸胁也，但（欲）〔头〕微汗出者，大陷胸汤主之。　原文136

郑　论　据所称热结在里，是见小便短赤乎？是见大便闭塞乎？是见舌苔干黄、大渴饮冷乎？务要有一定实据，原文笼统言之，学者当于病情处探求，果见大便不利，复往来寒热者，大柴胡汤可用。又云：结胸而无大热者，此为水结在胸胁，但（欲）〔头〕微汗，原文以大陷胸主之，既以无大热，而为水结胸胁明是中宫不宣，水逆不行；法宜温中、健脾、行水为是，若大陷胸

——————————

① 无大热：指邪热传里，表无大热。

汤，断乎不可。

【阐　释】热结在里，必要有里热之实据，复往来寒热，
则大柴胡汤可用。若水结在胸胁，明是中宫之阳不能传运，水
流入胁而结聚，应如郑氏所说："法宜温中、健脾、行水为是，
大陷胸汤，断乎不可。"此证可用理中汤加砂、半、茯苓治之。

　　四十一、伤寒六七日，发热微恶寒，肢节烦疼①，
微呕，心下支结②，外证未去者，柴胡桂枝汤主之。
原文146

　　郑　论　按伤寒至六七日，所现仍是太阳表证病情，
但有微呕，则柴胡桂枝汤可用。至于心下支结，是太阳
寒水之气上逆所致也，当于方中加茯苓、砂、半，庶为
恰切。

　　【阐　释】发热微恶寒，肢节烦疼，此是太阳表证未除的现
象；同时又现轻微呕吐，并感觉心下支撑闷结，此即少阳证之轻
者。两经证状都比较轻微，所以用桂枝汤、柴胡汤各取原方之
半，双解两经之邪。

　　柴胡桂枝汤方（校补）
　　桂枝一两半（去皮）　　黄芩一两半　　人参一两半　　甘草一

———————————————
① 肢节烦疼：四肢关节疼痛之甚。
② 心下支结：心下感觉支撑闷结。

两（炙）　　半夏二合半（洗）　　芍药一两半　　大枣六枚（擘）
生姜一两半（切）　　柴胡四两

上九味，以水七升，煮取三升，去渣，温服一升。
本云：人参汤作如桂枝法，加半夏、柴胡、黄芩，复如
柴胡法，今用人参，作半剂。

【方解及其应用范围】

此小柴胡与桂枝汤两方各半合剂而成。桂枝汤疏通营卫，
解太阳之邪，则发热、微恶寒、支节烦疼除；以柴胡汤和少阳
半表半里之邪，则微呕、心下支结自愈。现推广应用以治感
冒、疟疾、在表之风湿性关节炎，凡与本方病机相符者，均可
使用。

四十二、伤寒八九日，下之，胸满烦惊，小便不利，
谵语，一身尽重，不可转侧者，柴胡加龙骨牡蛎汤主之。
原文107

郑　论　按此条果系下证，下则病去无遗，何至有
胸满烦惊、小便不利，谵语，一身尽重不能转侧者？明
是下伤胸中之阳，以致浊阴上泛，而为胸满烦惊者，心
肾之阳为下所伤也。小便不利者，下焦之阳衰，不能化
下焦之阴也。谵语者，浊阴上闭神明昏乱也。一身尽重
不能转侧者，少阴之阴寒甚，而无阳以化也。法非四逆、
白通不能了。若原文之方，决不妥当。

【阐　释】郑氏对此条，其见解独特，与历代注家不同。

果系下证，下之则病去无遗，何致有胸满烦惊，小便不利等证状，明是伤及中下焦之阳，柴胡加龙骨牡蛎汤则非对症之方。而又当用四逆、白通以扶中下焦之阳，则诸证自愈。笔者信之而不疑。

柴胡加龙骨牡蛎汤方（校补）

柴胡四两　　龙骨、黄芩、生姜（切）、铅丹、人参、桂枝（去皮）、茯苓各一两半　半夏二合半（洗）　　大黄二两　牡蛎一两半（熬）　　大枣六枚（擘）

上十二味，以水八升，煮取四升，内大黄切如棋子，更煮一两沸，去渣，温服一升。本云柴胡汤，今加龙骨等。

【方解及其应用范围】

本方系柴胡桂枝二汤合方，去芩、芍、甘草，加龙骨、牡蛎、茯苓、大黄、铅丹。柴胡、桂枝解外而除身重，龙、牡、铅丹镇内而止烦惊，大黄和胃气止谵语，茯苓利小便，人参、姜、枣益气养营，扶正祛邪。如是则错杂之邪，庶可内外尽解。本方有和解少阳，疏肝和胃，清热镇惊之作用。多用于治疗神经系统方面的病证，或肝胆气郁、惊痰，与治癫痫多效。

四十三、伤寒脉结代①，心动悸（者）②，炙甘草汤

---

①　脉结代：是结脉和代脉的并称。景岳说："脉来忽止，止而复起，总谓之结。"代者更代之意，于平脉中忽见软弱，或乍疏乍数，或断而复起，均名为代。
②　心动悸：心脏筑然悸动。

主之。(一名复脉汤)〔脉〕按之来缓,(而)时一止复来者,名曰结。又脉来动而中止,更来小数,中有还者反动,名曰结,阴也。脉来动而中止,不能自还,因而复动〔者〕,名曰代,阴也,得此脉者, (为)〔必〕难治。 原文177、178

郑 论 据脉而论,结促之止,止无常数,代脉之止,止有常数。结促之脉,病尚可治者多,而代脉之见者,十难九痊。仲景以复脉汤主之,亦是尽治病之道而已。

【阐 释】心血不足,心阳不振,则脉见结代。两脉的特征,都是脉的搏动间有歇止。结脉之止无常数,或三五至一止,旋又八九至一止,旋二三十至一止,前后参差,无一定之止也。代脉止有定规,如十五至处歇止,其第二候亦在十五至歇止,第三候仍在十五歇止,谓之止有定数。这两种脉都为气血虚惫,而脉之搏动正常,都是阴阳营卫调协之功。倘阴阳失调,气血因虚不能正常运行,皆属难治。笔者在临症中,脉见结者,除用炙甘草汤外,并用大剂回阳饮扶阳驱阴治之而愈。至代脉者,甚属罕见,虽用大剂四逆、炙甘草汤之类,收效甚微。诚如郑氏所说:"结促之脉,病尚可治者多,而代脉之见者,十难九痊。"非虚语矣。

炙甘草汤方(校补)
甘草四两(炙) 生姜三两(切) 人参二两 生地黄一斤 桂枝三两(去皮) 阿胶二两 麦门冬半升(去心) 麻仁半升 大枣三十枚(擘)

上九味，以清酒七升，水八升，先煮八味，取三升，去渣，内胶烊消尽。温服一升，日三服。一名复脉汤。

【方解及其应用范围】

本方以炙甘草为君，养胃益气，人参补气，桂枝通阳，生地、麦冬、麻仁、阿胶养阴补血，姜、枣调和营卫，又加清酒通经隧，则脉复而悸自宁矣。据现代药物之研究，甘草有强心的作用，故以为主药。其方具有滋阴生血，补气复脉之功。后世滋补方剂，多从此方化裁而出。本方气血双补，阴阳两调，为治心动悸、脉结代首选方。现推广用来治心血管疾病，如各种原因引起的心律失常，凡心肌炎、冠心病、风心病、肺心病以及冠状动脉硬化、主动脉硬化等，只须见脉结代、心动悸者，均可采用。而在应用时，当根据病证偏阳虚或偏阴虚进行加减，如偏于阳虚者，可加附片、黄芪、肉桂；偏于阴虚者，可加枸杞、山药。

四十四、伤寒，医下之，续得下利，清谷不止①，身疼痛者，急当救里；（复）〔后〕身疼痛，清便自调者②，急当救表。救里宜四逆汤，救表宜桂枝汤。　原文91

郑　论　救表救里两法，颇与病符，不再赘。

---

①　清谷：清，古与"圊"通，清谷就是腹泻而食物不化的意思。
②　清便：就是解大便。

【阐　释】表证误下后，里气大虚，此指肠胃虚寒，竟至完谷不化，其严重程度可知，此时虽有身疼痛之表证，亦不暇顾及。因里气虚寒，如再行解表，必将造成虚脱之危候，故急当用四逆汤以救里。俟大便正常，尚有身疼痛等表证，再用桂枝汤以解表。

四逆汤方（校补）

甘草二两（炙）　　干姜一两半　　附子一枚（生用，去皮，破八片）

上三味，以水三升，煮取一升二合，去渣，分温再服，强人可大附子一枚，干姜三两。

【方解及其应用范围】

四逆汤一方，乃回阳救逆之主方。干姜、附子为纯阳大热药，附子是一团烈火也。凡人一身，全赖一团真火，真火欲绝，故病见纯阴。仲景用之以补先天欲绝之火种，故用之以为君。干姜辛烈温散，能荡尽阴邪之阻塞，使附子能直入根蒂，火种复兴，而性命立复，故曰回阳。阳气既回，若无土覆之，光焰易熄，虽生不永，故继以甘草之甘，以缓其正气，缓者即伏之之意也。真火伏藏，命根永固，故得重生也。《伤寒论》原文治下利清谷，三阴厥逆，恶寒，脉沉而微者。前哲谓：寒病多为阳虚，而四逆汤亦不独为少阴立法。凡太阳病脉沉与寒入三阴及一切阳虚之证，俱能治之。郑氏在《医法圆通》中说：少阴为水火交会之地，元气之根。四逆汤不专为少阴立法，而上、中、下三部之法俱备。随即举出其圆通应用法：（1）治头脑冷；（2）治气喘痰鸣；（3）治耳肿皮色如常；（4）

治舌黑唇焦，不渴少神；（5）治喉痛、畏寒、脚冷；（6）治喉痛、身大热、面赤、目瞑、舌冷；（7）治吐血困倦；（8）治齿缝流血；（9）治朝食暮吐，完谷不化；（10）治足心夜发热如焚，不渴尿多；（11）治面赤发热，汗出抽掣；（12）治大便下血，气短少神；（13）治头摇，面白少神；（14）治背冷目瞑；（15）治舌肿硬而青；（16）治唇肿而赤，不渴；（17）治鼻涕如注，面白少神；（18）治尿多；（19）治周身发起包块，皮色如常；（20）治周身忽现红片如云，不热不渴；（21）治发热、谵语、无神、不渴；（22）治两目白睛青色；（23）治两目赤雾缕缕，微胀不痛。最后郑氏总结说：此方功用颇多，得其要者，一方可治数百种病，因病加减，其功用更为无穷。余每用此方，救好多人，人咸目余为姜附先生。诚如郑氏斯言，对于四逆汤能起死回生作用的重视，与善用之而活人无数，直可说是前无古人。笔者在临床中，细思此方既能回阳，则凡世之一切阳虚阴盛为病者，皆可服也，何必定要见四肢厥逆，腹痛下利，脉微欲绝等症而始用之，一见是阳虚症，而即以此方在分两轻重上斟酌，效如桴鼓，从未发生任何副作用，实由郑氏三书之教导也。

四十五、伤寒下后，心烦腹满，（起卧）〔卧起〕不安者，栀子厚朴汤主之。原文79

郑 论 按下后，至心烦腹满，起卧不安，总缘下伤中宫之阳，遂至浊阴上壅，而为腹满，脾胃之精气，不能上输于心，故心烦，此病理应温中扶阳，何得更行清热破滞之品，庶觉不合。若果系热邪，下后而仍旧弥漫，有热象可凭，则原文定不可少，学者须知。

【阐　释】下后至心烦腹满，起卧不安，诚如郑氏所说，有两种不同情况。下伤中宫之阳者，应温中扶阳，理中汤是也。下后热邪弥漫，有热象可凭，方可用栀子厚朴汤。

栀子厚朴汤方（校补）

栀子十四个（擘）　　厚朴四两（炙，去皮）　　枳实四枚（水浸，炙令黄）

上三味，以水三升半，煮取一升半，去渣，分二服，温进一服，得吐者，止后服。

【方解及其应用范围】

张隐庵云："栀子之苦寒，能泄心中之烦热，厚朴之苦温，能消脾家之腹满，枳实之苦寒，能解胃中之热结。"合之则清热除烦，气行则满自解。

四十六、伤寒，医以丸药大下之，身热不去，微烦者，栀子干姜汤主之。　原文80

郑　论　按大下非微下可比，既称大下，岂有邪下而不去之理乎？尚见身热微烦，吾恐阳从外脱，已在几希，若更吐之，能不速其亡乎？

【阐　释】大下之后，损及脾胃之阳，形成中焦有寒。从条文中看，身热不去，微烦，此上焦有热。治以栀子清上热，即所以除烦，干姜温中散寒。笔者不知郑氏所指"若更吐之，能不速其亡乎"之意也！

栀子干姜汤方（校补）

栀子十四个（擘）　干姜二两

上二味，以水三升半，煮取一升半，去渣，分二服，温进一服（得吐者止后服）。

【方解及其应用范围】

栀子苦寒，清热除烦；干姜辛热，温中散寒。寒热异性，功用不同，有是病即用是药，有何不可。此为寒热并用之方剂，亦即温清两行的治法。至方后所云："得吐者止后服。"此不通之论。宜删去。

四十七、伤寒五六日，大下之后，身热不去，心中结痛者①，未欲解也，栀子豉汤主之。发汗若下之，而烦热胸中窒者②，栀子豉汤主之，发汗吐下后，虚烦不得眠，若剧者，必反复颠倒，心中懊憹③，栀子豉汤主之。若少气者④，栀子甘草豉汤主之。若呕者，栀子生姜豉汤主之。凡用栀子汤，病人旧微溏者⑤，不可与服

---

① 结痛：是一种支结而痛，由胸中窒塞不通进一步发展而成。
② 烦热：胸中烦闷而热的感觉。胸中窒：胸中痞塞不舒的感觉。
③ 懊憹：虚烦之剧，自觉心中烦乱不宁。
④ 少气：呼吸时若不能接续的意思。
⑤ 旧微溏：指病人平素大便溏薄。

之。　原文 78、77、76 后段、81

郑　论　按伤寒（病）四十七条内，用汗、吐、下三法，所用方，总以栀子豆豉汤、栀子甘草豉汤、栀子生姜豉汤。以余所见，务要果有热象足征，方可酌用。设若下后发热，而有阳从外越者，因发汗而有阳外出者，因吐后气机因而上浮者，此中大有经权，学者切勿以栀豉等汤，定为可恃也，汗下定要下细探求。

【阐　释】郑氏将《伤寒论》原书 76 条后段及 77 条 78 条 81 条合成 47 条，其所述皆是汗吐下后余热留扰胸膈的证状与治法，最后一节为用栀豉汤的禁例。以上诸方之应用，务要果有热象足征，否则不要轻投。若下后发热，有阳从外越者，因发汗而有阳外出者，因吐后气机上浮者。必须细心探求辨证，故郑氏告诫切勿以栀豉等汤定为可恃也。

栀子豉汤方（校补）

栀子十四个（擘）　　香豉四合（绵裹）

上二味，以水四升，先煮栀子，得二升半，内豉，煮取一升半，去渣，分为二服，温先一服（得吐者止后服）。

栀子甘草豉汤方（校补）

栀子十四个（擘）　　甘草二两（炙）　　香豉二两（绵裹）

上三味，以水四升，先煮栀子甘草，取二升半，内豉，煮取一升半，去渣，分二服，温进一服，得吐者止后服。

栀子生姜豉汤方（校补）

栀子十四个（擘）　　生姜五两　香豉四合（绵裹）

上三味，以水四升，先煮栀子、生姜，取二升半，内豉，煮取一升半，去渣，分二服，温进一服，得吐者止后服。

【方解及其应用范围】

按栀豉汤一方，乃坎离交济之方，非涌吐之方也。夫栀子色赤、味苦、性寒，能泻心中邪热，又能导火热之气下交于肾，而肾脏温。豆形像肾，制造为豉轻浮，能引水液之气上交于心，而心脏凉。一升一降，往来不乖，则心肾相交矣。仲景以此方治汗、吐、下后虚烦不得眠，心中懊侬者，是取其有既济之功。由于方后注云："得吐者止后服"，故许多注家据此说本方为涌吐之剂，名医家如柯韵伯、汪昂亦因袭其说，以讹传讹，越错越远。独不思仲景既列此方于汗、吐、下后虚烦之证，犹有复吐之理哉！栀子生姜豉汤即栀子豉汤加生姜一味，由于在栀子豉汤证的基础上有呕的兼证，所以加生姜以降逆止呕，如栀豉汤有催吐作用，仲景又为何选用栀子生姜豉汤来止呕耶？如果少气无力则栀子豉汤中加甘草以补中益气。上三方后均云"得吐者止后服"，皆已删去。

四十八、下之后，复发汗，必振寒[1]，脉微细，所

以然者，以内外俱虚故也。　　原文60

　　郑　论　按汗、下两法，皆在要有可汗、可下之（列）〔例〕，当汗而不汗不可，当下而不下亦不可，汗、下均是祛邪之良法，若汗、下而不去，则正必亏，汗则伤阳，下则伤阴，阴阳两伤，岂有脉不细而不振寒者乎？原文故称内外俱虚，此刻只宜大固元气，不可疏忽。

　　【阐　释】下之虚其里，汗之虚其表，是阴阳俱虚。振寒、脉微是阳气虚，脉细是阴血不足。汗下后见此脉证，为内外俱虚之危候，当以阳虚为主。郑氏谓此刻只宜大固元气，不可疏忽。笔者认为应以四逆加人参汤主之，四逆以回阳，人参益阴。

　　四十九、下之后，复发汗，昼日烦（燥）〔躁〕，不得眠，夜而安静，不（吐）〔呕〕不渴，无表证，脉沉微，身无大热者，干姜附子汤主之。　　原文61

　　郑　论　按汗下太过，足以损伤元气，至昼而烦躁，不得眠，其表阳之虚也明甚。但阴阳之道，昼宜不眠，从阳也，夜而安静，从阴也。今病昼烦躁，是伤在阳分一面，夜而安静，是未伤在阴分一面。不眠者，是烦躁已极，不能仰卧片时之意也。原文以附子干姜汤主之，实属妥切。

　　【阐　释】下后又汗，内外阳气大虚，阴邪独盛，昼日烦躁不得眠，夜而安静，正是阳虚阴盛的表现。继提出不呕不渴，无表证，脉沉微，充分证明不是阳经热证的烦躁，而是阳气大虚，阴寒独盛的烦躁。用干姜附子汤大辛大热以回阳，单刀直入为不易之法也。

干姜附子汤方（校补）

干姜_{一两}　附子_{一枚生用}（去皮切八片）

上二味，以水三升，煮取一升，去渣，顿服①。

【方解及其应用范围】

本方是四逆汤去甘草而成，干姜、附子是辛热回阳药味，由于阴寒特盛，阳气大虚，故不用甘草，以免牵制姜、附回阳祛寒之功，方比四逆汤为峻。凡有少阴病见证、其中烦躁一证昼甚夜较安静为特出者，适用本方。

五十、伤寒若吐若下后，心下逆满，气上冲胸，起则头眩，脉（浮）〔沉〕紧，发汗则动〔经〕，身为振振摇（摇）者，茯苓桂枝白术甘草汤主之。　原文67

郑　论　按此由吐、下，伤及胸中之阳，以致浊阴上干，逆于心下，气逆上冲太甚，故头眩，发汗伤阴，筋脉失养，故见筋惕肉瞤之状，此刻只宜大剂扶阳，若原文之茯苓桂枝白术甘草汤，恐力不足以当此任。

────────────

① 顿服：犹言一次服。

【阐　释】伤寒吐、下后伤及胸中之阳，而水饮上逆，身为振振摇者，此说明不可汗，发汗则犯虚虚之禁。郑氏谓只宜大剂扶阳，若原文之茯苓桂枝白术甘草汤，恐力不足以当此任。笔者认为可原方加附片，或用茯苓四逆汤亦可。

茯苓桂枝白术甘草汤方（校补）

茯苓四两　　桂枝三两（去皮）　　　白术、甘草各二两（炙）

上四味，以水六升，煮取三升，去滓，分温三服。

【方解及其应用范围】

按苓桂术甘汤一方，乃化气行水之方也。夫桂枝辛温，能化膀胱之气，茯苓、白术健脾除湿。化者从皮肤而运行于外，除者从内行以消灭于中，甘草补土又能制水。除用以治本条阳虚水停之心下满、头眩等证外，笔者用治一切脾虚水肿及痰饮咳嗽、哮喘，皆取得满意疗效。现代有人用以治高血压、脑震荡、带下、溃疡、风湿性关节炎及心力衰竭诸病，均取得较好效果。

五十一、伤寒，吐下后，发汗，虚烦，脉甚微，八九日心下痞鞕，胁下痛，气上冲咽喉，眩冒，经脉动（摇）〔惕〕者，久而成痿[①]。　原文160

郑　论　按汗、吐、下以致虚烦，脉微，元气之衰可知，至八九日，心下痞鞕，经脉动，原文以为久而成痿，此全是亏损太过，寒水弥漫，阴逆上冲，故见胁下

---

①　痿：是一种证候的名称，主要症状是两足软弱不能行动。

痛，与咽喉眩冒，经脉动者，皆汗、下、吐伤及血液，
以致筋脉失养，成痿者，言气衰而不振也。

【阐　释】吐下后又复发汗，阴阳气血俱虚，不能濡养筋
脉，久而成痿。郑氏曰："此全是亏损太过……"但此处所指之
痿，与杂病中的湿痿、寒痿、热痿是不完全相同的，故治法亦不
相同。仲景对此条虽未出方治，但根据从证测药的法则，以及与
上条之苓桂术甘汤证颇有相同之处。笔者认为即可用上方重加附
子合当归补血汤治之，庶几合拍。

　　五十二、伤寒有热，少腹满，应小便不利，今反利
者，为有血也，当下之，不可余药①，宜抵当丸。　　原
文 126

　　郑　论　（具）〔据〕喻嘉言先生云：伤寒蓄血，
较中风蓄血，更为〔凝〕滞，故变汤为丸，而连渣服
之，所以求功于必胜也。

【阐　释】此节乃蓄血之轻证也。伤寒有热，少腹满是邪在下
焦，应小便不利，今反利者知为有淤血之候也，宜抵当丸缓下之。

　　抵当丸方（校补）
　　水蛭二十个（熬）　　虻虫二十个（去翅足熬）　　桃仁二十个
（去皮尖）　　大黄三两

────────────
　　①　不可余药：不可用其他的药。

上四味，捣分四丸，以水一升，煮一丸，取七合服之。晬时当下血①，若不下者更服。

【方解及其应用范围】

本方药物完全和抵当汤相同，其方解可参阅抵当汤条。但因改为丸药剂型，药物吸收缓慢，故其下血破瘀的作用，比抵当汤为和缓，但较之桃仁承气汤的药力，则仍为猛烈。

五十三、伤寒八九日，风湿相（持）〔搏〕②，身体烦疼，不能自转侧，不呕不渴，脉浮虚而涩者，桂枝附子汤主之。若其人大〔便〕鞕，小便自利者，去桂（枝）加白术汤主之。　原文174

郑　论　按身体烦疼，乃风湿之的候，不能转侧，乃湿邪流入关节，阻滞之征，不呕不渴，脉虚浮者，湿邪之验，原文以桂枝附子汤，温经散寒除湿之意。若其人大便鞕，小便自利，由中宫气弱，不能输津液于大肠，故大便鞕，小便自利，加白术者，培中土之意，实为妥帖。

【阐　释】　所谓风湿病，就是风邪与湿邪合并为病。风为阳邪，风淫所胜，则周身疼烦，湿为阴邪，湿淫所胜，则肢体重，难于转侧。治以桂枝附子汤，乃温经散寒除湿之意也。若小便自

① 晬时：周时也，从今旦至明旦。
② 风湿相搏：犹言风湿并至，风湿交作的意思。

利，是湿邪能从下泄，所以大便变鞭，湿邪既欲下泄，即当因势利导，所以去解表之桂枝，加燥湿健脾之白术。湿去则津液自还，而大便之鞭结者自调。

桂枝附子汤方（校补）

桂枝四两（去皮）　附子三枚（炮、去皮、破）　生姜三两（切）　大枣十二枚（擘）　甘草二两（炙）

上五味，以水六升，煮取二升，去渣，分温三服。

去桂加白术汤（校补）

附子三枚（炮、去皮、破）　白术四两　生姜三两（切）甘草二两（炙）　大枣十二枚（擘）

上五味，以水六升，煮取二升，去渣，分温三服，初一服，其人身如痹，半日许复服之，三服都尽，其人如冒状，勿怪。此以附子、术，并走皮内，逐水气未得除，故使之耳。法当加桂四两。此本一方二法，以大便鞭，小便自利，去桂也，以大便不鞭，小便不利，当加桂。附子三枚恐多也，虚弱家及产妇，宜减服之。

【方解及其应用范围】

桂枝辛温，驱在表之风邪，附子辛热，逐在经之湿邪，甘草、大枣、生姜，辛甘化阳，相互配合以和营卫，五味成方，具有祛风温经，助阳散湿作用，为风湿盛于肌表之主方。本方治风湿相搏的身体疼烦，桂枝与附子用量特重。附子小量，则温经回阳，大量则力能镇痛。本方用附子三枚，而桂枝去芍药加附子汤，只用附子一枚，所以主治完全不同。本方减去桂枝之走表，加上白术之燥湿健脾,用以治风湿病,见有大便硬,小便自利者,主要作用是使湿邪从小便而出。笔者常用此二方治风湿痹症(即风湿关节炎),但剂量重,有时附子用量达250克,白术100克,取得满意效果。

五十四、风湿相(持)〔搏〕,骨节疼(痛)〔烦〕掣痛(而)不得屈伸①,近之则痛剧,汗出〔短〕气,小便不利,恶风不欲去衣,或身微肿者,甘草附子汤主之。 原文175

郑 论 按风湿相(持)〔搏〕,明风与湿阻滞经脉,以致疼痛不能屈伸。近之则痛剧者,风湿之邪甚也。汗出〔短〕气,小便不利者,太阳为风所扰,气机不得下降,以致汗出而小便不利,恶风者,太阳风伤卫之验也,不欲去衣者,湿气滞内之验也。或身微肿者,风邪之实据也。原文以甘草附子汤主之,实属恰切。余意方中再加防风、云苓,更觉功速。

【阐 释】 本条是风湿阻滞关节的症状与治法。其症状比上条更重笃,上条疼痛仅不能转侧,这条更不得屈伸,近之则剧痛;上条小便自利,这条小便不利,上条不呕不渴,这条汗出短气。短气、身微肿、小便不利、恶风不欲去衣,都是心阳衰弱的征象,亦即真阳之气化不行,则当以甘草附子汤主之。郑氏认为方中再加防风、云苓,更觉功速。盖前者以祛风,后

---

① 掣痛:痛有牵引的感觉。

者以除湿矣。

甘草附子汤方（校补）
甘草二两（炙）　　附子二枚（炮、去皮、破）　　白术二两
桂枝四两（去皮）

上四味，以水六升，煮取三升，去渣，温服一升，日三服。初服得微汗则解，能食汗止复烦者，将服五合，恐一升多者，宜服六七合为始。

【方解及其应用范围】
本方附子辛热，用以温经扶阳，除湿，白术苦温，燥脾化湿，桂枝辛温合附子、白术同用，能温表阳而固卫气，甘草甘温，甘能缓和诸药，使猛烈的药物，缓缓发挥其作用。风温之邪，阻滞在关节之内，若徒恃猛力驱散，风邪易去，而湿邪不易尽除，故用甘草为君药以名方，岂能忽视甘草之作用哉！笔者常用此方加味治疗风寒湿邪留着关节之痹证。患者大多恶风，特别怕冷，骨节抽掣疼痛，不得屈伸，短气，小便不利，舌苔白滑，脉沉细。此表里阳气皆虚，致邪凝滞关节不解，用大剂甘草附子汤治疗，甘、附用量有时各至 250 克，如郑氏所言，有时加茯苓、防风，虽十数年之顽疾，亦获满意效果。

五十五、伤寒发汗已，身目为黄，所以然者，以寒湿在里，不解故也。以为不可下〔也〕，于寒湿中求之。
原文 259

郑　论　既称发汗已，而曰身目为黄，明言此为阴

黄，而非阳黄也。阳黄有热形可征，此无阳象实据，故曰寒湿中求之，明言阴黄无疑。法宜温中除湿为主。

【阐　释】寒湿在里而成的黄疸，是为阴黄，病属太阴，与湿热在里的发黄，是为阳黄，病属阳明，自属不同。阴黄是脾胃中阳不足，寒湿内困，其黄晦暗，并有里寒见证，至其治法，郑氏云："法宜温中除湿为主。"笔者常用附子理中汤加陈皮治之，屡用屡效者。

五十六、伤寒，瘀热在里，身必发黄，麻黄连轺赤小豆汤主之。　原文262

郑　论　按瘀热在里，未必尽成发黄之症，是必有湿邪相凑方成。

【阐　释】本条是外有寒邪，内有湿热，郁蕴不解的发黄证治。原文叙证甚简，从方剂的作用来理解，必有一系列的表证存在，如头疼体痛、恶寒无汗等，因病势偏重于表，故宜兼汗解以治之，清利湿热亦不可少，此麻黄连轺赤小豆汤之所以立也。

麻黄连轺赤小豆汤方（校补）

麻黄二两（去节）　　连轺二两　杏仁四十个（去皮尖）

赤小豆一升　大枣十二枚（擘）　　生梓白皮一升（切）　　生姜二两（切）　　甘草二两（炙）

上八味，以潦水一斗①，先煮麻黄再沸，去上沫，内诸药，煮取三升，去渣，分温三服，半日服尽。

【方解及其应用范围】

方中麻黄、杏仁、甘草、生姜、大枣以发散表邪，赤小豆、连轺、生梓白皮以清泄湿热，主要使湿热郁蒸之邪从表而散。此表邪未解，瘀热在里的阳黄治法。

五十七、伤寒七八日，身黄如（紫）〔橘子〕色，小便不利，腹微满者，茵陈蒿汤主之。　原文260

郑　论　此明主湿热在里，熏蒸而成，若小便利，则必不能发黄。因小便不利，湿热之气不得下趋，故成此候。而曰腹微满者，太阳蓄尿之验也。原文以茵陈蒿汤主之，妥切。但此为蓄尿发黄，而非阳明发黄，原方可加入五苓方中，庶无大谬。

【阐　释】本条是湿热发黄，当以清热利湿为治疗准则。由于湿热郁蒸在里，不得外达，又小便不利，湿热不下行，故发黄，以茵陈蒿汤主之，甚为恰切。郑氏更进一层曰："腹微满者，太阳蓄尿之验也。"此太阳腑证中之蓄尿证发黄，而非阳明发黄，故应原方加入五苓散，其效更佳，笔者从之。

五十八、伤寒身黄发热（者），栀子柏皮汤主

———————————

① 潦水：李时珍云"潦水乃雨水所积"，取其味薄不助湿气而利热。

之。原文261

郑　论　此言身黄发热，而在太阳，并非阳明，必是太阳之气，拂郁于皮肤，而成此候，原文以栀子柏皮汤，是从小便以逐邪之意也。

【阐　释】本条之身黄发热，亦湿热郁蒸所致，但没有腹微满的里证，又没有恶寒体疼的表证。栀子柏皮汤为清热泄湿之剂，俾邪从小便而去，湿去热清，黄亦自愈。

栀子柏皮汤方（校补）

肥栀子十五个（擘）　　甘草一两（炙）　　黄柏二两

上三味，以水四升，煮取一升半，去渣，分温再服。

【方解及其应用范围】

栀子苦寒，泻三焦火，通利小便，治心烦懊恢，郁热结气；黄柏苦寒，善于清热除湿；甘草甘温，和胃保脾，缓苦寒之性。三味成方，为清泄湿热之剂，使邪从小便而去，湿去热清，黄亦自愈。

伤寒恒论卷三

太阳下篇　凡风寒两伤营卫之证，列于此篇，计
二十四法（据舒本校增）。

　　一、太阳中风，脉浮紧，发热恶寒，身疼痛，不汗
出烦躁者，大青龙汤主之。若脉微弱，汗出恶风者，不
可服之，服之而厥逆①，筋惕肉瞤②，此为逆也。　原
文38

　　【阐　释】郑书原文无此条，据舒本太阳下篇一条，《伤寒
论》原书辨太阳病脉证并治上38条校补。郑书一、二、三、四
条，挨次校为二、三、四、五条，而郑书原五条全文与三条同，
应删去。太阳中风，脉浮紧，发热恶寒，身疼痛，无汗，此麻黄
汤证也。烦躁一证，即是此节大眼目。当知此烦躁，系风邪遏闭
于胸中，与少阴亡阳之烦躁，阳明热越之烦躁不同。盖太阳主皮

---

　　①　厥逆：指四肢厥冷。
　　②　筋惕肉瞤：就是筋肉跳动，由于亡阳脱液，肌肉得不到煦濡所致。

毛，肺亦主皮毛，此风邪不得外泄于皮毛，所以内搏于肺也。治以大青龙汤。于辛温发汗之中，而加以重镇之石膏，其意在内以平风清热，外以发表助津液也。若脉微弱，汗出恶风者，虽内有烦躁之证，亦不可用大青龙汤之峻剂，若误服之，必亡阳，而使阴阳之气，不相顺接，而先现厥逆，以致筋惕肉瞤。筋惕者，筋战栗而如恐惧之象，肉瞤者，肉跳动而有不安之形，欲救其误，非真武汤不可。

大青龙汤方（校补）

麻黄六两（去节）　　桂枝二两（去皮）　　甘草二两（炙）
杏仁四十枚（去皮尖）　生姜三两（切）　　大枣十二枚（擘）
石膏如鸡子大（碎）

上七味，以水九升，先煮麻黄，减二升，去上沫，内诸药，煮以三升，去渣，温服一升，取微似汗，汗出多者，温粉粉之。一服汗者①，停后服，若复服，汗多亡阳，遂虚，恶风烦躁，不得眠也。

【方解及其应用范围】

本方由麻黄汤加味而成，此麻黄证之剧者，是发汗之峻剂，倍用麻黄，佐桂枝、生姜辛温以发散在表之风寒，加石膏辛寒以除烦热，甘草、大枣和中以资汗源，共奏解表清里之功。柯韵伯谓："两青龙俱治有表里证，皆用两解法，大青龙是里热，小青龙是里寒，故发表之药相同，而治里之药则殊也。"《金匮》用

---

① 温粉粉之：相当于用爽身粉，可以吸收汗液。《孝慈备览》扑身止汗法，麸皮、糯米粉二合，龙骨、牡蛎二两，共为极细末，以疏绢包裹，周身扑之，其汗自止。

以治溢饮，现今推广治感冒、肺炎、哮喘、胸膜炎等表里俱实之证而里热较甚者，多获满意效果。

二、**伤寒脉浮缓，身不（痛）〔疼〕，但重，乍有轻时①，无少阴证者②，大青龙汤发之。** 原文 39

郑 论 按大青龙汤，乃风寒两伤营卫，烦躁发热之主方。此言脉浮缓，并无身疼发热，而曰身重乍有轻时，论身重乃少阴之征，而曰乍有轻时，却又非少阴的候，此为大青龙汤，实不恰切，学者宜细心求之。

【阐 释】发热恶寒，无汗烦躁，乃大青龙汤之主证。此则不言主证，但言脉浮缓，身不疼，但重乍有轻时证状，还不足以为用大青龙汤的依据。故郑氏说："此为大青龙汤，实不恰切。"值得学者深思。

三、**太阳病，脉浮〔紧〕，〔无汗〕，发热，身疼痛，八九日不解，表证仍在（者），此当发其汗。服药已微除，其人发（热）〔烦〕目瞑③，剧者必衄衄乃解④。所以然者，阳气重故也，麻黄汤主之。** 原文 46

郑 论 按此条既称八九日不解，表证仍在者，固当发其汗，既服药已微除，微字是发汗邪衰而未尽解

———————————

① 乍：忽然也，猝也。

② 无少阴证：没有少阴阴盛阳虚的征候。

③ 目瞑：瞑，目不明也，就是目合懒开的意思。

④ 衄：鼻腔出血曰衄。

之意，复见其人发热，目瞑，剧者必衄，衄则邪必外出，故仍以麻黄汤随机而导之之意。此条设若不衄，更见发热目瞑剧者，又当于阳越于外求之。求之奈何？于口之饮冷饮热判之，人之有神无神，脉之有力无力，二便之利与不利处求之，切切不可死守原文，当以不执方为要。

【阐　释】 "此条设若不衄，更见发热目瞑剧者，又当于阳越于外求之。" 此又郑氏独特之见解。医者则当按《医理真传》辨认一切阳虚证法，以回阳收纳为是，大剂四逆汤治之。

四、伤寒脉浮紧，不发汗，因致衄者，麻黄汤主之。原文55

郑　论 按此条乃（伤寒）〔寒伤〕营之的候，其人能大汗出而邪可立解，则不致衄，衄出，即汗出也，故以麻黄汤治之，是随机而导之之意，俾邪尽出无遗，真上乘法也。

【阐　释】 伤寒脉浮紧，用麻黄汤发汗，使外邪从汗而解。今当汗不汗，则邪无从出，壅闭阳络，迫血妄行，因而致衄。衄出即汗出而解。但表实之伤寒不因衄出而解，仍应以麻黄汤治之，此即郑氏 "是随机而导之之意，俾邪尽出无遗"。

五、太阳病，脉浮紧，发热，身无汗，自衄者愈。原文47

郑　论　此系与上同，毋庸再论。

【阐　释】本条是太阳伤寒麻黄汤证。因热盛而致衄，虽未服药，亦可能邪随衄解而病自愈。盖血之与汗，异名同类，不从汗解，则从衄解，其义相同。又本条与三条四条俱为表实证的衄血，但本条是未经服药的衄血，其病邪随衄而解，故曰"自衄者愈"。四条是因失治。衄血，衄后病邪仍未解，脉证如故，仍以"麻黄汤主之"三条是已经服药，邪热较盛的衄血，其邪亦随衄而解，故而"衄乃解"。

六、太阳病，得之八九日，如疟状①，发热恶寒，热多寒少，其人不呕，清便欲自可②，一日二三度发。（而）脉微缓者③，为欲愈也；脉微而恶寒〔者〕，此阴阳俱虚④，不可更发汗、更吐、〔更〕下也；面色反有热色者⑤，未欲解也，以其不能得小汗出，身必痒，宜桂枝麻黄各半汤。　　原文23

郑　论　此条既称八九日，未有不用发散祛邪之方，据所言如疟状，如疟者，似疟而非真疟之谓也。虽现热多寒少⁽一⁾，而其人不呕，清便自可，以清便二字核之，与脉之微缓核之，则内无的确之风热，明是发解太过，

---

　①　如疟状：寒热发作的情况，好像疟疾一样。
　②　清便欲自可：清同圊，清便欲自可，就是大小便尚能如常的意思。
　③　脉微缓：微与洪相对，缓与紧相对，微缓就是不洪不紧而柔和的意思。
　④　阴阳俱虚：这里的阴阳，指表里言，谓表里都虚。
　⑤　热色：就是红色。

必是阳虚似疟无疑，法宜扶阳温固为是。又曰脉微而恶寒者，为阴阳俱虚，不可更发汗、吐、下也。明明此非青龙汤、麻（黄）〔桂〕各半汤的候也。若其人面皮反有赤色，赤色二字，更宜着眼，恐是（带）〔戴〕阳，苟非（带）〔戴〕阳，果现脉浮紧，未得小汗，而致身痒疼者，方可与麻（黄）〔桂〕各半汤，学者虽于一症之中，前后参究，方可与论伤寒，读伤寒也。

（一）是属阳症热多，定现口渴饮冷，舌必有黄苔，热时必揭去衣被，小便必赤，若似疟则无此等病情（顶批）。

【阐　释】本条为太阳病八九日不解，可以有三种不同的转变，但郑氏特别指出："明是发解太过，必是阳虚似疟无疑，法宜扶阳温固为是。"又"若其人面皮反有赤色……更宜着眼恐是戴阳"。笔者认为前者可用黄芪建中汤治之，后者用白通汤。邪郁久未得出小汗，而身痒疼者，方可与麻桂各半汤，取其微汗而解。

桂枝麻黄各半汤（校补）

桂枝一两十六铢（去皮）　芍药、生姜（切）、甘草（炙）、麻黄各一两（去节）　大枣四枚（擘）　杏仁二十四枚（汤浸，去皮尖及两仁者）

上七味，以水五升，先煮麻黄一二沸，去上沫，内诸药，煮取一升八合，去滓，温服六合。本云桂枝汤三合，麻黄汤三合，并为六合，顿服，将息如上法。

【方解及其应用范围】

桂枝汤为协和营卫之剂，用治太阳病伤风；麻黄汤乃开表逐邪，发汗之峻剂，用治太阳病伤寒。风寒同时并伤营卫，则合二方治之，肌表两解。因剂小量轻，如此既得小汗祛邪之功，又无过汗伤正之弊。笔者常用本方治疗风寒两感之咳嗽有很好疗效。

七、太阳病，发热恶寒，热多寒少，脉微弱者，此无阳也，不可（更）〔发〕汗，宜（用）桂枝二越婢一汤①。　原文27

郑　论　此条言发热恶寒者，邪犯太阳之表也，热多寒少者，风邪之盛而寒邪之轻也，以越婢汤治之，取桂枝以伸太阳之气，（躯）〔祛〕卫分之风，用石膏以清卫分之热，用麻黄生姜以散寒，所为的确之方。但条中言无阳不可发汗，既曰无阳，岂有热重寒轻之理？岂有再用石膏、桂、麻之理？定有错误。

【阐　释】郑注文谓："但条中言无阳不可发汗，既曰无阳，岂有热重寒轻之理？岂有再用石膏、桂、麻之理？定有错误。"历代很多注家都随文顺释，牵强附会，而郑氏认为定有错误，但未能指出错在何处？惟章虚谷注曰："此条经文，宜作两截看，宜桂枝二越婢汤一句，是接热多寒少句，今为煞句，是汉文兜转法也……"曹颖甫订正："按宜桂枝二越婢一

────────────

①　越婢："婢"与"脾"古字通用，《金匮要略玉函经》方后煎法，二"婢"字均作"脾"可证。成无己注：发越脾气，通行津液。

汤句，当在热多寒少下，今在节末，否则既云不可发汗，犹用
此发汗之药，有是理乎?"章、曹二氏之注，即可解郑氏之惑，
亦嘉惠后学也。

桂枝二越婢一汤方（校补）

桂枝（去皮）　　芍药、麻黄、甘草各十八铢（炙）　　大
枣四枚（擘）　　生姜一两二铢（切）　　石膏二十四铢（碎、绵裹）

上七味，以水五升，煮麻黄一二沸，去上沫，内
诸药，煮取二升，去渣，温服一升。本云当裁为越婢
桂枝汤，合之饮一升，今合为一方，桂枝二分，越婢
一分。

【方解及其应用范围】

本方即桂枝汤加麻黄石膏而成。桂枝二，仍以和营卫为主，
辅以越婢一，取其辛凉之性，以清泄里热而发越郁阳。用于外有
表证，里有郁热，还当有里热口渴等现象，亦即热多寒少。与麻
桂各半汤、桂枝二麻黄一汤都是桂枝汤的变法，而其病理机转，
用药主次都有不同之处，应细心揣摩体会，方不致误。

八、服桂枝汤，大汗出，脉洪大者[①]，与桂枝汤，
如前法。若形似疟，一日再发者，汗出必解，宜桂枝二
麻黄一汤。　原文25

郑　论　此条既服桂枝汤，大汗出，而病岂有不解

---

　　① 脉洪大：脉形盛大如洪水泛滥，但来盛去衰，是其特点。

之理乎？既以大汗而脉见洪大，若再用桂枝汤，能不虑其亡阳乎？条中大字，定有错误，想是服桂枝汤而汗不出，故可以用桂枝汤，方为合理。至形如疟状，是表里之寒热尚未尽解，故仍以桂枝麻黄一汤主之[一]，俾邪外出无遗，故决之曰：汗出必解，方为合式。

（一）或者汗出而邪未尽解，脉见洪大，邪仍欲出表之意，理亦不错，但大字不能无疑（顶批）。

【阐　释】郑注文："既以大汗而脉见洪大，若再用桂枝汤，能不虑其亡阳乎？条中大字，定有错误。"其顶批亦云："或者汗出而邪未尽解，脉见洪大，邪仍欲出表之意，理亦不错，但大字不能无疑。"曹颖甫对本条订正为"脉不洪大，故仍宜桂枝，传写者脱去不字耳"。若如此订正，则可释郑书之疑。

桂枝二麻黄一汤方（校补）

桂枝一两十七铢（去皮）　　芍药一两六铢　麻黄十六铢（去节）　杏仁十六个（去皮尖）　甘草一两二铢（炙）　大枣五枚（擘）　生姜一两六铢（切）

上七味，以水五升，先煮麻黄一二沸，去上沫，内诸药，煮取二升，去渣，温服一升，日再服。本云桂枝汤两分，麻黄汤一分，合为二升，分再服，今合为一方，将息如前法。

【方解及其应用范围】

本方与桂枝麻黄各半汤药同而量异，麻、杏两味再减轻，则名桂枝二麻黄一汤，为辛温、微发汗之轻剂。其方解可参看桂枝汤、麻黄汤。现今用治风寒感冒之轻者，但风重于寒，用此方和其营卫，略佐疏表，大多汗出而愈。

九、伤寒不大便六七日，（若）头痛有热者，与承气汤。其小便清者，知不在里，仍在表也，当须发汗。若头痛者，必衄，宜桂枝汤。　　原文56

郑　论　按伤寒六七日不大便，有热结、寒结之分，务要察其果系热结，方可以大承气汤施之；头痛亦必审其脑后，方是太阳的候，有热而必兼见恶寒者为确，有不恶寒而独发热者为非。又曰其小便清者，知不在里而在表也，理宜解表。头痛而衄者，是邪从外解，仍以桂枝汤治之，是随机斡旋之意，真立法之妙也。

【阐　释】伤寒六七日不大便，头痛有热者，此因大便不通，由浊阴之气与里热上犯，用大承气下之，热清浊降，大便通畅，头痛发热，随之而愈。如果头痛身热，而小便清利如常的，虽然不大便六七日，是邪不在里而仍在表；既然在表，就是桂枝汤证仍未罢，用桂枝汤解表，表解则头痛发热自愈。若头痛而衄者，此久不大便，其热较一般表证头痛之热为重，伤及阳络而衄血，则邪亦从外解也。至郑氏所言不大便有热结寒结之分，临症时，必须细心分辨，若系寒结，则当用四味回阳饮加安桂治之。

十、服桂枝汤，或下之，仍头痛、项强、翕翕发热，

无汗，心下满，微痛，小便不利者，桂枝汤去桂加茯苓白术汤主之。　原文28

　　郑　论　按此条虽云服桂枝汤，或下之，而仍头痛、项强、翕翕发热、无汗，是邪尚在表而未解，仍宜发表为是。至于心下满而痛，小便不利，是太阳之气，不从小便而下趋，逆从于上而为心下满痛，何也？太阳之气，是由下而上至胸腹也。今既心下痛而小便不利，理应以五苓散方施之，化太阳之气，俾邪从下解，此方去桂枝加白术、茯苓，亦是五苓之意。以予拙见，桂枝似不宜去。

　　【阐　释】历代注家对于本条的注释，各有见解，去桂去芍，尤为争辩的焦点，郑氏认为邪尚在表而未解，仍宜发表为是。又云：太阳之气，是由下而上至胸腹也，今既心下痛而小便不利，理应以五苓散方施之，化太阳之气，俾邪从下解……以予拙见，桂枝似不宜去。这是郑氏独特的见解。笔者认为去桂去芍皆非，用桂枝汤以解表，加苓、术以利水，岂五苓散方中，用桂枝以化气行水，桂枝岂能去耶？郑氏之说为妥。

　　桂枝去桂加茯苓白术汤方（校补）

　　芍药三两　甘草二两（炙）　　生姜（切）　　白术、茯苓各三两　大枣十二枚（擘）

　　上六味，以水八升，煮取三升，去渣，温服一升，小便利则愈。本云桂枝汤，今去桂枝加茯苓、白术。

【方解及其运用范围】

本方即桂枝汤原方去桂加苓、术而成。此方末云，小便利则愈，重在利水，故去桂枝。加白术、茯苓健脾除水而利小便，使内停之水饮，尽从下去，则心下满、头项强痛、发热诸证，皆可随之而解。此和里而表自解之法也。

十一、伤寒脉浮，医以火迫劫之①，亡阳②，必惊狂，起卧不安者，桂枝去芍药加蜀（膝）〔漆〕牡蛎龙骨救逆汤主之。　原文112

郑　论　按伤寒脉浮，而医以火迫劫之，浮为阳，邪火亦阳，两阳相会，邪火内攻，扰乱心君，故惊狂不安之象所由来。至于亡阳二字，所论不切，当是亡阴，庶于此条方为合法，主以救逆汤，亦是敛阴、祛邪、安神之意也。

【阐　释】郑氏所云"亡阳二字，所论不切，当是亡阴，庶于此条方为合法"。上篇以火劫而致变者，皆为亡阴，但头汗出颈项而还，其不得汗显然矣，观本条之去芍药，其为无汗之故，更显然矣。篇首误服大青龙汤而亡阳者，乃为汗多所致，此皆为无汗而致也。岂有无汗而亡阳之理哉？

桂枝去芍药加蜀漆龙骨牡蛎救逆汤方（校补）

---

①　火迫劫之：以火法强迫其发汗。凡烧针、火熏、灸法，皆属火法。
②　亡阳：此处的阳，指心阳而言。亡阳即心阳外亡，神气浮越之谓。

桂枝三两（去皮）　　甘草二两（炙）　　生姜三两（切）

大枣十二枚（擘）　　牡蛎五两（熬）　　蜀漆三两（洗去腥）　　龙

骨四两

　　上七味，以水一斗二升。先煮蜀漆二升，内诸药，煮取三升，去渣，温服一升。本云桂枝汤，今去芍药，加蜀漆、龙骨、牡蛎。

【方解及其应用范围】

　　用桂枝汤去芍药之阴柔以助心阳，以治其本；蜀漆辛苦微寒，可涤痰消饮；重用牡蛎助蜀漆消痰饮，配龙骨镇纳浮阳安神而止惊狂、卧起不安。全方共奏温补心阳，涤痰镇惊之功，而收调和阴阳之效。用以治疗各种原因引起的心阳骤伤，兼痰浊阻窍，神志不宁，甚至惊狂等为主的症候。

　　十二、火逆下之，因烧针烦（燥）〔躁〕者，（当用）桂枝甘草龙〔骨〕牡蛎汤主之。　　原文118

　　郑　论　按火逆则伤阴，未见下症而下之，则伤阴，复又烧针而阴又伤，此烦躁之症所由生，而阴虚之象所由见，主以桂枝〔甘草〕龙骨牡蛎者，是取其调中而交心肾也。

　　【阐　释】此先火后下，又加烧针，是经过三误。故郑氏说："此烦躁之症所由生，而阴虚之象所由见。"亦即心阳受伤，而见烦躁不安之状。故用桂枝甘草以助心阳，龙、牡以止烦躁。

桂枝甘草龙骨牡蛎汤方（校补）

桂枝一两（去皮）　　甘草二两（炙）　　牡蛎二两（熬）
龙骨二两

上四味，以水五升，煮取二升半，去渣，温服八合，
日三服。

【方解及其应用范围】

本方以桂枝入心助阳，甘草以补养心气，龙骨、牡蛎以收
敛浮越之正气，安神镇惊，全方有调和阴阳，潜镇心神之功。
陈修园说："此为火逆烦躁者，立交通心肾之法也。"用以治疗
某些心悸、自汗、盗汗、遗精、滑精等证。近人推广用于治疗
某些心血管系统和神经系统疾病，都有很好疗效。

十三、伤寒脉浮，自汗出，小便数，心烦，微恶
寒，脚挛急①，反与桂枝（汤）欲攻其表，此误也。得
之便厥②，咽中干，烦躁吐逆者，作甘草干姜汤与之，
以复其阳；若厥愈足温者，更作芍药〔甘草〕汤与之，
其脚即伸；（者）〔若〕胃气不和、谵语者③，少与
〔调胃〕承气汤；若重发汗，复加烧针者，四逆汤主
之。　原文29

郑　论　据脉浮自汗至（拘）〔脚〕挛急，症中并

---

①　脚挛急：就是脚伸展不利之意。
②　厥：手足发冷。
③　谵语：神昏妄言，也就是说胡话。

无发热、恶寒、身疼，而独见自汗出者，卫外之阳不足
也，小便数者，气化失机也，心烦、微恶寒者，阳衰之
征也，拘挛急者，由血液外亡，不能滋润筋脉也。本非
桂枝汤症，而曰欲攻其表，此误也，实为有理。至于得
之便厥，咽中干，烦躁吐逆者，大抵此症先因吐逆太过，
中宫转输之机，卒然错乱，不能输精气于心肾，故烦躁，
吐则亡阳，故四肢厥也^(一)。咽中干者，肾阳衰不能升腾
津液于上也。原文以甘草干姜汤与之，此是守中复阳之
法也，何愁脚之不伸也？原文又以芍药甘草汤，此汤本
为火盛灼筋者宜，而用之于此症，殊非正论。若胃气不
和，谵语者，少与承气汤，此说觉得支离，又并无胃实
足征，何得有谵语之说？即果谵语，务必探其虚实真伪
方可。若重发汗，复加烧针者，主以四逆汤，此是何病
情？而重汗，而又烧针耶？一条之中，东一若，西一若，
吾甚不解。

（一）厥症原有热厥寒厥之分，原文主甘草干姜，
是定非热厥也。总之〔医〕家临症时，务宜下细探求阴
阳实据方可。此论是就原文主方说法也（顶批）。

【阐　释】本节"伤寒脉浮……脚挛急"，为未治以前的证
状，类似桂枝汤证，但小便数，心烦，脚挛急则不是桂枝汤证所
应有，与太阳上篇22条的太阳病，发汗，遂漏不止，其人恶风，
小便难，四肢微急，难以屈伸等证，基本是一致的。此为表阳
虚，腠理不固所致。法当温经复阳，用桂枝加附子汤治疗。但辨

证不明，反与桂枝汤攻其表，耗散真阳，得之便厥，咽中干，烦躁、吐逆者，此又重伤其阳，原文主以甘草干姜汤，以守中复阳，其脚即伸，是为正治。至原文所列之芍药甘草汤、调胃承气汤、四逆汤等，有如郑氏所说："一条之中，东一若，西一若，吾甚不解。"可见条文有误，姑存之。

甘草干姜汤方（校补）

甘草四两（炙）   干姜二两（炮）

上二味，以水三升，煮取一升五合，去渣，分温再服。

【方解及其应用范围】

甘草干姜汤一方，乃辛甘化阳之方，亦苦甘化阴之方也。夫干姜辛温。辛与甘合则从阳化，干姜炮黑，其味即苦，苦与甘合则从阴化。此方应用范围极广，仲景以此方治误吐逆烦躁而厥者，取大甘以化热，守中而复阳也。又治吐血，治中寒，取辛甘以化阳，阳气也，气能统血，阳能胜寒，阳能温中也。又用以治拘急，治筋挛，治肺痿，治肠燥，取苦甘以化阴，阴血也，血能胜热，血能润燥，血能养筋也。笔者对治多种肺、胃虚寒病症，常用甘草干姜汤加味而获效，对治血症，无论其为血热妄行，或阴虚火动，或阳不统血，皆先选用甘草干姜汤加血余炭，以止其血，然后才对症下药，屡屡获效。

芍药甘草汤（校补）

白芍药、甘草各四两（炙）

上二味，以水三升，煮取一升五合，去渣，分温再服。

【方解及其应用范围】

芍药甘草汤一方，乃苦甘化阴之方也。夫芍药苦平入肝，肝者阴也。甘草味甘入脾，脾者土也。苦与甘合，足以调周身之血，周身之血既调，则周身之筋骨得养，筋得血养而燥气平，燥气平则筋舒而自伸矣。本方不仅治两足拘挛急，治两足剧痛，治湿热脚气、脚弱无力皆有效。近人推广用于阴血不足致筋脉挛急疼痛各症，如颈项强痛、头痛、胃脘痛、胁痛、腹痛等，皆有疗效。

十四、发汗，若下之，病仍不解，烦躁者，茯苓四逆汤主之。 原文69

郑 论 按病有当发汗者，有当下者，但要有发汗之实据，可下之病情，此统以发汗下后，病仍不解，不解是何病情不解，以致烦躁，殊令人难以猜详。

【阐 释】 据历代注家之注释：发汗，若下，病宜解也，若病仍不解，则发汗是外虚阳气，下之内虚阴液，阴阳俱虚，水火不济，故出现烦躁。又从治方上看，茯苓四逆汤是用四逆汤以回阳，加人参、茯苓以复阴。《名医别录》上说："茯苓能益阴气，补神气。"从这里亦可看出茯苓滋阴生津的作用，并不只是利水一端，本条在证状上的叙述比较简略，故郑氏说："此统以发汗下后，病仍不解，不解是何病情不解，以致烦躁，殊令人难以猜详。"提出质疑，可以启发后学之多加思考。

茯苓四逆汤方（校补）

茯苓四两　　人参一两　　附子一枚（生用，去皮，破八片）
甘草二两（炙）　　干姜一两半

上五味，以水五升，煮取三升，去渣，温服七合，日二服。

【方解及其应用范围】

本方主要以姜、附回阳救逆，人参、茯苓益气生阴，并有治烦躁，止惊悸作用；炙甘草补中益气。此方效力较四逆汤、四逆加人参汤、干姜附子汤三方为缓，但应用范围较三方为广，并有利水去湿之功。凡四肢厥逆，面容晦黯无神，脉沉微欲绝，舌质淡，苔白滑或白腻，口中津液多等，表现为肾寒、脾湿、正虚、阴弱证候，均可使用。

十五、伤寒，胸中有热，胃中有邪气，腹中痛，欲呕吐者，黄连汤主之。　原文173

郑　论　按太阳之气，由下而上至胸腹，今因寒邪拂郁于内而热生，以致胃中不和，腹痛欲呕吐者，此是上热下寒之征也。原文以黄连汤主之，是用黄连以清上焦之热，干姜、桂枝、半夏以祛中下之寒邪，用参、（附）〔枣〕以和中，是调和上下之妙剂也。

【阐　释】本条是上热下寒，阴阳升降失其常度，阳在上不能下交于阴，故下寒者自寒；阴在下不能上交于阳，故上热者自热。郑氏指称："黄连汤……是调和上下之妙剂也。"信而有征。

黄连汤方（校补）

黄连三两　甘草三两（炙）　　干姜三两　桂枝三两（去皮）
人参二两　大枣十二个（擘）　　半夏半升（洗）

上七味，以水一斗，煮取六升，去渣，温服，昼三夜二。疑非仲景方。

【方解及其应用范围】

本方寒热并用，以黄连清胃中之热，干姜以温胃中之寒，桂枝通调营卫，半夏降逆，佐黄连呕吐可止，人参、甘草、大枣和胃安中，但得寒热平调，呕吐腹痛自愈。笔者常用此方治胸腹胃中之寒热错杂诸症，疗效卓著。

十六、伤寒腹满谵语，寸口脉浮而紧，此肝乘脾也，名曰（横）〔纵〕①，刺期门②。　　原文108

郑　论　按腹满谵语，阳明之腑证也；脉浮而紧，太阳之表证也。此名曰（横）〔纵〕甚不解，定有错误。

【阐　释】郑氏疑原文定有错误。笔者参阅诸家之注，而为汇解，或可释郑氏之疑。伤寒腹满谵语而无潮热，手足漐漐汗出等为阳明之实证，脉浮而紧独见寸口，自与太阳、阳明之见证有

---

① 纵：是五行顺次反克的形式。
② 期门：穴名，位在乳直下二寸处。

别。《脉经》云："浮而紧者名曰弦，弦为肝脉。"《内经》云："脾主腹。""诸腹胀大，皆属于热。"又云："肝主语。"以此推之，肝木旺则侮脾土，则腹满谵语，侮其所胜，故名曰纵，治法当刺期门，因期门为肝之募，故刺之以泄肝邪，邪去则腹满谵语自愈。

十七、伤寒发热，啬啬恶寒，大渴欲饮水，其腹必满，自汗出，小便利，其病欲解，此肝乘（脾）〔肺〕也，名曰横①，刺期门。　　原文109

郑　论　按发热恶寒，太阳之表证也，大渴饮水，此由寒水逆中，阻其脾中升腾之机，真水不得上升，故大渴，其腹满者，水溢于中也，幸而自汗与小便利，上下分消，邪有出路，故知其必解也。设若不自汗，不小便，未可言欲解也。原文言肝乘（脾）〔肺〕，不知从何看出，余甚不解。

【阐　释】郑氏说："原文言肝乘肺，不知从何处看出，余甚不解。"笔者亦从上例为之汇解，以释郑氏之疑，是否有当，高明正之。肺主皮毛，肺受肝邪则毛窍闭塞，所以发热，啬啬恶寒；木火刑金，津液劫烁，故渴欲饮水；肺失通调水道之功能，所以小便不利而腹满。肝邪乘肺，侮其所不胜，故名曰"横"，刺期门，则肝邪得泄，肺不受侮，毛窍通畅，则自汗出，水道通调则小便利，故病可愈。

---

　① 横：是五行逆次反克的形式。

十八、伤寒表不解①，心下有水气，干呕，发热而咳，或渴、或利、或噎②、或小便不利，少腹满，〔或喘者〕，小青龙汤主之。　　原文40

郑　论　按伤寒既称表不解，心下有水气，以致一切病情，缘由寒水逆中，阻滞气机，理应发汗行水，水邪一去，则气机流通，诸症立失，学者切不可执病执方，执一己之见，总要窥透病机，当何下手，治之为是。若原文之青龙汤，重在发汗行水，而诸症立失，可知非见咳治咳，见呕治呕也。

【阐　释】本条是伤寒表不解心下有水气的证治。郑氏说："学者切不可执病执方，执一己之见，总要窥透病机，当何下手，治之为是。"此属其治病之经验，殊堪宝贵。故对治伤寒表不解，心下有水气，所以用外散寒邪，内蠲水饮之小青龙汤治之，则干呕、发热而咳等诸证自愈。教人不可见咳治咳，见呕止呕。

小青龙汤方（校补）

麻黄三两（去节）　　芍药三两　　干姜三两　　五味子半升

甘草三两（炙）　　桂枝三两（去皮）　　细辛三两　　半夏半升（洗）

上八味，以水一斗，先煮麻黄减二升，去上沫，内诸

---

① 表不解：即太阳表证，还没有解除。
② 噎（yē椰）：食时气逆噎塞。

药，取三升，去渣，温服一升。若渴，去半夏加栝蒌根三两，若微利，去麻黄加芫花。如一鸡子大，熬令赤色，若噎者，去麻黄加附子一枚炮，若小便不利，少腹满者，去麻黄加茯苓四两，若喘，去麻黄加杏仁半升去皮尖。且芫花不治利，麻黄主喘，今此语反之，疑非仲景意。

【方解及其应用范围】

本方即麻黄汤、桂枝汤合方，减去杏仁、生姜、大枣，而加干姜、五味、细辛、半夏。考所增四药功能：干姜主温中，治胸满咳逆上气。细辛辛温，配麻黄能祛痰利水，散风寒外出而治咳逆上气。五味收纳肺气以入肾，故治咳逆合干姜同用，一开一阖，咳之来路去路，均告肃清，故仲景治咳，皆姜、辛、五味同用。半夏燥痰，降水气，和胃，止咳逆呕吐。麻黄汤辛温发表，逐邪之峻剂。桂枝汤和营卫以祛风。合用之肌表可开散，然不去水饮停蓄之邪，非特不能廓清其源，即麻桂之功力，亦必被停聚之水饮所阻挠也。笔者常用本方治疗外感寒邪，内挟水饮之咳喘，亦治水饮溢于皮肤而浮肿腹满，小便不利之咳喘，与夫痰饮咳嗽，哮喘之偏于寒性者，疗效卓著。近人则多以本方治疗呼吸系统疾病，屡见于报道。

十九、伤寒心下有水气，咳而微喘，发热不渴，服汤已，渴者，此寒去欲解也，小青龙汤主之。　原文41

郑　论　按心下有水气，阻其呼吸之气，上触而咳，以致微喘，发热不渴，服汤已渴者，水气去，而中宫升腾之机，仍旧转输，故知其欲解也。以小青龙汤主之，是随机而导之意也。

【阐　释】本条是指服小青龙汤以后口渴的，此寒去疾病自愈的表现，非谓解后仍用小青龙汤也。故曹颖甫订正此条，在"发热不渴"下，即移原文"小青龙主之"，则其义更为明白了然。

二十、服桂枝汤，大汗出后，大烦渴不解①脉洪大者，白虎加人参汤主之。　原文26

郑　论　按服桂枝汤以致大汗，其人大渴者，由汗出过多，血液被夺，伤及胃中津液故也。原文主以人参白虎汤，取人参以救津液，取石膏以清内热，的确之法也。

【阐　释】服桂枝汤后，只要微微有汗即得，现在汗出太多，肌表之邪虽去，而胃中津液反为耗伤，胃燥化热，病已由太阳传至阳明，出现心烦、渴饮的症状，故用白虎汤以清阳明炽盛之热，加人参以救胃中耗伤之液。此为不易之法也。

白虎加人参汤方

知母六两　石膏一斤（碎，绵裹）　甘草二两（炙）　粳米六合　人参三两

————————

① 大烦渴不解：烦是心烦，渴是口渴，大是形容烦渴得厉害，不解是病未愈的意思。

上五味，以水一斗，煮米熟，汤成去渣，温服一升，日三服。

【方解及其应用范围】

本方即白虎加人参汤，乃灭火救阴之神剂。有清热、生津、止渴的作用。石膏辛寒，清三焦火热，生津止渴；知母苦润，泻火滋燥；甘草、粳米调和中宫；人参有补虚救逆，又有生津止渴之功。此方并非专为伤寒之阳明症立法，凡属内里之燥热为病者，皆可服也。时人过畏石膏而不用，往往误事。前人少有用本方治目疾者，今人加以推广，不仅治赤、热、肿、痛，外障、瘀滞较甚之目疾用之取效，并用以治肺炎、脑炎、糖尿病，尤其对夏月小儿高热、多渴、多尿综合症疗效最好，一般认为凡属里热伤津、气阴两亏之老年及诸不足者，皆可用白虎加人参汤治疗，而本方的退热作用，主要在于适当配伍了石膏，现将近代名医张锡纯用石膏的经验，及笔者对本方的推广应用附后。张著《医学衷中参西录》谓："石膏其性凉而能散，有透表解肌之力，为清阳明胃腑实热之圣药，无论内伤、外感用之皆效，即他脏腑之实热者用之亦效……石膏医者多误认为大寒而煅用之，则宣散之性变为收敛，以治外感有实热，竟将其痰火敛住，凝结不散，用至一两即足伤人，是变金丹为鸩毒也，迨至误用煅石膏偾事，流俗之见，不知其咎在煅不在石膏，转谓石膏煅用之其猛烈犹足伤人，而不煅者更可知矣。于是一倡百和，遂视用石膏为畏途……余用以治外感实热，轻症亦必用至两许，若实热炽盛，又恒重用至四五两，或七八两……盖石膏生用以治外感实热，断无伤人之理，且放胆用之，亦断无不退热之理。惟热实脉虚者，其人必实热兼有虚热，仿白虎加人参之义，以人参佐石膏，亦必能退热。"又云："且尝历观方书，前哲之用石膏，有一证而用十四斤者（见《笔花医镜》）；有一证而用至数十斤者（见吴鞠通医案）；有产后亦重用石膏者（见徐灵胎医案，然须用白虎加人参汤，以玄参代知母，生山药代粳米）。然所用皆生石膏也。"笔者三十年来，对治外感风热之邪，无论成人或小孩，身大热（体温39℃以上），虽注射青、链霉素而身热不退，即用白虎加人参汤治疗，屡用屡验。又治伤暑咳嗽，因高热、烦渴、津伤、汗多，舌质鲜红，舌上干燥，苔干黄，治以此方而获效。又曾治尿崩证，患者一日一夜饮水达五十磅，石膏用量初服100克，一剂而饮水量减少五磅；二剂石膏增至200克，饮水又有所减少；其后石膏用量增至300克，连服五剂而痊愈。

二十一、伤寒脉浮滑，此里有（热）〔寒〕，表有（寒）〔热〕，白虎汤主之。　原文176

郑　论　按《脉象篇》云：浮主风邪，滑主痰湿。此条只据二脉，即以白虎汤主之，实属不当。况又未见有白虎症形，指为里热表寒，即果属表寒里热，理应解表清里，何独重里热一面，而遗解表一面乎？疑有误。

【阐　释】本条历代注家，争论极多，有认为此处表里二字错简，亦有认为未错简，亦有认为寒字当邪解，亦热也。但类皆自圆其说，不能使人信服。白虎汤证的病理，总归是表里俱热，必须是阳明经热炽盛的见证，才能用白虎汤。不能只凭脉以定病，而须结合证状来定，如发热汗出，烦渴引饮，此为阳明表里俱热之证，白虎汤乃对证之方。郑氏疑有误，值得深思考虑。

白虎汤方（校补）

知母六两　　石膏一斤（碎）　　甘草二两（炙）　　粳米六合

上四味，以水一斗，煮米熟，汤成，去渣，温服一升，日三服。

【方解及其应用范围】

白虎汤《伤寒论》原文共三条，分见于太阳、阳明及厥阴三篇。其方解可参阅前条白虎加人参汤条。其治疗目标是壮热、大汗出、大烦渴、脉洪大、无表证。因热盛伤津灼阴，故汗渴饮冷。但邪初入阳明，热而未实，急需灭火清热以救阴，故以本方治之。郑氏在《医法圆通》中说："此阳明腑分主方也。"随即举出其圆通应用法五条：（1）治上消证；（2）治心下一寸间发生疮疾，红肿痛甚；（3）治牙龈红肿痛甚，饮冷；（4）治两乳红肿痛甚；（5）治谵语、遗尿、口不仁而面垢。此外有白虎汤证而挟湿者，则加苍术；挟风者，则加桂枝，亦极有效验。笔者用此方治疗伤热咳嗽、哮喘，取得满意效果。其症状为咽喉干痛，鼻孔出热气，口臭气粗。咳嗽而痰难出，色黄且稠，有时成块成坨，或带血腥臭，面赤身热，更兼烦躁不安，舌质红绛，舌苔干黄，脉洪大有力。全系热盛之象，故以白虎汤治之而愈。现在白虎汤广泛应用于各种急性热病，更有用于挟热之眼疾、痢疾亦获良效，可见其应用范围之广泛。

二十二、伤寒脉浮，发热无汗，其表不解（者），不可与白虎汤；渴欲饮水，无表证者，白虎加人参汤主之。 原文170

郑 论 按发热无汗，本应解表，原非白虎所宜，至于大渴饮冷，阳明症具，则以人参白虎施之，的确不易法也。

【**阐 释**】伤寒脉浮，发热无汗，为伤寒麻黄汤证。若渴欲饮水，无表证者，是恶寒已罢，里热已炽，热盛足以津伤，白虎人参汤以泄热救阴。诚如郑氏所言：大渴饮冷，阳明症具，则以人参白虎施之，是的确不易法也。

二十三、伤寒无大热，口燥渴，心烦，背微恶寒者，白虎加人参汤主之。原文169

郑 论 按寒邪本由太阳而起，至背恶寒，亦可云表未解，何得即以白虎汤主之。条中既称无大热，虽有燥渴心烦，未必即是白虎汤证。法中原有热极邪伏，背心见冷，而用此方，但学者于此症，务要留心讨究，相其舌之干燥与不燥，气之蒸（乎）〔手〕不蒸（乎）〔手〕，口渴之微盛，二便之利与不利，则得矣。

【**阐 释**】伤寒背微恶寒，可云表未解，虽有燥渴心烦，但无大热，即不能用白虎汤治疗。郑氏曰："法中原有热极邪伏，背心见冷，而用此方。"但必其舌干燥，气粗蒸手，口渴盛，二便不利，则可用白虎加人参汤治之。

二十四、伤寒若吐若下后，七八日不解，热结在里，表里俱热，（而）时时恶风，大渴，舌上干燥而烦，欲饮水数升者，白虎加人参汤主之。　原文168

郑　论　按吐下后而表不解，盖吐则亡阳，下则亡阴，阴阳两虚，更不能俾邪外出，故不解。以致表邪趋入阳明地面，遂随阳明之气化，而转为热邪，故现一切症形，全是白虎汤对症之法。至饮水多者，是由下而津液大伤，故乞水以为援也。主以白虎加人参，以救欲亡之阴，实的确不易之法也。

【**阐　释**】伤寒吐下后，津液被夺，以致表邪趋入阳明地界，转为热结在里之证。里热大盛，所以表里俱热，时时恶风，舌上干燥而烦，欲饮水以自救。此为阳明经证伤津，法当清泄里热，兼生津液。如郑氏所言：主以白虎加人参，实的确不易之法也。

伤寒恒论卷四

阳明上篇

外邪初入阳明，太阳尚有未尽者，谓之太阳阳明，列于此篇，计三十九法（据舒本校增）。

一、阳明病，脉迟，汗出多，微恶寒者，表未解也，可发汗，宜桂枝汤。 原文234

郑 论 论阳明病，汗出多，脉应长大，今脉迟而汗出多，殊属不合。又到微恶寒，表未解，可发汗，明是太阳寒邪，初入阳明，寒邪尚未化尽，故宜以桂枝汤导之也。

【阐 释】此太阳风伤卫，传至阳明，寒邪尚未化尽，故仍可用桂枝汤，以外解表邪，但必须是里热不甚者。此仲景从证不从脉而用桂枝汤解表。

二、阳明病，脉浮，无汗而喘者，发汗则愈，宜麻黄汤。 原文235

郑　论　按此条，乃太阳之病，太阳之方，并未有阳明脉象病情，实属不合，理应列入太阳篇为式。

【**阐　释**】前条是太阳中风与阳明并病，这条是太阳伤寒与阳明并病，无汗恶寒为表实，肺气郁而不宣的喘证，麻黄汤为对症之方。此条毫无阳明脉象病情，故应如郑氏所说，列入太阳篇。

三、阳明病，〔若〕能食（者），（为）〔名〕中风；不能食（者），（为）〔名〕中寒。　原文190

郑　论　按能食为中风，风为阳，阳能消谷也。不能食为中寒，寒为阴，阴不能消谷也。但阳明病，果是何等病情，而见此能食不能食也。

【**阐　释**】此节言阳明自受风寒之证也。盖阳明居中土，外之风寒干之，故俱言中。又阳明胃腑，以纳谷为务，风寒既内中，风为阳邪，阳能化谷，故能食也；寒乃阴邪，不能化谷，故不能食也。此以能食、不能食来辨别阳明所受之风或寒也。

四、脉阳微而汗出少者①，为自和也；汗出多者，为太过。阳（邪）〔脉〕实因发其汗②，出多者，亦为太

———————————

① 脉阳微：指脉浮而微软。
② 阳脉实：指脉浮有力而盛。

过。太过〔者〕，为阳绝于里①。亡津液，大便因鞕也。
原文245

郑　论　论阳明而见脉微，汗出少为自和者，邪衰
之征也；汗出多为太过者，又虑阳之外亡也。阳脉实，
因发其汗，出多者，亦为太过，太过则津液太亏，大非
吉事，故原文谓阳绝于内者，明明言汗之太过也，汗出
则阳必与之俱出，而津液有立亡之机，大便因鞕之所由
生，而危亡之机，亦于此见也。

【阐　释】本节指津液外亡，阳无阴制则燥热益甚，肠中乏
液以润，大便因而鞕结。故无论是自汗或发汗，皆不可太过，而
使津液耗损，肠中干燥，造成大便鞕的变证。郑氏更进一层指出
"汗出则阳必与之俱出……而危亡之机，亦于此见也"的卓识。

五、问曰：阳明病，外证云何②？答曰：身热，汗
自出，（而）不恶寒，反恶热也。　原文182

郑　论　太阳症发热恶寒，惟阳明病发热不恶寒，
以此别之。

【阐　释】身热汗出，为太阳、阳明共有症状，在临床鉴别
上，郑氏说："太阳症发热恶寒，惟阳明病发热不恶寒"，仅言
其大概，而应补充。太阳脉浮，阳明脉洪大；太阳无里实证，阳

---

①　阳绝于里：指阴液耗损，阳气盛极于里。
②　外证：就是表现在外面的证候。

明有里实证；太阳证的发热是翕翕发热，而热在体表，阳明病的发热是蒸蒸发热，是热从内蒸。以此别之，更为精审。

六、问曰：何缘得阳明病？答曰：太阳病，若发汗、若下、若（到）〔利〕小便，〔此〕亡津液，胃中干燥，因转属阳明；不更衣①，内实②，大便难〔者〕，此名阳明也。 原文181

郑 论 此由太阳病，因汗、吐、下后津液大伤，胃中干燥，遂成内实，不更衣，大便难之症作，故称之曰阳明病，的确不易。

【**阐 释**】阳明腑证，有因本经热盛，自然化燥而成的；有因误治伤津，病邪化热化燥内传而成的。本条即由太阳病误治而转属阳明腑实证。既言内实，必然有腹满痛，便闭燥烦等实象。

七、问曰：病有（一日得之）〔得之一日〕，不发热而恶寒者，何也？答曰：虽得之一日，恶寒将自罢，即自汗出而恶热也。 原文183

郑 论 发热恶寒，太阳证也，而云阳明，是太阳之寒邪已至阳明，而寒邪尚未化尽耳。若化尽，转瞬即独发热不恶寒，而为阳明之本证也。时称瘟疫独发热不恶寒，仍是一阳明证也。时书纷纷聚讼，以为仲景只知

---

① 不更衣：即不大便，古人入厕，雅言更衣，因此更衣又为大便的通称。
② 内实：肠中有燥屎结滞。

有伤寒，而不知仲景之阳明证，即温热之注脚也。

【阐　释】郑氏指出"瘟疫独发热不恶寒，仍是一阳明证
也"，是有其独特见解。温病总是一个热病，麻杏石甘汤、白虎
汤、白虎加人参汤、大、小承气汤，皆治温病之方也。

八、问曰："恶寒何故将自罢？"答曰："阳明居中，
〔主〕土也①，万物所归，无所复传，始虽恶寒，二日自
止（者），此为阳明病也。"　　原文184

郑　论　按恶寒将自罢者，是这太阳之寒邪，至阳
明地界，阳明主燥，乃多气多血之府，邪至而从燥化，
则寒变为热，遂不寒，而独发热也。

【阐　释】此承上条说明阳明病恶寒自罢的原因，亦即揭出
胃家邪实之所由成也。原文在未答恶寒何故自罢之前，先叙阳明
的部位、功能、性质、病理并隐寓治法，言脾胃同属中土，胃居
体之中部，有纳水谷的功能，其性主燥，胃燥太过，则三焦之
邪，皆聚于胃，邪人之必成燥化，因燥成实，邪即留中不去，必
待下之而愈。恶寒一证，虽初病时见之，至二日邪从燥化后，必
然自罢，此即阳明病恶寒自罢之理。

九、本太阳（病）初得〔病〕时，发其汗，汗先出

———————————

①　主土：土是五行之一，脾胃隶属于土。由于脾和胃的生理机能以及病态表现
的不同，所以有脾属阴土，胃属阳土的分别；又因土的方位在中央，所以说阳明居中
主土。

不彻，因转属阳明也。 原文 185 前段

郑 论 太阳病，本应汗解，汗发不透，是寒邪阻滞气机，逆而不出，遂传至阳明，而成阳明证也。

【阐 释】此节说明太阳病转属阳明的另一原因为发汗而汗出不彻，以致表邪不得外解，反而内传化燥，因而转属阳明。与前4条太阳病转属阳明是发汗而汗出过多，津伤化燥而邪内传，显然不同。故征候的传变与治疗的得当与否，实有密切关系。

十、若汗多，微发热恶寒者，（则）外未解也，其热不潮，（又）未可与承气汤（主之）；若腹大满不通者，可与小承气〔汤〕，微和胃气，勿令〔至〕大泄下。
原文 208 后段

郑 论 按汗多微发热、恶寒，在久病阳虚之人见此，则为亡阳之征。若新病太阳症之人，而见此者，则为邪将去之兆，并未见潮热，是邪未入阳明，未可与承气汤。若阳明症见，而又有腹满不通，可与小承气汤，是斟酌元气、邪气之盛衰，而令其勿大泄，慎重之意也。

【阐 释】本条可分两节。第一节"若汗多……未可与承气汤"，此表证未尽解，不可使用下法。第二节"若腹大满不通者……勿令至大泄下"。说明里实证固应攻下，但燥结未甚，只宜小承气汤微和胃气，不宜大承气汤峻攻。

小承气汤方（校补）

大黄四两（酒洗）　　厚朴二两（炙去皮）　　枳实三枚大者（炙）

上三味，以水四升，煮取一升二合，去渣，分温二服。初服汤当更衣，不尔者尽饮之，若更衣者，勿服之。

【方解及其应用范围】

此大承气汤去芒硝，枳、朴用量亦少，药力自比大承气为轻，则势缓矣。治痞满实而不燥的症候。大黄可泻下实热；枳实、厚朴消腹胀痞满。其临床证候与大承气汤类似，但较轻。各种急性热病，治之皆有效。

十一、太阳病，若吐、若下、若发汗〔后〕微烦，小便数，大便因鞭者，与小承气汤（主之）〔和之愈〕。原文250

郑　论　按汗、吐、下三法，无论何法，皆是损元气，亡津液之道。津液伤，则燥气立作，故有微烦，二便数、鞭之症，与以小承气和其胃气，除其烦热，其病自已。

【阐　释】太阳病治之不当，津液受伤，热邪入里，致见心烦，小便数，大便鞭等，此津伤气滞，以小承气汤和之则诸症自愈。

十二、伤寒吐后，腹胀满者，与调胃承气汤。　原文249

郑　论　按腹胀满，胃家未大实者，可与小承气汤，俾和其胃气，以泄其邪热，乃为合法。若因吐后而中州大伤，以致胀满者，此是胸中胃阳，因吐而伤，宣布失职，浊阴僭乱，堵塞中宫，宜温中健脾，俾胃气宣畅，而胀满自消，此又非调胃承气所宜也，学者临证，宜细求之。

【阐　释】若因吐后，见到腹部胀满，有两种情况。其一在上之邪，虽得到排除，而在下之病邪，却化燥成实，此时应用下法，但究因吐后，中气必然受伤，虽有实邪内聚，又不宜峻下，调胃承气汤是为最适当的方剂。其后有如郑氏所云："若因吐后而中州大伤，以致胀满者……宜温中健脾，俾胃气宣畅，而胀满自消"，岂可复用下法，以重伤其正，调胃承气绝不可用。笔者认为当用理中汤加砂仁、公丁香治之。

调胃承气汤方（校补）
大黄四两（去皮，清酒洗）　　甘草二两（炙）　　芒硝半升
上三味，以水三升，煮取一升，去渣，内芒硝，更上火微煮令沸，少少温服之。

【方解及其应用范围】
本方系大承气汤去厚朴、枳实，加甘草而成。大黄泻下实热，芒硝润燥软坚，佐甘草以和胃气，用以治疗腹中有实热，大便燥结的症候。其药力比小承气还轻，对各种急性热病之轻者为宜。治消渴症之中消，即渴而饮食多者，亦有效。

十三、阳明病，心下鞭满者，不可攻之；攻之利遂不止者，死；利止者愈。　原文205

郑　论　按心下鞭满，有可攻者，有不可攻者，有热结者，有寒结者，总之详（虎）〔辨〕的确，可攻则攻，不可攻则勿妄攻，攻之利不止者，死，以其利甚则亡阴，阴亡而阳与之俱亡，故断其必死。若下利而能自止者，是中气犹存，阳不即亡，故知其必生。

【阐　释】　心下是胃脘部位，心下硬满，不同于腹部硬满，可知病邪偏于上。此心下鞭满而不痛，是胃气不实，客气上逆所致。里实腹满可攻，今心下鞭满而非腹鞭满，乃未成实，故不可攻。腹部鞭满是肠中有燥屎内结，可以用承气汤攻下，一下而愈。若此证有虚、实、寒、热之不同，实证、热证可以攻下，可用承气汤；虚证、寒证则不可妄攻，若攻之则脾胃受损，邪气内陷，形成下利不止，甚至胃气败绝而亡。笔者认为可用附子理中汤温补脾肾之阳以救之。若利能自止，是胃气渐复，为病有自愈之机。

十四、伤寒呕多，虽有阳明证，不可攻之①。　原文204

郑　论　呕多二字，有热呕寒呕之别。虽有阳明证，不可妄攻，务要审慎的确为是。

———————————————

① 攻之：此处是指泻下而言。

【阐　释】恶寒发热之呕属太阳，寒热往来之呕属少阳，但恶热不恶寒之呕属阳明，此三阳呕吐之辨证也。郑氏云："呕多二字，有热呕寒呕之别。"呕多是病机向上，若用攻法，是逆其所治，最易造成变证。笔者于寒呕者，可用理中汤加吴茱萸以温降之；热呕者，可用黄连吴萸汤以清之降之。至三阳症之呕证，必结合三阳病之其他症状，选用三阳之方治之，斯为得矣。

十五、食谷欲（吐者）〔呕〕①，属阳明也②，吴茱萸汤主之。得汤反剧者，属上焦（热）也。　原文243

郑　论　按吴茱萸汤，乃治少阴吐利之方，非阳明之正方也。此刻食谷欲呕，乃属阳明，必是胃中邪热弥漫，隔拒上焦，故得吴萸辛燥之品而反剧，可知非虚寒也明甚。原文如此模糊，何不先判明阴阳，而曰食谷欲呕，喜饮热汤者，可与吴茱萸汤。呕而欲饮冷者，此属上焦有热，以此推去，方不负立法之意。

【阐　释】食谷欲呕，这是胃家虚寒的特征，虚则不能纳谷，寒则胃气上逆，所以决诊为阳明虚寒，温中降逆之吴茱萸汤，自为对症之方。若上焦有热，服吴茱萸汤相反使病情增剧。郑氏以饮热、饮冷判寒热，以定吴茱萸汤之可用不可用，乃简明扼要之法矣。吴茱萸汤方，载少阴前篇。

---

①　食谷欲呕：当进餐时气逆作呕。
②　属阳明：指胃家虚寒。

十六、阳明中风，口苦咽干，腹满微喘，发热恶寒，脉浮而紧，若下之，则腹满，小便难也。　原文189

郑　论　此阳明而兼太、少证，何也？口苦咽干，所现者少阳之经证；微喘，发热恶寒，所现者太阳之表邪；脉现浮紧，风寒之征。此证虽云阳明，而阳明胃实之证未见，故曰：若下之，则腹满、小便难，此是教人不可下。若下则引邪入太阴，故见腹满，中枢失职，转输必乖，故见小便难，此刻总宜照三阳并病法治之可也。

【阐　释】本条是三阳合病，但以太阳和阳明证最重，所以称作阳明中风。重点在于阳明，邪热在经，禁用下法，否则引邪深入。仲景未出方治，郑氏说：总宜照三阳并病法治之可也。笔者认为三阳经症同见，即以三阳之方治之，一举祛邪外出，桂麻各半汤加柴、葛、苓、夏主之。

十七、阳明病，脉浮而紧，咽燥口苦，腹满而喘，发热汗出，不恶寒，（而）反恶热，身重。若发汗则躁，心愦愦①，反谵语；若加温针，必怵惕②，烦躁不得眠；若下之，则胃中空虚，客气动膈，心中懊忱③，舌上苔

———————————

① 愦愦：烦乱貌。
② 怵惕：恐惧貌。
③ 懊忱：烦闷不舒。

者①，（宜）栀子豉汤主之。若渴欲饮水，口干舌燥者，白虎加人参汤主之。若脉浮发热，渴欲饮水，小便不利者，猪苓汤主之。　原文 221、222、223

郑　论　论阳明证，而揭出数端，学者当细体求，探其病情，相机施治。但身重二字有误，必是身轻，与阳明证方符，若是身重，则又属少阴也，与此不合，原文变换太冗，俱宜按病治去，不可固执。

【**阐　释**】此条亦三阳并病也。然冠以阳明病者，以其中阳明病居多也。脉浮而紧，表邪未罢，太阳也；咽燥口苦者，少阳也；发热汗出，不恶寒，反恶热，腹满而喘者，阳明也。若汗、下、烧针，俱不可用。如误用之，就发生原文所说病变。这些病变都是由于里热加剧，则当用栀豉汤治之。若前证外，更加渴欲饮水，口干舌燥者为阳明经气之燥热，则用白虎加人参汤以解热生津。若渴欲饮水，小便不利者，是阳明饮热并盛，津液不得下通，猪苓汤利小便，以泻下焦之热也。故郑氏曰："原文变换太冗，俱宜按病治去"，是教人细心体求，不可粗心大意。

猪苓汤方（校补）
猪苓（去皮）、茯苓、泽泻、阿胶、滑石（碎）各一两
上五味，以水四升，先煮四味，取二升，去渣，纳阿胶烊消，温服七合，日三服。

---

① 舌上苔者：是舌上有黄白薄腻的苔垢。

【方解及其应用范围】

本方滋燥利水，猪苓、泽泻都能利小便以泻肾与膀胱之湿；茯苓利小便以渗脾肺之湿；滑石利窍泄热；阿胶育阴润燥去烦渴。治疗阴液不足，发热水气不利的疾患，有很好疗效。近代推广本方以治膀胱炎、尿道炎、血尿、淋病等，以其利尿作用来治疗上述诸病有显效。

十八、太阳病，寸缓关浮尺弱，其人发热汗出，复恶寒，不呕，但心下痞者，此以医下之也。（若）〔如〕其不下者，病人不恶寒（但）〔而〕渴者，此转属阳明也。小便数者，大便必鞕，不更衣十日，无所苦也。渴欲饮水，少少与之，但以法救之。渴者，宜五苓散。原文244

郑 论 据脉象病情，乃太阳经证，本桂枝汤法，非可下之法，若未下而见不恶寒，独发热而渴，此阳明的候，乃白虎汤法。至小便数，大便鞕，不更衣，十余日无所苦，虽在胃腑，其邪未实，故不言下。所云渴欲饮水，亦非五苓的候，当是小便短数而渴，方是五苓的候，学者须知。

【阐 释】本条整个内容都是辨证，可分为四节，自"太阳病"至"此以医下之也"为第一节，此表证与里证之辨；自"如其不下者"至"此转属阳明也"为第二节，此误下成痞与未误下邪传阳明之辨；自"小便数者"至"无所苦也"为第三节，此承气证与脾约证之辨；自"渴欲饮水"至"五苓散"为第四节，此胃燥口渴与停水口渴之辨。总之治病必求其本，必须审证精确，才能施治无误。

十九、阳明病，脉浮而紧者，（自）必潮热①发作有时；但浮者，必盗汗出②。　原文201

郑　论　按脉浮紧，乃风寒之征，阳明之脉，应见长、大、洪、实，乃为的候。此言浮紧，自必潮热，但浮者，必盗汗出，是亦凭脉而定病，未必尽当。潮热，亦必审其虚实，盗汗，亦必究其原委，若执脉而言，恐非正法。

【阐　释】脉浮紧、发热、恶寒，是太阳病。若阳明病脉浮紧而见潮热，是热蒸于外，邪实于里，故潮热发作有时；脉但浮而不紧，此为热越在外，盗汗乃出。故郑氏说："……凭脉而定病，未必尽当。"故临床诊断上，必须脉证合参，不能轻率。

二十、阳明中风，脉弦浮大而短气，腹都满③，胁下及心痛，久按之气不通④。鼻干，不得汗，嗜卧，一身及（面）目悉黄，小便难，有潮热，时时哕⑤，耳前后肿，刺之小差，外不解。病过十日，脉续浮者，与小

① 潮热：有定时的发热，有如潮汛一样。
② 盗汗：睡眠中出汗，犹盗贼之出没于夜间，故名盗汗。
③ 腹都满：作腹部满解。
④ 久按之气不通：言不按气已短，若久按之气愈不通，盖言其邪气充斥也。
⑤ 哕（yuě月，上声）：呕吐。

柴胡汤。脉但浮，无余证者，与麻黄汤；若不尿，腹满加哕者，不治。　　原文 231、232

　　郑　论　　称阳明中风，是邪已确在阳明，至所现病情脉象，实阳明而兼少阳、太阳两经之证，三阳病势弥漫已极，理应照三阳并病法治之。至所主柴胡、麻黄二方，皆是相机而行之法。

　　【阐　释】此节称阳明中风，而兼及太阳少阳之证也。而曰阳明者，以阳明症居多。本节证情比较复杂，不论是辨证或治疗，都存在着一定的困难，必须针对着病情的趋势而因势利导，故先刺足阳明三里穴，宣泄经络闭郁之热。原文"刺之小差，外不解"，是知针刺后里热已解。至所主小柴胡汤、麻黄汤，诚如郑氏所说："皆是向机而行之法。"又原文中有"耳前后肿"即《内经》所谓发颐。俗所谓痄腮也，乡间称寸耳寒，西医称流行性腮腺炎。此病小儿患者很多，笔者常用麻桂各半汤治之，一二剂即愈。

　　二十一、阳明病，脉迟①，食难用饱，饱则微烦头眩，必小便难，此欲作谷瘅②。虽下之，腹满如故，所以然者，脉迟故也。　　原文 195

　　郑　论　　此论而推其所以然之故，曰脉迟。迟则为寒，寒甚即不消谷，理之常也。本非热结可下之证，即

————————————

① 脉迟：即脉搏跳动得慢。
② 谷瘅（dàn 淡）：指食不消化症。

下之，而胀仍如故，是下之更失宜，欲作谷瘅，亦阴黄之属也。小便难者，亦中宫转输失职之所致，学者当于迟字处理会可也。

【阐　释】下之腹满如故，此不当下也。脉迟则寒，阳明虚寒，其满不过虚热内壅，非结热当下之候。法当先行温中，如理中汤、甘草干姜汤，然后少与调胃承气，微和胃气可也。谷瘅，水谷之湿，蒸发而身黄也，亦即阴黄证，可用附子理中汤加茵陈治之。

此条亦见于《金匮》黄瘅病篇。

二十二、阳明病，若中寒（而）〔者〕，不能食，小便不利，手足濈然汗出①，此欲作固瘕②，必大便初鞕后溏；所以然者，以胃中冷③，水谷不别故也④。原文191

郑　论　按中寒故不能食，不食则中宫气衰，转输失职，故小便不利。手足自汗者，脾主四肢，不能收束脾中血液也，（具）〔其〕所以然之故，曰胃冷，其所现一切，俱胃冷所致，毋庸别议。至于固瘕者，盖溏泄久而不止之谓也。

---

①　濈（jí及）然：汗也貌。濈，本义为水外流。
②　固瘕（jiǎ甲）：是一种寒气结积的病证，其特征为大便先鞕后溏。腹中结块谓之瘕。
③　胃中冷：指胃阳不足，消化机能失职的意思。
④　水谷不别：水湿停滞，不能从小便而去，而与谷物相混。

【阐　释】本条是胃阳不足，复感寒邪的阳明中寒证。不能食、小便不利、手足汗出、大便初鞕后溏等，俱胃冷所致。法当扶脾胃之阳，阳旺则诸症自愈。笔者认为可选用理中汤加砂仁治之。

二十三、阳明病，初欲食，小便反不利，大便自调，其人骨节疼，翕翕如有热状，奄然发狂[①]，濈然汗出而解者，此水不胜谷气[②]，与汗共并，脉紧则愈。原文192

郑　论　其所称阳明病，初欲食者，是胃中尚有权也。胃中有权，转输自不失职，何以小便反不利？不利者，是病在膀胱，而不在胃也。观胃与大肠相为表里，胃气尚健，故见大便自调，骨节疼，翕然如热状者，是气机鼓动，邪从骨节而出，翕然如狂，濈然汗出，是邪从汗出而解也。书云："战汗而解，狂汗而解"，即此。其中全赖水谷之气胜，而邪并水谷之气而出。脉紧者，言气机盛，非指邪盛也。

【阐　释】此承前条，而论阳明中风证也。骨节疼，翕翕如有热状，皆是表证，而里热未成，所以始终病从表解，一汗而愈。郑氏所论极是，笔者从之。

---

① 奄然：忽然。
② 谷气：即水谷的精气，在这里可作正气解。

二十四、阳明病，不能食，攻其热必哕，所以然者，胃中虚冷故也。以其人本虚，故攻其热必哕。　原文194

郑　论　经云：胃热则能消谷。此云不能食，明是胃寒不能消谷也。即或有挟热情形，当于温中药内，稍加一二苦寒，则得调燮之妙。若专于攻热，而不温中，岂非雪地加霜，能不致哕乎？

【阐　释】阳明病不能食，既有属于实热的，也有属于虚寒的。此条之不能食，实由阳明胃腑虚冷，若误攻其热，则病呃逆，必犯虚虚之祸。这时的救逆，原文中未出方法，可用附子理中汤加吴茱萸，以祛寒降逆而止呃逆。

二十五、脉浮而迟，表热里寒，下利清谷〔者〕，四逆汤主之。若胃中虚冷，〔不能食者〕，饮水必哕。原文225

郑　论　按外热内寒不利，法主四逆，颇为合宜。又曰胃冷，饮水必哕，胃冷已极，而又以水滋之，阴气更为上僭，乌得不哕？

【阐　释】脉浮为表热，迟为里寒，寒者胃中虚也。胃中虚寒，下利清谷，此时手足厥逆，冷汗出，胃中阳气垂绝，必用大剂四逆汤以回阳，乃得转危为安。若胃中虚冷，不能食者，则中阳自败，较前证更重，饮水则呃逆，非重剂附子理中汤加吴茱萸以救之不可。若投以寻常治哕之橘皮生姜汤、橘皮竹茹汤，绝不能奏功也。

二十六、阳明病，法多汗，反无汗，其身如虫行皮中状者①，此以久虚故也。　　原文196

郑　论　阳明法多汗者，以其内有热也。热蒸于内则汗出。其无汗，身如虫行状者，内无大热，而气机拂郁于皮肤，由表阳太弱，不能运化而出也。

【阐　释】阳明病因是热熏蒸，津液被迫，本应多汗，今反无汗，此不但阴亏，津液不足，更兼阳虚失其温化之力，不能使汗达表，致汗液欲出不得，故有身痒如虫行皮肤的感觉。此证宜用《金匮》防己黄芪汤略加麻黄，使汗从皮中外泄则愈。

二十七、阳明病，但头眩，不恶寒，故能食而咳，其人咽必痛，若不咳者，咽不痛。　　原文198

郑　论　按头眩，能食而咳，咽痛，皆缘邪火上攻，若不咳、不咽痛，是邪火虽盛，而未上攻也，更宜察之。

【阐　释】本条不恶寒而能食，其为阳明证中风无疑。由于风热之邪上干，所以头眩，犯肺所以咳嗽，咽喉为呼吸之门户，肺受热侵，自必影响及咽，故咽痛。若不咳，说明肺未受热侵，

—————————

①　"其身"句：形容身痒之状。

故咽亦不痛。

二十八、阳明病，反无汗，而小便利，二三日呕而咳，手足厥者，必苦头痛；若不咳不呕，手足不厥者，头不痛。　原文197

郑　论　阳明病固属多汗，今无汗而小便利，虽云阳明病，其实内无热也。二三日呕而咳，至手足厥，苦头痛者，必是阴邪上干清道，闭其运行之机耳。果系阳厥，则脉息声音，大有定凭。又曰：不呕不咳不厥者，头不痛，可知全系阴邪上干清道无疑。学者切不可执定一阳明而即断为热证一边看去，则得矣。

【阐　释】本条是阳明中寒，阳虚阴盛，挟有阴邪。有如郑氏所云："必是阴邪上干清道，闭其运行之机耳。"由于胃阳衰弱，水饮内聚，胃失降下，上逆则呕，射肺则咳，胃主四肢，不能温于四末，则手足厥冷；水寒上逆，必患头痛；小便自利，正反映本病阳虚阴盛的真相。笔者认为可用温中化饮降逆之理中汤加吴茱萸、半夏治之，则咳呕、手足厥冷、头痛等症自愈。

二十九、阳明病，下之，其外有热，手足温，不结胸，心中懊憹，饥不能食，但头汗出者，栀子豉汤主之。　原文228

郑　论　既云下之，其邪热必由下而解，自然脉静身凉，方可全瘳。兹称其外有热，手足尚温，必然肌肉之间，而邪未尽解，虽未结胸，是邪热未伏于膈间耳。其人心中懊憹，是里气虽因下而稍舒，但表分之邪气拂郁未畅，畅则旷怡，不畅则心烦不安，此懊憹之所由来也。饥不欲食者，是脾气已虚，而胃气不运。兼之头汗出者，阳气发泄于上，有从上解之机也。但栀豉汤，虽曰交通水火，似觉未恰。余意当于脉息处探其盛衰，热之微盛，审其真假，心之懊憹，究其虚实，汗之解病与不解病，详其底蕴，又于口之饮热饮冷，二便之利与不利处搜求，自然得其要也。此以栀豉汤，是为有热者言之，而非为虚寒者言之也。学者不可专凭原文一二语，以论药论方，则得一贯之旨矣。

【阐　释】郑氏对此条之论释，与历代注家不同，着重阳虚一面，故说："此以栀豉汤，是为有热者言之，而非为虚寒者言之也。"若脉息不足，目瞑倦卧，声低息短，少气懒言，喜饮热汤，二便自利等情，此下伤脾胃，心中懊憹，饥不能食，头汗出者，乃阳虚也，栀豉汤不可用也。法当扶阳，交通水火，白通汤为适当之方剂；或理脾开胃，兼以扶阳，附子理中汤可用。

三十、阳明病，口燥，但欲漱水，不欲咽者，此必衄。　原文 202

郑　论　据口燥而漱水，乃火炎之征，漱水而不咽，又非实火之验，断为必衄者，邪实之候说法也。漱水而不咽者，断无有必衄之证也。此证似非阳明，乃少阴之证也。姑言之，以待高明。

【阐　释】口中干燥与口渴不同，漱水不欲咽，知不渴也，可知非实火。而又曰"此必衄，邪实之候也"。其说两相矛盾。历代注家，牵强注释，殊不可从。郑氏说："此证似非阳明，乃少阴之证也。"舒驰远《伤寒集注》云："漱水不欲咽，当是里阳衰乏，不能熏腾津液之故，此属少阴。奈何指为阳明病乎？"可与郑说互参。

三十一、脉浮发热，口干鼻燥，能食〔者〕，则衄。原文227

郑　论　按脉浮发热，风热在表也，口燥鼻干，热入阳明也。能食则衄，胃气健而鼓动，便可以从衄解也。

【阐　释】鼻衄，有解病佳兆者。口干鼻燥，能食，虽阳明里证未全成，阳明内热已太盛，热甚则上逆，上逆则引血，血上则衄，热邪亦随之而泄。近世医家以衄为红汗者，正以其泄郁热故也。郁热泄则自愈。

三十二、阳明病，发热汗出者，此为热越不能发黄也①；但头汗出，身无汗，剂颈而还，小便不利，渴饮水浆者，此为瘀热在里身必发黄②，茵陈蒿汤主之。

---

① 热越：里热发越于外之意。
② 瘀热：即邪热郁滞的意思。

原文236

郑　论　条中所言热外越者，不发黄，是因汗出，知其表气通，而热得外泄故也。若头汗出，身无汗，小便不利，渴欲饮水者，此是热伏于内，抑郁太甚，而邪无由路出，故成阳黄之候，茵陈蒿汤主之，实为的证之方，妥切之甚者也。

【阐　释】此节乃阳明湿热郁蒸发黄的证状。若但头汗出，周身没有汗，则热不得越；小便不利，由湿无出路，邪热既不能外达，水湿又无从下泄，水湿与热邪相蒸不解，郁而不达，身心发黄，治以茵陈蒿汤，苦寒通泄，使湿热之邪从小便而出，湿去热清，则发黄自愈。

　　茵陈蒿汤方（校补）
　　茵陈蒿六两　栀子十四枚（擘）　大黄二两（去皮）
　　上三味，以水一斗二升，先煮茵陈，减六升，内二味，煮取三升，去渣，分三服。小便当利，尿如皂荚汁状，色正赤，一宿腹减，黄从小便去也。

【方解及其应用范围】
　　湿热瘀里，蒸发而外见黄色，用茵陈苦寒清湿而解郁热，佐栀子清利三焦，以通水道，以大黄除胃热，导火下行兼清血分中之热。三味合用，使瘀热湿浊，从小便而出，湿热一泄，则发黄自愈。《伤寒》《金匮》二书中，分黄疸为阴阳两纲，叙述简略，仅根据皮肤黄染情况来辨阴阳。凡身目俱黄，黄如橘子色泽鲜明，小便不利，色黄赤而短少，腹胀食少，厌油食，舌苔黄腻，脉滑数者，为阳黄。无论其为现代医学所称之急性黄疸型传染肝炎，湿热偏盛的慢性肝炎，肝胆道感染，胆道结石等病见阳黄证者，都可用本方加减治疗。

三十三、阳明病，面合色赤①，不可攻之。（攻之则）必发热，色黄〔者〕，小便不利也。　原文206

郑　论　据阳明而面赤色，又当察其可攻与不可攻，如气粗面赤，唇焦，饮冷甚者，宜攻之；若虽面赤而无热象足征，又不可攻，攻之则必发热者，是真阳因攻而浮于上，浮于上，即不能化下焦之阴，小便亦见不利。学者切勿执一阳明病，而定为热证，妄施攻下也。此条所谓不可攻，攻之则必发热，焉如非（带）〔戴〕阳而何？

【阐　释】邪热拂郁在经，禁用攻下，误攻下，必然发热，肌肤发黄而且小便不利。因误攻而见此证，欲救其失，茵陈五苓散可用。郑氏更论及"虽面赤而无热象足征，又不可攻，攻之则必发热者，是真阳因攻而浮于上……焉知非戴阳而何？"戴阳乃危证，救逆之法，非大剂回阳不可。

三十四、阳明病，无汗，小便不利，心中懊侬者，身必发黄。　原文199

———————

①　面合色赤：即面色通赤。

郑　论　邪至阳明而从热化，无汗者，邪不得外泄，小便不利者，邪不得下泄，抑郁于中而懊憹，懊憹者，心不安之谓，所以断其必发黄也。

【阐　释】阳明病没有汗出，是湿热不能外散；小便不利，是水湿不能下行。湿与热蒸于内，则身体发黄。原文未出方剂，似宜麻黄连翘赤小豆汤外发内利；或栀子豉汤以清里而达表，则身黄自退。

三十五、阳明病，被火，额上微汗出，而小便不利者，必发黄。　原文200

郑　论　阳明本属（躁）〔燥〕地，又得阳邪，又复被火，火势内攻，小便不通，热邪无从下泄，遏热太甚，是以决其必发黄也。

【阐　释】阳明病，无汗，本应以葛根汤发其汗，今竟以火劫取汗，则热邪愈炽，津液被束，无复外布与下渗矣，其身必发黄。原文未出方治，根据辨证，必须清热利湿，栀子柏皮汤主之。

三十六、阳明病，下血谵语者，此为热入血室但头汗出者①，刺期门，随其实而泻之，濈然汗出则愈。原文216

―――――――――――

①　血室：各家见解不一，有的认为是冲脉，有的认为是肝脏，有的认为是子宫，所说都均有一定理由，顾名思义，要不外血液储留之处，三者均有连带关系，不需强分。又少阳篇18条所指"血室"即子宫。

郑 论 据阳明而称下血，必是胃中有热，逼血下行耳。谵语者，热气乘心，神无所主也。兹云热入血室，夫膀胱之外，乃为血海，又称血室，此病系在阳明大肠，何得直指之为血室乎？何得刺期门穴乎？但下血一（等）〔证〕，有果系热逼血下行者，必有热象可征。谵语一证，有阳虚、阴虚、脾虚之异。更有下血、谵语而将脱者，不得总统言之，学者务宜细心探求则得矣。

【阐 释】本证由于邪热炽盛，血为热扰，故便血；内热蒸腾，故头汗出；热气乘心，神无所主，故谵语。郑氏按称："此病系在阳明大肠，何得直指之为血室乎？何得刺期门穴乎？……务宜细心探求则得矣。"笔者信而从之。

三十七、阳明证，其人（善）〔喜〕忘者①，必有畜血②，所以然者，本有久瘀血，故令（善）〔喜〕忘，粪虽（难）〔鞕〕，（而）大便反易，其色必黑〔者〕，宜抵当汤（主）〔下〕之。 原文237

郑 论 据喜忘缘因瘀血所致，瘀滞不行，气血不得流通，神明寓于气血之中，为气血之主。今为瘀血所阻，气血不得流通，神明每多昏聩，所以善忘而断之瘀血，确乎不爽。但蓄血在太阳，验之于小便，其人如狂；蓄血在阳明，验之于大肠，其色必黑，大便色黑者，蓄

① 喜忘：喜作善字解，言语动静随随忘，即健忘之意。
② 畜血：畜与蓄字同，瘀血停留叫蓄血。

血之验也。

【阐　释】太阳蓄血证是太阳之邪热随经入腑与血相结，以致出现少腹急结，或鞭满，小便利，如狂、发狂等证候。阳明蓄血证是阳明邪热与宿有的瘀血相结，故令善忘。二者证状不同，因蓄血扰乱神志则一。辨太阳蓄血证的小便之利与不利，辨阳明蓄血证在便之黑与不黑、难与不难。两者的病理机转都是属于邪热与血相结，所以都可用抵当汤下之。

三十八、病人无表里证，发热七八日，虽脉浮数者，可下之。假令已下，脉数不解，合热则消谷善饥，至六七日，不大便者，有瘀血（也），宜抵当汤。若脉数不解，而下（利）不止，必协热（而）便脓血也。　原文257、258

郑　论　既称无表里证，即不在发表之例，即不在攻下之例，虽脉浮数，总要有风热病情足征，庶可相机施治。所云发热七八日，然发热有由外入之发热，有由内而出之发热，大有泾渭之分，若只凭脉之浮数而攻之，则由外入者，有内陷之变，由内而出者，有亡阳之逆，假令下之脉数不解，合热则消谷善饥，此是为果有外邪致发热者言之，而非为内出之发热者言之也。迨至六七日，不大便者有瘀血，何以知其必有瘀血也？况热结而不大便者亦多，此以抵当汤治之，似不恰切，仲师未必果有是说也。

【阐　释】郑注此条与历代注家不同，发热有外入与内出之分，若只凭发热而攻之，则有邪热内陷与亡阳之虞。假令已下脉数不解，合热消谷善饥，不大便者，何以辨之，并无征验，况热结而不大便亦多，提出质疑。最后归结为"此以抵当汤治之，似不恰切，仲师未必果有是说也"。

三十九、病人烦热，汗出则解，又如疟状，日晡所发热者，属阳明也。脉实者，宜下之；脉浮虚者，宜发汗。下之与大承气汤；发汗宜桂枝汤。　原文240

郑　论　此条以脉实、脉虚，而定为可汗、可下，似未必尽善。论脉实而要有胃实病形足征，方可言下，脉浮虚而要有风邪足征，始可言发汗，若专以日晡发热，而定为阳明证，即下之，决不妥切。

【阐　释】本条系太阳阳明并病，即表里俱病，必先解表而后攻里。但不能仅根据脉象虚实来决定汗、下，而应结合证状来辨别太阳之表邪是否已解，或阳明之里实是否已成，然后先表后里，解表用桂枝汤，下之与大承气汤，方为合法。

伤寒恒论卷五

阳明中篇
凡外邪尽入胃腑，谓之正阳阳明，
列于此篇，计三十一法（据舒本校增）。

一、阳明之为病，胃家实〔是也〕。 原文180

郑 论 阳明乃多气多血之府，邪至阳明（躁）
〔燥〕地，与胃合成一家，其邪易实，故病见邪盛者极
多，故曰胃家实。

【**阐 释**】 "胃家实"三字是阳明病的提纲。胃家包括肠、
胃而言，"实"字有广义和狭义的区别，广义包括经腑两证，狭
义就是单指阳明腑证而言。《内经》所说"邪气盛则实"并不仅
指有形结滞而言。食物积滞而实者，承气证；热邪积滞而实者，
白虎证。

二、伤寒三日，阳明脉大。 原文186

郑 论 一日太阳，二日阳明，三日少阳，乃传经
之次第。今三日而见脉大，可知其邪未传少阳，而仍在

阳明也，何以知之，浮为太阳，大为阳明，弦为少阳
故也。

【阐　释】阳明病的脉大，必然大而有力，假使大而无力，
或浮大无根，那就不一定全属于阳明病。此云三日阳明脉大者，
谓不兼太阳阳明之浮大，亦不兼少阳阳明之弦大，而正见正阳阳
明之大脉也。

三、伤寒发热无汗，呕不能食，而反汗出濈濈然者，
是转属阳明也。　原文185后段

郑　论　按发热无汗，寒伤营也，呕不能食，太阳
有寒也，汗出濈濈然者，寒邪外出也。此曰转属阳明，
果何所见而然乎？余甚不解。

【阐　释】郑氏将《伤寒论》185条分作两条，前段列入阳
明上篇9条，本条即后段。伤寒发热无汗，呕不能食，是少阳小
柴胡证，不因发汗而反汗出濈濈然者，此由少阳转属阳明也，如
此注释，郑氏之不解可解矣。

四、伤寒转（属）〔系〕阳明者，〔其人〕濈然微
汗出也。　原文188

郑　论　按转属阳明，必有阳明证足征，或见肌肉
之间大热，而又见口渴饮冷，气粗口热，蒸蒸汗出，如
此言之，则曰转属阳明，方可无疑。而此只凭一濈濈然
汗出，而即谓之转属阳明，实不恰切。

【阐　释】凡伤寒转属阳明，不论由太阳、少阳、少阴等转系阳明，其人必见濈濈然连绵不已之微汗出也。此其里热亢盛，将水分外熏而为汗，肠中始得结实，而成鞭满便难之阳明证。郑氏曰："而此只凭一濈濈然汗出，而即谓之转属阳明，实不恰切。"舒驰远曰："此条但据汗出濈濈一端，便是转属阳明，恐不能无疑。若热退身凉，饮食有味，岂非病自解之汗耶？必其人恶热、不恶寒，腹满、按痛、谵语诸证错见，方为有据，否则不足凭也。"故临床不能凭一证以定寒热虚实，须四诊合参乃可。

五、太阳病三日，发汗不解①，蒸蒸发热者②，属胃也，调胃承气汤主之。　原文248

郑　论　按三日，乃少阳主气之期。今太阳发汗而不解，是邪入阳明，而未传经也。观其蒸蒸发热者，阳明内热之征，可以无疑矣。故以调胃承气汤治之，其病自愈。

【阐　释】发汗以后，太阳表证虽解，而邪气反化热传里，转为阳明腑实。当时症状，除了蒸蒸发热以外，一定还有腹满、便秘或心下鞭，郁郁微烦等腑实见证，才能使用调胃承气汤。设若没有上述症状，仅凭蒸蒸发热，就使用下法，是不恰当的。

———————————————

① 发汗不解：指发汗后热病不愈，不是太阳病不解。
② 蒸蒸发热：有如蒸笼中热气，从内向外蒸腾一样，热面潮润。

六、阳明病，本自汗出，医更重发汗，病已差，尚微烦不了了者，此〔必〕大便（已）鞕故也。以亡津液，胃中干燥，故令大便鞕。当问其小便日几行，若本小便日三四行，今日再行，故知大便不久出，今为小便数少，以津液当还入胃中，故知不久必大便也。 原文203

郑　论　此由过汗伤及津液，已致胃燥失润，问其小便尚利，津液未竭，故知其不久必便也。

【阐　释】阳明病大便鞕而难出，有热结与津液不足两端。热结者可以攻下，承气汤之类。津液不足者，必肠中津液增加，大便鞕得濡润，无需攻下，亦必然不久自出。至于小便多的，大便必鞕；大便溏泄的，小便必少，是诊断大便鞕与溏泄的主要关键。今小便少，则津液还停胃中，胃中津液足，则大便润，润则软滑，此其所以必出也。

七、阳明病，自汗出（者），若发汗，小便自利者，此为津液内竭，虽鞕不可攻之。当须自欲大便，宜蜜煎导而通之，若土瓜根及（与）大猪胆汁，皆可为导。原文233

郑　论　按汗自出，与小便自利，二者皆是大伤津液，故大便虽鞕者，不可攻之，俟其津液自回，亦可自便。此以蜜导法治之，亦切要之法，此又与热结者，不可同法也。

【阐　释】本条大便鞕，是因自汗出，小便自利而大伤津液，肠中津液枯竭，与阳明中篇31条津液不行的脾约证，燥热结实的承气证，即郑氏所说热结皆不同，须详辨之，必俟其津液自回，用蜜煎因势利导之。

蜜煎方　附：猪胆汁导法（校补）

食蜜七合

上一味，于铜器内，微火煎，当须凝如饴状，搅之勿令焦着，欲可丸，并手捻作梃，令头锐，大如指，长二寸许。当热时急作，冷则硬。以内谷道中，以手急抱，欲大便时，乃去之（疑非仲景意，已试甚良）。

又大猪胆汁一枚，泻汁，和少许法醋，以灌谷道内，如一食顷，当大便出宿食恶物，甚效。

【方解及其应用范围】

这是两种通导大便的法，适用于多汗伤津，尺脉迟弱，元气素虚，想大便而便不出的病人。一般津液枯的用蜜导，邪热盛的用胆汁导。现西医用灌肠法，此法遂废而不用。

八、阳明病脉迟，虽汗出不恶寒者，其身必重，短气、腹满而喘，有潮热者，此外欲解，可攻里也。手足濈然（而）汗出者，此大便已鞕也，大承气汤主之，若汗多，微发热恶寒者，外未解也，其热不潮，未可与承气汤，若腹大满不通者，可与小承气汤，微和胃气，勿令至大泄下。　原文208

郑　论　阳明主脉大，脉迟者，里有寒也。虽汗出不恶寒，因属内热之征，而汗出与身重、短气、腹满而喘观之，证属少阴，而非阳明，即汗出不恶寒一端，务要果有舌黄、干渴、饮冷、大热，方可称阳明的证，再加以日晡潮热，与手足濈然汗出，大便已鞕，则大承气乃为的候。若汗多、微发热、恶寒，则又属太阳之邪未解，又当表之，故曰其热不潮，未可与承气，足以见用药之大有分寸，即腹满大便不通，又当审其轻重而斟酌于大小之间，勿令大泄，可见用药之非易易也。

【阐　释】郑氏论此条着重在辨析太阳、阳明、少阴的疑似证。若汗多，微发热恶寒者，太阳证也，若汗出与身重，短气，腹满而喘者，少阴证也，汗出不恶寒一端，需参以舌黄、干渴、饮冷、大热，乃阳明的证，再加以日晡潮热，手足濈然汗出，大便燥实，则为大承气证。即腹满大便不通，郑氏亦告诫"又当审其轻重而斟酌于大小之间，勿令大泄"，示人辨证用药时宜慎之。

大承气汤方（校补）

大黄四两（酒洗）　　厚朴半斤（炙去皮）　　枳实五枚（炙）

芒硝三合

　　上四味，以水一斗，先煮二物，取五升，去渣，内大黄，更煮取二升，去渣，内芒硝，更上微火一二沸，分温再服，得下，余勿服。

【方解及其应用范围】

按《伤寒论》有大、小、调胃承气汤之别。大承气汤治正阳阳明，小承气汤治少阳阳明，调胃承气汤治太阳阳明。盖阳明病者，胃肠热病也。大承气为攻下重剂，治伤寒阳明腑证，阳邪入里，胃实不大便，发热谵语，自汗出，不恶寒，痞满燥实坚全见。《内经》谓："热淫于内，治以咸寒，火淫于内，治以苦寒。"芒硝之咸寒，以润燥软坚，配合大黄之苦寒，泻实滞，清结热。再加枳实苦寒，厚朴苦温，下气破结而除痞满、实满。唐容川谓："三承气不但药力有轻重之分，而其主治亦各有部位之差别。大承气汤，仲景提出大便已鞭四字，是专指大肠而言，大肠居下，欲其药力直达，不欲其留于中宫，故不用甘草；大肠与胃同禀燥气，故用硝、黄，以润降其燥；用枳、朴者，取木气疏泄，助其速降也。"本方煎煮时，大黄必须后下，后下则气锐行速，能充分发挥药之效力。本方在《伤寒论》中用于阳明病者有十一条，用于少阴病者有三条，大都有热结里实，宜急下存阴的病症。郑氏专就阳明里症立说，故特别提出"胃家实"三字提纲，必须审察的确，如大、小便不通，大便鞭、腹满、狂乱奔走叫骂，不避亲疏，潮热、谵语种种病象，务宜斟酌不可孟浪误用。又指出吴又可《温疫论》中用此方者有三十余症，教人宜明圆通应用之妙。郑氏在《医法圆通》中，推广应用以治咳嗽声如洪钟、食入即吐及头晕神昏无主三症。此三症俱非应下之症，但审其俱由邪火炽甚而致，故用本方治之而愈，实属善用成方。笔者曾用此方治伤热咳嗽，所投辄效；又用治臌胀病，患者腹胀如鼓，胸胁满闷，皮肤苍黄，肌肉变硬。大便秘结，所下如羊矢，舌质深红，苔黄燥，脉沉实有力，精神不衰，口渴饮冷。此属阳明腑症，痞满燥实俱备，大承气汤下之而愈。现加减化裁，能治多种肠梗阻及阑尾炎，亦治流行性乙型脑炎，于通下后即能热退神清，抽搐停止。

九、病人不大便五六日，绕脐痛，烦躁，发作有时者，此有燥屎，故使不大便也。　原文239

郑　论　按大便五六日不便。绕脐而痛，非有热结，必系燥屎阻滞气机，不得流通畅，故有此等病形也。

【阐　释】此条系肠中燥屎内结的主要症状，绕脐痛，烦躁，发作有时，其原因在于肠中燥屎不得出，矢气攻冲，时而发作，时而停止，可用大承气汤攻下之。

十、大下后，六七日不大便，烦不解，腹满〔痛〕者，此有燥屎也，所以然者，本有宿食故也，宜大承气汤。　原文241

郑　论　按既经下后，应当能畅，复见六七日不大便，反烦不解，腹满，定是下时，而邪未泄尽，复又闭塞耳。果系泄尽，又云有复闭塞之理乎？此条称有屎宿积，亦是正论。

【阐　释】患阳明腑证，大下之后，六七日又不大便，烦不解，则热未退可知，腹满胀痛，此肠中有燥屎宿食积聚。下之未尽，仍当下之。

十一、病人小便不利，大便乍难乍易，时有微热，喘冒不能卧者①，有燥屎也，宜大承气汤。　原文242

郑　论　此条总缘燥矢不行，隔塞于中，而各经气机不得舒畅，气阻于前阴，则小便不利，气阻于胆，则夜不能眠，气逆于肺，则喘证生，气阻于卫，则微热作，大便之乍难乍易者，皆气机之时开时阖所致也。急以大承气汤治之，去其燥矢，燥矢一去，气机立通，则诸症自释矣。

【阐　释】小便不利，喘冒不能卧，微热，大便乍难乍易，如郑氏所说总缘燥矢不行，隔塞于中，各经气机不得舒畅所致。用大承气汤内攻燥屎，燥屎除则诸症自愈。

十二、阳明病，潮热，大便微鞕者，可与大承气汤，不鞕者，不可与之。若不大便六七日，恐有燥屎，欲（和）〔知〕之法，少与小承气汤，汤入腹中，转失气者②，此有燥矢，乃可攻之。若不转失气〔者〕，此但初头鞕，后必溏，不可攻之，攻之必胀满不能食也。欲饮水者，与水则哕。其后发热者，必大便复鞕而少也，以小承气汤和之。不转失气者，慎不可攻也。原文209

郑　论　按鞕与不鞕，指邪热之轻重，而定可攻与

———————————

① 喘冒：喘，因腹满壅甚，故短气如喘。冒，是热甚昏眩的现象。
② 转失气：肠中屎气下趋，俗言放屁。

不可攻之意也。转失气与不转失气，乃决有燥屎无燥屎
之真伪也。若攻之胀满不食，法宜温中，又非承气可
了也。

【阐　释】本条是反复说明运用承气汤的辨证。具体说可分
为三段看，从开首至不可与之为第一段，辨识大承气汤的应用；
若不大便至与水则哕为第二段，从失气不失气来辨识小承气汤的
应用；其后发热至文末为第三段，从发热和失气的机转来决定是
否应用小承气汤。若郑氏所论"若攻之胀满不食，法宜温中"，
则当用理中汤加半夏、砂仁主之。

　　十三、阳明病，下之，心中懊憹而烦，胃中有燥屎
者，可攻。腹微满，初头鞭，后必溏，不可攻之。若有
燥屎者，宜大承气汤。　　原文238

　　郑　论　按阳明下后，而懊憹心烦者，热邪未去，
而扰攘太甚也。胃中尚有燥矢者，下之而结热未净也。
燥者可攻，里实也；先鞭后溏者，不可攻，里虚也。此
处就是认证眼目，用药法窍，学者宜细求之。

【阐　释】攻下是阳明腑实证的正治方法，现攻下后，病者
心中有懊憹而烦的见证，可见邪气还没有尽除。但是下后心烦懊
憹，有热邪不除留于胸膈的栀豉汤证；有燥屎未去积滞内阴的大
承气汤证。原文指出胃中有燥屎者，即辨证的要点，可用大承气
汤再下之。

十四、得病二三日，脉弱，无（少）〔太〕阳柴胡证，烦〔燥〕，心下鞕，至四五日，虽能食，以小承气汤，少少与微和之，令小安。至六七日，与承气汤一升。若不大便六七日，小便少者，虽不（能）〔受〕食，但初头鞕，后必溏，未定成鞕，攻之必溏，须小便利，屎定鞕，乃可攻之，宜大承气汤（主之）。　原文251

郑　论　按此条既称脉弱，无（少）〔太〕阳柴胡证，即见烦躁，心下鞕，焉知非寒结，而成心下鞕乎？况条中并无阳明热证实据，只凭屎定鞕一语，而断为大承气汤证，于理法诚有未当。尚祈高明证之。

【阐　释】郑氏对此条之按，与历代注家不同，持否定之意见。先提出"焉知非寒结而成心下鞕"质疑；继又说"条文中并无阳明热证实据，只凭屎定鞕一语，而断为大承气汤证，于理法诚有未当"。笔者遍阅成无己、柯韵伯、陈修园等十余家之注，都牵强附会，反不若从郑氏存疑之说为当。

十五、阳明病，不吐不下，心烦者，可与调胃承气汤。　原文207

郑　论　按邪至阳明，未经吐下，但心烦者，此以承气汤主之，是以为热伏于内也。余谓心烦故似热象，有胃液被夺，不能输津液于心肾者，不得一例论之，统以承气为是。

【阐　释】阳明病必至腹满、便秘、潮热、谵语，乃可大攻下。此条邪热在胃，未经吐下而心烦，为邪热郁蒸也，可与调胃承气汤微溏之，以解其热，则心烦自愈。郑氏更进一层曰"心烦故似热象，有胃液被夺，不能输津液于心肾者"，则调胃承气汤不可用，法当养阴益胃，以竹叶石膏汤加沙参、玉竹、生地治之。

十六、阳明病，谵语发潮热，脉滑而疾者[①]，小承气汤主之。因与承气汤一升，腹中转（矢）气者[②]，更服一升；若不转（矢）气〔者〕，勿更与之。明日又不大便，脉反微涩者[③]，里虚也，为难治，不可更与承气汤也。　原文214

郑　论　按谵语发热，本可下之证，仲师斟酌，转矢气与不转矢气，以定可攻与不可攻之分。但转矢气而下之，复见脉数涩，此又正气之虚，此刻欲攻之，则恐正气不胜，不攻之，又虑邪气复炽，故曰难治，不可更与承气汤也。

【阐　释】原文云："明日又不大便，脉反微涩者，里虚也，为难治……"微为阳虚，涩为液竭，是阴阳两虚的表现，攻邪则伤正，扶正则碍邪，所以断为难治。所谓难治，并不等于不治，

---

① 脉滑而疾：脉象圆滑流利，应指快速。
② 转气：即前21条转失气之意。
③ 微涩：脉象微而无力，蹇涩而不流利。

而邪实需攻，正虚宜扶，自以攻补兼施为宜。笔者认为可用四逆汤以补阳，加参、归、地以助阴，合承气汤而治之，则难治者不难矣。

十七、夫实则谵语①，虚则郑声②，郑声者重语也。
原文 210 前段

郑　论　此条举虚实，以明阴阳现证之异。异者何？声厉、声低是也；有神、无神是也；张目、瞑目是也；安静、不宁是也。学者不可粗心，务要将谵语、郑声情形实据，熟习于胸，临证分辨，庶不误人。

【阐　释】谵语属阳，郑声属阴，有如郑氏所言，"以明阴阳现证之异"。是实是虚，当从全面证状来确定。然谵语中亦有虚证，不可不知。实证大多见于阳明热实之证，由于燥实内结，浊气上干，神明受热熏灼，以致发生神志昏乱的状态。虚证是心神将脱，谵语时而昏乱，时而清澈者，或独自谵语，呼问则清楚等是也。实证治以承气汤，虚证仍当用温法治疗。郑声者，精神衰乏，不能自主，语言重复，其声微短，正气虚也，法当回阳以治之，如四逆加人参汤是也。

十八、直视谵语，喘满者死，下利者亦死。　原文
210 后段

———————————

①　谵语：是神志昏乱，语言没有伦次，声音粗壮。
②　郑声：是说过又说，语言重复，细语呢喃，声低息短。

郑　论　按直视、谵语、喘满者，明是胃火灼尽阴精，此条专举胃火旺极者言也。更有少阴真阳衰极，真精不能上荣于目亦直视，危亡已在瞬息之间。直视而见喘满者，阴精将尽而又下利，更竭其液，不死何待？

【阐　释】直视谵语，是阳热亢极，阴精告竭的现象，火热上亢，神明受扰故作谵语。热甚伤阴，五脏之精气，被邪热所劫，不能上荣于目，故直视不动，如果再见喘满，则阴精竭绝，阳失依附，而气从上脱；若见到下利的症状，是中气亦败，邪实正虚，且利复伤阴。两者皆是死候。郑氏更论及少阴真阳衰极，真精不能上荣于目之直视，危亡已在瞬息之间，法当大剂回阳以救之。

十九、发（热）〔汗〕多，若重发汗者，亡其阳[①]，谵语脉短者死[②]，脉自和者不死[③]。　原文211

郑　论　按阳明发（热）〔汗〕，多属有余，阳旺阴必亏，若重发汗，阴必亡，阴亡阳亦与之俱亡，谵语、脉短，阴阳两不相互之候，不死何待？若脉尚自和者，阴血未尽灭也，故断其不死。

【阐　释】本条指出虚证谵语的成因是汗多重发汗，不但津

---

①　亡其阳：汗液出得太多，致有虚脱的现象。
②　脉短：是上不至寸，下不至尺，只有关脉搏动。
③　脉自和：与脉短相对而说，也就是脉无败象的意思。

液更伤，而阳气随汗外泄，有亡阳之虑，属大虚之候，脉短，这是气血津液消耗殆尽，行将阴阳离绝，故为死候。脉自和，则知阴阳尚未脱离地步，用药治疗得当，可以不死。

二十、阳明病，其人多汗，以津液外（亡）〔出〕，胃中燥，大便必鞕，鞕则谵语，小承气汤主之；若一服谵语止〔者〕，更莫〔复〕服。 原文213

郑 论 按因汗出以致谵语，大便鞕者，胃燥也，血液外亡也，今既下之，而大便不鞕，不谵语者，胃得润而和，故令其勿更服，恐再下之，而别生他病也。

【阐 释】 谵语由于便鞕，便鞕由胃燥，胃燥由于津液少，津液少为热实于里而汗液外泄。因为大便鞕结。腑气不通，则秽浊之气上攻，心神不扰，所以发生谵语。小承气汤以去实热而和胃，则谵语自止。

二十一、伤寒四五日，脉沉而喘满，沉为在里，而反发其汗，津液越出，大便〔为〕难，表虚里实，久则谵语。 原文218

郑 论 按邪原在里，而反汗之，其误已甚，汗出则津液外越，津液外行，自然胃燥而大便亦与之俱燥，（更）〔便〕所以难也，里分邪实，无怪乎谵语也。

【阐 释】 表证之喘满，其满在胸部，其脉必浮；里证之喘满，其满在腹部，其脉必沉。前者可用麻黄汤之类发其汗则愈；

后者发汗则误，以致津液外越，燥实结于内，久则谵语。此以过汗伤津，而不致大实满痛，宜少与小承气治之。

二十二、伤寒若吐若下后不解，不大便五六日，上至十余日，日晡所发潮热，不恶寒，独语如见鬼状。若剧者，发则不识人，循衣摸床，惕而不安，微喘直视。脉弦者生，涩者死。微者，但发热，谵语者，大承气汤主之；若一服利，〔则〕止后服。　原文212

郑　论　按既经吐下后不解，延至如见鬼状，循衣摸床，微喘直视者，乃将死之征。但脉弦者，弦为阴象，是阴尚未尽也，故曰生。若脉见涩，涩为血枯，枯则阴竭，不死何待？病形若但发热谵语，而无直视可据，故以大承气汤主之。

【阐　释】　伤寒表证，应汗之使邪从外解，反治以吐下，以致津伤化燥，邪陷成实，不恶寒，发潮热，便秘，都是胃肠燥实之征，延至独语如见鬼状，循衣摸床，惕而不安，微喘直视，此不仅阳明腑实自病，且已波及厥少二阴，危之甚矣。脉弦为正气尚存，阴精未竭，故曰脉弦者生；脉涩是营血衰竭，阳亢阴绝，故曰脉涩者死。若但见发热谵语之腑实证，可用大承气汤荡涤其燥结，然此峻下之剂，必须中病即止，以免过剂伤正。

二十三、汗出谵语者，以有燥屎在胃中，此为风也。

须下（之）〔者〕，过经乃可下之①。下之若早，语言必乱，以表虚里实故也。下之（则）愈，宜大承气汤。原文217

郑　论　按既称汗出谵语，明是内热胃燥而有燥屎也。何得以风名之乎？又曰下之早，而语言必乱，乱亦谵语之属也，何必强名之乎？总之此病乃为里实证，故下之可愈。

【阐　释】此条郑氏不随文注释，亦不牵强附会，而提出质疑，最后归结为：此病乃为里实证，故下之可愈。可启迪后学深思之。

二十四、阳明病，谵语有潮热，反不能食者，胃中必有燥屎五六枚也。若能食者，便鞕尔，宜大承气汤（主）〔下〕之。　原文215

郑　论　按燥屎与便鞕，二者有轻重之分，其间谵语、潮热、不能食，皆胃中热结阻滞也。

【阐　释】以能食不能食，来辨别腑实内结的微甚。重则燥屎阻结，轻则仅仅便鞕。已结者开其结，未结者涤其热，不令更结。谵语潮热虽相同，但腑实的程度有轻有重，原文俱主以大承气汤。笔者认为能食者，只用小承气微和胃气即可。若不能食，是燥屎已成之确据，则可用大承气汤下之。

───────────────

① 过经：这里是太阳表证解除之意思。成无己注：须过太阳经无表证。

二十五、阳明病，发热汗多者，急下之，宜大承气汤。 原文253

郑 论 按阳明发热汗多，而急下之者，何也？恐血液外越过盛，而胃中反生燥结等证，下之正所〔以〕存津液以安胃也。但此证，只凭一发热汗多而定为急下，况人参白虎证，亦大热汗出，尚未急下。当时大约为阳亢已极者而言之也，若但发热汗出，而定为急下，不能无疑。

【阐 释】 郑氏谓："若但发热汗出，而定为急下，不能无疑。" 盖阳明病发热汗多，不论阳明经证、腑证都有，如属经症热炽，则白虎人参汤即可清热救阴。故此条当有其他腑实症状，如腹满痛、不大便、潮热、谵语等证，方能急下存阴。

二十六、发汗不解，腹满痛者，急下之，宜大承气汤。 原文254

郑 论 按此条为阳明胃实者言之，而非为胃虚者言之，学者宜详辨虚实。

【阐 释】 汗为阴液，发汗则伤津而热邪更炽，与糟粕相结而成燥屎，阻梗于中，气机窒塞，不通则痛，故宜大承气汤急下之。

二十七、腹满不减(一)，减不足言，当下之，宜大承气汤。 原文255

（一）腹满岂无虚实（顶批）。

郑　论　按此条未指出当下实据，不能无疑，姑录之。

【**阐　释**】按此节承上条，盖谓下后腹痛虽减腹满未减，或减十分之一二，言不甚减也。所以然者，悍热太甚，非一下可尽除也。此下之未尽，故仍以大承气汤再次攻之。前条曰急下之，本条曰当下之，用法自亦有微剧之分矣。又腹满有虚实之别，太阴虚寒的腹满，里无实邪，其腹满，常有缓解之时；本证腹满，乃是里有燥屎，有形的实邪，腹满无减轻之时。《金匮》"腹满时减，复如故，此为寒，当与温药"。虚、实之间，最宜详辨，治法亦迥异。

二十八、伤寒六七日，目中不了了①，睛不和②，无表里证③，大便难，身微热〔者〕，此为实也，急下之，宜大承气汤。　**原文252**

郑　论　按目睛不了了者，皆缘内有伏热伤及津液，津液暗耗，不能上荣于目，故不了了，观其大便难，身微热，其内之伏热，亦可概见矣。故宜急下之，正以救津液，恐迟缓则熬干阴精也。

────────

①　目中不了了：即视物不明。

②　睛不和：是眼珠转动不灵活。

③　无表里证：指既无头痛恶寒表证，也无腹满谵语等里证。也有认为是无少阳的半表半里证。

【阐　释】《内经》云："五脏六腑之精，皆上注于目，热邪内灼，津液枯燥，则精液不得上注于目，故目中不了了，睛不和也。"燥屎内阻，则大便不通，此为里实证，谓无表证则可，无里证则不可，无里证安能下之耶？正如郑氏所说："故宜急下之，正以救津液，恐迟缓则熬干阴精也。"

二十九、阳明病欲解时，从申至戌上。　原文 193

　郑　论　按申、酉、戌，乃阳明之旺时，邪衰者于旺时可以潜消，邪盛者于此时更盛，观日晡潮热之人，则得解与不解之道也。

【阐　释】此条所论涉及时间医学，按照祖国医学理论，申、酉、戌时（即现在的下午三时至八时），日晡时也。阳明潮热，发于日晡，阳明病解，亦于日晡，为阳明经气当旺的时候，欲解说法也。

三十、脉浮而芤①，浮为阳，芤为阴，浮芤相搏，胃气生热，其阳则绝。　原文 246

【阐　释】此节但言脉而不言证者。盖指平素阳旺阴虚之人，故感邪即从阳热而化也。浮则气分之阳热盛，芤则血分之津液虚，浮芤相搏，则胃中合相搏之势，而愈生火热矣。曰其阳则绝，并不是说阳气的败绝，与阳明上篇 4 条一样，为津液

①　芤（kōu 抠）：脉之一，脉轻按浮大，重按中空，有如葱管，是阴血不足，阳气浮盛之征。

不足，里热亢盛的意思。亦即太阳膀胱之津液，不能还入胃中，有断绝不续之现象也（郑书原无三十、三十一条，据舒本校补）。

三十一、跌阳脉浮而涩①，浮则胃气强，涩则小便数，浮涩相搏，大便则鞕，其脾为约，麻子仁丸主之。
原文 247

【阐　释】此节乃太阳阳明之脾约证也。独诊之足者，盖邪热从足而上，太阳膀胱之津液先虚，故脾被热灼，而津液涩约，胃被热蒸，而火气强盛，故不用承气之速下，而用麻仁丸之缓攻，以和之也。

又上二条，舒驰远《再重订伤寒集注》具载，郑氏《伤寒恒论》缺之。但舒氏亦疑此两条非仲景原文，而为叔和录入，有矛盾。或为郑氏不录此二条之原因。

麻子仁丸方（校补）
麻子仁二升　　芍药半斤　　枳实半斤（炙）　　大黄一斤（去皮）　　厚朴一尺（炙去皮）　　杏仁一升（去皮尖熬，别作脂）
上六味，蜜和丸，如梧桐子大，饮服十丸，日三服，渐加，以知为度。

———————————————

① 跌（fū肤）阳：即冲阳穴，在足背第二第三蹠骨间，属足阳明胃经，古人常用跌阳脉诊察脾胃疾病。

【方解及其应用范围】

本方有滋肠润燥缓泻作用，方中麻仁杏仁润肠肃肺，因肺与大肠相表里，肺气降有助于通便作用。枳实、厚朴破气行滞，芍药养阴，大黄攻下清热。所以成其润肠缓下剂，但仍兼攻下破气。现有中成药出售，为有效的润下剂，用于虚弱体质便秘者多效。

伤寒恒论卷六

阳明下篇　外邪已趋少阳，未离进明，谓之少阳。
阳明，列于此篇，计八法（据舒本校补）。

一、阳明病，发潮热，大便溏，小便自可，胸胁满不去者，〔与〕小柴胡汤（主之）。　原文229

郑　论　按大便溏，胃虚而不实也；小便自可，内无热也；胸胁满者，浊阴闭塞也；发潮热者，阳气浮也。此际正当温中，又非柴胡汤所宜也。此条意着重在两胁上，究其端倪，故以小柴胡汤主之。

【**阐　释**】此节乃少阳阳明二阳合病。邪热陷于大肠，故发潮热；如胃家实，当大便鞕而小便数，今大便溏，小便自可，知非实热之证。郑氏谓：大便溏、发潮热等诸证，正当温中，又非柴胡汤所宜。当用理中汤加砂仁、半夏治之。然就胸胁满不去一证，仍宜从胸胁而达之外，可从转枢而出。因阳明经病轻，少阳经病重，用小柴胡汤治少阳，解其主症。

二、阳明病，（而）胁下鞕满，不大便而呕，舌上白苔者，可与小柴胡汤（主之）。上焦得通，津液得下，胃气因和①，身濈然汗出而解（也）。　原文230

郑　论　按此证，乃阳明而兼少阳也。夫两胁者，少阳之地界也。今两胁鞕满，是少阳气机不舒之候，不大便者，胃实之征，舌上白苔色者，寒也，呕时而作，少阳喜呕也。余意此证，可小柴胡内重加大黄，俾土木之气舒则内畅，而津液通，胃气自和，只用小柴胡汤而不用大黄，似不恰切。

【阐　释】本条与前条亦少阳阳明二阳合病，较上节为重。前节系邪陷于大肠，此节系陷于胸胃之间。曰胁下鞕满，不大便而呕，舌上白苔者，正气不得上升下降，故使不大便也。用小柴胡汤以转其枢，则诸证自愈。但郑氏则主"小柴胡内重加大黄，俾土木之气舒则内畅，而津液通，胃气自和"，似较仅用小柴胡汤原方为对证。

三、问曰：病有太阳阳明，有正阳〔阳〕明，有少阳阳明，何谓也？答曰：太阳阳明者，脾约是也②；正阳〔阳〕明者，胃家实是也③；少阳阳明者，发汗利小便〔已〕，胃中燥烦实，大便难是也。　原文179

————————

① 胃气因和：指胃的正常机能得到恢复。

② 脾约：脾约以胃中之津液言。胃无津液，脾气无以转输，故如穷约而不能舒展。即是由于津液亏少而引起便秘。

③ 胃家实：指肠胃中有热邪积滞。

郑　论　按太阳之邪未尽，而传至阳明，如桂枝汤加葛根之属，与脾约汤之属是也。正阳〔阳〕明者，太阳之邪传至阳明，随燥而化为热邪，绝无一毫太阳寒气，而胃独受其邪，则为之正阳〔阳〕明，所云胃家实是也。少阳阳明者，是阳明之邪半入少阳地界，两经之提纲病情互见，故为少阳阳明，如两胁满而不大便是也。

【阐　释】此条采取问答形式，郑氏所注分别说明三类阳明腑证的成因和来路，较为全面。太阳阳明由于津亏，其证状较轻；正阳阳明由于阳旺，不大便，内实满痛，名胃家实，其证状最重。少阳阳明由于误治，其证状较太阳阳明为重。三者病因虽有别，而皆热盛于里致肠胃成实，则理无二致。

附：少阳转阳明二证（据舒本校补）

四、少阳阳明〔者〕，发汗利小便〔已〕胃中燥烦实，大便难是也。　原文 179 后段

郑　论　按此证，前已申明，兹不复叙①。

五、服柴胡汤已，渴者属阳明，以法治之。　原文 97 后段

郑　论　按此条，本有少阳证，故服柴胡汤已而口渴者，胃有热而伤及津液也，仍以阳明口渴法治之。余

---

① 此条与上条第三小节重复，不识何故，为保存原书面貌，姑存之。

细思口渴一证，有胃热太甚，口臭气粗，身热汗出，渴饮冷者，仲师以人参白虎汤治之。有阳衰不能熏腾津液于上而亦口渴，但饮滚饮冷不同，仲师以回阳治之，如此用药，方不误人。

【阐　释】本条明言"渴者属阳明也，以法治之"。郑氏主以人参白虎汤治之，于理于法皆合。至有阳衰不能熏腾津液于上，而亦口渴，其非阳明证明甚，当属少阴证之口渴，自当以回阳法治之。

附：太阴转阳明一证（据舒本校补）

六、伤寒脉浮而缓，手足自温者，是为系在太阴。太阴者，身当发黄。若小便自利者，不能发黄，至七八日，大便鞭者，为阳明〔病〕也。　原文187

郑　论　按缓脉，乃太阴之本象，此以为当发黄，吾甚不解。夫缓为胃气，不主于病，取其兼见，方可论病。又曰：小便利者不发黄，全未见有胃家遏郁病情，而独曰小便利者不发黄，皆非正论。即谓太阴转属阳明，其脉必不得以缓论，即见大便鞭，当下之证，定有一翻先数日脉缓，后忽见实、大、洪、数之脉，乃为合法。

【阐　释】自此以下三节，皆言阳明假实之证，亦即邪从三阴传入阳明之证也。太阴病湿盛阳微，不能温运，若寒湿瘀滞，身当发黄；如小便通利，湿从下泄，便不能发黄。但小便自利过多，则肠中水分渐干，积至七八日而大便鞭者，则太阴转成阳明证矣。如此解释，则郑氏之疑可以不疑矣。

附：少阴转阳明一证（据舒本校补）。

七、少阴病，六七日，腹胀（满）〔不大便〕者急下之，宜大承气汤。　原文322

郑　论　按此病必是少阴协火而动之候，前数日所现定是满盘少阴证形，迨延至六七日，积阴生内热，邪遂从热化矣。热甚以致腹胀不大便，则邪已转入阳明，若不急下之，则真阴有立亡之势，故下之宜急也。

【**阐　释**】郑氏曰："积阴生内热，邪遂从热化矣。热甚以致腹胀不大便，则邪已转入阳明。"腹胀不大便者，必兼见舌苔干燥，恶热饮冷，方为实证。实则此乃少阴化热太过，火伤中土之证也。急下以救中土，土坏则生机立竭矣。非用大承气急下，安能救其危哉！

附：厥阴转阳明一证（据舒本校补）。

八、下利谵语者，有燥屎〔也〕，宜小承气汤。原文374

郑　论　按谵语多缘内有燥屎，兹何又称下利谵语？若下利而谵语，必非实证，必非下证。然谵语亦有似是而非处，学者务当细求，苟下利而谵语，其人有神，脉大而实，口渴、舌干、饮冷，此为协热而下利，皆在可下之例；若其人下利谵语，身重无神，舌润不渴，脉微，又当温肾扶阳，不得以谵语而尽为热证，亦不得尽为可下之证也。

又按此条，大约为里虚夹燥，而有燥屎结于中者言之也。余意当于温补剂中，加大黄逐之，庶为妥切。

【阐　释】下利而谵语，有阳虚、阴虚之别，阳证者为协热而下利，治以小承气汤。若阴证下利谵语，无神不渴，脉微，法当温肾扶阳，治以附子理中汤加补肾药味。故郑氏曰："不得以谵语而尽为热证，亦不得尽为可下之证也"，自当辨证施治，方为恰当。又按此条，大约为里虚夹燥，郑氏于温补剂中，加大黄逐之，法可遵从。

伤寒恒论卷七

少阳〔全〕篇　计二十一法（据舒本校补）。

一、伤寒五六日，中风，往来寒热①，胸胁苦满②，默默不欲饮食③，心烦喜呕④。或胸中烦而不呕、或渴、或腹中痛、或胁下痞鞕、或心下悸、小便不利，或不渴，身有微热，或咳者，小柴胡汤主之。　原文96

郑　论　按少阳当阴阳交会之中，出与阳争则热生，入与阴争则寒作，故有寒热往来也。胸胁满，默默不欲食者，肝邪实而上克其土，土畏木克，故不欲食。心烦喜呕者，肝喜发泄也。甚至或烦、或咳、或渴、或腹痛、或心下悸、或小便不利，种种病情，皆系肝木不舒所致

————————————

① 往来寒热：恶寒时不知热，当热时不知寒，寒和热间代出现，即所谓间歇型热。

② 胸胁苦满：谓胸胁部有苦闷的感觉。因少阳脉循胸胁，邪入其经，所以胸满。

③ 默默：静默不言也。

④ 喜呕：即是时常作呕。

也。故以小柴胡主之，专舒木气，木气一舒，枢机复运，而诸证自释矣。

【**阐　释**】往来寒热，胸胁苦满，默默不欲饮食，心烦喜呕，这是小柴胡汤的主要征候，以下的或然证，并不是用小柴胡汤的主要目标。郑氏所按已详尽矣，毋庸赘述。

小柴胡汤方（校补）

柴胡半斤　　黄芩三两　　人参三两　　半夏半升（洗）　　甘草（炙）、生姜各三两（切）　　大枣十二枚（劈）

上七味，以水一斗二升，煮取六升，去渣，再煎取三升，温服一升，日三服。若胸中烦而不呕者，去半夏人参，加栝蒌实一枚。若渴，去半夏，加人参合前成四两半，栝蒌根四两。若腹中痛者去黄芩，加芍药三两。若胁下痞鞕，去大枣，加牡蛎四两。若心下悸，小便不利者，去黄芩，加茯苓四两。若不渴，外有微热者，去人参，加桂枝三两，温复微汗愈。若咳者，去人参、大枣、生姜，加五味子半升、干姜二两。

【方解及其应用范围】

小柴胡汤乃表里两解法，亦转输调和之方。柴胡乃少阳主药，可升阳达表，力能输肝木之滞机，宣畅气血，使半表半里之邪得从外宣。黄芩苦寒，能清胸腹之热，使半表半里之邪得从内彻。《本经》称柴胡推陈致新，黄芩主治诸热，柴、芩合用，能解半表半里之邪，半夏、生姜调理胃气以止呕，人参、枣、草益气和中以养正。本方寒热并用，攻补兼施，有疏利三焦气机，调达上下升降，宣通内外，运行气血之功，八法中列入和剂。关于此方除用治少阳经症外，郑氏在《医法圆通》中说：治发热、口苦、耳聋，其脉弦者，又治太阳、阳明二经发热不退，寒热往来。随即举出其圆通应用六条：（1）治两胁胀痛；（2）治头响，两侧胀；（3）治两耳红肿痛甚；（4）治疟疾；（5）治吐酸不食；（6）治妇女热入血室，谵语。笔者用以治肝咳，其由于肝阳不足者，用小柴胡汤去参、枣、生姜，加干姜、五味、桂枝以温肝利肺而咳愈；如因肝阴不足，肝火上逆，治当滋肝、降火、润肺，用小柴胡汤去参、姜、枣，加贝母、知母、石膏治之。又曾治胃脘胀痛，其证状为口苦、目眩、胸胁满闷，脘腹时作胀痛，稍多食则大便溏、日四五次，舌质淡红，苔腻，脉弦细，治以小柴胡汤加公丁香、吴茱萸，二剂而痊愈。现代用以治疗具有本方主症的多种疾病，如感冒、扁桃腺炎、流行性腮腺炎、各型肝炎、胆囊炎、胸膜炎、肾炎及产后发热、长期潮热等，只要加减适宜，均能收到良效。更有用本方以通小便、止泄泻的，可能与原文所谓"上焦得通，津液得下，胃气因和"的作用有关，足见其制方之精当与应用之广泛了。

二、少阳之为病，口苦、咽干、目眩也。 原文263

郑 论 按少阳禀风火之脏，口苦咽干者，胆有热也，胆液乃目之精，今为热扰，精气不荣，故见眩也。

【阐 释】诸家注伤寒者，大多以口苦、咽干、目眩为少阳病之提纲。郑氏仅释三者之成因而不说是少阳病之提纲。舒驰远亦仅谓此少阳之腑证也。口苦、咽干、目眩，少阳病自然可以见到，但就不得为提纲。如阳明上篇16条的："阳明中风，口苦咽干。"同篇17条云："阳明病，脉浮而紧，咽燥口苦。"太阳中篇49条云："气上冲胸，起则头眩。"太阳上篇21条亦云："心下悸，头眩身𣊫动。"这说明口苦、咽干、目眩等证，太阳病、阳明病都有，把它作为提纲看，在临床没有多大价值。相反把本篇第一条"寒热往来，胸胁苦满，默默不欲饮食，心烦喜呕"的小柴胡证作为少阳病提纲，还全面得多。在临症时，应把两条结合起来，这样就全面了。

三、伤寒脉弦细，头痛发热者，属少阳。少阳不可发汗，发汗则谵语，此属胃，胃和则愈，胃不和，（则）燥而悸。　原文265

郑　论　按少阳证，本宜和解，原不在发汗之例，强发其汗，血液被夺，则胃必燥，胃燥而谵语生，此条可谓少阳转阳明，立论方可。

又按燥与悸，本系两证，燥为热邪，悸为水邪，此以笼统言之，大非少阳立法。

【阐　释】三阳证均有头痛发热，但在部位上有区别，太阳痛在脑后，阳明痛在前额，少阳痛在两侧。今头痛发热而脉弦细，正是少阳的主脉，与太阳头痛发热脉必浮，阳明头痛发热脉必大，亦有明显的不同。少阳病邪不在表，是以禁汗。郑氏曰："强发其汗，血液被夺，则胃必燥，胃燥而谵语生"，所论甚是。胃和则愈可有两种情况，一是胃气自和而愈，一是治疗得当而愈，可用调胃承气汤治之。

四、少阳中风①，两耳无所闻，目赤，胸中满而烦
（躁）者，不可吐、下，吐、下则悸而惊。　原文264
　　郑　论　按少阳属相火，今得中风，风火相煽，壅
于上窍则耳聋目赤，壅于胸中则满而烦躁，当此时也，
正当小柴胡加开郁清火去风之品，切切不可吐下。前条
原有当下、当吐与不当下、不当吐之禁，若妄施之，则
惊悸立作矣，可不慎欤？

　　【阐　释】此条合前条是治疗少阳病的三禁，不问其为伤寒
或中风，只要病在少阳，均当禁用汗、吐、下三法。因少阳病邪
不在表，所以禁用发汗；病不在里，肠胃没有燥屎结实，所以禁
用攻下；虽有胸满而烦，却非胸中邪实，所以禁用吐法。郑氏释
耳聋、目赤、胸中满而烦为风火相煽，亦是正确的。若误吐下，
则诛伐太过，反致损气耗液，而引起心悸、惊惕等变症。

五、伤寒三日，三阳为尽，三阴当受邪，其人反能
食〔而〕不呕，此为三阴不受邪也。　原文270
　　郑　论　按三阴、三阳，各有界限，当三日后，应
归三阴，而其人反能食不呕，可知太阴气旺，旺不受邪，
理势然也。

————————————

　　①　中风：此处当解作外邪的总称，包括伤寒在内。

【阐　释】诊断病邪传变，应当以现有证状为依据，方可决定其传与不传。郑氏说："能食不呕，可知太阴气旺，旺不受邪，理势然也。"正足以说明不能为传经规律所拘。

六、伤寒三日，少阳脉小者，欲已也。　原文271

郑　论　按少阳当三日而脉小者，邪已衰也，故断其欲已。

【阐　释】根据传经规律，伤寒三日，应为少阳受病，脉当弦紧，今脉小者，邪气微而病退，为欲愈的征象。亦即郑氏所说"邪已衰也，故断其欲已"。笔者认为不能单凭脉以定症，必须症状见减者，庶为欲愈。如脉小而症状加剧，则为正衰邪盛，非欲愈之征。

七、少阳病欲解时，从寅至辰上。　原文272

郑　论　按六经各有旺时，邪气衰者，每于旺时自解，正所谓正旺而邪自退也。

【阐　释】本条指出少阳病欲解的时间，其精神与太阳病、阳明病欲解时同一意义。寅至辰上即每日上午三点至九点之间。

八、伤寒六七日，无大热，其人烦躁者，此〔为〕阳去入阴故也①。　原文269

---

①　阳去入阴：就是去表入里的意思。

郑　论　按身无大热者，表邪将尽也，其人烦躁者，邪入阳明之验也，又并无三阴证据，何言阳去入阴，于理法不合，姑录之，以俟高明。

【阐　释】郑氏云："无三阴证据，何言阳去入阴，于理法不合。"此应解"阳去入阴"为由表证"阳"入里证"阴"之谓也。阴者指里而言，非指三阴也。

九、伤寒四五日，身热恶风，（头）〔颈〕项强，胁下满，手足温而渴者，小柴胡汤主之。　原文99

郑　论　按项强、身热恶风者，太阳之表证也。口渴而手足温者，胃中有热也。胁下满者，少阳气机为寒束也。法宜桂枝汤加粉葛、柴胡、花粉之类，于此病庶为合法，若专主小柴胡汤，似未尽善。

【阐　释】本条有太阳表证，复有阳明里证，更有少阳证，即胁下满者，少阳气机为寒束也。据"伤寒中风，有柴胡证，但见一证便是，不必悉具"之义，则可用小柴胡治之。郑氏则认为专主小柴胡汤未尽善，而主桂枝汤加粉葛、柴胡、花粉之类，是三阳症状兼顾，更为全面，理法可从。

十、伤寒阳脉涩，阴脉弦，法当（温）〔腹〕中急痛（者），先与小建中汤，不差者，（与）小柴胡汤主之。　原文100

郑　论　按阳脉涩者，阳虚也，阴脉弦者，阴盛也，法宜扶阳祛阴。若腹中急痛，则为阴寒阻滞，小建中汤力弱，恐不能胜其任。余意当以吴萸四逆汤，小柴汤更不能也。

【阐　释】腹中急痛，多属虚寒证，所以《金匮》有虚劳里急，腹中痛的记载，都用小建中汤建立中气。但郑氏认为小建中汤力弱，主用吴萸四逆汤，一举祛邪外出，其实本条为少阳病兼里虚寒证，脾胃之阳气不能流畅，故腹中急痛，与小建中汤调和气血，建中止痛，自属正治。服后腹痛止，而少阳证不差者，再用小柴胡汤以和解少阳。

十一、伤寒五六日，已发汗而复下之，胸（腹）〔胁〕满微结，小便不利，渴而不呕，但头汗出，往来寒热，心烦者，此为未解也，柴胡桂枝干姜汤〔主之〕。

原文147

郑　论　按少阳证，法当和解，汗、下皆在所禁之例，今既汗、下之，而胸（腹）〔胁〕满微结者，是下之伤中，浊阴得以上僭也。汗之而太阳伤，以致气化失运，小便所以不利也。又见寒热往来，少阳证仍在，主小柴胡汤加桂枝、干姜，三阳并治，实为妥切。

【阐　释】太阳病汗、下后，则邪当解。今不解而见胸胁满微结，小便不利，又见寒热往来等证，是邪陷少阳，复有太阳之表，阳明之里，此三阳并病。故郑氏曰："主小柴胡汤加桂枝、干姜，三阳并治，实为妥切。"

柴胡桂枝干姜汤方（校补）

柴胡半斤　　桂枝三两（去皮）　　干姜二两　黄芩三两　栝
蒌根四两　牡蛎二两（熬）　　甘草二两（炙）

上七味，以水一斗二升，煮取六升，去渣，再煎取
三升，温服一升，日三服，初服微烦，复服汗出便愈。

【方解及其应用范围】

本方柴胡、黄芩、栝蒌根合用，和解少阳，清热、生津、止
渴之效显著；桂枝、干姜、甘草合用，当有健心阳、温脾之作
用；牡蛎与栝蒌根配伍，能治水饮内停之口渴。用以治少阳兼水
饮病为有效。对治寒多热少，或但寒不热之疟疾，疗效亦佳。亦
用于较小柴胡汤证为虚、贫血、呈郁热挟水饮上冲之证。

十二、服柴胡汤已，渴者属阳明（也），〔以法治
之〕。　原文97后段

郑　论　按既服柴胡汤，而病已去。但渴者，属阳
明。试问渴饮冷乎？饮热乎？舌干乎？舌润乎？大便利
乎？小便利乎？饮冷、舌干、便塞，方可指为阳明。若
饮热、舌润、便溏，不可谓之阳明。原文虽指为阳明，
学者不可执为定，当各处搜求，庶不误人。

【阐　释】此节与阳明下篇五条相同，郑氏更为之进一步详
细注释，示人应灵活辨证，不可执定阳明也。

十三、凡（服）柴胡汤病证而（反）下之，若柴胡

证不罢者，复与柴胡汤，必蒸蒸而振①，却发热汗出而解。　原文 101 后段

郑　论　按柴胡证既误下，而少阳证仍在，是邪不从下而解。复以柴胡汤，枢机转，而蒸蒸发热汗出，是邪仍由汗而解也。总之，凡病邪有吐、下后而变逆者；有吐、下而本病尚在，无他苦者，用药不可不知。

【阐　释】 柴胡证是邪在半表半里之间，汗、吐、下都在禁例，若误下之，邪不从下解，而柴胡证仍在者，可复与柴胡汤，如郑氏所说："枢机转，而蒸蒸发热汗出，是邪仍由汗而解也。"

十四、伤寒五六日，呕而发热者，柴胡汤证具，而以他药下之，柴胡证仍在者，复与柴胡汤，此虽已下之，不为逆，必蒸蒸而振，〔却〕发热汗出而解。若心下满而鞭痛者。此为结胸也，（法宜）大陷胸汤主之。但满而不痛者，此（则）为痞，柴胡不中与之，宜半夏泻心〔汤〕。　原文 149

郑　论　按此条（以）〔理〕应在少阳篇，不知因何列入太阳中篇，兹不再赘。

【阐　释】 柴胡证误下后的转归及治法，应如郑氏所说理应列在少阳篇，不知因何列入太阳中篇 31 条，前已言之，郑氏为

———————————

① 蒸蒸而振：蒸蒸，内热貌。气从内达，邪从外出，则发生振栗之状，是形容战汗的现象。

保留原书面貌，仍照录，但不赘论。

十五、〔本〕发汗，而复下之，此为逆也；若先发汗，治不为逆。（未）〔本〕先下之，而反汗之（此）为逆；若先下之，治不为逆。　原文90

郑　论　按少阳虽云汗、下当禁，然亦当视其可与汗者汗之，可与下者下之，总在用之得宜，庶不为逆。

【阐　释】此条示人在临床的时候，必须根据证情的先后缓急来处理，治有先后，先后误施，病必不愈。亦即郑氏所说："总在用之得宜，庶不为逆。"

十六、伤寒五六日，头汗出，微恶寒，手足冷，心下满，口不欲食，大便鞕，脉细者，此为阳微结①，必有表复有里也。脉沉，亦在里也。汗出为阳微，假令纯阴结②，不得复有外证，悉入在里，此为半在里半在外也。脉虽沉紧，不得为少（阳）〔阴〕病，所以然者，阴不得有汗，今头汗出，故知非少阴也，可与小柴胡汤，（若）〔设〕不了了者，得屎而解。　原文148

郑　论　按头汗出，至脉细微，阳微结等语，满盘

———————————

　　① 阳微结：热在里而大便鞕，叫作阳结。外带表邪，热结犹浅，所以叫作阳微结。

　　② 阴结：没有一定表证。其症状是身体重，不能食，大便反鞕，脉象多现沉迟。

俱是纯阴之候，何得云必有表也？表象从何征之？又曰
复有里，以为脉沉者里也，汗出为阳微，既称阳微，不
得以柴胡汤加之。又曰：假令纯阴结，不得复有外证，
此是正论。少阴、少阳，原有区分，脉沉紧而头汗出，
头属三阳，故知非少阴也。其为阴结者，是指外之寒邪
闭束，而非谓少阴之阴寒闭结也，可与小柴胡汤，是从
头汗而得之，若不了了，得屎而解者，里气通，则表气
畅也。

【阐　释】本条主要在辨明少阴与少阳的疑似证。自头汗出
至脉细等症状，都很像少阴证，但少阴病不应有表证，病人头汗
出，微恶寒，是表证尚在，所以说不是少阴证，而是"阳微
结"，这种症候一定有表证也有里证，邪在半表半里之间，小柴
胡自是对症之方。郑氏所按，自相矛盾之处甚多，不可从。

十七、凡病若发汗、若吐、若下、若〔亡血〕①、亡
津液②，阴阳自和者③，必自愈。　　原文58

郑　论　按汗、吐、下三法，与亡津液，审其别无
他苦，但见阴阳自和者，必能自愈。若现有别证，相机
治之，便得也。

---

① 亡血：指一切原因的失血。
② 亡津液：又叫作"伤津液"，如过汗过下都足以损伤津液。
③ 阴阳自和：犹言气血自和。

【阐 释】夫汗、吐、下都是治病的大法，如用之不当或用之太过，都能伤及正气，皆可亡血亡津液，血与津液都是属于阴，亡血实质上与亡津液是一个意思。如其阴阳能处于协调状态，就可以自然痊愈。正常人的身体机能，全在阴阳平衡，亦即《内经》所说"阴平阳秘，精神乃治"的意义。

十八、妇人中风，发热恶寒，经水适来①，得之七八日，热除而脉迟身凉，胸胁（不）〔下〕满，如结胸状，谵语者，此为热入血室也②，当刺期门，随其实而（泻）〔取〕之。 原文143

郑 论 按发热至热除，表已解也，脉迟身凉，如结胸、谵语，是热不发于外，而伏于内，因其经水适来后，随气机收藏而入于内，故曰热入血室，病已重也，刺期门，实以泄其邪热也。

【阐 释】合下三节，皆言热入血室之证也。血室在人身体上究在何处，历代医家注释不一。如成无己谓："血室者，营血停止之所，经脉留会之处，即冲脉也。"柯韵伯说："血室者，肝也，肝为藏血之脏，故称曰血室。"但张景岳则谓："血室即子宫。"笔者认为张氏之说为是。此条乃邪伤厥阴血分之证也。曰妇人中风，发热恶寒，经水适来者，借妇人以明血室之所在也。诚如郑氏所说："表已解也……因其经水适来后，随气机收

---

① 经水：即月经。
② 血室：即子宫。张景岳云："子户，即子宫也，俗名子肠，医家以冲任脉盛于此，则月事以理下，故名之曰血室。"

藏而入于内，故曰热入血室……"邪热入而居之，里热已重也，刺期门穴以泻里热，则诸症尽失也。

十九、妇人中风，七八日续得寒热，发作有时，经水适断者，此为热入血室，其血必结，故使如疟状，发作有时，小柴胡汤主之。　原文144

郑　论　按此条，血虽结而表证尚在，但和解之，邪去而结自化为乌有矣。故主小柴胡汤，随机加减，则得矣。

【**阐　释**】此节为经水已来，因病而适断者，则寒热发于外，虽与经水适来者不同，而此亦为热入血室。如郑氏所云："血虽结而表证尚在，但和解之……"小柴胡汤达经脉之结，仍借少阳之枢以转之，俾气行而血亦不结矣。

二十、妇人伤寒，发热，经水适来，昼日明了，暮则谵语，如见鬼状者，此为热入血室，无犯胃气，及上二焦，必自愈。　原文145

郑　论　按昼明了，夜昏聩，是邪在里而不在表，故曰热入血室。但清其血分之热即可了，故曰无犯胃气，及上二焦，必自愈，是明教人不可妄用攻下之意也。

【**阐　释**】此节与上二节之差异处，彼是中风，此是伤寒；彼之谵语，不分昼夜，此则昼日明了，暮则谵语，乃邪正交争也。此证乃经水尚行，血未曾结，为邪干血分之轻病，原不同蓄血之如狂发狂，不分昼夜之重病也，如郑氏所说："但清其血分之热即可了……不可妄用攻下之意也。"即不得用桃仁承气、刺期门及小柴胡诸法也。盖血海既虚，当调和膀胱之气化，俟其正气回复，而病自愈也。

二十一、血弱气尽①，腠里开，邪气因入，与正气相搏，结于胁下。正邪分争，往来寒热，休作有时，默默不欲饮食，脏腑相连，其痛必下，邪高痛下，故使呕也，小柴胡汤主之。　原文97前段

郑　论　按此条指气血虚弱而言，正虚则外邪得以乘虚而入，邪正相攻，结于胁下，往来寒热，默默不欲食者，少阳之属证也。脏腑相连者，指肝与胆也，肝胆气机不舒故痛，厥阴气上逆则呕，主以小柴胡汤，专舒木气，木气一舒，枢机复运，而痛自愈矣。

【阐　释】　"血弱气尽，腠里开，邪气因入"，言正气衰弱时，阳气不能卫外为固，腠理不密，外邪因入。邪入与正气相搏，结于胁下，至默默不欲食等，此小柴胡汤证。又脏腑相连，邪高痛下者，少阳表热为邪高，厥阴里寒为痛下，厥气上逆则作呕。如此用小柴胡汤主之，似未尽善。既气血不足，正气衰弱，其身体素质之虚，可以想见。且能专用小柴胡汤舒少阳之气以治之，而当加附子、吴萸、炮姜、肉桂以破厥阴之寒而散逆止呕，

---

①　血弱气尽：气血不足，正气衰弱的意思。

于此病庶为合法。

伤寒合病　计九法（据舒本校补）。

一、太阳病，项背强几几①，反汗出（而）恶风者，桂枝加葛根汤主之。　原文14

郑　论　按此条乃太阳风伤卫证。

【阐　释】太阳风伤卫证，应用桂枝汤解肌。今增项背强几几一证，是风邪入于经输之故。太阳经输在背，邪入其间，致使经气不舒，阴滞津液不能敷布，经脉失去濡养，则项背强几几。故用桂枝汤解肌，加葛根以散经输之邪。

桂枝加葛根汤方（校补）

葛根四两　桂枝三两（去皮）　芍药三两　甘草二两（炙）大枣十二枚（擘）　生姜三两（切）

上六味，以水一斗，先煮葛根减二升，内诸药，煮取三升，去渣，温服一升。覆取微似汗，不需啜粥，余如桂枝法将息及禁忌。

【方解及其应用范围】

本方即桂枝汤加葛根，治桂枝汤证而项背强几几者，用桂

①　项背强几几：形容项背拘急，俯仰不能自如之状。几几，俯仰不自如貌。

枝汤治汗出恶风以解表；葛根味甘平，有生津液作用，则滋养筋脉，故能解除项背强直，亦即治项背强几几。近人推广应用此方治营卫不和，太阳经脉不舒之症，如感冒、头痛、抽搐等；亦有用治高血压脑动脉供血不足之头痛而兼项背紧痛者，效果良好。

二、太阳病，项背强几几，无汗恶风（者），葛根汤主之。　原文31

郑　论　按此条乃寒伤营证，两证皆未见阳明（并）〔病〕形，又从何分为合病也？总之风主太阳卫分，寒主太阳营分，以有汗无汗判之，用药自无错乱之。况阳明有阳明证表形，不得混而言之。

【阐　释】合病者，或合两经，或合三经之证而为病。若两经合病，自必并见两经之证，此一定之法也。郑氏谓："两证皆未见阳明病形，又从何分为合病也？……况阳明有阳明证表形，不得混而言之。"疑有阙文，实则本条为寒伤营病，在太阳经背部治法。

葛根汤方（校补）

葛根四两　麻黄三两　桂枝二两（去皮）　　芍药二两　甘草二两（炙）　生姜三两（切）　大枣十二枚（擘）

上七味，以水一斗，先煮麻黄、葛根，减二升，去上沫，内诸药，煮取三升，去渣，温服一升，复取微似汗，不需啜粥，余如桂枝法将息及禁忌。

【方解及其应用范围】

按葛根汤一方，乃肌、表两解之方；亦太阳、阳明合解之方也。夫风寒之邪，一从肌腠而入，则为桂枝汤症，一从肤表而入，则为麻黄汤症，今以桂枝汤加麻黄、葛根，是从肌腠以达肤表，俾邪直出，太阳与阳明接壤，太阳之邪已在经输，逼近阳明，此刻阳明不病亦病也。去太阳之邪，即所以救阳明也。葛根为阳明之主药，用之以截阳明之路，而邪不敢入，又能鼓舞胃气上腾，足以助桂、麻祛邪之力。葛根味甘气凉，能生津液，滋养筋脉，故能解除项背强几几。郑氏在《医理真传》中，用治太阳病，兼见项背强几几。自汗恶寒，以致吐血者。其在《医法圆通》中谓系治邪在太阳之经输，发热、恶寒、项背强，及邪初入阳明而成的必自下利的二阳合病。更用以治发斑、呕吐，眼皮肿痛，两乳红肿、发热，小儿痘初现点四症，皆邪甚、热郁、津亏的阳明地界疾病，故能治之而愈。现代推广应用于治太阳阳明合病之流行性感冒、支气管炎、肺炎、扁桃体炎、荨麻疹等，均可用本方施治而获效。

三、太阳与阳明合病，（则）不下利（而）〔但〕呕者，（用）葛根加半夏汤主之。　原文33

郑　论　按此条方合，不再赘。

【阐　释】太阳与阳明合病，表邪不得外泄，不下迫于肠，故不下利，但上犯于胃，所以呕逆，故治疗应以解表为主，仍用葛根汤，但加半夏一味，降逆止呕。

葛根加半夏汤方（校补）

葛根四两　麻黄三两（去节）　甘草二两（炙）　芍药二两　桂枝二两（去皮）　生姜二两（切）　半夏半升（洗）　大枣十二枚（擘）

上八味，以水一斗，先煮葛根、麻黄，减二升，去白沫，内诸药，煮取三升，去渣，温服一升，复取微似汗。

【方解及其应用范围】

太阳与阳明合病下利，用葛根汤治疗，今不下利而呕，故加辛温之半夏，和胃健脾，镇逆止呕。此亦因势利导，宣通逆气之方也。

四、太阳与阳明合病者，必自下利，葛根汤主之。原文32

郑　论　按二条下利与不下利，以见风寒主证之不同，风为阳而上逆，寒为阴而下行，此时势自然之理，足以见用半夏之降，葛根之升，皆有妙处也。

【阐　释】太阳与阳明合病下利，郑氏以"风寒主证之不同，风为阳而上逆，寒为阴而下行"之论。则上逆而呕，下注而为利，自是正确的，方与证合拍。

五、太阳与阳明合病，喘而胸满者，不可下，〔宜〕麻黄汤（主之）。 原文36

郑 论 按喘而胸满，胸中之阳为寒所束，上攻于肺，呼吸错乱，而喘证作，此条举太阳阳明而言。若火刑于肺而喘者，下之不宜。若少阴肾气上冲于肺而喘，不（谓）〔仅〕麻黄不可用，用之是速其亡也。原文之言不可下，是谓寒束于肺，下之恐引邪深入，必生别病，故曰不可下，下之为患不小。首用麻黄汤大开腠理，表气一通，里气则畅，邪自表分出，而内境安守也。

【阐 释】阳明可下，合病则表证未解，故不可下。喘而胸满者，因汗不得出，热毒壅迫于肺脏故也，与麻黄汤发汗，则喘满自除。表里证同时出现，先解表，后攻里，为治疗原则之一，本条就是在说明这个道理。故郑氏说："首用麻黄汤大开腠里，表气一通，里气则畅，邪自表分出"，则病解也。

六、太阳与少阳合病，自下利者，与黄芩汤，若呕者，黄芩加半夏生姜汤主之。 原文172

郑 论 按太少合病，总要两法病情相孚，照两经法治之，此但举太少合病，而曰自下利者，与黄芩汤，呕者加半夏生姜汤，其中不能无疑，疑者何？夫自下利而呕，是属太阴证乎？是属太阳协热下利乎？少阳本气喜呕乎？若果属太阳协热下利，黄芩汤乃为正治法。若呕果系少阳本气者，黄芩加半（下）〔夏〕生姜汤，本为对证法。如属太阴，又当以理中汤加柴、桂，庶为合法。

【阐　释】本条虽提太阳与少阳合病，并无发热恶寒，头痛项强之太阳表证，亦无胸胁苦满之少阳半表半里证。原文仅提太少合病而至下利，故郑氏对此条提出质疑"是属太阴证乎？是属太阳协热下利乎？少阳本气喜呕乎？"实则太少合病，其在表之寒邪悉入而为里热，里热不实，故与黄芩汤以清里热，使里热清而在表之邪自和矣。若呕者，乃是胃气上逆所致，则应再加半夏、生姜，以降逆止呕。如此解释，则明白了然，可以释疑矣。

黄芩汤方（校补）

黄芩三两　　芍药二两　　甘草二两（炙）　　大枣十二枚（擘）

上四味，以水一斗，煮取三升，去渣，温服一升，日再，夜一服。

黄芩加半夏生姜汤方（校补）

即上方加半夏半升（洗）　　生姜一两半，一方三两（切）

【方解及其应用范围】

黄芩、芍药之苦以撤热和阴，甘草、大枣之甘以调中，而缓其津液之下奔也，有苦甘合化清热存阴之义。呕为气逆，加半夏辛降，生姜辛散，则气逆得降，呕亦自止。后世推广用之以治热痢。治痢之方剂，大都由此方化裁出来。

七、阳明少阳合病，必下利，其脉不负者，〔为〕

顺也。负者，失也[①]，互相克贼，名为负也。脉滑而数者，有宿食也，当下之，宜大承气汤。 原文256

郑　论　按阳明少阳合病，察系两经表邪，当从两经解表法治之。但下利，里未实也，何得下之？此以脉滑而断为宿食者当下之。然亦当辨其果有宿食，与未有宿食，有食可下，无食断乎不可。

【**阐　释**】伤寒合病章4条太阳与阳明合病自下利，是病偏重于太阳之表者，故用葛根汤；6条太阳与少阳合病自下利，是邪偏重于少阳之半表半里者，故用黄芩汤。此节为阳明少阳合病，从脉象上来判断顺逆。脉证相符的为顺，容易获愈；脉证不符的为逆，不易治疗。必下利者，脾虚里有寒也，当用理中汤温其里。郑氏曰："有食可下，无食断乎不可。"纵有宿食，亦宜温下之，用附子理中汤加砂仁、鸡内金、大黄，中病即止，岂有下利而反用大承气汤下之之理？

八、三阳合病[②]，脉浮大，〔上〕关上[③]，但欲眠睡，目合则汗。 原文268

郑　论　按三阳同病，阳邪盛已。关上浮大，胃邪炽也；欲眠睡者，热甚神昏也；闭目汗出，内热之验也。

---

① 其脉……失也：这是根据五行生克的学说，从脉象上来解释疾病的顺逆。阳明属土，少阳属木，二经合病而下利，如纯见少阳弦脉，则木必克土，病情较逆，是即所谓"负也"，"失也"；如果脉见滑数，则木不克土，是即所谓"顺也"。证状与脉象不符为"负"。脉象与证状相合为"顺"。

② 三阳合病：即太阳、少阳、阳明三经同时发病。

③ 上关上：脉搏长大，从关部上至寸口的意思。

虽然，不可不详辨之，其中实实虚虚，千变万化，实难窥测。有名为三阳，却非三阳，此则专为三阳说法，若系由内出外之热，有似此三阳者，余亦详而验之，但其人舌无苔而润，口不渴者，余即不按三阳法治之，专主回阳，屡试屡效。

【阐　释】三阳病均属热症，三阳合病则邪热尤盛，因高热而神昏欲眠睡，不恶寒而恶热也，与寒中少阴，但欲寐者，其人恶寒，脉必沉而微细者显然不同；目合则汗，则由于阳热太甚，则阴不内守。郑氏说："若系由内出外之热，有似此三阳者，余亦详而验之，但其人舌无苔而润，口不渴者，余即不按三阳法治之，专主回阳，屡试屡效。"此郑氏示人辨证宜细心求之，虽未列出治疗方剂，总不出四逆、白通之类大剂回阳。

九、三阳合病，腹满身重，难以转侧，口不仁①，面垢②，谵语遗尿。发汗则谵语，下之则额上生汗，手足逆冷，若自汗〔出〕者，白虎汤主之。　原文219

郑　论　按三阳合病，必有三阳实据可凭，此则所现，纯阴居十八，仅有腹满谵语似阳明，余故细辨之者，何也？阳主身轻，阴主沉重，阳主开而阴主阖；口之不仁，阴也；身重难以转侧，阴也；面垢、遗尿，肾气不纳，阴也。果系三阳表邪，汗之则解，何至腹满谵语；

① 口不仁：言语不利，不知食味。
② 面垢：面部油垢污浊。

果系三阳里实，下之则解，何至额汗出，而手足逆冷？学者务于未汗下时，详其舌之润与不润，舌之燥与不燥，口气之粗与不粗，口之渴与不渴，饮之喜冷喜热，二便之利与不利，而三阳合病之真假自得矣。原文所论之病象，大有可疑，故详辨之。

【阐　释】郑氏之详辨阴证、阳证，可为后学准绳，笔者从之，无赘言也。

伤寒并病 计四法（据舒本校补）。

一、二阳并病①，太阳初得病时，发其汗，汗先出不彻，因转属阳明，续自微汗出，不恶寒。若太阳病证不罢者，不可下，下之为逆，如此可小发汗。设面色缘缘正赤者②，阳气（拂）〔怫〕郁在表③，当解之熏之。若〔发〕汗（出）不彻，不足言阳气（拂）〔怫〕郁不得越④，当汗不汗，其人躁烦，不知痛处，乍在腹中，乍在四肢，按之不可得，其人短气但坐，以汗出（而）不彻（之）故也，更发汗则愈。何以知汗出不彻，以脉

---

① 并病：一经之证未罢，又见到另一经证状的，叫作并病。
② 缘缘：不断之意。
③ 怫郁：此处是遏郁之意。
④ 越：发、散之意。

涩故知也。　　原文48

　　郑　论　按太阳初病，渐至不恶寒独有热象，方为转属阳明，若已得汗而解，无发热，不得为转属阳明。即转属阳明，而太阳证未罢，胃未实，即不得妄下，下之则逆，可以小发汗者，是指太阳证未罢，里邪未实时也。若面色赤者，是内热怫郁之征，亦在可表可熏之例。若汗出不彻，虽面赤即不得谓之怫郁不得越。至于当汗不汗，烦躁者，热攻于内，而内不安也，乍腹乍四肢，总以汗未出透，里气不畅也。然则何以知其汗出不彻乎？以脉涩知之。余常谓涩为血少，以此涩脉而定为汗出不彻，未免牵强，夫汗之彻与不彻，实系乎正气之旺与不旺，正气旺则邪必尽出无遗，何致有不彻之患哉？

　　【阐　释】发汗不彻，为太阳与阳明并病的主要原因。虽为并病，但表证仍然存在的时候，仍当用发汗的方法，而不能使用下法。原文所举诸种证状，皆汗出不彻之故。何以知其汗出不彻，原文云：以脉涩知之。郑氏谓："涩为血少，此以涩脉而定为汗出不彻，未免牵强。夫汗之彻与不彻，实系乎正气之旺与不旺，正气旺则邪必尽出无遗……"涩脉，《内经》谓参伍不调为涩，指下触觉脉搏的波动涩滞不流利，为血行障碍的脉象，汗闭或汗出不彻，虽可能见到这种脉象，究不常见，更不可能根据脉搏的涩滞，而预知其汗不彻的情况。郑氏之论，亦有足取。

二、二阳并病，太阳证罢，但发潮热，手足漐漐汗出，大便艰而谵语者，下之则愈，宜大承气汤。　原文220

郑　论　按此条指太阳传至阳明，而寒邪已化为热，所见潮热、谵语、大便艰、汗出，全是阳明，故称太阳证罢，下之可愈，便是用药的诀窍处也。

【阐　释】本太阳病并于阳明，名曰并病。前条太阳证未罢，故不可下，今则表邪已解，所现全为里实证，可用大承气汤下之以清里热，此郑氏谓"下之可愈"也。

三、太阳与少阳并病，头顶强痛或眩冒，时如结胸，心下痞鞕者，当刺大椎第一间①、肺俞②、肝俞③，慎不可发汗，发汗则谵语，脉弦，五日谵语不止，当刺期门（穴）④。　原文142

郑　论　按太少合病，如何只有太阳经证，而无少阳经证，似不可以言并病，若谓眩冒本属少阳，加结胸，心下鞕，仍属太阳，何也？太阳之气，由下而上至胸腹，今结胸心下痞，多系寒水上逆而成，理应按法施治，又何必以针刺，而伤无病之经哉？

---

①　大椎第一间：在第七颈椎和第一胸椎棘突之间（督脉经）。
②　肺俞：当第三第四胸椎横突起间，在脊椎外方一寸五分（膀胱经）。
③　肝俞：当第九第十胸椎横突起间，在脊椎外方一寸五分（膀胱经）。
④　期门：乳直下二胁间（肝经）。

【阐　释】太阳与少阳并病，就是太阳之邪传并少阳，而太阳之邪未罢，既有头痛项强的太阳证，又见到头眩昏冒胸胁痞满的少阳证，由于邪已渐入，所以又有时如结胸的现象。汗、下治法皆非所宜，原文采取针法治之。郑氏曰："理应按法施治，又何必以针刺，而伤无病之经哉？"然则如何按法施治？邪入少阳而太阳证未罢，可用柴胡桂枝汤治之。桂枝汤以解太阳之邪，柴胡汤以和解少阳，则眩冒可除。若误汗则热邪入于肝经而谵语，当如太阳下篇16、17条例，刺期门以泄肝邪，肝之邪热去，谵语自止。

四、太阳少阳并病，而反下之，成结胸，心下鞕，下利不止，水浆不下，其人心烦。　原文150

郑　论　按此条大约当解表而不解表，误下之，则邪正相搏，结于心下而成痞鞕，以致上之水浆不入，下之利不止，其人心烦，实危亡之道，可不（谨）〔慎〕欤？

【阐　释】此为太阳少阳并病，本不当下而反下之，三焦气阻，水道不行，与水相结而成结胸，因而心下鞕。正虚于下则下利不止，邪逆于上则水浆不下，气结于中则心烦，此乃误下而成结胸之危候。郑氏曰："实危亡之道。"然则坐以待毙耶？笔者认为应大剂回阳收纳，待正气充实，继用陷胸汤攻之，俟邪去而以温补调之，斯为得矣。

伤寒坏病 计二法（据舒本校补）。

一、太阳病三日，已发汗，若吐、若下、若温针①，仍不解者，此为坏病②。桂枝不中与〔之〕也③。（现）〔观〕其脉证，知犯何逆，随证治之。　原文16前段

郑　论　按太阳证，既经汗、吐、下、温针，治皆不愈，总其未得病之原委而误用之也，仍究察其何逆，而随机治之，然亦不得为之真坏证也。

【阐　释】太阳证，既经汗、吐、下、温针的治疗，病仍未解，原因是治法不当，使病情变化，成了坏病。郑氏曰："仍究察其何逆，而随机治之。"假如发汗、温针亡阳，则有脉微身寒之变，宜桂枝加附子汤。吐伤中气，气逆脉促者，宜生姜半夏汤。下之而寒水下陷，利遂不止，脉濡滑者，宜四逆理中辈。此即原文随证治之义矣。

二、〔本〕太阳病不解，转入少阳者，胁下鞭满，干呕不能食，往来寒热，尚未吐、下，脉沉紧者，与小柴胡汤。若已吐、下、发汗、温针，谵语，柴胡证罢，

---

①　温针：针灸的一种方法，用针针于一定穴位，以艾裹针体而蒸烧之，以冀发汗。

②　坏病：因治疗错误致病情发生恶化，证候变乱，而不能称其名者。

③　不中与．就是不中用的意思。

此为坏病，知犯何逆，以法治之。　原文266、267

　　郑　论　按太阳之邪不解，应当传入阳明，何得越位而转入少阳也？然太阳寒水之气，亦许结于胁下鞕满，如此而言。亦可谓转属少阳也。迨致干呕不欲食，往来寒热，少阳之本证具也，未经吐、下、可与小柴胡汤以和解之，若已经汗、吐、下，温针而见谵语，未见柴胡证，似从谵语法治之，亦不得尽目之为坏病也。学者又当于临证时，细细求之可也。

　　【阐　释】本条前段提出太阳病不解，转入少阳，既具少阳主证，脉虽沉紧与证不符，当舍脉从证，可与小柴胡汤治疗。后段则述及少阳病误治的变证及救误的原则，郑氏曰："亦不得尽目之为坏病也。学者又当于临证时，细细求之可也。"总之误用汗、吐、下、温针，非病胃燥，即为血热。胃燥之证，轻则小承气，重则调胃承气，最重则为大承气。血热之证，轻则刺期门，重则桃核承气，尤重者抵当汤，随症施治可也。

　　　　伤寒痰病 计三法（据舒本校补）。

　　一、病如桂枝证，头不痛，项不强，寸脉微浮，胸中痞鞕，气上冲咽喉，不得息者，此为胸有寒也①，当

---

　　① 胸有寒：这里的"寒"字作"邪"字解，即胸中邪气阻滞的意思。凡痰涎宿食等都属于邪的范围。

吐之，宜瓜蒂散（诸亡血家不可与瓜蒂散）。　原文166

郑　论　按此条头项既不强痛，又无恶寒、恶风情状，何得如桂枝证，此皆不经之论。应当云寸脉微浮，胸中痞鞕，气上冲咽喉，不得息者，胸有寒也，后人即按胸有寒结治之，何等直切，此病亦不在可吐之例，至亡血家更不在吐之例也。

【阐　释】本条郑氏持否定意见。笔者认为病如桂枝证，即有发热汗出，但头不痛、项不强，则非表证。寸脉微浮，主病在上，胸中痞鞕，是痰涎壅塞于膈上，阻碍气机，痰随气逆，所以上冲咽喉不得息。这是正气驱邪外出所反应的症状，所以治疗采取因势利导的方法，用瓜蒂散涌吐，此即《经》所谓"在上者因而越之"的治则。汗、吐、下是攻病的三个大法，病在膈上就当使用吐法，吐法取效简捷，能直接将病邪倾吐而出。但在《伤寒论》中，吐法的方证俱备者只此一条。方治后又垂戒云："诸亡血虚家，不可与瓜蒂散。"教人慎重之意耳。

瓜蒂散方（校补）

瓜蒂一分（熬黄）　赤小豆一分

上二味，各别捣筛，为散已，合治之，取一钱匕，以香豉一合，用热汤七合，煮作稀糜，去渣，取汁和散，温顿服之，不吐者，少少加，得快吐乃止。诸亡血虚家，不可与瓜蒂散。

【方解及其应用范围】

瓜蒂味极苦，性峻而催吐；赤小豆味苦酸，功能利水消肿。两药配合，有酸苦涌泄之功。香豉轻清宣泄，更能加强涌吐之力。本方力猛，过吐恐伤胃气，所以体虚或失血的人应该慎用。后世推广用于膈上痰积、食积以及卒中痰迷，涎痰壅盛。吐之即愈。

二、病人有寒，复发汗①，胃中冷，必吐蛔。　原文 89

郑　论　按病人既有寒饮而发其汗，汗则亡阳，胃阳既亡，胃中之冷更甚，必吐蛔者，蛔不安于内也。

【阐　释】里寒之人，虽有表证，仍当先温其里，否则表证虽除，里寒转甚，胃中冷而吐蛔矣。本条未出方治。《金鉴》说："宜理中汤送服乌梅丸可也"，与病情颇为切合。

三、病人手足厥冷，脉乍紧者，邪结在胸中②。心（中）〔下〕满而烦，饥〔而不〕能食者，病在胸中，当须吐之，宜瓜蒂散。　原文 355

郑　论　按手足逆冷，胃阳不达于四末也。但逆冷务必究其阴阳，苟阳邪甚而伏者，必有火形足征，阴邪甚而逆者，亦必有阴邪可验；胸满饥能食，属阳甚者，

---

① 复：更也，言误也。
② 邪：这里是指停痰食积等致病因素。胸中：概指胸胃而言。

为热壅，胸满而不能食，属阴者，为寒结。或清、或温、或吐，自有一定之法也，岂得专一吐言哉！

【阐　释】本条为痰饮食积，壅塞胸中而厥逆的治法。病人手足厥冷，阳气不达于四末，然阳气何以不达，则不可不辨。阳邪甚而伏者宜清；阴邪甚而逆者宜温。胸满饥能食为热壅，则可吐之；胸满饥不能食属阴为寒结，则当温也。故郑氏云："或清、或温、或吐，自有一定之法也，岂得专一吐言哉！"

伤寒恒论卷八

太阴〔全〕篇 计九法（据舒本校补）。

一、太阴之为病，腹满而吐，食不下，自利益甚，时腹自痛，若下之，必胸下结鞕①。　　原文273

郑　论　按腹满而吐，有因饮食停滞而吐者，有因邪热结聚上壅而吐者，有因寒邪闭结上逆而吐者，不可不辨。但邪之所聚，上逆则为吐，下迫则为泻，故有腹痛之征。理应相机施治，若误下之则正气大伤，必有结鞕之患，不可不慎也。

【阐　释】此条为太阴病的提纲。太阴与阳明同主肠胃疾患，但两者的性质不同，阳明为里实热证，而太阴为里虚寒证。前者腹满为肠胃中有宿食燥屎，按之鞕满而痛，故大便利而满亦去。后者腹满为肠胃外郁寒湿，按之柔软不痛，故下利而满仍不

———————————

①　陶下结鞕：指胃脘部痞结胀鞕的意思。

除。郑氏谓："腹满而吐，有因饮食停滞而吐者，有因邪热结聚上壅而吐者，有因寒邪闭结上逆而吐者……"笔者对上述三种腹满而吐，分别以温中行气降逆之理中汤加半夏治之；苦寒降逆之大、小承气汤治之；扶阳散寒降逆之吴萸四逆汤治之，均获得满意效果。

二、太阴中风，四肢烦疼①，阳微阴涩而长者②，为欲愈。 原文274

郑 论 按太阴为脾脏，既称中风，夫中者，如矢之中人，既中脾脏，系属绝证，何竟四肢烦疼，应是太阴受风，庶与病合。而曰四肢烦疼是风邪不胜之意。阳微，言风邪之轻，阴涩而长，言脾气之旺，故称曰欲愈，如此处论，庶合经旨。

【阐 释】郑氏驳"中"字为不当。"中"字应作感受风邪解。太阴属脾，脾主四肢，太阴经受风邪，所以四肢烦疼。风脉本浮，今而微，知风邪当去；涩是阴脉，长是阳脉，阴脉中而有阳脉，为正气复来之征，正气复就有力驱邪外出，故为欲愈。

三、太阴病，脉浮者，可发汗，宜桂枝汤。 原文276

郑 论 按既称太阴病，应是理中汤法也。虽见脉

---

① 烦疼：指疼之甚，反侧安置极不舒适、难于形容之状也。
② 阳微阴涩：阳微阴涩的阴阳二字，应作浮沉解，言轻取之而微，重取之而涩。

浮，并未见太阳恶风畏寒，不得以桂枝汤发汗，即太阴兼太阳合病，亦无非理中汤内加桂枝耳。今每见脉浮，属饮食停滞者多，亦不可不察，学者宜知。

【阐　释】自此以下凡六节，言太阴病有表、里、寒、热、虚、实之不同也。郑氏谓："既称太阴病，应是理中汤法也……即太阴兼太阳合病，亦无非理中汤内加桂枝耳。"示人不能以脉定病，而必须脉证合参。若果系太阴病，当是"太阴病中风"，四肢烦疼而脉浮者，并有头疼发热等表证，无腹满而呕，食不下、自利诸症，然后可用桂枝汤。

四、自利不渴者，属太阴，以〔其〕脏有寒故也[①]，当温之，宜〔服〕四逆（汤）〔辈〕[②]。　原文277

郑　论　按自利之人，每多口渴，以其气机下降，津液不得上潮。此则不渴，以太阴主湿，湿甚故自利，故不渴，称为脏寒，法固当温里，应大剂温中，而原文所主四逆（汤）〔辈〕。但四逆乃少阴之主方，而非太阴之主方，此中固属大有关键，而圆通之机，即四逆亦大可用也。学者亦不可泥于法，而为法所囿也。

【阐　释】自利而渴者属少阴，自利不渴者属太阴。此节乃太阴自受之里寒证也，曰自利者，非误治后之下利也，不渴者，

---

① 脏有寒：指胃肠虚寒而言。
② 四逆辈：指四逆汤一类的方剂，如四逆汤、白通汤、通脉四逆汤之类。

乃寒湿盛而无燥热之化也。曰属太阴，又曰以其脏有寒，盖恐人但知太阴之湿，而不知自利不渴者，必有寒在脏也。宜服四逆辈者，当包括理中汤在内，以温脾肾为要，斟酌用之。

五、伤寒脉浮而缓，手足自温者，系在太阴；太阴当发身黄，若小便自利者，不能发黄；至七八日，虽暴烦下利，日十余行，必自止，以（胃）〔脾〕家实①，腐秽当去故也②。　原文278

郑　论　论发黄与不发黄，专视乎小便之利与不利，利者气机不能遏郁，故不发黄，不利者气机遏郁，故见发黄。此条专在小便之利与不利上分，大有卓见。至暴烦下利，日十余行，而曰（胃）〔脾〕家实，腐秽当去，是气机下降，非若阳明之便鞕便难，故知其属太阴无疑也。

【阐　释】　此节乃太阴表邪入里之实证也。浮缓之脉虽类太阳中风，但无发热汗出恶风之证，而手足自温，所以属于太阴。太阴为湿土之脏，寒湿滞郁亦能发黄，但此种身黄，色黄而黯晦，为阴黄，与湿热郁蒸之阳黄，色鲜明如橘子色者很易区别，前者治以附子理中汤加茵陈，后者用茵陈五苓散治之。若小便自利，则湿邪从下而去，湿不内郁，故不发黄。至暴烦下利，乃脾阳恢复，自动祛邪外出，可不药而愈。

---

① 脾家实：指胃肠机能恢复而言。
② 腐秽：指肠中宿积腐败的物质。

六、本太阳病，医反下之，因（而）〔尔〕腹满时痛者，属太阴也，桂枝加芍药汤主之。　原文279前段

郑　论　此条原系太阳因误下，而邪陷于脾，故见腹满时痛，理应温中醒脾，似非桂枝汤所宜[一]，学者细酌之。

（一）邪陷下而用桂枝汤，使邪复从于表而解，所加芍者，和脾络之意也，亦妙（顶批）。

【阐　释】本条与下条，伤寒论原文合为一条，成无己则分为两条，舒驰远与郑氏从之。太阳误下，邪陷太阴之实证也。"腹满时痛"是因误下而致脾气受伤所致，不是太阴里虚本寒，无吐利等证，但以太阳表证未除，故于桂枝汤内加芍药，以解表而和脾，脾气和则满痛自除。郑氏谓："理应温中醒脾，似非桂枝汤所宜，学者细酌之。"示人不可执一，应以辨证为是。

桂枝加芍药汤方（校补）

桂枝三两（去皮）　　芍药六两　甘草二两（炙）　　大枣十二枚（擘）　生姜三两（切）

上五味，以水七升，煮取三升，去渣，温分三服。本云：桂枝汤，今加芍药。

【方解及其应用范围】

本方即桂枝汤内倍芍药。《本草经》谓芍药主邪气腹痛，除血痹，破坚积、寒热、疝瘕，止痛、利小便、益气。本证因太阳

误下邪陷太阴，太阳表邪未解，故仍用桂枝汤解表，腹满时痛，故加以芍药以和脾止痛。现推广以治拘挛性疼痛、产后乳房红肿胀痛、慢性痢疾等，主要是重用芍药之故耳。

七、大实痛者，桂枝加大黄汤主之。　原文 279 后段

郑　论　按大实痛而在太阴，理应大承气汤以逐其邪，于桂枝何取乎$^{(一)}$?

（一）此亦太阳之邪，陷于脾而邪实，故表里两解之，亦妙法也（顶批）。

【阐　释】此条紧接上条，如郑氏所言，理应大承气汤以逐其邪，于桂枝何取乎？但此是太阳病误下而致，于证似可急下，此阴实而非阳实，故应从桂枝例，升举阳邪，但加大黄以破结滞，使表里两解，各有去路，则寒随湿去，不温而自温矣。

桂枝加大黄汤方（校补）

桂枝三两（去皮）　大黄二两　芍药六两　生姜三两（切）甘草二两（炙）　大枣十二枚（擘）

上六味，以水七升，煮取三升，去渣，温服一升，日三服。

【方解及其应用范围】

本方乃表里两解之剂，用桂枝汤领出陷入的阳邪，加大黄以导其滞，以治实痛，使表里之邪，各有出路。燥屎去而阳明之内

道通，则大实痛减矣。现推广用以治腹中寒热不调而大痛、痢疾腹痛、荨麻疹等。

八、太阴为病，脉弱，其人续自便利，设当行大黄芍药者①，宜减之，以其人胃气弱易动故也②。　原文280

　　郑　论　按脉弱而又见自利，其不足甚已，焉有再行大黄之理？似近画蛇添足，殊非确论。

　　【阐　释】此条紧承上条，指出临床用药，必须注意患者体质，体质弱的，攻伐药应慎用，或减轻用药量，以免正气受损，下利不止。郑氏所论正确，当从之。

九、太阴病，欲解时，从亥至丑上。　原文275
　　郑　论　各经皆有旺时，病之轻者，可以当旺时而潜消，宜知。

　　【阐　释】郑氏所论各经皆有旺时，涉及时间医学，从亥至丑上，即下午九时至次日上午三时，此太阴经气旺时也。如郑氏所说：病之轻者，当旺时而潜消。

————————————

　　① 行：此处作用字解。
　　② 易动：指胃阳受伤，洞泄不止。

伤寒恒论卷九

少阴〔前〕篇　凡外邪挟水而动之证，列于此篇，计二十七法（据舒本校增）。

一、少阴之为病，脉微细①，但欲寐〔也〕②。　原文 281

郑　论　按此乃少阴提纲也。脉微细者，阳不足而阴有余也。阳主开故寤，阴主阖故寐。寤则从阳，寐则从阴，故知邪入少阴也。

【阐　释】本条是少阴病的脉证提纲。少阴病，可分为直中与传经两种：寒邪直接侵袭少阴，一开始就是少阴证状，为直中；由他经发病而邪传到少阴的，为传经。传经则以从太阳传来的为多，此因太阳与少阴相为表里，二者关系密切，太阳受病

---

①　脉微细：微是脉的搏动轻微无力，属于阳气衰弱；细是脉的形态细小，属于营血不足。

②　但欲寐：是指迷迷糊糊似睡非睡的状态。

时，正气旺者，邪就在太阳而解，正气不足者，邪即乘虚而陷入少阴；其次亦可从太阳传入。少阴病是全身性虚寒证，较太阴病的脾胃阳虚更深一层，而为心肾阳虚，一派阴霾之气，弥漫内外，故有四肢厥逆，恶寒踡卧，下利清谷，精神困倦等严重的阴盛阳微现象。但少阴之本属阴而标属阳，既可从阴化寒，又可从阳化热，所以少阴是有寒化热化的区别，也是有热证的，后面将叙述。

二、少阴病，始得之，反发热，脉沉者，麻黄附子细辛汤主之。　原文 301

郑　论　按既云少阴病，而脉（尚浮）〔当沉〕，虽有发热，焉知非真阳外越乎？然麻黄附子细辛，固属少阴之法，学者总要审其发热之原委，或有头痛、身疼，或无头痛、身疼，畏寒甚否，又审其色之青白，舌之黑干润黄，口渴之饮冷饮热，小便之青长短赤，便得用药之道，庶不致误，原文反发热三字，不可忽略，此脏系根蒂之所，不得草草读去，务宜细心。

【阐　释】少阴病，当无热恶寒，郑氏曰："反发热三字，不可忽略。"反发热者，邪在表也，脉沉为少阴里证，此即太阳与少阴同病，故其治疗方法，既不同于太阳，也不同于少阴，但又不离乎太阳和少阴。三阴必以温经之药为表，麻黄以解太阳少阴之寒，细辛、附子以温少阴之经，俾外邪之深入者可出，而内阳亦不因之外越也。

麻黄附子细辛汤（校补）

麻黄二两（去节）　　附子一枚（炮、去皮、破八片）　　细辛二两

上三味，以水一斗，先煮麻黄，减去二升，去上沫，内诸药，煮取三升，去渣，温服一升，日三服。

【方解及其应用范围】

恶寒发热，无汗而脉沉，是表里同病，故用麻黄以发汗解表，附子以温经扶阳；麻附配伍，可使体力增强而表邪易解，并使汗出表解而无损于心阳；更益以细辛配麻黄，专走少阴，而助麻黄辛温发散。三者合用，补散兼施，虽发微汗，无损于阳气矣，故为温经散寒之神剂。本方伤寒论治少阴病反发热脉沉者。郑氏用此方治喷嚏不已，治腰痛难于转侧，及周身皮肤浮肿、内冷身重三症，亦系取其温经散寒的作用。笔者经验认为本方治疗慢性咽炎、喉炎有很好疗效。因少阴经脉循于咽喉，挟舌本，故咽喉疼痛痹阻，属少阴病者甚多，辨证无误，皆药到病除。又本方加干姜、桂枝、甘草，可治寒邪入里，表里同病，恶寒发热，口不渴，全身倦怠无力，但欲寐。时时背部恶寒，小便清长，咳甚痰多，全身骨节疼痛，项强，心累，手足酸软无力之咳嗽、哮喘，伤寒虚弱之咳、喘，以及因伤寒引起之各种疾病数十种，屡获显效。

三、少阴病，得之一二日，口中和①，其背恶寒者，

---

① 口中和：就是舌面润，口不苦，舌质不绛，唇不干绛，不渴。

当灸之①，附子汤主之。　　原文304

　　郑　论　按背恶寒，口中和，证似太阳，而非少阴，何也？太阳行身之背，恶寒乃太阳提纲，此以为少阴者，太阳底面即是少阴，少阴寒甚，溢于太阳地面，故恶寒而见于背，是亦里病及表之验也，故灸之，主以附子汤，皆是助阳祛阴之意也。

　　【阐　释】　此节乃少阴阳虚寒盛的证状和治法，采用艾灸之法与汤药配合施用。灸法用于回阳救急，应灸膈俞、关元等穴，方剂用附子汤，亦取其温经散寒，补益阳气。

　　附子汤（校补）

　　附子二枚（炮、去皮、破八片）　　茯苓三两　　人参二两　　白术四两　　芍药三两

　　上五味，以水八升，煮取三升，去渣，温服一升，日三服。

　　【方解及其应用范围】

　　本方以附子名汤，目的在于温补元阳以散寒邪，人参回生气之源，再加茯苓、白术健脾利湿，芍药和血，同奏温经逐寒、益气健脾之功，为少阴固本御邪之方也。本方推广以治虚寒性之神经痛、肌肉痛、风寒或风湿性关节炎，或类风湿性关节炎，少腹寒凉隐痛等病证，都有疗效。

------

　　①　灸之：即将艾火放在姜片上来烧。当灸膈俞、关元穴。

四、少阴病，得之二三日，麻黄附子甘草汤微发汗，以二三日无里证，故微发汗也。 原文302

郑 论 按少阴病，虽云二三日，并未现出病情，统以麻黄附子甘草〔汤〕微发汗。又云无里证，是邪在表分，而非少阴证也，明甚。原文含含糊糊，未知所从，不敢强解。

【阐 释】 本条和前二条相互联系，相互发明，皆为少阴初病，未见吐利逆冷诸里证，先行发汗，预防里证之治法。后者病势较轻较缓，故以甘草易细辛，去细辛之辛散，益以甘草之甘缓，相机施治耳。郑氏谓："原文含含糊糊，未知所从，不敢强解。"似非确切之论。

麻黄附子甘草汤方（校补）

麻黄二两（去节）　　附子一枚（炮、去皮、破八片）　　甘草二两（炙）

上三味，以水七升，先煮麻黄一两沸，去上沫，内诸药，煮取三升，去渣，温取一升，日三服。

【方解及其应用范围】

本方即前麻黄附子细辛汤去细辛之辛散，加甘草之甘缓，此少阴感寒之微发汗法，也是温经发表的方剂，用以微微发汗以治疗病势较轻的少阴兼太阳表证。近人推广以治阳虚体质之感冒，寒邪侵入少阴之咳嗽、咽喉痛等症。

五、少阴病，欲吐不吐①，心烦，但欲寐，五六日自利而渴者，属少阴也。虚，故引水自救。若小便色白者，少阴〔病〕形悉具。小便白者，以下焦虚②，有寒，不能制水，故令色白也。　原文282

郑　论　按阴邪上干，故欲吐而不吐，以致心烦，但欲寐者，少阴之征，五六日，自利而渴者，气机下泄，肾气不充于上也。虚，故引水自救，学者于此，当以饮冷、饮热判之，舌苔之干、润判之。因邪热自利之渴者，当以救肾水为急，因虚自利之渴者，当以救肾阳为先。至小便白，下焦火化不足，虚寒之的候，可以无疑也。

【阐　释】久病之人，小便黄者，阳气未绝于内也。至下焦虚寒，不能制阴寒之水，不受阳热蒸化而小便反白，故知久病而小便白者，皆危候也。少阴病形悉具者，指脉微细而沉，利不止，厥逆，干呕而烦。上有虚热，下有实寒，法当用白通汤治之。然遽投热药，上有虚热相拒，则水药必将倾吐而出，故需用苦寒之猪胆汁，及咸寒之童便，引之下行，乃能尽白通汤之力而收其效。但令肾水得从温化，蒸气上行，则心烦躁渴可愈，下行之小便，亦将色变矣。

六、病人脉阴阳俱紧，反（出汗）〔汗出〕者，亡

---

① 欲吐不吐：是指要吐而又不得吐出之状态。

② 下焦：这里指肾脏。

阳也，此属少阴，法当咽痛，而复吐利。　　原文283

　　郑　论　按少阴乃封藏之所，脉现细微，乃是本象，今所现者紧，而反汗出，是阳亡于外，上逆而为吐，为咽痛，阳既上逆，而下部即寒，故见自利。

　　【阐　释】太阳伤寒，脉阴阳俱紧，是浮而紧；少阴病，则阴阳俱紧，是沉而紧，此为寒邪已直侵少阴。阴证本不当有汗，现在反见汗出，此阴寒太甚，阳虚不能固外而从外脱，则上为吐，下为利。由于阴寒极盛，虚阳上浮，故咽痛，此类咽痛，大多不红不肿，和实证咽痛完全不同，此为假热真寒证。治以白通加童便、猪胆汁以回阳固脱，则诸证自愈。

　　七、少阴病，脉微，不可发汗，亡阳故也；阳已虚，尺脉弱涩者，复不可下〔之〕。　　原文286

　　郑　论　按脉既微，本非可汗之证，汗之必亡阳，故曰不可发汗；阳已虚，而尺脉又见涩，涩为血少，更不可以言下，此系根本之地，明示人汗、下之非法，当慎之也。

　　【阐　释】此节指出少阴病不可汗、下。然仅以脉来定少阴病，似不妥当，必须结合少阴证其他症状来判定。少阴病，其脉微，为阳虚，当温之；尺脉弱涩者，尺主下焦，弱主气不足，涩主阴不足，亦当温。此条本为少阴禁汗禁下而设，故不言治。然温经补阳之附子汤之类，即可治也。

八、少阴病，下利（者），若利自止（者），恶寒而蜷卧①，手足温者，可治。　原文288

郑　论　按利止而手足温，阳未尽也。若利止，手足逆冷不回，阳已绝矣，生死即在此处攸分。

【阐　释】下利、恶寒、蜷卧是阴寒极盛，下利停止而手足转温，则中阳未绝，此乃阳气回复阴寒去而里和，所以说其病可治，但可治并不等于无药可愈，投以大剂四逆汤类，可以克日奏功。

九、少阴病，恶寒而蜷，时自烦，欲去衣被者，可治。　原文289

郑　论　按少阴恶寒而自烦，欲去衣被者，真阳扰乱，阳欲外亡，而尚未出躯壳，故为可治。若去衣被，而汗出昏晕者，阳已外亡，法在不治。

【阐　释】郑氏谓："欲去衣被者，真阳扰乱，阳欲外亡……故为可治。"实则此为阳气来复与阴邪相争，阳气获胜的现象，故曰可治。若再投以麻黄附子细辛汤，则诸证可早日告愈。

十、少阴病，脉紧，至七八日，自下利，脉暴微，手足反温，脉紧反去者，为欲解也，虽烦下利，必自（止）〔愈〕。　原文287

───────────────

① 蜷卧：就是四肢敛缩而卧。

郑　论　按脉紧，是病进之征，至渐自利，脉暴微，手足反温，是阳回之验，阳回虽见下利，必自愈。所患者手足不温，脉紧不退耳，既已退矣，又何患乎？

【阐　释】郑氏谓："手足反温，是阳回之验，阳回虽见下利，必自愈。"盖少阴病脉紧为里寒盛，自下利，脉暴微者，阴寒内泻也，是邪气从下而解；手足转温，是阳气复。正复邪退，乃病有向愈之机矣。

十一、少阴病，身体痛，手足寒，骨节痛，脉沉者，附子汤主之。　原文305

郑　论　按脉沉者，邪在里也，其人身体骨节寒痛，是脉与病合也，主以附子汤，亦温经祛寒之意也。

【阐　释】本条主要是阳气虚弱，故脉沉，邪在里也。阳气虚衰，不能充达于四肢，所以手足寒；正由于阳气虚弱，阴凝之气，滞而不行，留着于经脉骨节之间，故身体痛、骨节痛。郑氏曰"是脉与病合也，主以附子汤，亦温经祛寒之意也"，是正确的。

十二、少阴病，吐利，〔手足逆冷〕，烦（燥）〔躁〕欲死者，吴茱萸汤主之。　原文309

郑　论　按吐利而致烦（燥）〔躁〕欲死，此中宫阴阳两亡，不交之甚者也。夫吐则亡阳，利则亡阴，阴阳两亡，故有此候，主以吴茱萸汤，降逆安中，是的确不易之法也。

【阐　释】阳明证的食谷欲呕，厥阴病的干呕吐涎沫，和本条的吐利，都是属于虚寒证，皆可用吴茱萸汤治之。吐利，手足逆冷，而烦躁欲死，诚如郑氏所说："阴阳两亡……主以吴茱萸汤，降逆安中，是的确不易之法。"手足逆冷与烦躁，乃因呕吐繁剧所致，与真阳欲绝之四逆烦躁，根本不同。呕吐由于寒邪犯胃，胃中虚冷，故用吴茱萸汤以驱寒温胃，降逆止呕。

吴茱萸汤方（校补）

吴茱萸一升（洗）　　人参（三两）　　生姜六两（切）　　大枣十二枚（擘）

上四味，以水七升，煮取二升，去渣，温服七合，日三服。

【方解及其应用范围】

按吴茱萸汤一方，乃温中、降逆、补肝之剂也。吴萸辛温，乃降逆补肝之品，逆气降而吐自不作，即能补中，肝得补而木气畅达，即不侮土；生姜为治呕之要药，其辛温与吴萸同气相应，合大枣之甘，能调胃阳，复得人参甘寒，功专滋养脾阴，二土得补，皆具生机，转运复行，烦躁自然立止。笔者曾用本方治厥阴干呕吐涎头痛之症，屡用屡效。近人推广用以治疗胃肠炎、慢性胃炎和胃酸过多，都能使症状缓解或痊愈。

十三、少阴病，下利，白通汤主之。　原文314

郑　论　按少阴下利，下元火衰也。主以白通汤，亦温肾助阳，阳回利止之意也。

【阐　释】郑氏谓"主以白通汤，亦温肾助阳，阳回利止"是正确的，但语焉不详，特为之补出。此条属少阴虚寒下利，从方治推测，用干姜、附子，则知本证亦属脾肾阳虚。肾中有真阳，为一身阳气之本，脾胃为中阳之本，脾肾之阳俱虚，则阳气不能达于四肢，所以必有脉微细、恶寒、四肢厥冷等候。加葱白取其急通上下之阳气，本证较四逆汤证严重，去甘草者，恐甘草缓姜、附之性，反掣急救回阳之肘，所以弃而不用。

白通汤方（校补）

葱白四茎　干姜一两　附子一枚（生、去皮、破八片）

上三味，以水三升，煮取一升，去渣，分温再服。

【方解及其应用范围】

附子大辛大热，火性迅发，无所不到，为回阳救逆第一药品，能大补肾阳。干姜辛烈温散，能荡尽阴邪之阻滞，迎阳归舍。用葱白而曰白通汤者，能通阳气以破阴，此扶阳散寒止利之剂也。本方能通调周身上下之阳气，为治阳隔于上之要方。笔者曾用此方治疗高烧不退，以及慢性咽喉炎，取得满意疗效。患者虽注射针药而烧不退，盖此乃真寒假热，阳隔于上也。

十四、少阴病，下利，脉微者，与白通汤；利不止，厥逆无脉，干呕烦者，白通加猪胆汁汤主之。服（后）〔汤〕脉暴（脱）〔出〕者死，微续者生。　原文315

郑　论　按下利而用白通，直救其阳也。其脉暴
〔出〕者，脱之机也；其脉微续，生之兆也。

【阐　释】少阴病，下利脉微者，宜附子汤回阳以消阴。而
用白通者，郑氏谓"直救其阳也"，但服后利不止，厥逆无脉，
干呕烦者，此阴盛阳虚的程度相当严重，阴盛隔阳，汤药被阴邪
所格拒，并非药不对症，所以仍主白通汤，加入咸寒苦降之猪胆
汁、人尿，取其反佐作用，使热药不致被阴寒所格拒，以达到回
阳救逆目的。服药后其脉暴出者，正气因发泄而脱也，故死；脉
微续者，阳气渐复也，故生。

　白通加猪胆汁方（校补）
　葱白四茎　　干姜一两　　附子一枚（生、破八片）　　　人尿五合
猪胆汁一合
　上五味，以水三升，煮取一升，去渣，内胆汁、人
尿，和令相得，分温再服。若无胆，亦可用。

【方解及其应用范围】
　本方即白通汤加人尿、猪胆汁。白通汤之解见前。加人尿、
猪胆汁，引阳药达于至阴，而调二气之格拒，通上下之阴阳，此
方即《内经》反佐之法也。故证见寒极格热，干呕而烦不受热
药，下咽即吐者，则为白通加猪胆汁汤证。推广以治霍乱吐泻之
症、中风卒倒，其他暴卒及脱阳之症，皆建奇效。

　　十五、少阴病，二三日不已，至四五日，腹痛，小

便不利，四肢沉重疼痛，自下利者，此为有水气，其人或咳，或小便利，或下利，或呕者，真武汤主之。　原文316

郑　论　按少阴腹痛，小便不利者，寒结于下，不能化下焦之阴也。四肢沉重，自下利者，阳气下趋，不能达于四末也。其中或咳、或下利、或小便利，当从末议，不可混为一证也。原文主真武汤，是重寒水阻滞而设，学者不可固执，总在扶阳驱阴为要。

【阐　释】少阴病，腹痛是寒盛于内，小便不利是水不下行，四肢沉重疼痛是湿侵于外，自下利是水溢于内。此皆由阳虚不能化气所致。真武汤主要作用在温经扶阳，而不在利水，阳旺则寒水自然潜消。

真武汤方（校补）

茯苓三两　芍药三两　白术二两　生姜三两（切）　附子一枚（炮、去皮、破八片）

上五味，以水八升，煮取三升，去渣，温服七合，日三服。若咳者，加五味子半升、细辛一两、干姜一两；若小便利者，去茯苓；若下利者，去芍药，加干姜二两；若呕者，去附子，加生姜足前为半斤。

【方解及其应用范围】

本方有温有行，阴阳两调，为温阳行水之首选方。附子辛热以壮肾阳，使水有所主；白术之燥以健脾，使水有所制；生姜辛散，佐附子以补阳，于主水中有散水之意；茯苓淡渗，佐白术健脾，于制水中有利水作用；本病肾阳既虚，肾阴也亏，附子、芍药同用，兼能回阳保阴，但又以回阳行水为主。本方应用范围较广，凡是肾阳虚，因寒水而致的腹痛，小便不利，大便下利，肾炎、水肿、心力衰竭以及由于辛温发汗太过而致汗多亡阳的头眩心下悸，肉瞤筋惕等证，效果显著。笔者用之以治肾阳虚水泛为痰之咳嗽、哮喘，获得满意疗效。

十六、少阴病，下利清谷，里寒外热，手足厥逆，脉微欲绝，〔身〕反不恶寒，其人面（赤色）〔色赤〕，或腹痛，或干呕，或咽痛，或利止脉不出者，通脉四逆汤主之（若脉即出者，愈）。 原文317

郑 论 按下利清谷，其人面色赤，里寒外热，厥逆，脉微欲绝，种种病形，皆是危亡之候，但其人身反不恶寒，其阳犹在，尚未离根；若恶寒身重甚，阳已离根，招之不易，服（白）通〔脉四逆〕汤，其脉即出而缓者生，其脉暴出者死。

【**阐 释**】本条之少阴病，实阴盛格阳于外之真寒假热证。原文所载各证，皆是危亡之候。至脉微欲绝，较之四逆汤证的脉象不过沉或微细为严重。整个证状或病情上都较四逆汤为重，故于四逆汤内倍用干姜，并加重附子用量，以急驱内寒，挽行将越脱之阳气。郑氏说："服通脉四逆汤，其脉即出而缓者生，其脉暴出者死。"其意与前十四条同。

通脉四逆汤方（校补）

甘草二两（炙）　　附子大者一枚（生用、去皮、破八片）　　干姜三两，强人可用四两

上三味，以水三升，煮取一升二合，去渣，分温再服，其脉即出者愈。面赤色者，加葱九茎。腹中痛者，去葱加芍药二两。呕者，加生姜二两。咽痛者，去芍药加桔梗一两。利止脉不出者，去桔梗加人参二两。病皆与方相应者，乃服之。

【方解及其应用范围】

本方即四逆汤倍干姜加重附子用量，作用与四逆汤相同，但因其整个证状都较四逆汤为严重，故加重其剂量。陈修园谓："阳气不能运行，宜四逆汤；元阳虚甚，宜附子汤；阴盛于下，格阳于上，宜白通汤；阴盛于内，格阳于外，宜通脉四逆汤。盖以生气既离，亡在顷刻，若以柔缓之甘草为君，岂能急呼散阳而使返耶！故倍用干姜，而仍不减甘草者，恐散涣之余，不能当姜附之猛，还借甘草以收全功也"，允称恰当之释。其主要作用是治疗少阴格阳证。笔者治一初起恶寒发热之患者，误以为表实证，服麻黄汤而病不愈。体温在39℃左右，虽热而不思饮，腹中痛，下肢冷，脉轻按浮大，重按则无，舌质淡，苔白，故断为阴盛隔阳之证，以大剂通脉四逆汤治之，连服四剂，体温降至37℃，腹中痛及下肢冷告愈。继以附子理中汤加味调理，巩固疗效，连服十剂而停药。

十七、少阴病，脉沉者，急温之，〔宜〕四逆（辈）

〔汤〕。　原文 323

郑　论　按少阴而见脉沉，里寒甚已，法宜急温以扶阳，庶可免危亡之祸。

【阐　释】少阴病脉本微细，今者轻取之微脉不见，重取之细脉而亡，伏匿而至于沉，此寒邪深中于里，殆将入脏；则身重欲寐，下利、厥逆等证俱包括在内，实即危亡之候，"急温之"之意，为不可缓矣。如郑氏所说："法宜急温以扶阳，庶可免危亡之祸。"

十八、少阴病，饮食入口（即）〔则〕吐，心中温温欲吐①，复不能吐，始得之，手足寒，脉弦迟者，此胸中实，不可下〔也〕，当吐之。若膈上有寒饮，干呕者，不可吐也，（急）〔当〕温之，宜四逆（辈）〔汤〕。
　原文 324

郑　论　按饮食入口即吐，有寒逆热逆之别，此则手足寒，而脉见弦迟，是寒饮上逆之候。而非热逆之候。既属寒逆，法当温中降逆，故云不可吐，不可下，主以四逆辈，实千古不易之确论也。

【阐　释】此节乃少阴病胸中有痰实与膈上有寒饮的辨证和治疗。郑氏所论不够全面，兹特辨而明之。因胸中有痰涎等实邪阻滞，饮食入口则吐；而心中愠愠欲吐，复不能吐，此宿痰胶

———————————

①　温温：同愠愠，即欲吐不吐，心中自觉泛泛不适的形容词。

滞；手足寒是胸阳为痰浊所阻，不能通于四肢也；弦脉主痰饮，弦而兼迟，是痰浊阻遏，阳气不布之象；胸中邪实，非攻下之剂所能驱除。《内经》谓："其高者因而越之"，故当吐也，瓜蒂散证是也。但笔者用白矾溶水内，饮者即吐痰涎，较瓜蒂散简便易行，屡用屡效者。若膈上有寒饮，证见干呕，此属阳气不化之寒饮。病痰饮者，当以温药和之，宜四逆汤以温之，则寒去胃和，故不可吐也。

十九、少阴病，下利，脉微涩，呕而汗出，必数更衣，反少者①，当温其上，灸之。　原文325

郑　论　按少阴下利脉微者，阳气虚也。脉涩者，阴血弱也。呕者，阴气上逆也。汗出，阳亡于外也。必数更衣，阳从下陷也。灸其上者，下病上取，以升其阳，不使下陷也。

【**阐　释**】此节为阴虚血少而汗出亡阳者，用灸法以急救回阳也。郑氏之按是正确的。灸其上者，百会穴是也。灸百会穴确有升阳作用，疗效可靠。举凡一切阳虚下陷的疾患，都可灸百会穴，不但起下陷之阳，并且有交通阴阳之妙。要知本证虽为阴阳两虚，仍以阳虚为急，若以汤剂治疗，即可选阴阳兼顾的方剂，四逆加人参汤可治之。

二十、少阴病，吐利，手足不逆冷，反发热者，不

---

① 必数更衣，反少者：大便次数多而量反少。

死；脉不至者，灸少阴七壮[①]。　原文292

　　郑　论　按吐利而手足不逆冷者，阳尚未亡也，反发热者，虽在不死之例，而阳已发于外也，急宜招之。倘发热兼见汗出，则殆矣，所幸者无汗，故曰灸之，实以助阳也。

　　【阐　释】此节论少阴病阳复可治，脉不至者可灸。手足不逆冷，反发热者，此阳气来复也。脉不至者，由于吐利交作，正气暴虚，致脉一时不能接续，灸少阴太谿穴、涌泉穴；如欲其回阳驱阴，更可灸关元、气海穴，以通阳复脉。正如郑氏所说："故曰灸之，实以助阳也。"凡此等症，内服与艾灸，可以并行不悖，汤剂可选用四逆辈。

　　二十一、少阴病，恶寒，身踡而利，手足逆冷者，不治。　原文295

　　郑　论　按恶寒、身踡而利，阳气下趋已甚，又见手足逆冷，阳将尽也，法在不治之例，能急温之，手足能温者，尚可不死。原文虽云不治，医者亦不得束手旁观，能无侥幸之一愈也。

　　【阐　释】少阴病，纯阴无阳者为不治。郑氏说："虽云不治，医者亦不得束手旁观，能无侥幸之一愈也。"笔者认为急投

――――――――――

　　① 灸少阴：就是灸少阴经脉所循行的穴位。七壮：每艾灸一炷为一壮，七壮，灸七个艾炷。

大剂四逆、白通一类方剂，或可挽救十之一二。舒驰远说："此证尚未至汗出息高，急投四逆加人参汤，或者不死。"

二十二、少阴病，吐利躁烦，四逆者，死。　原文296

郑　论　按此条系吴茱萸汤证，何以前不言死，而此言死也，又见其四逆故也。

【阐　释】此条与前12条吴茱萸汤证相同，何以前不言死，而此言死也？必是已用理中、四逆、白通诸汤治之不愈，转加躁烦，四肢厥逆，不死何待？亦即郑氏所说："又见其四逆故也。"非死不可。

二十三、少阴病，下利止而头眩，时时自冒者①，死。　原文297

郑　论　按下利既止，应乎不死，此以死论者，以其时时头眩自冒，冒者何？是阳欲从上脱也。诸书云："阳回利止则生，阴尽利止则死。"余观此条，时时眩冒，阳将脱而未脱，急急回阳，或者可救。总之阳回利止，精神健旺，阴尽利止，精神惫极，大有攸分。

【阐　释】下利虽止，而头眩，时时自冒，是阴竭于下，阳欲脱于上之极危候，急投大剂回阳之品，如郑氏所说："阳将脱

---

①　自冒：冒者，如以物蔽目的意思，这里是指眼发昏黑，目无所见的昏晕而言。

而未脱，急急回阳，或者可救"之谓矣。

二十四、少阴病，四逆，恶寒而身蜷，脉不至，（而）〔不〕烦而躁者，死。　原文298

郑　论　按恶寒、身蜷四逆，阳衰已极之候，况脉既不至，阳已不能达于外也，兼见烦躁，烦出于心，躁出于肾，心肾不交，方有此候，今竟如是，其人安得不死？

【**阐　释**】郑氏据原文以释，是正确的，最后曰："其人安得不死。"笔者认为少阴一证，但令有一线微阳，即有再生之机，医者志在救危，可用重剂通脉四逆汤救危亡于万一，以尽医者天职。

二十五、少阴病，六七日，息高者①，死。　原文299

郑　论　按息高而在阳明，未犯少阴，尚可不死。若在少阴，少阴乃根本之地，先天之真阳寄焉，真阳喜藏而不喜露，今见息高，是肾气上奔，阴阳离绝，危亡转瞬，故知其必死。又曰：阳明少阴从何分别乎？阳明者，胃脉鼓指，而尺脉沉细，口热气粗，多系有余；若少阴者，尺大而空，或弦劲鼓指，爪、甲、唇、舌青黑，遗尿等形，多系纯阴无阳，故知之也。更有新久之不同，

————————————

① 息高：指呼吸浅表，不能作深长的呼吸，甚至呼气多而吸气少的意思。

病形之迥异为别。

【阐　释】息高有阳明、少阴之别，阳明多系有余之证，少阴则为纯阴无阳。少阴病而见息高，此肾气下绝，肺气上脱，为上下离绝之象，故知其必死。若能于六七日之前，见微知机，用大剂通脉四逆汤加收固肾气药品治之，或可免于死亡。至郑氏所释阳明、少阴息高之分，则可指导临症。

二十六、少阴病，脉微、细、沉，但欲卧，汗出不烦，自欲吐，至五六日，自利，复烦躁不得卧寐者，死。　　原文300

郑　论　按欲卧而转至不得卧，阴阳不交甚已，又加以烦躁自利，安得不死？

【阐　释】脉微、细、沉，但欲卧，是少阴本证。汗出不烦是阳气外亡，自欲吐为阴邪上逆。盖至此未为死证，当急用四逆、白通回阳以救之。若失此不治，至五六日，如郑氏所释："阴阳不交甚已，又加以烦躁自利，安得不死？"此即阳虚已脱，阴盛转加，阴阳离绝而死矣。

二十七、少阴负趺阳者①，为顺也。　　原文362后段

郑　论　按少阴为水脏，趺阳为土脏，今少阴负趺

————————————————————————

①　少阴负趺阳：少阴即太谿脉，趺阳即冲阳脉。少阴负趺阳，谓太谿脉小于趺阳脉。

阳者，土足以制水，水即泛溢，得土以拌之，水有所归，不至横流为灾，故为顺也。

【阐 释】少阴为肾经，属水，其脉在太谿穴；跌阳为胃经，属土，其脉在冲阳穴；少阴负跌阳，则脾胃的谷气犹盛，其病虽危，而正气仍可奋起抗邪，所以为顺，亦即其病可以转危为安。

少阴 ［后］ 篇　　凡外邪挟火而之证，列于此篇，计十七法（据舒本校补）。

一、少阴病，欲解时，从子至寅上。　原文291

郑　论　按子丑寅，系少阴之旺时，凡病气之衰，亦于旺时即解，此亦邪不胜正之说也。

【阐 释】六经都有欲解时一条，一般都在该经主气之时，得旺气而解。本条不解于阴盛的时候，而独解于阳生之时，即子丑寅时（夜十一时至晨五时），是因阳长而阴消，阳进则阴退，正所谓阴得阳则解也。由是推之，少阴所重者在真阳，明矣。

二、少阴病，脉细沉数，病为在里，不可发汗。原文285

郑　论　按少阴为蛰藏之府，原不在发汗之例，当审其协火而动，与协水而动，二者之间，便得用药之妙也。若协火而动，汗之则亡阴，协水而动，汗之则亡阳，不可不知。

【阐　释】本条指出脉细、沉、数，是少阴里证的脉象。细为血虚，沉为在里，数脉与沉细并见，且不发热，不能认数为热而误以汗解。郑氏所论，明确可从。

三、少阴中风，脉阳微阴浮者，为欲愈。　　原文 290

郑　论　按少阴中风，果现何等病形，而只曰阳微阴浮者为欲愈，令人不解。况中风有闭、脱之不同，在少阴则为中脏之候，生死即在转瞬之间，不得含糊立论也，恐有遗误。

【阐　释】本条少阴中风，仅言脉阳微阴浮者为欲愈，而忽略证状叙述。应脉证互参，则诊断才能正确。故郑氏说："中风有闭、脱之不同，在少阴则为中脏之候，生死即在转瞬之间，不得含糊立论也，恐有遗误。"舒驰远亦云："外证云何？若不挈明外证，奚从辨之"，亦对此持怀疑态度。

四、少阴病，咳而下利，谵语者，被火〔气〕劫故也，小便必难，以强责少阴汗也①。　　原文 284

郑　论　按下利、谵语而咳，在阳明为胃火攻劫所致，在少阴为强责其汗，血液被夺，以致阴亏而火旺，亦有此候。

───────────

①　强责：强责少阴汗是不当发汗而强用发汗的方法。

【阐　释】下利为少阴之本病，惟咳而谵语，则为少阴证所本无，所以致此变证者，如郑氏所说："在少阴为强责其汗，血液被夺，以致阴亏而火旺，亦有此候。"可用调胃承气汤使腑滞下行，则燥热之气除，而咳与谵语可愈。

五、少阴病，八九日，一身手足尽热者，以热在膀胱，必便血也。　原文 293

郑　论　按膀胱有热，必口渴饮冷，小便不利，或短赤等情，此以少阴病而延至八九日，一身手足尽热，是邪在表，而并未在里，又焉知非阳越于外乎？况又未见膀胱腑证情形，而曰热在膀胱，必便血，不能无疑。

【阐　释】郑氏曰："未见膀胱腑证情形，而曰热在膀胱，必便血，不能无疑。"夫病在少阴，一般是不发热的，今少阴病至八九日，不见少阴虚寒证，而见一身手足尽热，寒邪已化为热，是为病由阴转阳，肾移热于膀胱，气病及血，引起迫血妄行而见便血，此乃阳回太过之象，如此注释，可解郑氏之疑。从便血证治法，柯韵伯指出轻则猪苓汤，重则黄连阿胶汤，可供临症参考。

六、少阴病，但厥无汗，而强发之，必动其血，未知从何道出，或从口鼻，或从目出〔者〕，是名（厥上竭下）〔下厥上竭〕① 为难治。　原文 294

————————————

① 下厥上竭：厥逆因于下焦阳虚，故称下厥；阴血因上出而耗竭，故称上竭。

郑　论　按少阴病，厥亦已重矣，无汗则幸矣，而强汗之，是逼阳于外，血即不动亦动矣。血或从上从下，原不可定，此名曰（厥上竭下）〔下厥上竭〕，为难治，确乎不爽。

【阐　释】少阴病，若因其无汗而强发之，则既伤其阳，复竭其阴，势必厥逆不除，更动其血，逼血上出，致阳亡于下而厥，阴涸于上而竭，下厥上竭，属误治危候，故曰难治。唯景岳六味回阳饮，滋阴回阳并用，或可治此危候。

七、少阴病，得之二三日以上，心中烦，不得（眠）〔卧〕，黄连阿胶汤主之。　原文303

郑　论　按此条即少阴挟火而动之候，余于六经定法已言之，兹不赘。

【阐　释】此条郑氏于《医理真传》六经定法已言之，可参阅。按此乃寒邪化热，血液受伤之候。本证的心烦与心、肾有密切关系，肾属水，心属火，肾水不足，心火有余，水不升，火不降，心肾不交，故不得卧；又肾水不足，不能制其心火，故心烦，必得滋其肾阴，制其心火，斯为正治，黄连阿胶汤主之是也。

黄连阿胶汤方（校补）

黄连四两　黄芩二两　芍药二两　鸡子黄二枚　阿胶三两

上五味，以水六升，先煮三物，取二升，去渣，内胶烊尽，小冷，内鸡子黄，搅令相得，温服七合，日三服。

【方解及其应用范围】

按黄连阿胶汤一方，乃交阴阳之方，实养阴清热之方也。夫此方本为少阴热化症而为心烦不得卧者立法。盖心烦者，坎中之精不能上交于心；不得卧者，离中之阴不能下降于肾。方中芩、连、芍药之苦，直清其热；又得鸡子黄以补离中之气，阿胶以补坎中之精，坎、离得补，阴、阳之气自调，升、降不乖，而水、火互为其根矣。因本方能育阴制阳，使心肾相交，升降协调，故能治多种失眠症。笔者治阳虚阴盛之患者，用大剂扶阳药品，病者服此等热药，服至周身发热难安时，然后与以一剂滋阴之药，以敛其所复之阳，阳得阴敛，而阳有所依，自然互根相济，而病愈矣。所选用之方剂，即此黄连阿胶汤，屡用而效者。又治高血压及卒中之阴虚火旺，手足心烦热、面热赤或谵妄者。

八、少阴病，二三日至四五者，腹痛，小便不利，下利不止，便脓血者，桃花汤主之。　原文307

郑　论　按腹痛、小便不利者，寒结于下也。下利不止者，是阴寒阻截膀胱运行之机也。便脓血者，下利过甚，而肠中之脂膏，亦与之俱下也。主以桃花汤者，温中化气，镇塞海底之意，诚良法也。

【阐　释】本条叙述桃花汤的证状较为详细，当与下条合看，也是属于虚寒性的下利。郑氏谓"主以桃花汤者，温中化气，镇塞海底之意，诚良法也"。方与证合，不再赘述。

九、少阴病，下利，便脓血者，桃花汤主之。少阴

病，〔下利〕，便脓血者，可刺①。　原文306、308

郑　论　按桃花汤，乃治少阴虚寒下利的方，若湿热下利者，断乎不可。

【阐　释】此属少阴病虚寒性的下利便脓血症。脾肾阳气不足，肠胃虚寒，下焦不能固摄所致。故本证下利，必定滑脱不禁，并有脉沉细或腹痛喜按等虚寒性的脉证，没有里急后重和肛门灼热的感觉，色泽暗晦，或血色浅淡，其气不臭等；而热性下利便脓血，血色鲜明，气味很臭，有里急后重，肛门灼热的感觉，两者根本是不同的。故郑氏按："桃花汤，乃治少阴虚寒下利的方，若湿热下利者，断乎不可。"此证也可采用针刺法治疗，原文未言穴位。常器之云：可刺足少阴幽门、交信二穴。刺以泄其邪，通行其经络，则其病可愈。

桃花汤方（校补）

赤石脂一斤（一半全用，一半筛末）　　干姜一两　粳米一斤

上三味，以水七升，煮米令熟，去渣，温服七合，内赤石脂末方寸匕，日三服，若一服愈，余勿服。

【方解及其应用范围】

李时珍曰："取赤石脂之重涩，入下焦血分而固脱；干姜之辛温，暖下焦气分而补虚，粳米之甘温，佐石脂、干姜而润肠胃也。"为温中、涩肠、固脱之方。故广泛用于虚寒滑脱之久痢、

---

① 可刺：是可以用针刺的方法。

久泄，有显著疗效。

十、少阴病，下利、咽痛，胸满、心烦（者）猪肤汤主之。　原文347

郑　论　按少阴证，而用猪肤汤者，协火而动之的候也。若协水而动，断不用此，学者务宜于六经定法上探求，协火协水病情，便得其要也。

【阐　释】郑氏按："少阴证，而用猪肤汤者，协火而动之的候也。"少阴协火而动者何？病人真阳素旺，客邪入而附之，即从阳化而为热，邪热下注则下利，利则阴气更伤，因而虚火上炎，产生咽痛、胸满心烦等证。且利久必伤脾，脾虚津亦难复，故用猪肤汤滋阴润燥和中以治下利止咽痛。

猪肤汤方（校补）

猪肤一斤

上一味，以水一斗，煮取五升，去渣，加白蜜一升，白粉五合，熬香，和令相得，温分六服。

【方解及其应用范围】

本方乃滋润平补之剂，猪肤咸寒入肾，滋肾水而清热润燥，白蜜甘寒润肺，清上炎之虚火而利咽，白粉即白米粉甘缓和中，扶脾止利，使下利止，津液来复，虚火降敛，则咽痛、胸满、心烦诸证均可消除，为治疗少阴热化、津液下泄、虚火上炎之良方。

十一、少阴病，二三日，咽痛者，可与甘草汤；不差（者）①，（宜）与（吉更）〔桔梗〕汤。　原文311

郑　论　按甘草汤与（吉更）〔桔梗〕汤，二方皆苦甘化阴之方，实治少阴协火而动，上攻于咽之方也，不可概作此论。

【阐　释】咽痛一症，阴证阳证都有。此言咽痛者，盖少阴客热之咽痛，不兼及其他症状，而且病情较轻，所以只用一味甘草汤以清火解热；如果服后不愈者，当为咽喉有痰热交阻之故，桔梗汤开肺驱痰治之。若为阴症之咽痛，投以此方则无效。故郑氏曰"不可概作此论"矣。

甘草汤（校补）

甘草二两

上一味，以水三升，煮取一升半，去渣，温服七合，日二服。

【方解及其应用范围】

本方仅生甘草一味，乃从长桑君以后相传之神方。具清热、润燥、和偏、缓急、化毒、补中之功，应该重用才能发挥疗效。《肘后方》以治"肺痿咳嗽吐涎沫，心中温温，烦躁而不渴者"。笔者常用此方治久病患者之中药毒者（包括西药中毒，即产生抗药性），必先解其药毒，然后才有疗效。但必须重其剂量，服后

────────────────

① 不差（chāi钗）：病势减轻的意思。

肚泻，屙风泡沫涎，带乌黑色，药毒解矣。

桔梗汤方（校补）

桔梗一两　甘草二两

上二味，以水三升，煮取一升，去渣，温分再服。

【方解及其应用范围】

本方即甘草汤内加桔梗，桔梗有宣肺豁痰、排脓消炎的作用，合之以治咽喉痛，为治咽喉痛之祖方。《金匮》用以治肺痈虚证。笔者常用本方治风热为患之咽喉肿痛病者，屡用屡效，但剂量必重，否则无效。

十二、少阴病，咽中痛，半夏散及汤主之。少阴病，咽中伤，生疮①，不能语言，声不出者，苦酒汤主之②。
原文13、312

郑　论　按此条皆少阴协火而动，上攻咽喉所致，观所主之方，纯是苦甘之剂，则得此病之实据也。

【阐　释】本条前段咽中痛，乃阴寒外束，阳邪郁聚不得伸达，郁而化火，除咽痛之外，应伴有恶寒、气逆、欲呕等症状。后段先言咽中伤，而后言生疮，则因伤而成疮可知，至于不能言语，风痰互结，咽部糜烂而有所阻滞，声乃不出，此症

---

① 生疮：是指喉部的疮疡，如喉蛾、喉痈等。
② 苦酒：就是酸醋。

较咽中痛为重。郑氏说："观所主之方，纯是苦甘之剂"，则知此病是"少阴协火而动，上攻咽喉所致"。所论极是。

总的来说，咽痛一症，阴证阳证都有，最难辨认。至于少阴咽痛，虽识之而用温里之剂，又多畏而不敢轻投，而温法又各有别，不容概施。如少阴前篇 6 条之咽痛，此为假热真寒证，白通汤加童便之证也。16 条之咽痛，此为阴盛于内，隔阳于外，通脉四逆汤证也。至于本篇 10 条之咽痛，为下利伤阴，虚火上亢，与 11 条之咽痛，皆少阴证协火而动之的候，前者治以猪肤汤，后者治以甘草汤，不差者，治以桔梗汤，此皆苦甘化阴之方。12 条之咽中痛，治以半夏散及汤；咽中伤，生疮，不能语言，声不出者，又当以苦酒汤治之。此亦属少阴协火而动，上攻咽喉所致。以上所述虽同为少阴病之咽痛，而证有轻重，方亦有缓急，其不取寒凉直折一也。笔者师郑氏之意，凡遇此类患者，先以炮姜甘草汤合桔梗汤治之，然后视症之轻重，或用附子理中汤，或用白通汤、通脉四逆汤治之。但少阴肾经之脉，循喉咙，挟舌本，故加补肾药物，疗效更佳。

半夏散及汤方（校补）

半夏（洗）　　桂枝（去皮）　　甘草（炙）

上三味，等分，各别捣筛已，合治之。白饮和服方寸匕，日三服。若不能服散者，以水一升，煎七沸，内散两方寸匕，更煮三沸，下火令小冷，少少咽之。半夏有毒，不当散服。

【方解及其应用范围】

本方以半夏开结降痰，桂枝疏风散寒，甘草止痛和中。凡咽痛由于风寒外束而痰多者，宜用本方。其取舍在于是否有表证，否则，纵然阴虚火动，亦不适合。

苦酒汤方（校补）

半夏（洗破如枣核）十四枚　鸡子一枚（去黄，内上苦酒，着鸡子壳中）

上二味，内半夏苦酒中，以鸡子壳置刀环中，安火上，令三沸，去渣，少少含咽之。不差，更作三剂。

【方解及其应用范围】

半夏辛温滑利，以开上焦痰热之结邪；但半夏辛燥，故佐以鸡子清之甘寒，润燥止痛；更以苦酒消肿敛疮。三者相合，可达散结祛痰，消肿止痛的作用。本方应注意"少少含咽之"服法，使药效能持续作用于咽部。今人少有用此方者。

十三、少阴病，四逆，其人或咳，或悸，或小便不利，或腹中痛，或（上轻）〔泄利〕下重者，四逆散主之。　原文318

郑　论　按少阴病，而至四逆，阳微阴盛也。其中或咳或悸者，水气上干也；小便不利者，阳不化阴也；腹痛下重，阴寒之极也。法宜大剂回阳为是，而此以四逆散主之，吾甚不解。

【**阐 释**】历代诸家注解本条，皆谓本证四逆是由于肝气郁结，阳郁于里，不能通达四肢，所以逆冷。对治以四逆散，亦为之曲解，使其符合条文。郑氏则认为此条乃少阴虚寒证，法宜大剂回阳。根据原文之义，当以郑说为是，笔者从之。

四逆散方（校补）

甘草（炙） 枳实（破、水渍、炙干） 柴胡 芍药

上四味，各十分，捣筛，白饮和服方寸匕，日三服。咳者，加五味子、干姜各五分，并主下利。悸者，加桂枝五分。小便不利者，加茯苓五分。腹中痛者，加附子一枚，炮令坼①。泄利下重者，先以水五升，煮薤白三升，煮取三升，去渣，以散三方寸匕，内汤中，煮取一升半，分温再服。

【**方解及其应用范围**】

本方为宣达郁滞之剂，亦和解之方。用柴胡宣阳解郁使阳气外达，枳实破滞气，芍药和血，甘草缓中调胃以解郁热。柴胡甘草同用，和中疏郁；枳实芍药同用，通经散结。所治四逆，不属于阴盛阳虚的少阴病范围，而方中并无一味辛热回阳之品可以概见。本方适用于肝郁气滞、肝胃失调所引起之多种疾病，后世平肝诸方，如局方逍遥散，皆此方化裁。

十四、少阴病，下利六七日，咳而呕渴，心烦不得

---

① 坼（chè撤）：分裂也。

眠者，猪苓汤主之。　原文319

郑　论　按此条乃少阴协热下利之的候也。咳而呕者，热上壅也；渴而心烦不得眠者，内热扰攘不安之象也，法宜清润为要。

【阐　释】本条为阴虚兼水热互结之证。由于水热互结在里，水渗大肠则利，犯肺则咳，犯胃则呕，津不化则渴，阴虚阳亢则心烦不得眠。亦即郑氏所说："乃少阴协热下利之的候也。"用猪苓汤育阴清热利水，乃对症之良方。

十五、少阴病，得之二三日，（而）口燥咽干者，急下之，宜大承气汤。　原文320

郑　论　按少阴病，而用至大承气汤者，以少阴为水脏，宜乎口咽润泽，今见口燥咽干，是少阴协火而旺之的候。火盛则阴亏，恐真阴为火灼尽，而命不永，故宜急下之以存阴。但此证只凭口燥咽干而定为急下，余每常见口燥咽干而不渴，舌尚润滑，小便清长，治之不外扶阳，阳气上升，则口燥咽干自愈。若此证，断为急下，务要察其口咽干而喜饮冷，气粗而蒸手，小便短赤痛，脉健有力，方可以主急下法，否则，断乎不可。

【阐　释】自此以下三节，皆言急下。少阴协火之证，口燥咽干外，必有阳明胃实诸证兼见，如喜冷恶热，气粗蒸手，小便短赤而痛，脉健有力，方可主以急下。若口燥咽干而不渴，舌尚润滑，小便清长，不能急下，治之不外扶阳。急下与扶阳两法，不可混淆，若见证是少阴挟火之证，复转阳明，方可用大承气汤急下之。口燥咽干而不见阳明胃实诸证兼见，笔者治此证，先用甘草干姜汤加桔梗治之，如服后无不良反应，则继用附子理中汤以扶阳，阳气上升，则口燥咽干自愈。

十六、少阴病，自利清水，色纯青，心下必痛，口干燥者，急下之，宜大承气汤。　　原文321

郑　论　按少阴下利清水，青色，似乎虚寒，不知邪火入于少阴，火动于中，水液不藏，不待转枢，随气机而下泄，兼见心痛，口干燥者，邪火伤阴之明验也。若不急为下之，火盛阴亏，便非佳兆。若此等证。务要细心，不可孟浪，总要求其真实火象，便不错误。

【阐　释】少阴下利，多稀薄清冷，或下利清谷，治宜急温。本条自利清水，所下皆青黑色污水，且有心下痛，口干燥，郑氏指为"邪火伤阴之明验也"。失此不治，真阴将随之消亡，故用大承气汤急下存阴，实《内经》通因通用之法。

十七、少阴病，六七日，腹胀不大便者，急下之，宜大承气汤。　　原文322

郑　论　按腹胀不大便，亦有寒热之别，寒结于下，闭其大便运行之机，为之寒闭，法宜大辛大温，俾寒解气通，自然胀者不胀，而不便者便矣。若热闭下焦，阻其运行之机而作者，法宜急下，此不易之法。

大约此证，是为热结少阴者说法也。

【阐　释】此条亦见于本书卷六阳明下篇七条，可互相参看。郑氏说腹胀不大便，有寒热之别。宜急下者，为热闭下焦，阻其运行之机。若寒闭者，法宜大辛大温，俾寒解气通，则诸证自愈。临症时务须全面分析，始不有误。

伤寒恒论卷十

> ·····················>

厥阴上篇　计二十一法①

一、厥阴之为病，消渴②，气上撞心，心中疼热，饥而不欲食，食则吐蛔③，下之利不止。　原文326

郑　论　按此乃厥阴寒热错杂之候也。消渴者，热伤津液也；撞心者，热邪上干也；饥不欲食，食则吐蛔者，里有寒也，吐蛔者，寒甚，则虫不安而外出也；下之利不止者，既属虚寒，何得以降之、利之乎？明是教人不可妄下也。

【阐　释】过去很多注解伤寒论者，认为此条是厥阴病的

───────────────

① 舒本厥阴篇不分上、中、下三篇，厥阴篇下有"计四十八法"一句，为照应前体例，厥阴上篇下加"计二十一法"一句。以下厥阴中篇加"计十七法"一句。厥阴下篇加"计十法"一句。

② 消渴：指饮水多而渴仍不解。

③ 食则吐蛔：进食后呕吐蛔虫。

提纲，其实非也。仅是厥阴病上热下寒之证，亦即郑氏所说：
"寒热错杂之候也。"如消渴、气上撞心，心中疼热，就是上热
证状；饥而不欲食，食则吐蛔，下之利不止，就是下寒证状。
并不包括本篇厥热胜复，寒厥热厥等全部疾病，所以不能称为
厥阴病的提纲。

二、厥阴中风，脉微浮（者）为欲愈，不浮（者）
为未愈。　原文327

郑　论　按厥阴为阴脏，阴病而见浮脉，是阴病
得阳脉者生，不得阳脉者，为未愈也。

【阐　释】阴病脉不当浮，今厥阴中风脉反浮者，以厥阴
与少阳为表里，若得少阳冲和之气，病势有从阴出阳之机者，
脉必微浮。即郑氏所说："是阴病得阳脉者生，不得阳脉者，
为未愈也。"

三、厥阴病，欲解时，从丑至卯上。　原文328

郑　论　按六经各有旺时，邪退邪进，可于旺时
决之。

【阐　释】六经皆有欲解时一条。据厥阴篇："厥少热多，
其病当愈；寒多热少，其病为进，热不除便脓血者不必死；下
利厥不止者必死。"则本条所谓欲解，其为寒尽阳回之证，亦
即郑氏所说"邪退邪进，可于旺时决之"之意。从时间来说，
当在夜间一时至早晨五时之间。

四、厥阴病，渴欲饮水者，少少与之，愈。　原文329

郑　论　按此乃厥阴挟有微热也。学者于此，当细求阴阳实据为要。

【**阐　释**】本条是厥阴病邪退阳复的渴欲饮水，因阳气乍复，津液一时不及上承，因而口渴。即郑氏所说："乃厥阴挟有微热也"，故少少与饮，以滋助其津液，则病可自愈。

五、诸四逆厥者，不可下之，虚家亦然。凡厥者，阴阳气不相顺接，便为厥。厥者，手足逆冷者是也。原文330、337

郑　论　按厥证原有阳厥阴厥之别，阳厥可下，阴厥不可下，此乃一定之理。

【**阐　释**】本条前段指出虚寒性厥逆不可下，即凡属虚家而不厥逆者亦不可下，法当扶阳治之。后段并赅寒热二厥在内，致厥的原因，皆因阴阳气不相顺接所形成，证见手足逆冷。寒厥者，寒盛至极，则阴气独胜，而阳气相对衰微，不能通达于四肢，故手足发生厥冷，因成寒厥。相反的热盛至极，则阳气被遏，亦不能通达于四肢，因成热厥。寒厥热厥，同样是四肢厥冷，病因病理却截然不同，故治法亦异。郑氏谓"阳厥可下，阴厥不可下，此乃一定之理"，指出治疗法则，可为准绳。

六、**伤寒脉迟，六七日，而反与黄芩汤彻其热**①，**脉迟为寒，今与黄芩汤，复除其热，〔腹中应冷〕，当不能食，今反能食，此名除中**②，**必死。** 原文333

郑 论 按迟则为寒，其理明甚，而反与黄芩汤，是失其治也。失其治，病人应不能食，乃其常，今反能食，是反其常，反其常者死，此名为除中。除中者，胃阳暴露，如灯光之火，欲灭而骤明，转瞬即灭也。

【阐 释】 伤寒脉迟，脉迟属阴主寒，胃必虚冷也。设遇此虚冷之脉证，当用理中汤以温之，今反用黄芩汤以消其胃中仅存之阳气，病人应不能食，反能食者，此名除中。郑氏释除中谓"胃阳暴露，如灯火之光，欲灭而复明，转瞬即灭也"，形象生动，俗称之回光返照，必死无疑。

七、**伤寒〔始〕发热六日，厥反九日而利，凡厥利者**③，**当不能食，今反能食者，恐为除中，食以（素）〔索〕饼**④，**不发热者，知胃气尚在，必愈。恐暴热来〔出〕而复去也。后（三）日脉之**⑤，**其热续在者，期（以）〔之〕旦日夜半愈**⑥，**所以然者，（未）**

① 彻：除也，此处含有治疗的意思。
② 除中：病名，指胃气将绝时的一种反常见证。
③ 厥利：是指手足厥冷而又患腹泻。
④ 食（sì 饲）以索饼：即拿东西给人吃。索饼，是以面粉做成的条状食物。
⑤ 脉之：即诊察的意思。
⑥ 旦日夜半：是第二天的半夜。

〔本〕发热六日，厥反九日，复发热三日，并前六日，亦为九日，与厥相应，故期之旦日夜半愈。后三日脉之，〔而脉〕数，其热不（减）〔罢〕者，此为热气有余，必发痈脓也。　　原文332

郑　论　按厥与利，皆在不能食之例，今反能食，近似除中，当在发热与不发热两字判之。若尚能发热，则知胃气尚存，但不可暴〔出〕也。暴是脱机，微是生机，苟无发热，则除中决矣。期之半夜愈者，就在这一点微热决之耳。至必发痈脓，胃阳有余，遏郁太甚也。又云：以（素）〔索〕饼不发热，既不发热，胃气已去，尚得云知胃气尚存乎？不字定是微字，方与论合。

【阐　释】本条文长义繁，总的来说，言厥与热日数相较是相当的，其病能自愈。若厥多于热则病利；热多于厥则发痈脓；厥利并见，当不能食，反能食者恐为除中。是否除中，可与索饼食之。郑氏曰："若尚能发热，则知胃气尚存……不发热，胃气已去，尚得云知胃气尚存乎？不字定是微字，方与论合。"此郑氏订正原文之功矣。

八、伤寒先厥后发热，（而）〔下〕利（者）必自止，而反汗出，咽中痛者，其喉为痹①。发热无汗，而利必自止；若不止，必便脓血（者），〔便脓血者〕，其

---

①　其喉为痹：是指喉部痛而红肿的疾患。

喉不痹。原文334

郑 论 按厥后发热而利，发热乃阳回之征，故可决其必自止。但利止而反汗出，咽疼为喉痹，是厥阴挟风邪而上攻，若利不止，必便脓血，是热邪下攻故也。利止与不止间，上攻下攻之病，不问自明也。

【阐 释】 本条先厥后热，是阳进阴退之征，利必自止。如阳复太过，在上则为喉痹，在下则便脓血。治喉痹可用桔梗汤，便脓血可用白头翁汤。至便脓血，为热邪下利，而不复上病咽痛也。

九、伤寒（二三）〔一二〕日至四五〔日〕者，厥者必发热，前热者后必厥，（热）〔厥〕深者（厥）〔热〕亦深，（热）〔厥〕微者（厥）〔热〕亦微。〔厥〕应下之，而反发汗者，必口伤烂赤①。 原文335

郑 论 按热深厥深，是为阳亢热伏者说法，本宜破阳扶阴为主，其中有反发汗，以致口糜烂赤者。凡发药皆上升品，邪火得升而上浮，焉得不有此中糜赤烂之患耶？

【阐 释】 热厥形成的机转，主要是热邪深伏，阳气内郁不能外达，即是郑氏所说"是为阳亢热伏者说法"，法当破阳扶阴，选用承气汤下热存阴，自不可发汗，如误汗之，劫夺其津，

---

① 口伤烂赤：口舌生疮，红肿糜烂。

热邪更炽，邪热上干，就可产生口舌生疮，红肿糜烂。

十、伤寒病，厥五日，热亦五日，设六日，当复厥，不厥者，自愈，厥终不过五日，以热五日，故知自愈。
原文336

郑　论　按热与厥，俱属五日，乃阴阳平应之候。故断之曰必自愈。

【阐　释】阴阳偏盛则病作，阴阳和平则病愈，一切疾病之由来皆如此。厥阴病的病势进退生死之机，亦不外此理。故热与厥日数相等，亦即郑氏所说"乃阴阳平应之候"，故知自愈也。

十一、伤寒脉微而厥，至七八日（胃）〔肤〕冷，其人烦躁无暂安时者，此为藏厥①，非蛔厥也②。蛔厥者，其人当吐蛔，（今）〔令〕病者静，而复时烦〔者〕此为藏寒③，蛔上入〔其〕膈，故烦，须臾复止，得食而呕，又烦者（虫）〔蛔〕闻食臭（而）出，其人当自吐蛔，蛔厥者，乌梅丸主之，又主久痢。　原文338

郑　论　按既称脉微而厥，（胃）〔肤〕冷为之脏寒，即按脏寒法治之，何必另为咨议？又曰蛔厥，蛔乃

---

①　藏厥：是指内藏真阳极虚而引起的四肢厥冷。
②　蛔厥：是因蛔虫而引起的四肢厥冷。
③　藏寒：是指内脏虚寒而言。这里所说的藏寒，可以作胃气虚寒来解释。

厥阴风〔木〕所化，胃冷虫必不安，胃热虫亦不安，胃
不得食，虫亦不安，如此推求，便得治虫之法也。条内
并未有热象足征，不得为之寒热错杂。其主久痢，是亦
寒泄之谓，乌梅丸，皆非正论。

【阐　释】本条前段自"伤寒脉微而厥"至"此为藏厥，非
蛔厥也"，为藏寒发厥，病情已属危候，急用四逆、白通救之。
蛔厥有吐蛔证，其烦是时作时止，不是烦躁无暂安时，其厥是肢
厥而非肤冷，原文乌梅丸主之。又主久痢。郑氏认为治以乌梅
丸，皆非正论。笔者对治蛔证，常用乌梅丸改作汤剂而获效。夫
久痢多属虚寒滑脱，法当温补收涩，常用附子理中汤加粟壳
治之。

乌梅丸方（校补）

乌梅三百枚　细辛六两　干姜十两　黄连十六两　当归四
两　附子六两（炮去皮）　蜀椒四两（出汗）　桂枝六两（去皮）
人参六两　黄柏六两

上十味，细捣筛，合治之。以苦酒渍乌梅一宿，去
核，蒸之五斗米下，饭熟，捣成泥，和药令相得，内臼
中，与蜜杵二千下，丸如梧桐子大。先食，饮服十丸，
日三服，稍加至二十丸，禁生冷、滑物、臭食等。

【方解及其应用范围】
本方寒热并用，攻补兼施之剂；能益胃安蛔。方中乌梅为主

药，有酸涩的作用，配川椒以杀虫；虫得苦则安，所以用黄连、黄柏；而附子、干姜、细辛、桂枝，温中散寒；人参补脾；当归补肝；合成一个温中祛寒，杀虫平厥的方剂，治蛔厥有良好效果。郑氏在《医法圆通》中谓："厥阴为阴经，阴极则生阳，故多寒热错杂……仲景立乌梅丸……并非专为虫立法，凡厥阴一切征候，莫不具备。"向为治蛔厥及久痢之首选方，应用确较广泛。郑氏在同书中，用以治巅顶痛、腹痛饮冷、睾丸肿痛。笔者以此方治痢，无分新久，改丸为汤剂，功效显著。今人以乌梅丸加减治胆道蛔虫及多种肠道病，屡获良效。更有人认为凡寒热错杂之症，本方均可施治，足见其应用之广泛了。

十二、伤寒热少微厥①，指头寒，默默不欲食，烦躁，数日小便利，色白者，此热除也。欲得食，其病为愈。若厥而呕，胸胁烦满者，其后必便血。　原文339

郑　论　按热少厥微，是阳厥之最轻者也。至于默默不欲食，烦躁，至小便白色，此时内无热邪可征，故曰热除。欲得食，是胃气渐复之机，故为欲愈。倘呕而胸胁烦满，此中宫不宣，胃气滞塞，断为便血者，是因其气机之滞而决之也。

【阐　释】伤寒热少厥微为热厥轻证，故仅见指头寒；阳热内郁不甚，故默默不欲食；郁极求伸，故见烦躁。数日后小便通畅色白者，此热邪已除，欲进食者乃胃气已和，此病为欲愈。若

————————————

① 微厥：谓厥逆很轻微。

厥复见，其热不解，上逆而呕，且有胸胁烦满之证，是热又深入，伤及阴络，必便血矣。仲景对此未提治法，柯韵伯谓："微热者可用小柴胡汤，热深者用大柴胡汤。"笔者认为此二方可供临证选用。

十三、伤寒发热四日，厥反三日，复热四日，厥少热多〔者〕，其病当愈；四日至七日，热不除者，（其后）必便脓血。　原文341

郑　论　按热多厥少，是阳有余，特患者热不除耳，热除自愈。热不除者，阳胜血亏，即有逼血下行之势，故断之曰便脓血。至寒多热少者，阴有余，阳必亏，其病为进者，即小人道长、君子道消之意也，知此可与论药论方也。

【阐　释】此条从厥和热的多少来观察病变，这和前面十条是一致的。厥少热多是身体抗病力战胜病变的象征，所以当主病愈。若热仍不止，则热郁于阴，即郑氏所说"阳胜血亏，即有逼血下行之势"，其后必便脓血。至寒多热少，则为阴盛阳衰，衰极则有亡阳之虞。至于治法，阳胜宜下，阴盛宜温。

十四、伤寒六七日，脉微，手足厥冷，烦（燥）〔躁〕，灸厥阴①，厥不还者，死。　原文343

郑　论　按脉微而厥，乃阳衰阴盛之征，迨至烦躁，

_____

① 灸厥阴：灸厥阴经的孔穴。据张令韶的意思，可灸厥阴经的行间和章门穴。

上下有不交之势，灸厥阴，原正所以扶阳御阴也。阳回即是生机，不还即是死机，不易之理也。

【阐　释】 自此以下三节，皆言阴中亡阳之死证也。本节是厥阴脏厥之重证，内外皆寒，一派阴霾之象，故急用灸法以回其阳。灸宜关元、气海即丹田穴；并可内服大剂四逆汤等一类方剂，以救欲脱的阳气，当能增加疗效。如手足逆冷，过时不还，是阳已亡，故死。

十五、伤寒发热，下利厥逆，躁不得卧者，死。原文344

郑　论 按发热下利，乃阴阳欲脱之征，何也？发热者，阳竭于上也；下利者，阴竭于下也。其人苟未见厥逆、躁，尚未得以脱论，此以断为脱者，正于厥、躁论之也。

【阐　释】 此条内真寒而外假热的危候。伤寒发热，若属阳回，下利当自止，手足当温。今虽见发热，下利厥逆依然，可知此非阳回之热，乃阴盛于内，格阳于外，更加躁不得卧，亦即郑氏所说"阴阳欲脱之征"。急与大剂通脉四逆汤，或可救危亡于万一。

十六、伤寒发热，下利至甚，厥不止者，死。　原文345

郑　论 按发热下利至甚，将脱之兆，况加以厥而不回，乌得不死。

【阐　释】此条乃阴阳离绝之危候，与上条同一病理。虽无躁不得卧之症状，但下利言至甚，厥逆言不止，其厥利程度，较上条严重，发热亦属虚阳外浮。遇此危候，当用大剂四逆、白通温经止泄以回其厥。若厥回可生，不回则死。

十七、发热而厥，（不）〔七日〕下利者，为难治。
原文348

郑　论　按发热而厥，乃阳厥之征，务要察其人果现有热象可凭，即照阳厥法治之。至七日下利，是邪盘据不欲下趋，热与厥不退，故曰难治。若下之而利，热退厥回，即是生机；下之而不利，厥不回，方为难治。

【阐　释】本条与上十五、十六两条同为阴寒内盛，阳气外浮而呈现的厥利。本条虽同是真寒假热证，但无上述两条严重，所以不言主死，而云难治。然难治非不治之谓，更非代表死候，可选用大剂白通、四逆等汤治之，可救危亡。

十八、伤寒六七日不利，便发热而利①，其人汗出不止者，死，有阴无阳故也②。　原文346

郑　论　按六七日不利，至发热而利，里已通矣，

━━━━━━━━━━

① 便：作忽然解。
② 有阴无阳：下利是阴证，汗出不止是亡阳，故称有阴无阳。

里通表畅，发热亦是病解之机。但其人汗出不止为可虑，可虑者，汗出亡阳，不止，是阳无所附，脱离即在转瞬，不死何待？

【阐　释】郑氏谓"汗出亡阳"，此即辨证大眼目。汗出不止，是阴盛于内，阳浮于外，是谓有阴无阳，故死。

十九、病（人）〔者〕手足厥冷，言我不结胸，小腹满，按之痛者，此冷结在膀胱关元也①。　原文340

郑　论　按四肢厥，而无热形可征，则为阴盛无疑，寒结于下，未在中上，故不结胸，而独在小腹，故痛亦在小腹也。

【阐　释】此种症状，经常见之，笔者常用大剂回阳之方，如四逆、白通之类加肉桂、小茴以治之；外则用盐炒小茴、花椒、橘叶以熨痛处。屡用屡效者。

二十、伤寒五六日，不结胸，腹濡②，脉虚复厥者（一），不可下，此亡血③，下之死。　原文347

（一）腹濡脉虚复厥，明明阴盛阳微，下之则微阳立消，乌得不死？（顶批）

---

①　膀胱关元：关元为任脉经穴，在脐下三寸。治脐下痛，灸之良。膀胱关元，是指病的部位在脐下。

②　腹濡：腹部按之柔软。

③　亡血：指血分不足。

郑　论　按脉微而厥，明明阴盛，而非阳盛也。阳盛始能伤血，血伤故不可下，今所见者，阳虚的候，非阴虚的候，何所见而为亡血乎？余甚不解。

【阐　释】阳盛始能伤血，血伤始见亡血之证，今所见者为阳虚的候，非阴虚的候，故郑氏曰："何所见而为亡血乎？余甚不解。"此血虚致厥，下之安得不死！

二十一、手足厥寒，脉细欲绝者①，当归四逆汤主之。若其人内有久寒者，宜当归四逆加吴萸生姜汤主之。原文351、352

郑　论　按四肢厥，而脉细微欲绝，阴盛阳虚之明验也。此际正宜大剂回阳，兹以当归四逆汤主之，绝非确论。余不敢从。

【阐　释】本条郑氏认为系"阴盛阳虚之明验也。此际正宜大剂回阳，兹以当归四逆汤主之，绝非确论"。但历代注家谓手足厥冷，既不同于阳微阴盛的四逆汤证，亦不同于热深厥深的白虎汤证；更不是阳气郁遏于里，不能透达的四逆散证。而是血虚寒郁，不能荣于脉中，而四肢失于温养，所以手足厥寒。本方不用姜附回阳而亦以四逆名汤者，正像四逆散一样，以其能治四肢逆冷之故。故郑氏所说"绝非确论"，是当深思的。

① 脉细：指其脉体细如丝状。

当归四逆汤（校补）

当归三两　桂枝三两（去皮）　　芍药三两　细辛三两　甘草二两（炙）　通草二两①　大枣二十五枚（擘），一法十二枚

上七味，以水八升，煮取三升，去渣，温服一升，日三服。

当归四逆加吴茱萸生姜汤方（校补）

即前方加生姜半斤（切）　吴茱萸二升

上九味，以水六升，清酒六升和，煮取五升，去渣，温分五服。

【方解及其应用范围】

本方即桂枝汤去生姜，倍用大枣，加当归、细辛、木通而成。桂枝汤本调和营卫之方，但本证属血虚寒凝，故用当归补心血为君药，芍药收心气，大枣、甘草、木通缓肝急，生肝血，桂枝、细辛温阳散寒。合之则治血虚寒滞，阳气虚衰，脉行不利之证，是温血散寒，补血助阳之剂。若其人内有久寒者，宜当归四逆加吴茱萸生姜汤治之。吴茱辛温以散久寒，生姜辛温以行阳气，再以清酒和之，以助药之行，则阴阳调和，手足自温。关于本方应用范围，《伤寒论》原文所载主治"手足厥寒，脉细欲绝者"，其病机在于血虚寒滞。由于血被寒邪凝滞之程度和部位不同，则临床见证各异，一切阴寒凝结之血虚气滞，皆可用本方温而通之以取效。如一身痛、四肢关节痛、腰痛、腿痛、胸痛、巅顶头痛、虚寒下痢，妇女经期痛、行经时四肢麻木抽搐、手足厥

① 通草：本方通草即现今木通。

寒、小儿麻痹症，以及脱疽（栓塞性脉管炎）等，皆可用本方治疗而获效。笔者曾治胡某二十余年之腰腿关节疼痛，其症状为痛有定处，下肢冷，遇寒痛增，似觉骨痛、麻木、拘挛、沉重、伸缩行动困难，须靠搀扶方能移步。经当地医院诊断为风湿性关节炎，但治之无效。其面容黯黑，舌质微乌，苔灰白而腻，脉微细，参之以上述证状，此为血虚气滞，寒邪内搏所致。法当养血通络，温经散寒，以当归四逆汤加味治之，连续服二十剂而痊愈。

厥阴中篇 计十七法

一、大汗出，热不去，内拘急①，四肢疼，又下利厥逆而恶寒者，四逆汤主之。 原文353

郑　论 按汗出热不去，非外感之热，乃元阳外出之热也。汗过甚，血液亏，不能营养筋脉，故内拘急，而四肢疼，况又下利而厥，此刻阳虚已极，大有欲脱之机，非大剂四逆，何能挽回？

【**阐　释**】本条是真寒假热之证。大汗出是阳亡于外，四肢疼，下利厥逆是寒盛于里。均是阴盛阳亡之证，故应以四逆汤急救回阳。诚如郑氏所说："此刻阳虚已极，大有欲脱之机，非大剂四逆，何能挽回？"

———————————

① 内拘急：腹中挛急，动不自如。

二、大汗，若大下利，而厥冷者，四逆汤主之。原文 354

郑 论 按大汗、大下利而厥冷，皆阴阳两脱之候，理应大剂四逆回阳，千古定论。

【**阐 释**】大汗大下，均能伤阳，其亡津液，损阳气一也，而致手足逆冷，阴阳两脱之候也。郑氏所谓"理应大剂四逆回阳，千古定论"，为不谬。

三、伤寒脉促，手足厥逆，可灸之。 原文 349

郑 论 按脉促、厥逆，系阴寒阻滞之征，灸之是祛阴散寒之意；理实可从，不易之论也。

【**阐 释**】手足厥逆，本当用四逆汤。因脉促当属阳为阴阻，而非阳虚也，故可用灸法以运行阳气。当灸"涌泉"，引血下趋，脏复而心力强，阳可不致外越。若厥而脉微者，则非用四逆汤不可。

四、伤寒脉滑而厥者，里有热（也），白虎汤主之。原文 350

郑 论 按滑脉主痰，滑而厥，诚湿痰闭束气机，不能达于四肢也。此以为里有热，而用白虎汤，果何所见也？当其时，口燥舌干欤？气粗口渴饮冷欤？不然，何所见而必用此方，学者不可执一，总要四面搜求里热实据，庶不致误。

【阐　释】厥有阳厥、阴厥之别，阳厥必有汗出恶热，烦渴等证，知其厥为热深厥亦深之假象。但此仅无形之热，宜清而不宜下，故用白虎汤以清里热，里热除则厥逆自解。郑氏说："总要四面搜求里热实据，庶不致误"，乃经验之谈，可为后学之助。

五、病人手足厥冷，脉乍紧者，邪结在胸中，心下满而烦，饥而不能食者，病在胸中，当须吐之，宜瓜蒂散①。　原文335

郑　论　按手足厥冷，乃寒结于胸，阳气不能达于四末也。胸满而不能食，中宫为寒所阻滞，运力微耳。原文主瓜蒂散以吐之，是为邪壅于上说法也。但此证乃寒邪阻滞，吐之能不更伤其中乎？以余拙见，理应大剂温中醒脾为是。

【阐　释】郑氏谓："但此证乃寒邪阻滞，吐之能不更伤其中乎？"实则本条为痰饮食积壅塞胸中而厥冷，病在上焦，而中下焦无病，用瓜蒂散涌吐其胸中之邪，即《内经》所谓"其高者因而越之"的治疗法则。笔者认为邪去正虚，然后以理中汤调养之。

六、伤寒厥而心下悸（者），宜先治水，当（用）

---

①　此条与卷七少阴痰证之第三条完全相同，录之以存原书全貌。但郑氏所论与前论不同，故以下照录，亦就郑论作出相应阐释。

〔服〕茯苓甘草汤，却治其厥；不尔，水渍入胃①，必作利也。　原文356

郑　论　按厥而心下悸者，寒水凌于心下也，此以茯苓甘草汤，与理颇是，但其力薄，恐不胜任，莫若用苓桂术甘汤，重加附子为妥。

【**阐　释**】水饮停蓄心下则悸，胸阳被遏而不达四末则厥。本条悸、厥之证，系水邪阻遏胸中之阳所致。茯苓甘草汤为治水饮之方，其证有心下悸，较五苓散证为轻。郑氏认为此方力薄，恐不能胜任，主用苓桂术甘汤重加附子。笔者认为再加上肉桂以化膀胱之气，其效果更好。

七、伤寒六七日，大下后，寸脉沉而迟，手足厥（冷）〔逆〕，下部脉不至②，咽喉不利③，唾脓血，泄利不止者，为难治，麻黄升麻汤主之。　原文357

郑　论　按经大下脉迟，手足厥冷，下部脉不至，其阳虚之极已明甚。至咽喉不利，气化不宣也。吐脓血者，浊阴不降也。泄利不止者，下焦虚寒，不能收束也。法宜大剂回阳，阳回利止，手足温，斯为合法。原文所主麻黄升麻汤，系太阳阳明发散之药，并非厥阴所宜，大非其法，恐有错误。

---

① 水渍入胃：饮水渗入胃肠。
② 下部脉：指迟脉而言。
③ 咽喉不利：咽喉疼痛，吞咽困难的意思。

【阐　释】对于本条，历代注家如柯韵伯、舒驰远等均持否定态度。郑氏认为此症"其阳虚之极已明甚……法宜大剂回阳，阳回利止，手足温，斯为合法"，是有见地的。笔者认为此条方证不相符，原文后云"难治"，论中凡言难治，仲景多不出方，"麻黄升麻汤主之"一句，当系衍文。

麻黄升麻汤方（校补）

麻黄二两半（去节）　　升麻一两一分　　当归一两一分　　知母十八铢　黄芩十八铢　萎蕤十八铢（一作菖蒲）　　芍药六铢　天门冬六铢（去心）　　桂枝六铢（去皮）　　茯苓六铢　甘草六铢（炙）　　白术六铢　干姜六铢　石膏六铢（碎绵裹）

上十四味，以水一斗，先煮麻黄一两沸，去上沫，内诸药，煮取三升，去渣，分温三服，相去如炊三斗米顷，令尽，汗出愈。

【方解及其应用范围】

邪深入而阳内陷，故以麻黄升麻配伍可以升举下陷之寒湿而外散之；当归以补血；黄芩以清胆火；知母、石膏以清胃热，所以止吐脓血也；萎蕤、天冬以润肺，所以利咽喉不利也；白术、干姜、芍药、桂枝、茯苓、甘草，所以解水分之寒湿，增营分之热，而通利血脉也，但令水寒去而营热增，手足之厥冷自解矣。此方药味较多，方组复杂，而本条是阴阳两竭的征候，方证不符，故录之以俟高明。

八、伤寒四五日，腹中痛，若转气下趋少腹者，此

欲自利也。　原文358

　　郑　论　按厥阴腹痛者，寒也。其气下趋为欲自利，此刻尚未下也，急宜温之，庶可无害。

　　【阐　释】郑氏曰："此刻尚未下也，宜急温之，庶可无害。"凡里阳虚阴寒盛，水谷之气不能正常运行，腹中痛，急欲作自利。笔者常用大剂四逆汤延胡索治之，图功于未著也。

　　九、伤寒本自寒下，医复吐下之，寒（鬲）〔格〕①，更逆吐下，若食入〔口〕即吐，干姜黄芩黄连人参汤主之。　原文359

　　郑　论　按病既称寒下，又经医误下吐之，寒逆更甚，食入即吐，则中宫之气逆而又逆，寒而愈寒也明甚。此刻理应温中、降逆、回阳。原文主以干姜黄连黄芩人参汤，似非正论。况此证又无寒热错杂病情足征，何得以此方为主，恐有遗误。

　　【阐　释】其人本自寒下，又误用寒药，条中又无热证，纯阴无阳，且又指之曰寒格。若食入口即吐，是阴寒格阳，拒食不纳，如此病情，应如郑氏所说："此刻理应温中、降逆、回阳。原文主以干姜黄连黄芩人参汤，似非正论。"然则如何治之，笔者认为可选用理中汤加附子、半夏，稍加黄连清胃热可也。

---

　　①　寒格：指上热为下寒所格，致饮食入口即吐，故称寒格。

干姜黄连黄芩人参汤方（校补）

干姜、黄连、黄芩、人参各三两

上四味，以水六升，煮取二升，去渣，分温再服。

【方解及其应用范围】

黄连、黄芩泄热于上，则吐逆可除；干姜温中助阳，则下利可止。人参以补胃气，则阴阳升降复常，而寒热格拒自愈。药虽四味，有温清并用，补泄兼施之功。对上热下寒、上下格拒，食入即吐之胃肠炎治之有效。

十、下利，脉沉而迟，其人面少赤，身有微热，下利清谷者，必郁冒汗出而解①，病人必微厥，所以然者，其面戴阳②，下虚故也③。　原文366

郑　论　按下利清谷，脉现沉迟，其里寒甚矣。况面戴赤，身有微热，诚元阳外越之候也。原文以为郁冒汗出解，脉证不孚，大非确论。此证所幸者未出汗，阳尚在躯壳，可招而回，今既汗出，则阳露于外，诚死机也。既知面赤下虚，何得妄云〔汗出而解〕？仲景当不说此。

【阐　释】郑氏说："原文以为郁冒汗出解，脉证不孚，大

---

① 郁冒：指眩冒昏晕，一时眼发黯黑，看不到东西。
② 戴阳：面部潮红，乃寒盛于下，虚阳上浮的假热现象。
③ 下虚：下焦虚寒，指微厥的原因。

非确论。"盖肾阳发露，则面赤而为戴阳。戴阳证为里阴盛而隔阳于上也。此时微阳仅存一线，最忌汗出，汗出而阳散矣，何得谓汗出而解也。诚不若于汗未出之际，急以通脉四逆汤挽之。

十一、下利清谷，里寒外热，汗出而厥者，通脉四逆汤主之。　原文370

郑　论　按下利清谷，里寒外热，汗出而厥，此阴盛逼阳于外之候，主以通脉四逆，诚不易之法也。

【阐　释】下利清谷，是阴寒内盛；汗出而厥，是真阳外竭。此阴盛逼阳于外，虚阳欲脱的危症。与少阴前篇16条的主要症状相同，所不同的，此为汗出，彼为面色赤，但总是虚阳欲脱的现象，所以都用通脉四逆汤。

十二、下利（而）手足厥冷，无脉者，灸之不温，若脉不还，反微喘者，死。　原文362前段

郑　论　按下利厥冷无脉，阳将尽也，灸之而温，阳回也。灸之不温，反见微喘者，阳将脱也，不死何待？

【阐　释】此条乃阳气衰微欲绝，阴寒邪气充斥内外，病情已十分危急，当此时机，用汤药来挽救其阳，恐怕是缓不济急，所以用灸法急救，可灸关元、气海二穴。除用灸法以外，亦可用白通加猪胆汁以回阳救急。

十三、下利后脉绝，手足厥冷，晬时脉还^①，手足温者生，脉不还者死。　原文368

郑　论　按脉绝，手足厥冷，有时脉还，手足温，阳尚未亡也；若脉不还，阳已尽矣，故知其必死。

【阐　释】此条乃寒中厥阴的泄泻，非久利也。惟暴注下利，津液骤然大泄，阳气乍脱，故手足厥冷，脉一时隐伏不见。如此危证，非大剂四逆汤不可。并可外灸关元、气海穴，以救欲绝之阳。

十四、下利，腹胀满，身体疼痛者，先温其里，乃攻其表，温里宜四逆汤，攻表宜桂枝汤。　原文372

郑　论　按下利，腹胀满，纯是阳衰，而阴气上逆聚于中耳。身体疼痛，乃阴邪阻滞筋脉所致，并非外感身疼可比。外感者，必有风寒病形足征，若此故知其为阴寒阻滞无疑，法宜温里，里寒得温，胀满与身疼，亦自灭亡。原文以先温其里，后攻其表，温里以四逆汤，实属合法，攻表以桂枝汤，殊非正论，学者宜细察之。

【阐　释】本条乃虚寒下利兼有表证的治法。郑氏则解"身体疼痛，乃阴邪阻滞筋脉所致，并非外感身疼可比……攻表以桂枝汤，殊非正论"，是有见地的。但服四逆汤后，如下利止，胀满除，而身体仍然疼痛，并有头痛、项强、脉浮等表征，则桂枝

---

① 晬（zuì 罪）时：一昼夜时间。

汤又为对症之方。

十五、下利清谷，不可攻表，汗出必胀满。　原
文364

郑　论　按下利清谷，里寒之极也，原文不可攻表，
此是正论。攻之必汗出胀满，是教人不可妄攻也。攻之
岂仅汗出胀满可患哉？

【阐　释】下利清谷是完谷不化，胃肠虚寒，里虚之征，纵
有表证，不可误汗，严重者可以虚脱，故郑氏说"攻之岂仅汗出
胀满可患哉"，故一切腹痛呕泄诸证，严戒不可发汗。

十六、伤寒下利，日十余行，脉反实者①，死。
原文369

郑　论　按下利之脉，大半微细，今见脉实，是脉
不合病，邪甚正虚，恐难获效，故决其死也。

【阐　释】下利日十余行，正气甚虚，脉当沉微弱，今脉反
实，是邪实，脉证不符，攻之不行，温之则生燥，故决其死也。

十七、下利有微热而渴，脉弱者，（令）〔今〕自愈。
下利，脉数而渴者，（令）〔今〕自愈，设不差，必圊脓

_____

①　脉反实：实脉是长大而有力，多见于大热大实的征候，虚证而见脉实，所以
说反。

血，以有热故也。下利脉数，（而）有微热，汗出，（令）〔今〕自愈，设复紧为未解。　原文360、367、361

郑　论　按下利一证，以脉象求之，脉弱而渴，里有寒也，寒邪下泄，而津液不上潮，故口渴，有微热者，是阴症而得阳也，故曰自愈。脉数而渴，里有热也，热邪下行，热伤津液，故口渴，邪脉相合，故曰自愈；设不差，而圊脓血，是余热未尽故也。至于下利脉数，有微热汗出，是气机鼓动，有上升之机，故不利可自愈；设脉紧，紧为寒邪，寒伏于内，故为未解。

【阐　释】 本条在伤寒论中分列为三条。第一节从下利有微热而渴至今自愈，指阴盛下利将愈的脉证；第二节从下利至有热故也，指阳复自愈与阳复太过之便脓血证；第三节从下利脉数至为未解，指阴盛下利将愈的脉证及未解的脉象。郑氏对此，详为注释，简明扼要，故不赘述。

厥阴下篇 计十法

一、下利，寸脉反浮数，尺中（有）〔自〕涩者，必清脓血。　原文363

郑　论　按寸为阳，尺为阴，寸见浮数，阳邪之征；尺见（浮）〔自〕涩，血虚之验。清脓血者，邪气太盛，逼血下行耳。

【阐　释】厥阴下利本属虚寒，今脉反见浮数，是阴病转阳的脉象。本条阳复太过，由于邪无出路，热不得泄，以致内伤阴络，血为热蒸，腐化为脓，故大便脓血，亦即郑氏所说："清脓血者，邪气太盛，逼血下行耳。"

二、下利，脉沉弦者，下重也①；脉大者，为未止；脉微弱数者，为欲自止，虽发热，不死。　原文365

郑　论　按下利一证，原有因寒、因热、因湿、因膀胱失职、因中虚、因饮食，种种不一，总要认证分别阴阳实据，学者一见，自有定法，若只见一脉而论证，未免不恰。况脉只数十端，而病有千万，何得只凭脉一端立法？仲景当不若此，定有遗误。

【阐　释】下利一证，应如郑氏所说："总要认证分别阴阳实据"，对症用药，无不立应。但仅凭一脉立说，玄渺难凭，不足为法。

三、热利下重者，白头翁汤主之。　原文371

郑　论　按下利而曰热，法宜清热，不独白头翁汤可治，学者总宜圆通，认理为要。

【阐　释】下利而有各种热性症状的，称为热利，有别于寒利。下重则邪滞下焦，不独白头翁汤可治，应如郑氏所谓"总宜

---

①　下重：指肛门有重滞之感。

圆通，认理为要"。

白头翁汤（校补）

白头翁_{二两}　黄柏_{三两}　黄连_{三两}　秦皮_{三两}

上四味，以水七升，煮取二升，去渣，温服一升，不愈，更服一升。

【方解及其应用范围】

白头翁清热活血止腹痛；黄连、黄柏清湿热，厚肠胃，泻下焦之火；秦皮亦属苦寒，有收涩之功。合之有清热平肝止利之功。本方用于治疗细菌性痢疾有特效；凡属热性下痢，无论肠炎痢疾疗效都很高。

四、下利欲饮水者，以有热故也，白头翁汤主之。原文373

郑　论　按下利饮水，明是热伤津液也，故以白头翁汤清热之剂主之。

【阐　释】此条与上条同，凡属清热之剂，可随宜选用，不可执定白头翁汤为是。

五、下利谵语者，（以）有燥屎也，宜小承气汤（主之）。　原文374

郑　论　按下利谵语一证，亦有虚实之不同，不得尽为有燥矢而用小承气汤，但利有新久之分，谵语有虚实之异，务在临时斟酌，于饮冷、饮热、舌润、舌干、小便清、黄，如此求之则得矣。

【阐　释】用承气汤之目的，是泻阳明里实，而不是泻厥阴之热，本证所以列入厥阴篇中，一方面因为下利的辨证，连类而及，一方面因为病变源于厥阴，实际上病仍属阳明。今下利而见谵语，主有燥屎，则下利为热结旁流，谵语为里有实热。里有实热，用小承气汤下其实热，则下利自止。故郑氏曰"利有新久之分，谵语有虚实之异"，则治阳虚者，急当回阳止泄，以固其脱；若阴虚者，自当急下存阴。斯为得矣。

六、下利（后）更烦，按之心下濡者，为虚烦也，宜栀子（豆）豉汤。　原文375

郑　论　按下利过甚，中气骤伤，阴阳不交，故见虚烦，用药宜慎，不可执一栀豉汤，为不可易，当细辨之。

【阐　释】此承上节而来，乃厥阴下利后虚烦之证也，与上节之燥屎实邪迥别，与太阳汗、吐、下后，心中懊憹，虚烦不得眠；以及阳明下早，以致虚烦的机转是一致的。故用栀豉汤以上清包络胸膈之余热，下启肾脏寒水之阴津，则正气复而烦自去也。

七、呕而发热者，小柴胡汤主之。　原文379

郑　论　按呕（而发热，但呕）有寒呕、热呕之不

同；发热有外入、内出之各别，不得统以小柴胡汤论，
当辨明为是。

【阐　释】关于呕而发热，郑氏曰："不得统以小柴胡汤
论"，是正确的。如选用柴胡汤，必兼口苦、咽干、目眩、胸胁
苦满等证，方为合法。

八、呕而脉弱，小便复利，身有微热，见厥者，难
治，四逆汤主之。　原文 377

郑　论　按呕而脉弱，虚寒上逆也；小便复利，身
有微热，真阳有外亡之机也；更加以厥，阴盛阳微也。
故为难治，此际非大剂四逆不可。

【阐　释】本条叙述阴盛阳虚，呕逆的证治，郑氏所按甚
当。笔者再为之细析，胃中虚寒，则呕而脉弱；下焦虚寒，故小
便自利；阳气浮于外，故身有微热；阴寒据于里，故手足见厥。
若阴盛格阳，阳气将脱，此乃危候，故云"难治"。"难治"并
非不治，可用大剂四逆汤温经回阳以救之。

九、干呕，吐涎沫①，头痛者，吴茱萸汤主之。
原文 378

郑　论　按呕吐涎沫，而巅顶痛者，则是厥阴头痛
无疑，何也？厥阴脉会顶巅故也。条内只言一头痛，夫

————————————

① 吐涎沫：指吐出清稀涎沫。

头痛六经皆有，不将巅顶指出，则厥阴之证，尚属含糊，主以吴茱萸汤，一定不易之法。

【阐　释】本论中用吴茱萸汤凡三见：一为阳明中篇 15 条，二为少阴前篇 12 条，三即本条。症状虽有不同，而其为肝胃虚寒，浊阴上逆所致则同。干呕、吐涎沫是肝胃寒邪挟浊阴之气上逆，头痛多在巅顶部位，为阴寒上逆之征。治以吴茱萸汤散寒止呕，温胃降逆，则诸症自愈。笔者曾治一巅顶头痛之患者，四肢冰凉，面容苍白无神，食少，一身都痛，恶寒特甚，呕吐涎沫，经中西医治疗，经年累月无效。余综合分析，断为厥阴头痛。先服麻附细辛汤加味四剂，一身痛等有所减轻；继服四逆汤以扶阳祛阴，恶寒等又有减轻；最后治以吴茱萸汤加附片，吐涎沫、头痛诸症悉愈，复以理中汤善其后。

十、呕家，有痈脓〔者〕，不可治呕，脓尽自愈。
原文 376

郑　论　按呕出痈脓，大半多属热壅于内，在厥阴篇中，用药多居辛燥，故教人不治吐脓，盖慎用辛燥之意也。

【阐　释】厥阴寒尽阳回之后，阳热太甚，伤及血分，下行则便脓血，上出则呕痈脓。若强止其呕，则脓不得出，反生他变。郑氏曰："在厥阴篇中，用药多居辛燥，故教人不治吐脓，盖慎用辛燥之意也。"既禁辛燥之剂，其治当辛凉以开其结，苦泄以排其脓，甘寒以养其正，使脓尽而呕自止，可用排脓汤加味治之。

过经不解 <small>计四法，附三阴经后（据舒本校补）。</small>

一、太阳病，过经十余日[①]，反二三下之，后四五日，柴胡证仍在者，先与小柴胡。呕不止，心下急[②]，郁郁微烦者[③]，为未解也，与大柴胡汤下之则愈。 原文103

郑 论 按太阳过经不解，延至十余日，反二三下之，此际邪仍在太阳，方可云过经不解。若是柴胡证，十余日后，邪仍在少阳，方可言过经不解。此说一呕不止，心下急，郁郁微烦病情，乃系太阴中宫不宣，阴邪上逆之象，若只据一呕，而即云柴胡证仍在，殊属不当。总要寒热往来，口苦、耳聋、喜呕全在，用小柴胡汤，乃为恰切，不得草草了事。

【阐 释】过经不解计四条，他书俱载在太阳中篇，舒驰远将此四条，附在三阴经后，郑氏从之。太阳病，过经十余日而不解，或为桂枝汤证，或为麻黄汤证，皆无可下之理，此际邪仍在太阳，故可云过经不解。郑氏辨过经不解与其他注家随文释义不同，是有见地的。至论"呕不止，心下急，郁郁微烦病情，乃系

---

① 过经：此处含有病传他经之意。
② 心下急：胃脘部有窘迫的感觉。
③ 郁郁：言烦闷之状。

太阴中宫不宣，阴邪上逆"之征，则大柴胡汤不可用，法当温中降逆散邪，理中汤加砂仁半夏治之。

大柴胡汤方（校补）

柴胡半斤　黄芩三两　芍药三两　半夏半升（洗）　生姜五两（切）　大枣十二枚（擘）　枳实四两（炙）

上七味，以水一斗二升，煮取六升，去渣再煎，温服一升，日三服。一方加大黄二两①，若不加，恐不为大柴胡汤。

【方解及其应用范围】

本方有柴胡、半夏、生姜之辛以解表，黄芩、芍药、枳实、大黄之苦以涤除里热，是两解表里之剂。若无大黄，原文何云与大柴胡汤下之愈。

二、太阳病，过经十余日，心下温温欲吐②，而胸中痛，大便反溏，腹微满，（而）郁郁微烦，先此时，自极吐下者③，与调胃承气汤。若不尔者，不可与，但欲呕，胸中痛，（而）微溏者，此非柴胡〔汤〕证，以呕，故知极吐下也。　原文123

郑　论　按太阳过经十余日，所现病情，皆正气不

---

① 大黄：晋代葛洪《肘后方》载大柴胡汤都有大黄二两，当从之。
② 温温：同愠愠，言烦愦之状。
③ 极吐下：大吐下的意思。

足之候，何也？心下温温欲吐者，中宫不宣，而阴邪滞也；大便溏而微满者，中宫有寒湿弥漫之象也；郁郁微烦，正气不畅达也。此皆由吐、下失宜，方有此候。

【阐　释】诸家注解此条，纷纷聚讼，其实难从。唯郑氏能独抒己见云："太阳过经十余日，所现病情，皆正气不足之候。"此皆由吐、下失宜，既非柴胡证，亦非调胃承气汤所能治。所现诸证，无非内脏虚寒，或为吐下所伤，或为中气素弱，或为寒湿弥漫，法宜温中散寒祛湿，理中汤加砂仁、半夏、茯苓治之。

三、伤寒十三日〔不解〕，胸胁满而呕，日晡所发潮热，已而微利，此本柴胡证，下之（而）〔以〕不得利；今反利者，知医以丸药下之，〔此〕非其治也。潮热者实也，先宜服小柴胡〔汤〕以解外，后以柴胡（汤）加芒硝〔汤〕主之。　原文104

郑　论　按胸胁，乃肝胆地界，今见病而呕，邪气拂郁也。日晡发热而微利，本有热也，此乃柴胡的候，下之本非其治。学者总宜向机施治为是。至原文所主之方，亦不可固执。

【阐　释】胸胁满而呕，日晡发潮热等症，是少阳兼阳明内实之证，故郑氏曰："下之本非其治。"上证既兼里实，大便应见秘结，今反下利，此是误用丸药所致，虽有微利而病不解，柴胡证仍在。潮热为里实，故先用小柴胡汤以解外，再用柴胡加芒硝汤兼治里实。郑氏又曰："原文所主之方，亦不可固执"，示人以活法圆通之妙。

柴胡加芒硝汤方（校补）

柴胡二两十六铢　黄芩一两　人参一两　甘草一两（炙）生姜一两（切）　半夏二十铢 本云二十铢五枚（洗）　大枣四枚（擘）　芒硝二两

上八味，以水四升，煮取二升，去渣，内芒硝，更煮微沸，分温再服。不解，更作。

【方解及其应用范围】

此为少阳、阳明兼治的方剂，和解清里之方也，治小柴胡汤证兼胃有实热者。虽有微利，燥结仍留。加芒硝者，泄热软坚，胃实可除，潮热微利自止。亦即本方证之少阳证及阳明证均较大柴胡汤证为轻者适用之。可以推广用于小柴胡汤证，而腹有坚块苦满难解者；或小柴胡汤证，发潮热，大便不通者。此用咸寒之芒硝以润燥软坚之效也。

四、伤寒十三日（不解），过经谵语言①，以有热也，当以汤下之。若小便利者，大便当硬，而反下利，脉调和者，知医以丸药下之，非其治也。若自下利者，〔脉〕当微厥；今反和者，此（谓）〔为〕内实也，调胃承气汤主之。　原文105

——————————

① 过经：此处是病已离开太阳经的意思。

郑 论 按谵语而称内热，下之理也；大小便利者，里气通也；脉调和者，气机顺也。此以为医以丸药下之，非其治，殊非正论。又若自下利，当微厥者，正虚之征也；而反和者，正未大虚也。原文何得此为内实，当下之，非正论，绝非仲师所语也。

【阐　释】 历代注家对本条大多只是随文顺释，殊觉含糊。郑氏对原文提出疑问，不同于历代注解者。原文第一段伤寒十三日至知医以丸药下之，非其治也；第二段若自下利至此为内实，当下之。郑氏均斥为非正论。最后归结为"绝非仲师所语也"。

郑　论 按过经不解一语，似非确论，如太阳病有十余日，仍在太阳者；阳明病有下而再下，十余日仍未解。总之不必专拘时日，务以认证为妥，辨明虚实为要。

【阐　释】 本节郑论，系概括前四节而言。虽曰过经，究竟仍在六经之内，辨其证在何经，即用何经之法以治之，又何必用此过经不解之法哉？

差后劳复 计五法（据舒本校补）。

　　一、大病差后①，劳复者②，枳实栀子豉汤主之（若

① 大病：《诸病源候论》云："大病者，中风、伤寒、热劳、温疟之类是也"。
② 劳复：疾病新愈，因劳又发的，叫劳复。

有宿食者，加大黄，如博棋子大五六枚)①。 原文393

郑 论 按大病差后，稍有劳动，而病依然复初，此皆元气薄弱之故，不得按前法治之。但病（果按）劳复一证，果系何脏损伤，何经为病？病差后，稍有劳动，其病依然，应按脏经施治，原文所主之方，大非确论，恐有遗误。

【阐 释】 大病新差，真元大虚，气血未复，过劳了可能复发旧病，与前无异，自当照前用药，此一定之理也。而郑氏则说："而病依然复初，此皆元气薄弱之故，不得按前法治之。"何其自相矛盾？过劳了既可能复发旧病，亦可能新感为病，仍应以随证施治为准。故郑氏又谓："原文所主之方，大非确论，恐有遗误。"其质疑是正确的。

枳实栀子豉汤方（校补）

枳实三枚（炙） 栀子十四个（擘） 豉一升（绵裹）

上三味，以清浆水七升②，空煮取四升，内枳实栀子，煮取二升，下豉，更煮五六沸，去渣，温分再服，复令微似汗。若有宿食者，内大黄如博棋子大五六枚③，服之愈。

---

① "若有……五六枚"三句：据成无己本增。其他诸书，此十六字皆在枳实栀子豉汤后。

② 清浆水：徐灵胎曰：浆水即淘米泔水，久贮味酸为佳。

③ 博棋子大：《千金方》：羊脂煎方后云：棋子大小如方寸匕。

【方解及其应用范围】

体虚劳复，热气浮越，所以用枳实宽中下气，栀子泄热除烦，香豉宣泄陈腐，兼解其表，更用浆水煮药，以开胃调中，所以具有泄热除烦，散表和中的作用。假如兼有宿食停滞，再加大黄以荡涤肠胃，推陈致新，所谓邪去则正自安。

二、伤寒差以后，更发热（者），小柴胡汤主之。脉浮者，以汗解之；脉沉实者，以下解之。　原文394

郑　论　按病既称差已，何得更现发热乎？又并未现出柴胡证，何得以小柴胡汤主之？即脉浮、沉、实，亦当审其何部何经，应表解、应下解，方可定（按）〔案〕，此以笼统言之，定非确论。

【阐　释】伤寒差已，则大邪已去，后更发热者，表里之气未和也，脉当微弦，必兼有口苦、咽干、胸胁满等证，否则不能投以小柴胡汤。至以汗解、以下解，亦当审其何部何经，兼辨其证状，对证下药，始为适当。故郑氏曰："此以笼统言之，定非确论。"

三、大病差后，从腰以下有水气者，牡蛎泽泻散主之。　原文395

郑　论　按大病差后，从腰下有水气者，是病不责之太阳，而责之于肾也。太阳底面，即是少阴，太阳病已，而少阴肾气发泄于外，故现腰以下有水气，法当温肾收纳，若牡蛎泽泻散，是亦利水之一法也，似非正论。

【阐　释】本条原文甚简，必须结合其他症状来辨别水气之属性，是否可用牡蛎泽泻散治疗。如下焦气化失常，湿热壅滞，膀胱不泻，水性下流，故但从腰以下，水气壅积，膝胫足跗，皆肿重也。此属有余之邪，脉必沉数有力，二便不利，方可用此排决逐水之剂。若脾胃气虚，不能升清降浊；肾气涣散，膀胱气化不行，水邪泛滥而为肿。牡蛎泽泻散决不可用，当如郑氏所说："法当温肾收纳"，兼以化气，四逆汤加肉桂、砂仁、白蔻、破故纸治之。

　　牡蛎泽泻散方（校补）

　　牡蛎（熬）、泽泻、蜀漆（暖水洗去腥）、葶苈子（熬）、商陆根（熬）、海藻（洗去咸）、栝蒌根各等分

　　上七味，异捣，下筛为散，更于臼中治之，白饮和服方寸匕，日三服，小便利，止后服。

【方解及其应用范围】

　　牡蛎软坚行水，泽泻渗湿利水，蜀漆祛痰逐水，葶苈子宣肺泄水，商陆、海藻专于润下行水，共使水邪从小便排出。栝蒌根止渴生津液，为本方之反佐，使水去而津液不伤。此方施之于形气实者，其肿可随愈也，若病后土虚不能制水，肾虚不能行水，则又当别论，慎不可服也。

　　四、大病差后，喜唾①，久不了了（者）②，　　（胃）

---

①　喜唾：即时时泛吐唾沫。
②　久不了了：延绵不已的意思。

〔胸〕上有寒，当以丸药温之，宜理中丸。　　原文396

郑　论　按病后喜唾不了，中宫有寒湿未尽也。寒湿上逆而不降，故唾不止，法宜温中降逆，是一定之理也。

【阐　释】郑氏所论极是，法宜温中降逆。笔者将理中丸改为汤剂，再加砂仁、半夏，增强其效，轻者一二剂，重者五六剂，即竟全功。

理中丸方（校补）

人参、干姜、甘草（炙）、白术各三两

上四味，捣筛，蜜和为丸，如鸡子黄许大，以沸汤数合，和一丸，研碎，温服之，日三四，夜二服，腹中未热，益至三四丸，然不及汤。汤法：以四物依两数切，用水八升，煮取三升，去渣，温服一升，日三服。若脐上筑者。肾气动也，去术，加桂四两；吐多者，去术，加生姜三两；下多者，还用术；悸者，加茯苓二两；渴欲得水者，加术，足前成四两半；腹中痛者，加人参，足前成四两半；寒者，加干姜，足前成四两半；腹满者，去术，加附子一枚。服汤后如食顷，饮热粥一升许，微自温，勿发揭衣被。

【方解及其应用范围】

本方乃温中之剂。白术甘温，燥湿而健脾，主治风寒湿痹。

干姜辛温，主胸满咳逆上气，又能暖中宫之气。徐灵胎曰："凡味厚之药主守，气厚之药主散，姜气味俱厚，故散而能守，夫散不全散，守不全守，则旋转于经络脏腑之间，驱寒除湿，和血通气，所必然矣。"甘草与辛药同用，便可化周身之阳气，阳气化行，阴邪即灭。但恐辛热太盛，故用人参之微寒济之，有刚柔相济之意，阴阳庶几不偏。仲景在前太阳中篇33条曾云："理中者，理中焦"，中焦是脾胃所司，乃《伤寒论》太阴病温中散寒之主方，原文已有几种加减法，参看前面所述，此处不再赘叙。郑氏在《医法圆通》中说："理中汤所治的主症是腹满而吐，食不下，时腹自痛，下利，口不渴。"是太阴病的典型证候。其基本病理是脾胃虚寒，气机阻滞，故以温中散寒补脾之理中汤为首选方。其圆通应用法，郑氏举出：（1）治吐血；（2）治四肢浮肿；（3）治心下嘈杂吐水；（4）治咳嗽吐清水；（5）治唾水不休；（6）治呃逆不休；（7）治手足微冷少神。以上七症，皆由脾胃虚寒，转输失职所引，故能治之而愈。笔者经验用此方加味治疗脾脏咳嗽。其因脾脏阳虚而咳嗽者，乃脾脏之阳不足，不能转输津液水谷而作，理中汤能温阳利湿，益气化痰，故可治之而愈。如由于胃寒发吐而咳嗽者，则加砂、蔻、半夏，其效始著。今人用本方加减化裁以治虚寒性的消化道疾病，如慢性胃炎、肠炎及胃痛、胃溃疡，多见良效。

五、伤寒解后，虚羸少气[①]，气逆欲吐，竹叶石膏汤主之。　原文397

郑　论　按寒邪既称解后，人既虚羸少气，本属不

---

① 虚羸：虚弱消瘦之意。

足，气逆欲吐，大半阴邪上逆，正气不支，法宜温中、扶阳、降逆为是。原文以竹叶石膏汤，是为胃热上攻者说法，若施之于虚羸少气之人，断乎不可。学者务宜于病情或寒或热上体会，庶不致误。

【阐　释】伤寒解后，无论汗解、下解，其为伤胃阴则一。胃虚津伤，余热未除，方可用竹叶石膏汤。若病后虚羸少气者，元气衰乏，肾气不足也，病属少阴；气逆欲吐者，脾虚不能摄饮，饮邪上逆，病属太阴，法当扶阳补气，理脾固肾，竹叶石膏万不可用，可选用附子理中汤加砂仁、故纸等药。故郑氏曰："学者务宜于病情或寒或热上体会，庶不致误。"

竹叶石膏汤方（校补）

竹叶二把　石膏一斤　半夏半升（洗）　人参二两　麦门冬一升（去心）　甘草二两（炙）　粳米半升

上七味，以水一斗，煮取六升，去渣，内粳米，煮米熟，汤成去米，温服一升，日三服。

【方解及其应用范围】

本方为白虎人参汤加减而成。竹叶、石膏除烦清热，人参、甘草益气生津，麦冬、粳米滋养胃液，半夏降逆。合之能生津益气，清热养阴。本方推广应用于急性热病，肺热、胃热之咳喘或呃逆、受暑之吐泻，以及热病后期津气两伤，余热未尽各症。笔者用治小儿麻疹已出透，仍继续高热，咳嗽剧烈者，则热去而津生，咳嗽自愈。

差后食复 计一法（据舒本校补）

一、病人脉已解①，而日暮微烦，以病新差，人强与谷，脾胃气尚弱，不能消谷，故令微烦，损谷则愈②。
原文389

郑 论 按胃气旺，则食谷易消，胃气弱，则食难化，此亦理之常也。今日暮而微烦，正阴长阳消之时也。损谷则愈，使其食不骤，而胃气宽舒，自可无虞矣。

【阐 释】病人已愈，尚见日暮微烦，因病当新愈，正气未复，勉强进食，脾胃虚弱，只要减食则愈。此即揭示病愈后，应注意饮食调护，不可过食也。

阴阳易病 计一法

一、伤寒阴阳易之为病，其人身体重，少气，少腹里急，或引阴中拘挛③，热（气）〔上〕冲胸，头重不欲举，眼中生花，膝胫拘急者，烧裈散主之。 原文392

---

① 脉已解：病脉已除，即脉搏平和的意思。
② 损谷：即节制食物的意思。
③ 引阴中拘挛：牵引阴部拘急痉挛。

郑　论　按阴阳易病，皆由新病初愈，余邪尚未大尽，男与女交则女病，女与男交则男病，以致一线之余毒，势必随气鼓荡，从精窍而发泄也。治之不外扶正为主。至于烧裈散一方，男用女裈，女用男裈，近阴处布方寸，烧灰兑药服之，亦是取阴阳至近之气机，必引药深入，亦是近理之论。余于此等证，在大剂扶阳，取童便为引，服之屡屡获效。

【阐　释】阴阳易病者，是男子或妇人伤寒病新差未平复；而与之交接得病者。其症状是身体重，少气、少腹里急等，这是下寒证；热上冲胸，头痛不欲举等，这是上热证。下寒是真寒，上热是假热。郑氏认为治之不外扶正为主，用大剂回阳扶阳，取童便为引，服之屡屡获效，诚不易之治法矣。笔者从之，并认为烧裈散决不可用。

烧裈散方（校补）

妇人中裈近隐处，取烧作灰。

上一味，水服方寸匕，日三服。小便即利，阴头微肿，此为愈矣。妇人病，取男子裈烧灰服。

【阐　释】

笔者对此证此方，体会很少，不予强解。

伤寒恒论外附

太阳少阴总论

☷夫太阳者，即坎中真阳也；少阴者，即坎水也。阳居二阴之中，阴含一阳之内。人身中一水一火，即在此处攸分。故太阳为人身纲领，主皮肤，统营卫者是也。太阳之气上升，则水精之阴，即从太阳而上行，从皮肤而出水气。太阳为外邪干犯，必由毛窍而入，仲景所以著《伤寒》，皆是从根底上来也。故太阳之底〔面〕是少阴，少阴之底面即是太阳，所以太阳发汗有亡阳之虞，即此是也。后学不知根底，著春温，著利证，种种不一，自以为补仲景之不逮，而不知仲景列六经，早已发明其要，惜后人之学识未到，功力未深，自诩以为独得之秘，而其中亦有好处，不得即为之无用也。总之根底未澈，源头未清，不得不直言之也。

【阐　释】郑氏于书末附太阳少阴总论者，何故？《医理真传》一书，首揭乾坤大旨，而以坎、离为人生立命之根。坎水在人身虽属阴血，但中有真阳，在人身为肾，一点真阳，含于二阴之中，为人立命的真种子。离为火，属阳，气也，在人身为心。而中一爻来自坤元，真阴寄在其中。在人身则肾中真阳升发，能使水上交于心，心中真阴能使火下交于肾。气血循环，周流不息，水升火降，阴平阳秘，使人身体健康，心智焕发，都是坎离互济交融，一升一降，往来不穷，性命于是乎立。伤寒六经中之太阳，即坎中真阳也；少阴者，即坎水也。六经以太阳为首，凡病邪初入，必由太阳，以太阳为寒水之区，主皮肤，统营卫，为一身纲领。然太阳底面，即是少阴肾经，相为表里也。若太阳病过发汗，则伤少阴肾中真阳，而有亡阳之虞。太阳一经为病，有经病，有伤风症，有伤寒症，有两感症，有腑症。腑症之中，又有蓄尿症、蓄热症、蓄血症、癃闭症。在六经病症中，最为繁多，变化亦大，其治似简实难。至少阴一经之病，有由传经而来，亦有外邪直中少阴经。少阴经兼属手少阴心及足少阴肾，系上火下水，而下水中复有真阳，故本经之病，除经症外，尚有协火、协水两症。在六经中，除太阳经外，本经较其他诸经为复杂，因其为水、火交会之地，元气之根，人身立命之主也。病至此际，是元气衰极，剥至于根，故少阴病中，重症、死症较多。仲景立四逆，是专为救这一点元气说法。又云治三阴厥逆，可知这一点元气，澈上澈下，包罗天地，此方不独专为少阴立法，而上中下三部之法俱备，知得此理，便知得姜附之功用也。笔者数十年之经验，对治阳虚诸种病症，用姜、附少则30克，多达250克，从未发生任何副作用，真是药到病除。不敢自秘，愿与同人共用之，以救世之阳虚患者，功莫大焉。

麻脚瘟说

余自幼小时，即闻老人相传，有麻脚瘟证，终不知此证是何也？今者历医有年，始得其要。夫曰麻脚瘟者，人身卫外之阳不足，卒为阴邪所闭也。然有吐有泻，皆是阴邪已犯中宫，上下逼迫，而人身元气系在后天，顷刻将元气剥尽，能令人死。余曾救多人，一见此症，即用大剂回阳，可以移危为安。如斩关丸、四逆汤，皆神效之品。设穷乡僻壤，觅药维艰，一遇此等证候，即速捣生姜汁同红糖服之；如无红糖，即姜汁亦可；如姜不便，而胡椒亦可，速速吞之，皆能获效。昧者不识，胡乱施治，未有不速其死者也，愿诸公熟记之。至切至切。

【**阐　释**】郑氏释麻脚瘟病为人身卫外之阳不足，卒为阴邪所闭也，是经验有得之言。因其病来势凶猛，顷刻将元气剥尽，能令人死。即用大剂回阳，如四逆汤、斩关丸服之，可以转危为安。对缺医少药之穷乡僻壤，提出简便易行之姜汁同红糖服之，或胡椒速吞之，皆能获效，足以补医药之不逮，弥足珍贵。

附斩关丸方　舒驰远自制（据舒本少阴前篇五条补入）。

硫黄五两，研细末，灌入猪大肠，线札煮去肠滚水淘

数次晒干　肉桂一两　白蔻、生附子、花椒、生白术、吴萸、半夏、鸡内金各五钱

以上共为末，饭碾成丸。

辨认内外发热证至要约言

医家治病，务要识得内外两法，邪有由外而入者，有由内而出者，大有分别。如发热一证，无论男妇老幼一见发热，鲜不以为外感也，不知大有分别。余阅历数十年，方始识得，不敢自秘，以公诸世，亦救世之意也。千古以来，名贤迭出，惜此未剀切详明也。曰内曰外，何以辨之？证之？由外感者，无论男妇老幼，一经外感，邪从毛窍而入，闭其外出之气机，人即沉迷倒卧不起，所现头疼、身痛、恶风、畏寒等等情状。若由内而出者，无论男妇老幼，人不困倦，起居一切如无病者，但发热而已。其间有手心独发热者，有上半日发热者，有下半日发热者，有夜间发热者，种种不一。但其人面白、唇青、口不渴、满口津液，饮食无味，大小便利，不思水饮为据。即有面赤如朱，口红唇裂，皆在舌上，津液满口，小便清长，喜饮热汤上辨之，万无一失。

【阐　释】发热有内、外之分，郑氏原文剀切详明，毋庸赘述。但笔者认为将《医理真传》认病捷要总诀发热类与之合参，

则更为全面，故不惮繁而录之，以供辨证。发热而身疼者，外感也（自汗桂枝汤，无汗麻黄汤）。发热而身不疼，饱闷吞酸者，内伤于食也（平胃散加消食行气之药）。发热身疼，不恶寒，舌黄而饮冷者，热伤于里也（白虎汤加桂枝、干葛）。发热身疼，恶寒，口不渴者，邪入少阴也（麻黄附子细辛汤）。素禀不足，无故身大热，舌青欲饮极热者，元阳外越也，亦有口不渴者，皆同（吴萸四逆汤）。小儿发热、气粗口热者，表里俱病，内有热也（人参败毒散加芩、连、栀子）。发热出气微温，而口不热，小便清长，大便不实，素有疾者，元气不固也（理中汤、六君子汤之类）。

问　答 计三条

问曰：俗云服姜附烧干肾水，果有是说乎？

答曰：子不观仲景之用姜附，所以回阳也，阳回则津液自生，何以不烧干肾水而反生津液，生死人而肉白骨乎？此其中大有关键，昧者不明阴阳底蕴，畏姜附视若砒霜，不敢轻用，病家亦不敢轻服，相沿成风，牢不可破。犹其不知姜附乃少阴主药，仲景用之以扶少火而生气者也。曰：然则姜附其可恒用欤？曰：可。曰：何以知其可恒用也？曰：凡一切阳虚诸症，如少气、懒言、身重、恶寒、声低、息短、舌润、舌黑、二便清利、不思水饮、心悸、神昏、不语、五心潮热，喜饮热汤、便血、吐血、闭目妄语，口臭难禁，二便不禁，遗尿遗屎，手足厥逆，自汗，心慌不寐，危候千般，难以枚举，非姜附何以能胜其任，而转危为安也乎？曰：然则世之用大黄芒硝以治病者，其故何也？曰：大哉斯问也？曰：夫大黄、芒硝乃治壮火食气之症也。曰：壮火之为病若何？曰：壮火者，是外来之邪热，入与阳明之燥热相合，盘据于中，若不急为扑灭，顷刻将真阴灼尽而性命不保，故曰壮火食气即此。仲景于此，轻则以人参白虎，重则以大承气、小承气汤，与夫六味、麦味、鸡子黄连润燥、养阴、救阴诸法，皆一辙也。至所现病情，如气粗口热、大渴饮冷、壮热、烦躁、汗多、身轻、张目不眠、声音响亮、口臭、芒刺满口，谵语神昏，二便不利，胸腹痞满，狂叫不休，便血，吐血，种种危候，难以枚举。如此之病，不惟姜附不用，即一切辛燥之品，皆当禁服也。由是观之，则医亦可学也，而用药之宜热宜凉，有一定之理也。噫！先生此论，其可为医门之一助也，实快事也。

【阐　释】郑氏此条采取问答形式，说明姜附之功用，并斥服姜附烧干肾水之说。仲景伤寒论113方中，用附子者有33方，盖附子纯阳之性，能补坎中真阳。《医理真传》一书中，有坎卦解、离卦解、气血两字作一卦解、君相二火解等，都是说明气血周流五脏六腑以及全身，必须相应平衡，始能健康长寿。如有偏盛，必发而为病。"气有余便是火，气不足便是寒"，"火旺者阴必亏，寒甚者阳必衰"，此阳虚阴虚之所由来也。姜附乃阴症主药，用之以扶少火而生气者，凡一切阳虚诸症，皆可服之。附子为热药之冠，能扶欲绝之火种，又必佐干姜之辛散，以荡尽阴邪，迎阳归舍，故曰回阳。凡阳虚阴盛为病，皆可放胆使用，能早用善用，即不致酿成危候。盖邪火始能伤阴，真火实能生阴，火盛则水盛，火衰则水衰，故烧干肾水之说，实属无稽。笔者临证数十年来，以善用姜桂附闻于世，用附片少则数十克，多则达二三百克，从未发生任何副作用，盖即本诸邪火始能伤阴，真火实能生阴之理论。又曰："然则世之用大黄、芒硝以治病者，其故何也?"盖硝、黄乃治壮火食气之药也，食气者，食尽元阴之气也。若不急为扑灭，顷刻将真阴灼尽而命不永。至其所现症状，如气粗口热、大渴饮冷等，非但姜附不可用，即一切辛燥之品，皆当禁服，此又白虎、承气之用矣。

或问：俗云小儿纯阳之体，不宜服姜附，是耶?非耶?

答曰：小儿者，稚阳也，如初生之萌芽，其质娇嫩，用药稍差，即祸生不测，便酿出阳虚种种危候，非姜附何能扶少火而生气，以助先天危亡之机乎? 世人动曰纯阳，岂非见之左耶。总之用姜附亦必究其虚实，相其阴阳，观其神色，当凉则凉，当热则热，何拘拘以姜附为咎哉?

【阐　释】俗说"小儿纯阳之体，有热无寒"。其实此语非是。有初生小儿，生下后其身体即为阳虚者，由其母在妊娠期中，喜食生冷；或因营养不良，以致胎儿在母腹中，即未健康成长，发育不好，其面容㿠白，额上显出青纹，口唇青白，哭时声不洪亮，舌质淡红，苔白腻等。亦有小儿患病，注射青链霉素，或过服寒凉之剂，有如郑氏所说："用药稍差，即祸生不测，便酿出阳虚种种危候。"上述两种症状，则非用姜附以扶少火而生气，以救危亡不可。总之用姜附必辨其阴阳虚实，何能拘泥于小儿纯阳之体，不宜服姜附哉！笔者曾治患儿戴某，生下后三月，即患咳嗽，病势严重，送医院治疗，经注射青霉素半月，病愈出院。在一年中，咳喘断续发作，住医院四次。最后一次诊断为肺气肿，虽注射针药及输液治疗，未见减轻，已下病危通知书。患儿面容乌黑，咳时头倾胸曲，气喘促，出冷汗，手足冰凉；舌质淡红，苔白腻。其母在妊娠期中，喜吃生冷瓜果以及冰糕汽水等饮料。根据上述诊断，胎儿在母体内即受损伤，生下后即现阳虚之象。加之三月即住医院治疗，共有五次，注射青霉素及输液，损伤阳气。现已见种种危候，非用姜附以扶阳止咳喘不可。先用四逆汤加麻黄治之；继用真武汤，最后以理中汤善其后，共服药三十剂而痊愈。今十年，小孩健康成长，已读小学矣。

或问：俗云小儿初生，先服开口药，以下胎毒，免生疮症，用药不外大黄、银花、勾藤、防风、巴豆、大枣等，果可服否？

答云：小儿下地，定要服开口药，以下胎毒，免生疮、风症，此皆不经之论。夫小儿居母腹中，母呼一呼，母吸一吸，十月功圆，破衣而出，此时一团真气养成，有何胎毒？如果有毒，小儿尚可活乎？既经下地，如初出土萌芽，此则一身真气，本是并无一毫外邪，何得即以戕伐生气之药而施之，则无疾反生有疾，不生风因而

生风，故有四六风、七天风，十有九死，难以枚举。此
千古之流弊，实千古小儿之大厄也。噫！何世人之不讲
究理法耶？

【阐　释】郑氏认为小儿初生下地，不可妄施药品，力斥世
俗用大黄、银花等药以下胎毒之非是，并指出其流弊，在当时是
很有见地的。现今产科医院林立，妇女生育小孩多在医院，此种
陋习，已随之而消失矣。

伤寒恒论附录一

《伤寒论》原文有，《伤寒恒论》
中所无者，补上备考。

6. 太阳病，发热而渴，不恶寒者，为温病。若发汗已，身
灼热者，名风温。风温为病，脉阴阳俱浮，自汗出，身重，多眠
睡，鼻息必鼾，语言难出。若被下者，小便不利，直视失溲。若
被火者，微发黄色，剧则如惊痫，时瘛疭。若火熏之，一逆尚引
日，再逆促命期。

30. 问曰：症象阳旦，按法治之而增剧，厥逆，咽中干，两
胫拘急而谵语。师曰：夜半手足当温，两脚当伸。后如师言，何
以知此？答曰：寸口脉浮而大，浮为风，大为虚，风则生微热，
虚则两胫挛，病形象桂枝，因加附子参其间。增桂令汗出，附子
温经，亡阳故也。厥逆，咽中干，烦躁，阳明内结，谵语烦乱，
更饮甘草干姜汤。夜半阳气还，两足当热；胫尚微拘急，重与芍

药甘草汤，尔乃胫伸；以承气汤微溏，则止其谵语，故知病可愈。

37．太阳病，十日以去，脉浮细而嗜卧者，外已解也，设胸满胁痛者，与小柴胡汤；脉但浮者，与麻黄汤。

92．病发热头痛，脉反沉，若不差，身体疼痛，当救其里，宜四逆汤。

98．得病六七日，脉迟浮弱，恶风寒，手足温，医二三下之，不能食，而胁下满痛，面目及身黄，颈项强，小便难者，与柴胡汤，后必下重，本渴饮水而呕者，柴胡不中与也，食谷者哕。

101．条前段。伤寒中风，有柴胡证，但见一证便是，不必悉具。

113．形作伤寒，其脉不弦紧而弱，弱者必渴，被火必谵语，弱者发热脉浮，解之当汗出愈。

115．脉浮热甚，而反灸之，此为实，实以虚治，因火而动，必咽燥吐血。

102．病人脉数，数为热，当消谷引食，而反吐者，此以发汗，令阳气微，膈气虚，脉乃数也。数为客热，不能消谷，以胃中虚冷，故吐也。

141．病在阳，应以汗解之，反以冷水潠之，若灌之，其热被劫不得去，弥更益烦，肉上粟起，意欲饮水，反不渴者，服文蛤散。若不差者，与五苓散。寒实结胸，无热证者，与三物小陷胸汤，白散亦可服。

171．太阳少阳并病，心下鞕，颈项强而弦者，当刺大椎、肺俞、肝俞，慎勿下之。

224．阳明病，汗出多而渴者，不可与猪苓汤，以汗多胃中燥，猪苓汤复利其小便故也。

331．伤寒先厥，后发热而利者，必自止，见厥复利。

342．伤寒厥四日，热反三日，复厥五日，其病为进，寒多热少，阳气退，故为进也。

380．伤寒大吐大下之，极虚，复极汗者，其人外气怫郁，复与之水，以发其汗，因得哕。所以然者，胃中寒冷故也。

381．伤寒，哕而腹满，视其前后，知何部不利，利之即愈。

辨霍乱病脉症并治篇

382．问曰：病有霍乱者何？答曰：呕吐而利，此名霍乱。

383．问曰：病发热头痛，身疼恶寒，吐利者，此属何病？答曰：此名霍乱。霍乱自吐下，又利止，复更发热也。

384．伤寒，其脉微涩者，本是霍乱，今是伤寒，却四五日至阴经上，转入阴必利，本呕下利者，不可治也。欲似大便而反失气，仍不利者，此属阳明也，便必鞕，十三日愈，所以然者，经尽故也。下利后，当便鞕，鞕则能食者愈。今反不能食，到后经中，颇能食，复过一经能食，过之一日当愈，不愈者，不属阳明也。

385．恶寒脉微而复利，利止，亡血也，四逆加人参汤主之。

四逆加人参汤方

甘草二两（炙）附子一枚（生、去皮，破八片）干姜一两半 人参一两

上四味，以水三升，煮取一升二合，去渣，分温再服。

386．霍乱，头痛发热，身疼痛，热多欲饮水者，五苓散主之。寒多不用水者，理中丸主之。

387．吐利止，而身痛不休者，当消息和解其外，宜桂枝汤

小和之。

388．吐利汗出，发热恶寒，四肢拘急，手足厥冷者，四逆汤主之。

389．既吐且利，小便复利，而大汗出，下利清谷，内寒外热，脉微欲绝者，四逆汤主之。

390．吐已下断，汗出而厥，四肢拘急不解，脉微欲绝者，通脉四逆加猪胆汤主之。

通脉四逆加猪胆汤方

甘草二两（炙）干姜三两，强人可四两　附子大者一枚（生、去皮、破八片）猪胆汁半合

上四味，以水三升，煮取一升二合，去渣，内猪胆汁，分温再服，其脉即来。无猪胆，以羊胆代之。

391．吐利发汗，脉平小烦者，以新虚不胜谷气故也。

伤寒恒论附录二

方剂索引

方剂按首字笔画多少排列，并将《伤寒恒论》有关原文，序号列于方名后，备查。

二　画

十枣汤（太阳上篇45）

三　画

大青龙汤（太阳下篇1、2）

大承气汤（阳明上篇39，阳明中篇8、10、11、12、13、14、22、23、24、25、26、27、28，阳明下篇7，伤寒合病7，伤寒并病2，少阴后篇15、16、17）

大柴胡汤（太阳中篇34、40，过经不解1）

大陷胸丸（太阳上篇50）

白头翁汤（厥阴下篇3、4）

白虎汤（太阳下篇21、22，伤寒合病9，厥阴中篇4）

白虎加人参汤（太阳下篇20、22、23、24，阳明上篇17）

白通汤（少阴前篇13）

白通加猪胆汁汤（少阴前篇14）

生姜泻心汤（太阳中篇27）

半夏泻心汤（太阳中篇31，少阳篇14）

半夏散及汤（少阴后篇12）

六　画

当归四逆汤（厥阴上篇21）

当归四逆加吴茱萸生姜汤（厥阴上篇21）

瓜蒂散（痰病1、3，厥阴中篇5）

竹叶石膏汤（差后劳复3）

七　画

吴茱萸汤（阳明上篇15，少阴前篇12，厥阴下篇9）

芍药甘草汤（太阳下篇13）

芍药甘草附子汤（太阳中篇19）

赤石脂禹余粮汤（太阳中篇33）

附子汤（少阴前篇3）

附子泻心汤（少阴前篇3、11）

八　画

苦酒汤（少阴后篇12）

抵当丸（太阳中篇51）

抵当汤（太阳上篇 39、40，阳明上篇 37、38）

炙甘草汤（太阳中篇 42）

九 画

厚朴生姜半夏甘草人参汤（太阳中篇 26）

枳实栀子豉汤（差后劳复 1）

茯苓四逆汤（太阳下篇 14）

茯苓甘草汤（太阳中篇 10，厥阴中篇 6）

茯苓桂枝甘草大枣汤（太阳中篇 25）

茯苓桂枝白术甘草汤（太阳中篇 48）

茵陈蒿汤（太阳中篇 56，阳明上篇 32）

柴胡加芒硝汤（过经不解 3）

柴胡加龙骨牡蛎汤（太阳中篇 42）

柴胡桂枝汤（太阳中篇 41）

柴胡桂枝干姜汤（少阳篇 11）

禹余粮丸（太阳中篇 18，方缺）

栀子干姜汤（太阳中篇 46）

栀子甘草豉汤（太阳中篇 47）

栀子生姜豉汤（太阳中篇 47）

栀子厚朴汤（太阳中篇 45）

栀子柏皮汤（太阳中篇 58）

栀子豉汤（太阳中篇 47，阳明上篇 17、29，厥阴下篇 6）

十 画

调胃承气汤（太阳上篇 44，太阳中篇 19，太阳下篇 13，阳明上
篇 12，阳明中篇 5、15，过经不解 2、4）

通脉四逆汤（少阴前篇 16，厥阴中篇 11）

十一画

麻子仁丸（阳明中篇 31）

麻黄汤（太阳中篇 2、7，太阳下篇 3、4，阳明上篇 2、20，伤寒
　　合病 5）

麻黄升麻汤（厥阴中篇 7）

麻黄杏仁石膏甘草汤（太阳中篇 21、22）

麻黄细辛附子汤（少阴前篇 2）

麻黄附子甘草汤（少阴前篇 4）

麻黄连轺赤小豆汤（太阳中篇 56）

旋覆代赭汤（太阳中篇 35）

理中丸（差后劳复 4）

黄芩汤（伤寒合病 6，厥阴上篇 6）

黄芩加半夏生姜汤（伤寒合病 6）

黄连汤（太阳下篇 15）

黄连阿胶汤（少阴后篇 7）

猪肤汤（少阴后篇 10）

猪苓汤（阳明上篇 17，少阴后篇 14）

猪胆汁导法（阳明中篇 7）

十二画以上

葛根汤（伤寒合病 2、4）

葛根加半夏汤（伤寒合病 3）

葛根黄芩黄连汤（太阳上篇 34）

蜜煎方（阳明中篇 7）

主要参考书目

先秦两汉

《周易》　《黄帝内经》

《尚书》　《扁鹊难经》

《管子》　《神农本草经》

张仲景　《伤寒论》、《金匮要略》

晋·葛　洪　《肘后备急方》

梁·陶弘景　《名医别录》、《肘后百一方》

唐·孙思邈　《千金要方》

王　焘　《外台秘要》

宋·庞安时　《伤寒总病论》

钱　乙　《小儿药证直诀》

朱　肱　《类证活人书》

陈自明　《妇人良方》

陈师文　《和剂局方》

陈无择　《三因方》

严用和　《济生方》

赵　佶　《圣济总录》

金·成无己 《注解伤寒论》

刘完素 《宣明论方》

张子和 《儒门事亲》

元·李东垣 《内外伤辨惑论》、《脾胃论》

葛可久 《十药神书》

朱震亨 《丹溪心法》、《局方发挥》

罗天益 《卫生宝鉴》

危亦林 《世医得效方》

明·方有执 《伤寒论条辨》

王肯堂 《伤寒证治准绳》、《证治准绳》

李时珍 《本草纲目》

戴元礼 《证治要诀》

李宗梓 《医宗必读》

虞抟 《医学正传》

洪九有 《摄生剖秘》

孙一奎 《赤水玄珠》

龚廷贤 《寿世保元》、《万病回春》

张介宾 《景岳全书》、《类经》、《类经图翼》

薛己 《正体类要》、《内科摘要》

董宿原 《奇效良方》

秦景明 《病因脉治》

吴又可 《温疫论》

陈实功 《外科正宗》

汪机 《外科理例》

清·喻嘉言 《伤寒尚论篇》、《医门法律》

柯韵伯 《伤寒来苏集》、《伤寒论翼》

汪昂 《医方集解》、《本草备要》

张隐庵 《伤寒论集注》

王洪绪 《外科证治全生集》

张令韶　《伤寒论直解》

程钟龄　《医学心悟》

徐灵胎　《伤寒类方》、《兰台轨范》

傅青主　《傅青主女科》

周扬俊　《伤寒论三注》

吴　谦　《医宗金鉴》

尤在泾　《伤寒贯珠集》

石寿堂　《医原》

黄坤载　《伤寒悬解》

周学海　《脉学四种》

吴仪洛　《伤寒分经》

程杏轩　《医述》

舒弛远　《再重订伤寒集注》、《六经定法》

章虚谷　《伤寒本旨》

吴鞠通　《温病条辨》

张路玉　《伤寒绪论》

王孟英　《温热经纬》

钱天来　《伤寒溯源集》

沈金鳌　《杂病源流犀烛》

吕搽村　《伤寒寻源》

张路玉　《张氏医通》

汪苓友　《伤寒论辨证广注》

程郊倩　《伤寒后条辨》

魏念庭　《伤寒论本义》

陈修园　《伤寒论浅注》、《医学三字经》、《时方歌括》

唐容川　《伤寒论浅注补正》、《中医西汇通五种》、《医学一见能》

王晋三　《绛雪园古方选注》

沈明宗　《伤寒六经辨证治法》

严则庵　《伤寒捷诀》

　　汪越庵　　　《伤寒法祖》

静光轮应禅师　　《女科秘要》

近代·恽铁樵　　《伤寒论辑义按》

　　曹颖甫　　　《伤寒·金匮发微》

　　张锡纯　　　《医学衷中参西录》

今人·任应秋　　《伤寒论语译》、《任应秋论医集》

　　郭子光　　　《中医各家学说》（主编）、《伤寒论汤证新编》（与汤显逊合
著）

　　拙　著　　　《咳嗽之辨证论治》

编后记

　　郑钦安氏为近代杰出的、具有代表性的伤寒学家,其所著《医理真传》、《医法圆通》、《伤寒恒论》三书,从元阴元阳立论,互相发明,浑然一体,为推广运用伤寒理法方药于各种杂病之辨治的独特经验总结,对治疗慢性疾病,独辟蹊径,自成一家,实为继承和发挥仲景学术传世之作。我服膺其学,潜心揣习,用于临床,效如桴鼓,故多年来致力于三书之阐释。承巴蜀书社以弘扬中华民族优秀传统文化为己任,鼎力支持,业已先后出版。出版后颇获海内外好评,其中《医理真传》、《医法圆通》再版均已售罄。现应读者要求,乃将三书重排,合订为一册,改为大32开精装出版,定名为《郑钦安医书阐释》。三书内容,没有增减,仅由责任编辑调整统一全书体例,删除、合并三书序、跋、附记中的冗赘篇章,重编总目,并对原版个别讹错字加以订正。

　　十余年来,我虽竭尽全力为阐释三书做了很多工作,因个人水平有限,兼之资料不足,于其所不知者,付诸阙如;所幸郑氏三书,原文俱在,深望中医界高明之士,不断丰富发展,以匡不逮,庶使郑氏之学,得以发扬光大,则我抛砖引玉的夙愿也就得偿了。

　　承全国人民代表大会副委员长,中国科学院主席团成员、院士,中国医学科学院名誉院长,中华医学会名誉会长,国际知名泌尿科专家,我九三学社主席吴阶平同志为《郑钦安医书阐释》题签,敬致谢忱。

唐步祺于成都槐树斋

1995 年 3 月

修订说明

　　拙著《郑钦安医书阐释》,1996 年由巴蜀书社出版后,深受海内外医家赞誉,不仅国内慕名者上门求教络绎不绝,还远及欧、澳二洲同道三次相邀讲学授业,历时 9 月。

　　医家谓拙著得伤寒学派之真传而不囿于伤寒学派,与时俱进,沟通中、西医而有所创新,极为实用,海内外用之皆灵。盖中医之伤寒学派与温病学派,皆共祖述岐黄,同源而异流,仅诊治疾病之切入点不同耳。故两派乃同胞兄弟,其理、法、方、药,并非冰炭水火,完全可互渗、互补。中、西医尚能结合为人类服务,何况中医之温病与伤寒乎?

　　巴蜀书社应读者之要求,决定再版拙著,欣慰之极。于是趁机修订,除订正差错,还补充近年对郑氏学术之新的理解与运用心得。

　　人生有涯,医海无涯。本人虽从医半个多世纪,仍深感医理与临床之不足,对郑书之阐释,自是难免偏颇,恳请医家及读者不吝指正。

巴蜀87叟唐步祺2004 年 2 月于成都槐树斋

重印跋言

晚清蜀中伤寒名家郑钦安有《医理真传》、《医法圆通》、《伤寒恒论》三书传世。成都中医名宿唐步祺先生悬壶济世数十年,乃致力郑氏三书之阐释,1988 年至 1994 年三书单行出版,颇得广大读者(包括中医研究者、医家,笃信中医的病者等)欢迎。前二书还各再版了一次。应读者要求,1996 年将三书整理合订出版,名为《郑钦安医书阐释》。2004 年早春,我们又与唐先生合作,将合订本修订再版。书稿修改过程中,我与唐先生多次晤谈,发现先生身体大不如前。毕竟老先生已八十七岁高龄,唯精气神尚还健旺。好在再版书当年仲春即印出,我登门奉上样书,唐先生已沉绵病榻,翻阅摩挲自己心血的结晶,十分欣慰。仲夏,传来先生不幸仙逝消息,令人扼腕叹息不已。

为纪念唐先生,2005 年春,我们将其 23 年前出版的遗作《咳嗽之辨证论治》修订出版,这也是一部中医理论与临床实践相结合的专著。出乎我们的意料,本书出版不到一年即售罄。2006 年又一个春天,我们又重印了 4000 册。然而才过了数月,库房已无货可发。11 月,再印 5000 册供应市场。

好事成双。今年 4 月,我们将《郑钦安医书阐释》修订三版印制 5000 册,补充库房空缺,才半年又宣告售完,遂又安排再印 4000

册以飨广大读者。

唐先生一介民间郎中,没有学衔职称,所撰中医二著也非流行书、热点书,半年内竟双双再版重印,广受医家病者欢迎,其"济世"之功可谓伟矣。将岐黄之术金针度人、治病活人是唐步祺先生毕生的信念,他在本社出版的两部专著已经得到充分肯定,拥有稳定的读者群,先生可以含笑于九泉矣!

巴蜀书社　何　锐
丙戌(2006)年深秋之成都

又重印说明

不到半年,本书又告售罄!本社又安排再印 5000 册供应市场。我们更加怀念唐老先生。毕竟,不论对于作者、编者,读者长久、持续的喜欢乃是硬道理。

何　锐　丁亥(2007)年仲夏

▲接发行部通知,库房已无货发。遂安排再印 5000 册供应市场。

何　锐　戊子(2008)年初冬

1986(丙寅)年,因谋划本书出版得以结识唐步祺先生。两轮既过,又是虎年的春天。唐先生仙逝已六年。我们又重印 5000 册以飨读者,也以此悼念唐老先生。

何　锐　庚寅(2010)年孟春

第三版第八次重印敬跋

　　年轮飞转，转眼又到了2017年初冬。唐先生仙逝已十三年。本书2015年曾重印，现又告售罄。社发行部又通知再印5000册。一部阐释晚清蜀中郑氏三种中医古籍的学术专著，先是三书单行出版，后经修订"三合一"合订本梓行，大受医界学者及广大读者欢迎，并被不少中医院校纳入教材教辅之列。二十多年来合订本已是第十五次印刷。这在古籍专业社已然是畅销书。

　　重印在即，谨致数语敬悼唐老先生。

何　锐　戊戌(2018)年惊蛰

第四版跋言

　　庚子春夏，新冠肺炎肆虐全球。生命、财富损失巨大，经济活动停滞，文旅体娱及纸质出版相继陷入困境。然而本社发行部同仁知告：《郑钦安医书阐释》又将售罄，必须立即着手新版——近三十年来，本书每三年必须至少重印两版以应市场需求。每次五千册起印。对于总计六七十万字，定价七八十元的中医古籍合订本而言，已然是畅销长版书的"节奏"了。

　　疫情再重，压不住人们读好书的需要。一部精微实用的传统中医古籍阐释讲评专著，经广大中医研习者研读验证得已荣列国内中医院校教材教辅之列，即可谓社会、经济双效益的优秀出版物,而本书的阐释者,责编的忘年之交、成都中医名宿唐步祺先生已故去十六年。九泉之下,唐先生有知,一定会为本书频频再版、泽惠中医后学倍感欣慰。

是为合订本第四版第一次印刷(总第十六次印刷)之敬跋。

何　锐　庚子(2020)年立夏

第四版第二次印刷之跋

庚子已逝,辛丑又来。新冠病毒仍在全球漫延,各行各业都在奋力抑止停滞衰退。正所谓:众生觳觫子罹疫,诸神踟蹰丑难归。但无论如何,书总是要读的,切合实用的好书仍是、更是刚需——春节之前,社发行部同仁又告,几个月前顶着疫情修订印制的第四版首印库房余货已不多,必须安排再次印刷了。

这消息令人鼓舞。本书的笺疏阐释撰著者、也是责编的忘年至交——唐步祺先生,一晃竟已仙逝了十七年!仅这十七年,是书已修订了两版共十一次印刷,每次五千册起印。作为一部六十余万字,定价八九十元的中医古籍笺释专著,得已荣列畅销长版之伍,目前在本社尚无出其右者。唐老先生泉下感知大著频频再印,定然快乐忻喜焉。

第四版第二次印刷(总第十七次印刷)再祗跋

何　锐　辛丑(2021)年惊蛰